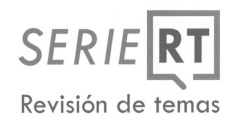

**SERIE RT**

Revisión de temas

# Farmacología

## 7.ª EDICIÓN

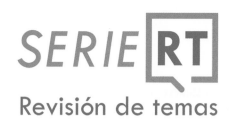

**SERIE RT**

Revisión de temas

# Farmacología

7.ª EDICIÓN

**Sarah Lerchenfeldt, PharmD**
Assistant Professor
Department of Foundational Medical Studies
Oakland University William Beaumont School of Medicine
Rochester, Michigan

*Autores de las ediciones 1.ª a 6.ª*

**Gary C. Rosenfeld, PhD**
**David S. Loose, PhD**

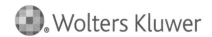. Wolters Kluwer

Philadelphia • Baltimore • New York • London
Buenos Aires • Hong Kong • Sydney • Tokyo

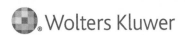

Av. Carrilet, 3, 9.ª planta, Edificio D - Ciutat de la Justícia
08902 L'Hospitalet de Llobregat, Barcelona (España)
Tel.: 93 344 47 18    Fax: 93 344 47 16    e-mail: consultas@wolterskluwer.com

*Revisión científica*
**Jorge Luis Alvarado Alanís**
Doctor en Farmacología. Jefe del Departamento de Farmacología y Coordinador de Ciencias Médicas, Facultad de Medicina y Nutrición (FAMEN) de la Universidad Juárez del Estado de Durango (UJED), México

**Patricia Alvarado Alanís**
Doctor en Ciencias Biomédicas. Académico de la Facultadde Medicina y Nutrición (FAMEN) de la Universidad Juárez del Estado de Durango (UJED). Miembro del Sistema Nacional de Investigadores, México

*Traducción*
**Luz María Méndez Álvarez**
Psicóloga y Químico Fármaco-Bióloga por la Universidad Autónoma Metropolitana, México

*Dirección editorial:* Carlos Mendoza
*Editora de desarrollo:* Núria Llavina
*Gerente de mercadotecnia:* Simon Kears
*Cuidado de la edición:* Doctores de Palabras
*Adaptación de portada:* Jesús Esteban Mendoza
*Impresión:* C&C Offset Printing Co. Ltd. / Impreso en China

Se han adoptado las medidas oportunas para confirmar la exactitud de la información presentada y describir la práctica más aceptada. No obstante, los autores, los redactores y el editor no son responsables de los errores u omisiones del texto ni de las consecuencias que se deriven de la aplicación de la información que incluye, y no dan ninguna garantía, explícita o implícita, sobre la actualidad, integridad o exactitud del contenido de la publicación. Esta publicación contiene información general relacionada con tratamientos y asistencia médica que no debería utilizarse en pacientes individuales sin antes contar con el consejo de un profesional médico, ya que los tratamientos clínicos que se describen no pueden considerarse recomendaciones absolutas y universales.

El editor ha hecho todo lo posible para confirmar y respetar la procedencia del material que se reproduce en este libro y su copyright. En caso de error u omisión, se enmendará en cuanto sea posible. Algunos fármacos y productos sanitarios que se presentan en esta publicación solo tienen la aprobación de la Food and Drug Administration (FDA) para uso limitado al ámbito experimental. Compete al profesional sanitario averiguar la situación de cada fármaco o producto sanitario que pretenda utilizar en su práctica clínica, por lo que aconsejamos consultar con las autoridades sanitarias competentes.

Two Commerce Square
2001 Market Street
Philadelphia, PA 19103
ISBN de la edición original: 978-19-75105-49-5

# Prefacio

Esta revisión concisa de farmacología médica está diseñada para estudiantes de profesiones del área de la salud, incluidos los estudiantes de medicina, de odontología y aquellos inscritos en programas de asistencia médica o practicantes de enfermería. Principalmente, se pretende auxiliar a los estudiantes en la preparación de sus exámenes de licenciatura (como el *United States Medical Licensing Examination Step 1* [USMLE]) y otros similares. En este libro se presentan descripciones precisas y concisas de la información importante y actual del comité de revisión de farmacología sin los detalles habituales asociados. No pretende sustituir las amplias presentaciones de información y los conceptos más complejos que se encuentran en los libros de texto estándar de farmacología.

## ORGANIZACIÓN

La 7.ª edición se inicia con un capítulo dedicado a los principios generales de la acción de los fármacos, seguido por otros dedicados a los fármacos que actúan sobre los principales sistemas corporales. En otros capítulos se abordan los antiinflamatorios inmunosupresores y aquellos utilizados para tratar anemias y alteraciones de la hemostasia, enfermedades infecciosas, cáncer y uno final sobre toxicología.

Cada capítulo incluye la presentación de fármacos específicos con una discusión de sus propiedades generales, mecanismo de acción, efectos farmacológicos, usos terapéuticos y efectos adversos. En cada capítulo se incluyen tablas, figuras y una lista de fármacos que resumen la información farmacológica esencial.

Se adjuntan preguntas de evaluación con orientación clínica (al estilo de la USMLE), así como sus respuestas con explicaciones para ayudar a los alumnos a evaluar su comprensión de la información. De manera similar, al final del libro se incluye una evaluación general con preguntas (también al estilo de la USMLE) que sirve como recurso de autoevaluación para auxiliar a los estudiantes a determinar su dominio de los conocimientos y detectar cualquier área a reforzar con respecto a la farmacología.

## CARACTERÍSTICAS CLAVE

- Actualizado con la información farmacológica más reciente.
- Los cuestionarios de evaluación al final de los capítulos incluyen preguntas actualizadas al estilo de la USMLE.
- En las tablas y las figuras se resume la información esencial para su rápida identificación.
- Hay una lista de fármacos actualizada en cada capítulo.
- Contiene una evaluación general adicional con preguntas y explicaciones al estilo de la USMLE.

*Sarah Lerchenfeldt, PharmD*

# Agradecimientos

Quisiera extender mi sinceros agradecimientos al Dr. Gary C. Rosenfeld y al Dr. David S. Loose por escribir las primeras seis ediciones de *Farmacología*. También me gustaría agradecer al personal de Wolters Kluwer y sus asociados por sus contribuciones a esta edición.

# Contenido

## 13.   TOXICOLOGÍA

296

# Capítulo 1

# Principios generales de la acción farmacológica

## I. RELACIONES DOSIS-RESPUESTA

**A. Efectos farmacológicos.** Se producen cuando se modifican las funciones normales de las células y los tejidos corporales a través de uno de los siguientes cuatro mecanismos generales.

**1. Interacción con receptores**

**a.** Los *receptores* son macromoléculas naturales que median los efectos de las sustancias fisiológicas endógenas, como neurotransmisores y hormonas.

**b.** En la figura 1-1 se ilustran las cuatro clases principales de interacción fármaco-receptor utilizando ejemplos específicos de ligandos endógenos.

**(1) Canales iónicos activados por ligandos.** En la figura 1-1A se ilustra la interacción de la acetilcolina con un receptor nicotínico, que es un canal iónico transmembrana de sodio ($Na^+$)/potasio ($K^+$). La interacción de una molécula de acetilcolina con cada subunidad del canal produce un cambio de su estructura y permite el paso de $Na^+$ y $K^+$. Otros canales que son dianas de diversos fármacos incluyen a los canales específicos de calcio ($Ca^{2+}$) y $K^+$.

**(2) Receptores acoplados a proteínas G** (fig. 1-1B-D). Los receptores acoplados a las proteínas G constituyen la clase más grande de receptores. Todos tienen siete segmentos transmembrana, tres asas intracelulares y un extremo carboxiterminal intracelular. La actividad biológica de los receptores es mediada por la interacción con varios tipos diferentes de proteínas G (unión de trifosfato de guanosina [GTP, *guanosine triphosphate*]):

**(a) Receptores acoplados a proteína Gα estimulante (Gα$_s$).** En la figura 1-1B se muestra un receptor adrenérgico β que, cuando es activado por unión de un ligando (p. ej., epinefrina), intercambia difosfato de guanosina (GDP, *guanosine diphosphate*) por GTP, facilitando la migración de Gα$_s$ y su interacción con la adenilato-ciclasa (AC). La AC unida a Gα$_s$ cataliza la producción de monofosfato de adenosina cíclico (cAMP, *cyclic adenosine monophosphate*) a partir del trifosfato de adenosina (ATP, *adenosine triphosphate*); el cAMP activa la proteína cinasa A, que después fosforila y regula varias proteínas efectoras. El dímero βγ también puede activar algunos efectores. La hidrólisis enzimática del GTP unido a Gα genera GDP y finaliza la señal.

**(b) Receptores acoplados a proteína Gα inhibitoria (Gα$_i$)** (fig. 1-1C). La unión a un ligando (p. ej., somatostatina) de los receptores acoplados a proteínas G con subunidades Gα$_i$ causa, de manera similar, el intercambio de GTP por GDP, pero la Gα$_i$ inhibe la AC y provoca la disminución de la producción de cAMP.

**(c) Receptores acoplados a proteína G$_q$ (y G$_{11}$)** (fig. 1-1D). Las proteínas G$_q$ (y G$_{11}$) interactúan con receptores activados por un ligando (p. ej., serotonina) y aumentan la actividad de la fosfolipasa C (PLC, *phospholipase C*). La PLC fragmenta el fosfolípido de membrana 4,5-difosfato de fosfatidilinositol (PIP$_2$, *phosphatidylinositol bisphosphate*) y produce diacilglicerol (DAG) y 1,4,5 trifosfato de inositol (IP$_3$, *inositol triphosphate*). El DAG activa la proteína-cinasa C, que después puede fosforilar y regular la activación de varias proteínas celulares; el IP$_3$ causa la secreción de $Ca^{2+}$ del retículo endoplasmático al citoplasma, donde puede activar diversos procesos celulares.

**(3) Tirosina-cinasas activadas por receptores** (fig. 1-1E). Numerosas señales asociadas con la proliferación (p. ej., insulina) son mediadas por receptores de membrana que tienen actividad intrínseca de tirosina-cinasa, de la misma forma en que se ilustra para el receptor de la insulina. La unión al ligando causa cambios estructurales en el receptor; algunos receptores de las tirosina-cinasas son monómeros que se dimerizan al unirse con el ligando. Los receptores unidos de esta manera autofosforilan residuos de tirosina, que reclutan proteínas citoplasmáticas hacia la membrana, donde también son fosforiladas y activadas por la tirosina-cinasa.

**(4) Receptores nucleares intracelulares** (fig. 1-1F). Los ligandos (p. ej., cortisol) de los receptores nucleares son lipófilos y pueden difundirse rápidamente a través de la membrana plasmática. En ausencia de un ligando, los receptores nucleares son inactivos debido a su interacción con proteínas chaperonas, como la de choque térmico 90 (HSP, *heat-shock protein-90*). La unión del ligando promueve cambios estructurales en el receptor, los cuales facilitan la disociación de las chaperonas, el ingreso de receptores al núcleo, la dimerización de los receptores y las interacciones de alta afinidad con el ADN que codifica para los genes diana. Los receptores nucleares unidos al ADN pueden reclutar un número diverso de proteínas llamadas *coactivadoras*, que posteriormente actúan para incrementar la transcripción del gen diana.

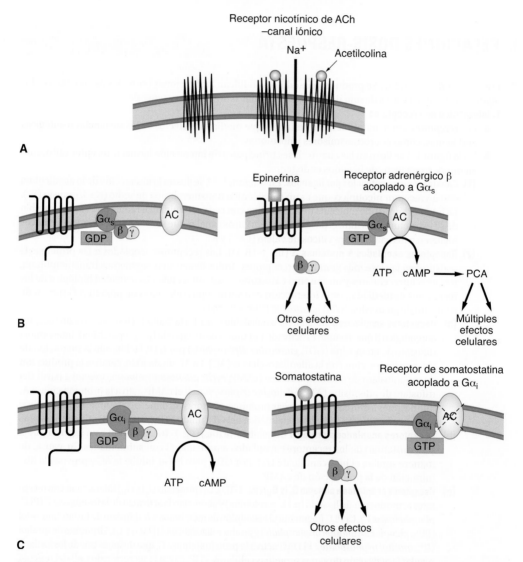

**FIGURA 1-1.** (*Véanse también páginas 3 y 4*) Cuatro principales clases de interacciones fármaco-receptor, con ejemplos específicos de ligandos endógenos. **A.** Interacción de la acetilcolina con un receptor nicotínico, un canal iónico activado por ligando. **B-D.** Receptores acoplados a proteínas G. **B.** Interacción de la epinefrina con el receptor adrenérgico β acoplado a Gα$_s$. **C.** Interacción de la somatostatina con un receptor acoplado a Gα$_{inhibitoria}$ (Gα$_i$). **D.** Interacción de la serotonina con un receptor acoplado a G$_q$ (y G$_{11}$). **E.** Interacción de la insulina con un receptor con actividad de tirosina cinasa. **F.** Interacción del cortisol con un receptor nuclear intracelular. AC, adenilato-ciclasa; ACh, acetilcolina; ATP, trifosfato de adenosina; cAMP, monofosfato de adenosina cíclico; GDP, difosfato de guanosina; GTP, trifosfato de guanosina; PCA, proteína-cinasa A.

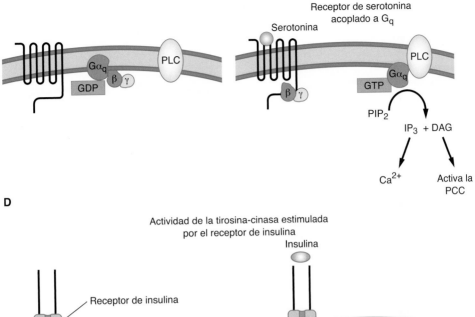

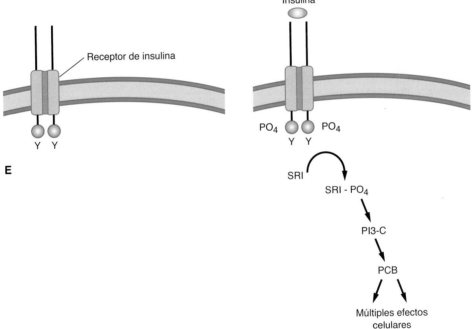

**FIGURA 1-1.** (*continuación*) DAG, diacilglicerol; $IP_3$, trifosfato de inositol; PCB, proteína-cinasa B; PCC, proteína-cinasa C; PI3-C, fosfatidilinositol-3-cinasa; $PIP_2$, difosfato de fosfatidilinositol; PLC, fosfolipasa C; $PO_4$, fosfato; SRI, sustrato receptor de insulina.

2. **Alteración de la actividad de las enzimas** por estimulación e inhibición de su actividad catalítica.
3. **Acción contra metabolitos**, en la que el fármaco, al actuar como análogo no funcional de un metabolito natural, interfiere con el metabolismo normal.
4. **Interacciones químicas o físicas inespecíficas**, como las causadas por antiácidos, fármacos osmóticos y quelantes.

B. **Curva de dosis-respuesta gradual.** Expresa una respuesta individual a dosis crecientes de un fármaco determinado. La magnitud de una respuesta farmacológica es proporcional al número de receptores con los que el fármaco interactúa de manera eficaz (fig. 1-2). La curva de dosis-respuesta gradual incluye los siguientes parámetros:
1. La **magnitud de respuesta**, que es gradual, aumenta continuamente con la dosis dentro de un rango determinado hasta la capacidad máxima del sistema y a menudo se muestra como función del logaritmo de la dosis administrada (para ver la relación dentro de un amplio rango de dosis).

Activación del receptor de
glucocorticoides por el cortisol

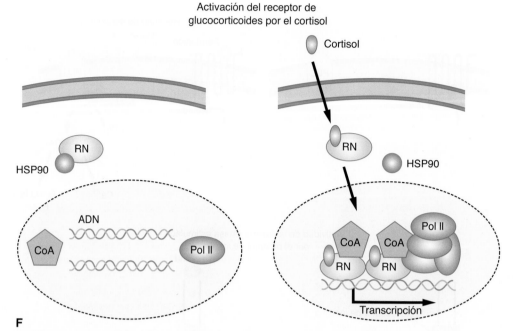

**F**

FIGURA 1-1. (*continuación*) ADN, ácido desoxirribonucleico; CoA, coenzima A; HSP, proteína de choque térmico; Pol, polimerasa; RN, receptor nuclear.

2. La **dosis efectiva 50 (DE$_{50}$)** es la dosis que produce la mitad de la respuesta máxima; la *dosis de umbral* es aquella que produce el primer efecto notable.
3. La **actividad intrínseca** es la capacidad de un fármaco, una vez unido, para activar al receptor.
   a. Los **agonistas** son fármacos capaces de unirse a un receptor y activarlo.
      (1) Los **agonistas completos** ocupan receptores para causar la activación máxima.
         (a) Actividad intrínseca = 1.
      (2) Los **agonistas parciales** pueden ocupar los receptores, pero sin despertar una respuesta máxima.
         (a) Tales fármacos tienen una actividad intrínseca < 1 (fig. 1-3, fármaco C).
   b. Los **antagonistas** se unen al receptor, pero no inician la respuesta, es decir, bloquean la acción a través de un agonista o de una sustancia endógena que se une al receptor.
      (1) Los **antagonistas competitivos** se unen en el mismo sitio del agonista, pero su unión no activa al receptor.

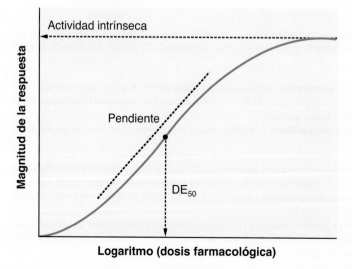

FIGURA 1-2. Curva de dosis-respuesta gradual.

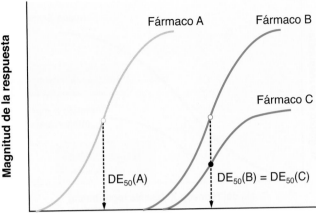

FIGURA 1-3. Curvas de dosis-respuesta gradual de dos agonistas (**A** y **B**) un agonista parcial (**C**).

(a) Actividad intrínseca = 0.
(b) Pueden inhibir las acciones de sustancias endógenas u otros fármacos.
(c) La unión de los antagonistas competitivos puede ser reversible o irreversible.
  i. Los antagonistas competitivos reversibles, o de equilibrio, no están unidos de forma covalente, desplazan la curva de dosis respuesta del agonista a la derecha e incrementan la $DE_{50}$, donde se requiere más agonista para despertar una respuesta en presencia del antagonista (fig. 1-4). Debido a que las dosis mayores del agonista pueden superar la inhibición, aún se puede obtener una respuesta máxima.
(2) Los **antagonistas no competitivos** se unen al receptor en un sitio diferente al correspondiente al ligando con actividad agonista (fig. 1-5) e impiden que este se una correctamente o que active al receptor. En consecuencia, la cantidad eficaz del receptor disminuye. Los receptores no ocupados por un antagonista conservan la misma afinidad por el agonista y la $DE_{50}$ no cambia.

4. La ***potencia de un fármaco*** es el parámetro relacionado con la cantidad requerida de este para producir un grado de respuesta específico (p. ej., 50%), en comparación con otros que producen el mismo efecto a través del mismo mecanismo receptor.
  a. La potencia de un fármaco está determinada por la **afinidad** de este por su receptor y la cantidad de medicamento administrado que llega al sitio del receptor.
  b. La potencia relativa de un fármaco se puede demostrar comparando las cifras de $DE_{50}$ de dos agonistas completos; el fármaco con la $DE_{50}$ menor es más potente (p. ej., en la figura 1-3 el fármaco A es más potente que el B).

5. La ***eficacia de un fármaco*** es la capacidad que tiene de producir o activar una respuesta farmacológica.
  a. La eficacia puede ser afectada por factores tales como el número de complejos fármaco-receptor formados, por la capacidad del fármaco para activar el receptor una vez que se une (actividad intrínseca del fármaco) y por el estado del órgano o célula diana.

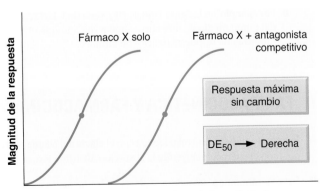

FIGURA 1-4. Curvas de dosis-respuesta gradual que ilustran los efectos de los antagonistas competitivos.

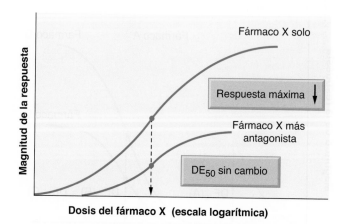

**FIGURA 1-5.** Curvas de dosis-respuesta gradual que ilustran los efectos de los antagonistas no competitivos.

6. La **pendiente** se mide en la porción lineal de la curva de dosis-respuesta.
   a. Varía para diferentes fármacos y respuestas.
   b. Las curvas de dosis-respuesta con pendientes muy inclinadas indican que un pequeño cambio en la dosis produce un gran cambio en la respuesta.
7. La **variabilidad** refleja la diferencia entre individuos en su respuesta a un fármaco determinado.
8. El **índice terapéutico** (**IT**) relaciona el efecto deseado del tratamiento con la toxicidad no deseada; se determina utilizando datos provistos por la curva de dosis-respuesta cuantal.
   a. El *IT* se define como la relación $DT_{50}/DE_{50}$ (el cociente de la dosis que produce un efecto tóxico en la mitad de la población con respecto a la que produce el efecto deseado en la mitad de la población).
   b. Es importante señalar que se usa el IT con precaución en casos donde las curvas de dosis-respuesta cuantales no son paralelas para los efectos terapéutico y tóxico.
   c. El **rango terapéutico** (ventana terapéutica) es la concentración sérica del fármaco requerida para **lograr efectos terapéuticos sin toxicidad**.
      (1) Las concentraciones séricas para los medicamentos con un **rango terapéutico estrecho** deben vigilarse muy de cerca; unos **pequeños cambios** en la dosis o una disfunción orgánica pueden conducir a **fracaso terapéutico** o **toxicidad**.

C. **Curva de dosis-respuesta cuantal (*quantal*)**
   1. La curva de dosis-respuesta cuantal (fig. 1-6 A,B) relaciona la dosis de un fármaco con la frecuencia con la que ocurrirá una respuesta determinada en una población.
      a. La respuesta puede ser un fenómeno de "todo o nada" (p. ej., los individuos se duermen o no después de recibir un sedante) o corresponder a alguna intensidad predefinida de un efecto.
   2. La curva de dosis-respuesta cuantal se obtiene por transformación de los datos usados para una gráfica de distribución de frecuencias con el fin de reflejar la frecuencia acumulativa de una respuesta.
   3. En el contexto de la curva de dosis-respuesta cuantal, la $DE_{50}$ indica la dosis de un fármaco que produce la respuesta en la mitad de la población (nótese que este significado difiere del de $DE_{50}$ en una curva de dosis-respuesta gradual).
      a. Por ejemplo, en la figura 1-6B, la $DE_{50}$ sería de 1. La $DT_{50}$ para un fármaco debe determinarse a partir del punto medio de una curva similar que indique el porcentaje acumulativo de la población que muestra una respuesta tóxica a un fármaco.

# II. FARMACOCINÉTICA Y FARMACODINÁMICA

A. **Farmacocinética.** Está relacionada con el **efecto del cuerpo sobre los fármacos**, o el movimiento de estos por todo el cuerpo, incluyendo la absorción, distribución, metabolismo y eliminación.

B. **Farmacodinámica.** Se refiere al **efecto de los fármacos en el cuerpo**, incluidos los efectos fisiológicos y moleculares.

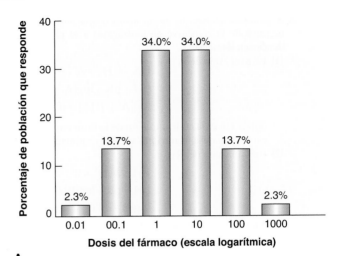

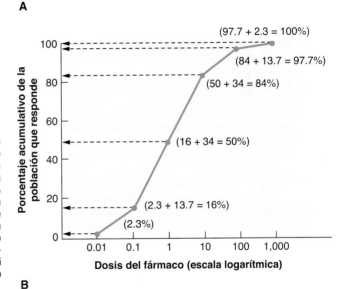

FIGURA 1-6. **A.** Gráfica de distribución de frecuencias. Número de individuos (como porcentaje de la población) que requiere la dosis indicada del fármaco para mostrar una respuesta idéntica. Como se ilustra, el 2.3% de la población requiere 0.01 unidades para mostrar la respuesta, el 13.7% requiere 0.1 unidades, y así sucesivamente. **B.** Curva de dosis-respuesta cuantal. El número acumulativo de individuos (como porcentaje de la población) que responderá si se administra la dosis indicada del fármaco a toda la población.

# III. ABSORCIÓN DE FÁRMACOS

La *absorción* de un fármaco corresponde a su desplazamiento desde el sitio de administración hasta la corriente sanguínea. En muchos casos un fármaco debe transportarse a través de una o más membranas biológicas para alcanzar la circulación sanguínea.

A. Transporte de los fármacos a través de las membranas
   1. La **difusión de los fármacos no ionizados** es la más frecuente y más importante forma de atravesar las membranas biológicas.
      **a.** Los fármacos se difunden pasivamente de acuerdo con su gradiente de concentración.
      **b.** La difusión puede verse influida de manera significativa por el **coeficiente de reparto lípido-agua**, que es el cociente de solubilidad en un solvente orgánico respecto al correspondiente en una solución acuosa.
         **(1) Por lo general, la absorción aumenta conforme también lo hace la solubilidad (coeficiente de reparto) en los lípidos.**
      **c.** Otros factores que también influyen en la difusión son el gradiente de concentración del fármaco a través de la membrana celular y la superficie abarcable de dicha membrana.
   2. **Difusión de los fármacos que son electrólitos débiles**
      **a.** Solo la forma **no ionizada** de un fármaco **puede difundirse** a través de las membranas biológicas.

**b.** El grado de ionización de un ácido o una base débil está determinado por su **pKa** (logaritmo negativo de la constante de ionización) **y el pH del ambiente**, de acuerdo con la ecuación de **Henderson-Hasselbalch**.

  **(1)** Para un ácido débil (A):

$$HA \rightleftarrows H^+ + A^-$$
$$pH = pK + \log[A^-]/[HA]$$
$$\log[A^-]/[HA] = pH - pK$$

  donde HA es la concentración de la forma no ionizada (o protonada) del ácido y A⁻ es la concentración de la forma ionizada (no protonada).

  **(2)** Para una base débil (B):

$$BH^+ \rightleftarrows H^+ + B$$
$$pH = pK + \log[B]/[BH^+]$$
$$\log[B]/[BH^+] = pH - pK$$

  donde BH⁺ es la concentración de la forma ionizada (protonada) de la base y B es la concentración de la forma no ionizada (no protonada).

**c.** Cuando el pKa de un fármaco equivale al pH de su ambiente, el grado de ionización es del 50%, es decir, están presentes concentraciones iguales de las formas ionizada y no ionizada.

  **(1)** Un pKa menor refleja un ácido más fuerte.

  **(2)** Un pK más alto corresponde a una base más fuerte.

**d.** Los fármacos con diferentes grados de ionización se difundirán a través de las membranas a diferente velocidad.

**e.** El pH del líquido biológico donde se disuelve el fármaco afecta su grado de ionización y, por lo tanto, su velocidad de transporte.

**f.** El **atrapamiento del ion** se produce **cuando se transporta un fármaco que es un ácido o una base débil entre compartimentos de líquidos con diferente pH**; por ejemplo, cuando un fármaco administrado por vía oral se absorbe desde el contenido gástrico (con un pH de 1-2) hasta el plasma (con un pH de 7.4).

  **(1)** El fármaco tenderá a **acumularse** en el compartimento de líquidos en el que está más **altamente ionizado**, es decir:

   **(a)** Los ácidos tenderán a acumularse en el líquido con el pH más alto.

   **(b)** Las bases débiles se acumularán en el líquido con el pH más bajo.

**3.** El **_transporte activo_** es un proceso dependiente de energía que puede trasladar fármacos contra un gradiente de concentración mediante **sistemas de transporte mediados por proteínas**.

  **a.** Se produce transporte activo solo en una dirección y es saturable.

  **b.** Suele ser la forma de transporte de fármacos que emplean sustancias endógenas, como azúcares, aminoácidos y nucleósidos.

  **c.** Algunos sistemas de transporte aumentan el transporte de fármacos y la entrada a las células para aumentar los efectos farmacológicos. Otros ocasionan el flujo activo de fármacos desde las células diana y disminuyen su actividad.

**4.** La **_filtración_** es el flujo de solvente y soluto a través de los poros de la membrana.

  **a.** Se observa filtración de las moléculas pequeñas (por lo regular con un peso molecular < 100 Da) que pueden pasar a través de los poros.

  **b.** Algunas sustancias de peso molecular mayor, como ciertas proteínas, se pueden filtrar a través de los espacios intercelulares.

  **c.** Los gradientes de concentración modifican la velocidad del filtrado.

**5.** La **_difusión facilitada_** es el movimiento de una sustancia a favor de su gradiente de concentración.

  **a.** La difusión facilitada es mediada por un transportador específico y saturable; no requiere energía.

**B. Vías de administración**

  **1. Administración oral**

    **a. Sitios de absorción**

      **(1) Estómago**

       **(a)** Los **fármacos liposolubles** y los **ácidos débiles**, que normalmente no están ionizados a un pH bajo (1 a 2) del contenido gástrico, se pueden absorber directamente del estómago.

       **(b)** Las **bases débiles** y los **ácidos fuertes** (pK = 2-3) normalmente no se absorben de este sitio, ya que tienden a presentarse como iones que portan una carga positiva o negativa, respectivamente.

**(2) Intestino delgado**

   **(a)** El intestino delgado es el **principal sitio de absorción** de casi todos los fármacos debido a su gran superficie, a través de la cual pueden difundirse los fármacos, incluyendo los ácidos y las bases débiles parcialmente ionizados.

   **(b)** Los ácidos normalmente se absorben de manera más abundante en el intestino delgado que en el estómago, a pesar de que el intestino tiene un pH mayor (de 5-7).

**b.** La ***biodisponibilidad* de un fármaco** es aquella fracción de fármaco (administrado por cualquier vía) que alcanza la corriente sanguínea sin alterarse (biodisponibilidad = 1 para la administración intravenosa). La *bioequivalencia* se refiere a la situación en que la concentración plasmática de dos fórmulas farmacéuticas es idéntica con respecto al tiempo.

   **(1)** El **efecto de primer paso** influye en la absorción del fármaco por su metabolismo en el hígado o por su secreción biliar. Después del paso desde el estómago o el intestino delgado, un fármaco debe pasar a través del hígado antes de alcanzar la circulación general y su sitio diana.

   **(a)** Si la capacidad de las enzimas metabólicas hepáticas para inactivar el fármaco es alta, solo cantidades limitadas de su forma activa escaparán al proceso.

   **i.** Durante el primer paso, el hígado biotransforma algunos fármacos de manera tan amplia que impide su efecto.

   **(2)** Otros factores que pueden alterar la absorción desde el estómago o el intestino delgado incluyen los siguientes:

   **(a)** El tiempo de vaciamiento gástrico y el paso del fármaco por el intestino delgado pueden verse influidos por el **contenido gástrico** y la **motilidad intestinal**.

   **i.** El **menor tiempo de vaciamiento gástrico** generalmente **disminuye la velocidad de absorción** porque el intestino es el principal sitio de absorción de casi todos los fármacos después de su administración oral.

   **(b)** La **irrigación sanguínea gastrointestinal** (**GI**) tiene participación importante en la absorción de fármacos mediante el mantenimiento continuo del gradiente de concentración del fármaco a través de las membranas epiteliales.

   **i.** La absorción de moléculas pequeñas, muy liposolubles, es "limitada por la irrigación sanguínea", pero las moléculas altamente polares son "independientes de la irrigación".

   **(c)** El **ácido gástrico** y las enzimas inactivadoras pueden destruir a los fármacos. La capa entérica de las grageas impide su desintegración en el pH ácido del estómago.

   **(d)** Las **interacciones** con alimentos, otros fármacos y constituyentes diversos del medio gástrico pueden influir en la absorción.

   **(e)** Los **ingredientes inertes** en los preparados orales o sus fórmulas especiales pueden alterar la absorción.

**2.** La **administración parenteral** incluye tres vías principales: **intravenosa** (**i.v.**), **intramuscular** (**i.m.**) y **subcutánea** (**s.c.**). La administración parenteral suele dar como resultado una biodisponibilidad más predecible que la oral.

   **a.** Con la administración **i.v.**, el fármaco se inyecta directamente a la corriente sanguínea (100% biodisponible). Constituye el medio más rápido de introducir fármacos al cuerpo y es particularmente útil para el tratamiento de urgencia.

   **b.** Después de la administración **i.m.** y **s.c.**, muchos fármacos entran a los capilares directamente a través de "poros" entre las células endoteliales.

**3. Otras vías de administración**

   **a.** La **inhalación** da como resultado una **absorción rápida** debido a la gran superficie y la abundante irrigación sanguínea de los alvéolos.

   **(1)** La inhalación se usa con frecuencia para los anestésicos gaseosos y para otros medicamentos que actúan en las vías respiratorias, como los glucocorticoides utilizados para tratar el asma bronquial.

   **b.** La **administración sublingual** es útil para fármacos con **elevado metabolismo de primer paso**, ya que se evita su metabolismo hepático.

   **c.** La **administración intratecal** es útil para los fármacos que no cruzan fácilmente la barrera hematoencefálica.

   **d.** La **administración rectal** reduce al mínimo el metabolismo de primer paso y puede usarse para evitar las náuseas y vómitos, que a veces son producto de la administración oral.

   **e.** La **administración tópica** se utiliza ampliamente cuando se desea un efecto local, o para **disminuir al mínimo los efectos sistémicos**, en especial en dermatología y oftalmología.

## IV. DISTRIBUCIÓN DE LOS FÁRMACOS

La distribución de los fármacos corresponde a su paso desde la circulación hacia los diversos tejidos corporales.

A. **Distribución de los fármacos.** Es un proceso por el cual los fármacos salen de la corriente sanguínea e ingresan a los líquidos extracelulares y a los tejidos. Un fármaco debe difundirse a través de las membranas celulares si su sitio de acción es intracelular. En tal caso, su liposolubilidad es importante para la distribución eficaz.

1. **Importancia de la irrigación sanguínea**
    a. Los fármacos pueden salir de la circulación fácilmente en la mayoría de los tejidos por difusión a través de las células endoteliales capilares o entre ellas. Por lo tanto, la **velocidad inicial de distribución** de un fármaco **depende fuertemente de la irrigación sanguínea** a diversos órganos (cerebro, hígado, riñón > músculo, piel > grasa, hueso).
    b. En **equilibrio**, o **estado estable**, la cantidad de fármaco presente en un órgano tiene relación con la masa y las propiedades de este, así como con las propiedades del preparado específico.

2. El **volumen de distribución** (**V$_d$**) corresponde al **volumen de líquido corporal total** en el que un fármaco "parece" distribuirse después de que alcanza el equilibro en el cuerpo. El volumen de distribución está determinado por la administración de una dosis conocida de un fármaco (expresada en unidades de masa) por vía intravenosa y la determinación de la concentración plasmática inicial (expresada en unidades de masa/volumen):

$$V_d = \text{cantidad administrada de fármaco (mg)/concentración plasmática inicial (mg/L)}$$

El volumen de distribución se expresa en las unidades correspondientes. En la mayoría de los casos, la concentración "inicial" en plasma, C$_0$, se determina por extrapolación a partir de la fase de eliminación.
    a. Los **valores estándar** de los volúmenes de los compartimentos líquidos en un adulto promedio de 70 kg son los siguientes: plasma = 3 litros (L); líquido extracelular = 12 L y agua corporal total = 41 L.
    b. **Características** del volumen de distribución:
        (1) El uso de cifras de V$_d$ es primordialmente conceptual, es decir, **los fármacos que se distribuyen ampliamente tienen valores de V$_d$ relativamente grandes** y viceversa.
            (a) Un valor bajo de V$_d$ puede indicar una amplia unión a las proteínas plasmáticas del fármaco.
            (b) Un V$_d$ alto puede indicar que el fármaco está unido ampliamente a sitios tisulares.
        (2) Entre otras variables, el V$_d$ puede ser modificado por la edad, el sexo, el peso y por procesos patológicos (p. ej., edema, ascitis).

3. La **redistribución del fármaco** describe los cambios relativos en la distribución de un fármaco en diferentes tejidos o compartimentos de líquidos corporales con respecto al tiempo. Esto suele ocurrir con fármacos altamente lipófilos, como el tiopental, que inicialmente ingresa en los tejidos con irrigación sanguínea elevada (p. ej., cerebro) y después se redistribuye rápidamente a aquellos con menor irrigación sanguínea (p. ej., músculo esquelético y tejido adiposo).

4. **Barreras para la distribución de fármacos**
    a. Barrera hematoencefálica
        (1) Los **fármacos polares** o **ionizados se distribuyen poco hacia el sistema nervioso central** (**SNC**), porque deben atravesar las células epiteliales más que pasar entre ellas.
        (2) La **inflamación**, como la que resulta de la meningitis, puede aumentar la capacidad de los fármacos ionizados, poco solubles, de atravesar la barrera hematoencefálica.
        (3) La barrera hematoencefálica puede no estar desarrollada por completo en el momento del nacimiento.
    b. Barrera placentaria
        (1) Los **fármacos liposolubles** atraviesan la barrera placentaria más fácilmente que los polares.
        (2) Los fármacos con peso molecular menor de 600 Da la atraviesan mejor que las moléculas más grandes.
        (3) La posibilidad de que los fármacos administrados a la madre atraviesen la placenta y lleguen al feto siempre es una consideración terapéutica importante.

B. **Unión de los fármacos a las proteínas plasmáticas**
1. Los fármacos pueden estar en el plasma en forma libre o unidos a proteínas plasmáticas u otros componentes sanguíneos, como los eritrocitos.
2. **Características generales de la unión a las proteínas plasmáticas**
    a. El grado de unión a las proteínas plasmáticas es **muy variable**; varía de casi el 0% a más del 99%, dependiendo del fármaco específico. La unión, por lo general, es reversible.

**b.** Solo el fármaco libre es suficientemente pequeño para pasar a través de los espacios entre las células endoteliales que forman los capilares; la unión extensa retarda la velocidad a la que el fármaco alcanza su sitio de acción y suele prolongar la duración de esta.

**c.** Algunas proteínas plasmáticas se unen a muchos fármacos diferentes, en tanto que otras lo hacen solo a uno o a un número limitado. Por ejemplo, la **albúmina sérica tiende a unirse a muchos fármacos ácidos**, en tanto la glucoproteína ácida $\alpha_1$ tiende a unirse a muchos fármacos básicos.

# V. BIOTRANSFORMACIÓN (METABOLISMO) DE LOS FÁRMACOS

## A. Propiedades generales

**1.** La mayoría de los fármacos se biotransforman o metabolizan después de ingresar al cuerpo.

**a.** La biotransformación, que casi siempre produce metabolitos más polares que el fármaco original, suele finalizar la acción farmacológica del medicamento y, a través de la excreción, aumenta su eliminación del cuerpo.

**b.** Los **metabolitos transportan grupos ionizables** y suelen tener **mayor carga y polaridad** que los compuestos originales.

**(1)** Este aumento de la carga puede conducir a una tasa de eliminación más rápida debido a la posible secreción de los portadores de ácido o base en el riñón; también puede conducir a una disminución de la reabsorción tubular.

**c.** Las consecuencias posibles de la biotransformación son las siguientes:

**(1) Metabolitos inactivos** (más frecuentemente).

**(2)** Metabolitos con potencias aumentadas o disminuidas.

**(a)** Las sustancias activas originales pueden transformarse en metabolitos activos.

**(b)** Los **profármacos** son compuestos inactivos que se metabolizan a fármacos activos.

**(3)** Metabolitos con acciones farmacológicas cualitativamente diferentes.

**(4)** Metabolitos tóxicos.

**2.** Muchos fármacos experimentan varias reacciones secuenciales de biotransformación catalizadas por sistemas enzimáticos específicos.

**3.** El **hígado es el principal sitio de biotransformación**, aunque algunos fármacos específicos pueden experimentar su biotransformación principalmente (o de manera extensa) en otros tejidos.

**4.** La biotransformación de los fármacos es variable y puede verse afectada por muchos parámetros, incluyendo:

**a. Fármacos** (interacciones entre fármacos) y **dieta** (interacciones entre fármacos y alimentos).

**b.** Funcionamiento de los órganos y diversos estados patológicos:

**(1)** La **disminución de la función hepática** puede conducir a una disminución del metabolismo de ciertos medicamentos.

**(2)** El metabolismo de los medicamentos puede disminuir en la enfermedad cardíaca y pulmonar.

**c. Edad y estado de desarrollo**

**(1)** Los niños muy pequeños y las personas de edad avanzada pueden ser más sensibles a los fármacos debido a los niveles no desarrollados o disminuidos de enzimas metabolizadoras.

**(2)** El estado hormonal y la genética también pueden afectar el metabolismo de los medicamentos.

## B. Clasificación de las reacciones de biotransformación

**1.** Las **reacciones de fase I** (**no sintéticas**) implican la biotransformación (oxidación o reducción) del fármaco catalizado por enzimas sin conjugación alguna.

**a.** A menudo, hacen que el fármaco original sea más polar (hidrosoluble).

**(1)** Con frecuencia introducen un **grupo funcional polar, como -OH, -SH o -NH$_2$**, que sirve como centro activo para la conjugación secuencial en reacciones de fase II.

**(2)** Estas incluyen **oxidaciones**, **reducciones** e **hidrólisis**.

**b.** Aunque pueden excretarse productos de fase I, muchas veces experimentan reacciones de fase II.

**c.** Las enzimas que catalizan la fase I incluyen **citocromo P-450**, aldehído y alcohol-deshidrogenasa, desaminasas, esterasas, amidasas y epóxido-deshidratasas.

**2.** Las **reacciones de fase II** (**sintéticas**) incluyen a las de **conjugación**, que implican la combinación de un fármaco con una sustancia endógena catalizada por enzimas.

**a.** El grupo funcional polar de los productos de la fase I a menudo se combina con ácido glucurónico (**glucuronidación**), ácido acético (**acetilación**) o ácido sulfúrico (sulfatación).

**b.** El producto final es un conjugado altamente polar que se puede eliminar fácilmente.

    **c.** Las enzimas que catalizan reacciones de biotransformación de fase II incluyen la glucuroniltrans-ferasa (conjugación con glucurónido), la sulfotransferasa (conjugación con sulfato), transacilasas (conjugación con aminoácidos), acetilasas, etilasas, metilasas y la transferasa de glutatión.

## C. Citocromo P-450 monooxigenasa (oxidasa de función mixta)

**1. Características generales**

    **a.** El citocromo P-450 monooxigenasa es de gran importancia en la biotransformación de los fármacos.

        **(1)** Este sistema enzimático es el que con mayor frecuencia participa en las **reacciones de fase I**.

        **(2)** El sistema del citocromo P-450 cataliza numerosas reacciones, incluidas hidroxilaciones aromáticas y alifáticas; desalquilación en los átomos de nitrógeno, azufre y oxígeno; oxidaciones heteroatómicas en el nitrógeno y el azufre; reducciones en los átomos de nitrógeno e hidrólisis éster y amídica.

    **b.** Existen muchos tipos de enzimas del citocromo P-450 (CYP).

    **c.** Cada tipo cataliza la biotransformación de un espectro único de fármacos, aunque existe cierta super-posición con las especificidades del sustrato. Se hace referencia a las familias del citocromo P-450 con el uso de un número arábigo (p. ej., CYP1, CYP2, etc.).

        **(1)** Cada familia tiene un número de subfamilias indicadas con letra mayúscula (p. ej., CYP2A, CYP2B, etc.).

        **(2)** Las enzimas individuales dentro de cada subfamilia se señalan con otro número arábigo (p. ej., CYP3A1, CYP3A2, etc.).

    **d.** Tres subfamilias, **CYP2C**, **CYP2D** y **CYP3A**, se encargan de metabolizar la mayoría de los fármacos.

        **(1)** **CYP3A4 es la enzima hepática más abundante** y participa en el metabolismo de más de la mitad de los fármacos clínicamente importantes.

**2.** La **ubicación primaria** del citocromo P-450 es el **hígado**, aunque también se encuentran cantidades significativas en los intestinos delgado y grueso.

    **a.** Además, se detecta actividad de P-450 en muchos otros tejidos, incluyendo las suprarrenales, los ova-rios y los testículos, así como los involucrados en la esteroidogénesis y el metabolismo de esteroides.

    **b.** La localización subcelular de las enzimas es en el **retículo endoplasmático**.

    **c.** Su ubicación en las membranas lipídicas facilita el metabolismo de los fármacos liposolubles.

**3. Mecanismo de reacción**

    **a.** En la reacción total, el fármaco se oxida y el oxígeno se reduce a agua.

    **b.** Los equivalentes de reducción son provistos por el **fosfato de dinucleótido de nicotinamida y ade-nina (NADPH,** *nicotinamide adenine dinucleotide phosphate*) y la generación de este cofactor está acoplada con la **citocromo P-450-reductasa**.

    **c.** La reacción total de hidroxilación aromática se puede describir de la siguiente manera:

$$\text{Fármaco} + O_2 + \text{NADPH} + H^+ \rightarrow \text{Fármaco} - OH + \text{NADP}^+ + H_2O$$

**4.** El **polimorfismo genético** de varias enzimas del sistema citocromo P-450 de importancia clínica, en particular **CYP2C** y **CYP2D**, es fuente de un metabolismo variable en los humanos, incluidas las diferencias entre los grupos raciales y étnicos. Estas enzimas tienen propiedades sustancialmente diferentes ($V_{máx.}$ o $K_m$).

**5. Inducción**

    **a.** La inducción es llevada a cabo por **fármacos** y **sustancias endógenas**, como las hormonas; inducen de manera preferencial a una o más formas de enzima del sistema CYP-450.

    **b.** Cuando es causada por medicamentos, la inducción es farmacológicamente importante como fuente principal de **interacciones farmacológicas**. Un fármaco puede inducir su propio metabo-lismo (tolerancia metabólica) o la de otros fármacos.

        **(1)** La inducción puede ser originada por una amplia variedad de fármacos, como quinidina, feni-toína, **fenobarbital**, **rifampicina** y **carbamazepina**.

        **(2)** Ciertas sustancias ambientales, como el **humo del tabaco**, también pueden inducir enzimas CYP-450.

    **c.** Algunos de los mismos fármacos que inducen a la CYP3A4 pueden inducir a la glucoproteína P transportadora para la eliminación de fármacos (p. ej., rifampicina, hierba de San Juan).

**6. Inhibición**

    **a.** La inhibición competitiva o no competitiva (clínicamente más probable) de la actividad de las enzimas de la familia P-450 puede dar como resultado **menor metabolismo de otros fármacos** o sus-tancias endógenas, como la **testosterona**.

    **b.** La inhibición de la enzima es una **fuente importante de interacciones farmacológicas**. Puede ser cau-sada por varios fármacos de uso frecuente, como **cimetidina**, **fluconazol**, **fluoxetina** y **eritromicina**, o **sustancias ambientales** o **alimentarias (p. ej., jugo de toronja [pomelo]**).

    **c.** Algunos de los mismos fármacos que inhiben a la CYPA4 pueden inhibir a la glucoproteína P transpor-tadora en la eliminación de fármacos (p. ej., amiodarona, claritromicina, eritromicina, ketoconazol).

D. Glucuroniltransferasa
  1. **Características generales**
     a. La glucuroniltransferasa es un conjunto de enzimas con características únicas, pero superpuestas, involucradas en las **reacciones de fase II.**
     b. Cataliza la conjugación de ácido glucurónico con una variedad de centros activos incluyendo —OH, —COOH, —SH y —NH$_2$.
  2. **Localización e inducción**
     a. La glucuroniltransferasa se localiza en el **retículo endoplasmático**.
     b. Se trata de la única reacción de fase II **inducible por fármacos** y es un sitio posible de interacciones farmacológicas.

E. Aclaramiento hepático de los fármacos
  1. El aclaramiento ocurre por lo general vía el hígado, esto debido a sus grandes dimensiones (1500 g) e importante irrigación sanguínea (1 mL/g/min).
  2. El *cociente de aclaramiento* es la cantidad de fármaco filtrada por el hígado, dividida entre la cantidad de fármaco que ingresa a ese órgano; un fármaco extraído por completo del órgano tendría un cociente de eliminación igual a 1. Los fármacos con elevado aclaramiento hepático pueden tener una depuración vía hepática que alcanza casi 1500 mL/min.
  3. **Efecto de primer paso.** Los fármacos administrados por vía oral pasan a través de las membranas del sistema digestivo a través de la vena porta y el hígado antes de ingresar en la circulación general.
     a. La **biodisponibilidad** de los fármacos administrados por vía oral **disminuye** debido a la fracción del fármaco eliminada en el primer paso a través del hígado. Por ejemplo, un fármaco con un cociente de aclaramiento hepático de 1 tendría biodisponibilidad del 0%; otro, como la lidocaína, con un cociente de aclaramiento de 0.7, tendría un 30% de biodisponibilidad.
     b. En caso de hepatopatía, los fármacos con un elevado aclaramiento de primer paso pueden alcanzar la circulación sistémica en cantidades más altas de lo normal y quizá por ello requieran un ajuste de la dosis.

## VI. ELIMINACIÓN DE LOS FÁRMACOS Y TERMINACIÓN DE SU EFECTO

A. Mecanismo de eliminación y terminación del efecto de un fármaco
  1. En la mayoría de los casos, el efecto de un fármaco termina por **conversión catalizada por enzimas** a una forma inactiva (o menos activa) o por su **eliminación del cuerpo** a través del riñón u otras rutas.
  2. La redistribución de los fármacos desde el sitio de acción puede neutralizar su efecto, aunque esto rara vez ocurre. Por ejemplo, el efecto anestésico del **tiopental** termina en gran parte por su redistribución desde el cerebro (inicialmente se acumula como resultado de su elevada solubilidad y la alta irrigación sanguínea del órgano) hacia el tejido adiposo, que tiene menor perfusión.

B. Vías de eliminación
  1. Las vías de eliminación pueden incluir orina, heces (p. ej., fármacos no absorbidos o secretados en la bilis), saliva, sudor, lágrimas, leche (con posible transferencia a los recién nacidos) y pulmones (p. ej., alcoholes y anestésicos).
  2. Cualquier vía puede ser importante para un medicamento determinado, pero el **riñón es el sitio principal de eliminación** para la mayoría de los medicamentos.
  3. Las células del hígado secretan algunos fármacos en la bilis y pasan al intestino, donde se eliminan en las heces (p. ej., rifampicina, indometacina, estradiol).
  4. Algunos medicamentos pasan a través de la **circulación enterohepática** (y se reabsorben desde el intestino), en cuyo caso el efecto del fármaco puede ser prolongado.

C. Principios generales del aclaramiento de los fármacos
  1. Conceptualmente, el *aclaramiento* (Acl) es una medida de la capacidad del cuerpo para eliminar un medicamento.
  2. Matemáticamente, el *aclaramiento* es la constante de proporcionalidad que relaciona la tasa de eliminación con la concentración plasmática del fármaco.
     a. Las unidades del aclaramiento son volumen/tiempo.
     b. Los fármacos con un aclaramiento alto se eliminan rápidamente del cuerpo.
     c. Los fármacos con un aclaramiento bajo se eliminan lentamente del cuerpo.

**3.** El *aclaramiento específico de cada órgano* es la capacidad del mismo para eliminar el fármaco. Puede deberse al metabolismo (p. ej., aclaramiento hepático) o la excreción (p. ej., aclaramiento renal por medio de eliminación en la orina).

$$\text{Tasa de eliminación por órgano} = \text{Acl}_{\text{órgano}} \times [\text{fármaco}]_{\text{perfusión plasmática del órgano}}$$

o

$$\text{Acl}_{\text{órgano}} = \text{tasa de eliminación por órgano} / [\text{fármaco}]_{\text{perfusión plasmática del órgano}}$$

**4.** El *aclaramiento corporal* es la capacidad para eliminar el medicamento mediante todos los mecanismos disponibles en el organismo. Por lo tanto, es igual a la suma de todos los mecanismos específicos de eliminación de los órganos por los cuales el fármaco activo es eliminado:

$$\text{Acl}_{\text{cuerpo entero}} = \text{Acl}_{\text{órgano 1}} + \text{Acl}_{\text{órgano 2}} + \text{Acl}_{\text{órgano N}}$$

El término "aclaramiento" generalmente se refiere al aclaramiento de todo el cuerpo, a menos que se especifique lo contrario. En este caso:

$$\text{Tasa de aclaramiento corporal} = \text{Acl}_{\text{cuerpo entero}} \times [\text{fármaco}]_{\text{plasma}}$$

y

$$\text{Acl} = \text{tasa de eliminación del cuerpo}/[\text{fármaco}]_{\text{plasma}}$$

**5.** El *aclaramiento plasmático* es numéricamente el mismo que el aclaramiento de todo el cuerpo, pero esta terminología a veces se usa porque el aclaramiento puede verse como el volumen de plasma que contiene la cantidad eliminada de fármaco por unidad de tiempo (debe recordarse que las unidades de aclaramiento son volumen/tiempo).

   **a.** Si no se especifica este término, se refiere al volumen de plasma "aclarado" del fármaco por todos los mecanismos corporales (eliminación corporal).

   **b.** El término también se puede aplicar al aclaramiento realizado por órganos específicos; por ejemplo, el aclaramiento plasmático renal es el volumen de plasma que contiene la cantidad eliminada de fármaco en la orina por unidad de tiempo.

**D. Eliminación renal neta de los fármacos**

   **1.** La **eliminación renal neta** de los fármacos es resultado de **tres procesos independientes:** la cantidad de fármaco filtrada en los glomérulos, más la cantidad de fármaco secretada por mecanismos de transporte activo en el riñón, menos la cantidad de fármaco reabsorbido pasivamente a través del túbulo.

     **a. Filtración**

       **(1)** Casi todos los fármacos tienen bajo peso molecular; por lo tanto, se filtran libremente desde el plasma en el glomérulo.

       **(2)** La unión a proteínas séricas disminuye la filtración debido a que las proteínas plasmáticas son muy grandes para ser filtradas.

       **(3)** En comparación con los adultos, la tasa de filtración glomerular (TFG) es un 30-40% menor durante el primer año de vida.

     **b. Secreción**

       **(1)** El túbulo proximal renal contiene **dos sistemas de transporte** que pueden secretar fármacos hacia el ultrafiltrado: uno para **ácidos orgánicos** (transportadores de ácidos orgánicos o TAO) y otro para **bases orgánicas** (transportadores de bases orgánicas o TBO).

         **(a)** Hay múltiples TAO y TBO con especificidades para diferentes moléculas orgánicas en el túbulo.

         **(b)** Estos sistemas **requieren energía para el transporte activo** contra un gradiente de concentración.

         **(c)** Son sede de **interacciones fármaco-fármaco** potenciales debido a que los fármacos deben competir entre sí por la unión a los transportadores.

       **(2)** La unión a proteínas plasmáticas no suele tener un gran efecto sobre la secreción porque la afinidad de los sistemas de transporte para casi todos los fármacos es mayor que aquella de unión a las proteínas plasmáticas.

     **c. Reabsorción**

       **(1)** La reabsorción puede darse a través del túbulo; algunos compuestos, incluidos los endógenos como la glucosa, se reabsorben de manera activa.

       **(2)** La reabsorción de la **forma no ionizada** de los fármacos, que son ácidos y bases débiles, puede darse por simple **difusión pasiva**, cuya velocidad depende de la solubilidad en lípidos y el pK del fármaco, así como de su gradiente de concentración entre la orina y el plasma.

**(3)** La reabsorción puede verse afectada por **alteraciones del pH urinario**, que modifica la eliminación de ácidos o bases débiles al alterar su ionización (es decir, el **atrapamiento de iones**).

**(a)** Por ejemplo, la alcalinización de la orina dará como resultado mayor porcentaje de la forma ionizada de un fármaco ácido, que disminuirá su reabsorción y, por lo tanto, aumentará su eliminación.

**2. Aclaramiento renal de los fármacos**

**a.** El aclaramiento renal se refiere al volumen de plasma en el que se elimina un fármaco por unidad de tiempo:

$$Acl\,(mL/min) = U \times V/P$$

donde **U** es la concentración del fármaco por mililitro de **orina, V** es el **volumen** de la orina excretada por minuto y **P** la concentración del fármaco por mililitro de **plasma**.

**(1)** Un fármaco depurado solo por **filtración** tendrá un aclaramiento igual a la TFG (125-130 mL/min).

**(2)** Un fármaco depurado por **filtración y secretado completamente** tendrá un aclaramiento igual al aclaramiento plasmático renal (650 mL/min).

**(3)** Los valores de aclaramiento entre 130 y 650 mL/min sugieren que un fármaco es **filtrado, eliminado** y **parcialmente reabsorbido**.

**b.** Una variedad de factores influye en el aclaramiento renal, incluida la edad, otros fármacos y las enfermedades.

**c.** En caso de **insuficiencia renal**, el aclaramiento de un fármaco puede disminuir significativamente, con concentraciones plasmáticas resultantes mayores (pueden requerirse reducciones de dosis).

# VII. PRINCIPIOS FARMACOCINÉTICOS

## A. Principios farmacocinéticos generales

**1.** La farmacocinética describe los cambios de la concentración de fármacos en el plasma con respecto al tiempo.

**2.** Aunque es ideal determinar la cantidad de fármaco que alcanza su sitio de acción en función del tiempo transcurrido después de su administración, esto suele ser poco práctico o no factible.

**a.** Se determina la concentración del fármaco en plasma debido a que la cantidad del fármaco en los tejidos, en general, tiene relación con su concentración plasmática.

## B. Distribución y eliminación

**1. Modelo monocompartimental** (fig. 1-7)

**a.** El fármaco parece distribuirse instantáneamente después de su administración intravenosa en una sola dosis. Si los mecanismos de eliminación de fármacos, como la biotransformación por enzimas hepáticas y la eliminación renal, no están saturados después de una dosis terapéutica, la gráfica semilogarítmica de la concentración plasmática con respecto al tiempo será **lineal**.

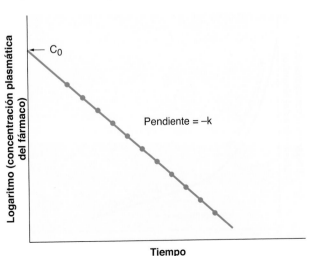

**FIGURA 1-7.** Modelo monocompartimental de la distribución de los fármacos.

**b.** La eliminación de fármacos es de **primer orden**, es decir, se elimina una **fracción constante** del fármaco por unidad de tiempo.

  **(1)** Por ejemplo, la mitad del fármaco se elimina cada 8 h.

  **(2)** La eliminación de casi todos los fármacos es un proceso de primer orden.

**c.** La pendiente de la gráfica semilogarítmica es **–k**, donde **k es la tasa de eliminación constante** y tiene unidades de tiempo, y la intersección en el eje "y" corresponde a $C_0$ (*nota:* se utiliza $C_0$ para calcular el $V_d$ de los fármacos que obedecen al modelo monocompartimental).

**d.** La **concentración plasmática del fármaco ($C_t$) en relación con la concentración inicial ($C_0$)** en cualquier momento (t) después de su administración corresponde a:

$$\ln C_t = \ln C_0 - kt$$

y la **relación de las concentraciones plasmáticas** en cualquiera de dos momentos está dada por:

$$\ln C_2 = \ln C_1 - k\,(t_2 - t_1)$$

**2. Modelo bicompartimental** (fig. 1-8)

  **a.** Es el **modelo más frecuente de distribución y eliminación** de fármacos.

  **b.** Se observan **decrementos iniciales rápidos de la concentración plasmática** del fármaco debido a una **fase de distribución**, el tiempo requerido para que el fármaco alcance un **equilibrio** en la distribución entre un compartimento central, como el espacio plasmático, y un segundo compartimento, como los tejidos y líquidos en los cuales se distribuye.

   **(1)** Durante esa fase, la concentración plasmática del fármaco disminuye muy rápido debido a que se está expulsando del cuerpo (p. ej., por metabolismo y eliminación renal) y también porque el fármaco está saliendo del espacio plasmático conforme se distribuye a otros tejidos y compartimentos de líquidos.

  **c.** Después de la distribución se observa una disminución lineal en el logaritmo de la concentración del fármaco si su **fase de eliminación** es de primer orden. La curva es menos inclinada en esta fase porque ya no hay disminución neta en la concentración plasmática del fármaco debida a distribución a los tejidos, que ya concluyó.

  **d.** Para los fármacos que obedecen al modelo de dos compartimentos, el valor de $C_0$ obtenido por extrapolación de la fase de eliminación se usa para calcular el $V_d$; la constante de la velocidad de eliminación, k, se obtiene a partir de la pendiente de la fase de eliminación.

  **e.** Las expresiones para $\ln C_t$ y Acl mostradas antes para un modelo de un compartimento también se aplican durante la fase de eliminación de fármacos que obedece al modelo de dos compartimentos.

**3. Eliminación de primer orden**

  **a.** La eliminación de la **mayoría de los fármacos** a dosis terapéuticas es de **primer orden**, donde **se elimina una fracción constante de fármaco por unidad de tiempo**.

   **(1)** Sucede cuando el fármaco no satura los sistemas de eliminación.

   **(2)** La tasa de eliminación es una **función lineal** de la concentración plasmática del fármaco.

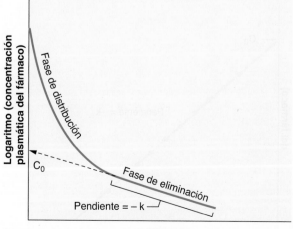

**FIGURA 1-8.** Modelo bicompartimental de la distribución de los fármacos.

**b.** La tasa de eliminación depende de la concentración del fármaco en el plasma y es igual a la concentración plasmática del fármaco multiplicada por una **constante de proporcionalidad:**

Velocidad de eliminación del cuerpo (masa/tiempo) = constante × [fármaco]$_{plasma}$ (masa/vol)

Debido a que la tasa de eliminación se da en unidades de masa/tiempo y la concentración está en unidades de masa/volumen, las unidades de la constante son volumen/tiempo. Esta constante se conoce como *aclaramiento del fármaco*.

**4. Eliminación de orden cero**
   **a.** La eliminación de **orden cero** se produce cuando una **cantidad constante del fármaco es eliminada por unidad de tiempo; no depende de la concentración plasmática**.
      **(1)** Puede tener lugar cuando las **dosis terapéuticas del fármaco exceden la capacidad de los mecanismos excretores** (el mecanismo por el cual el cuerpo elimina el fármaco, como el metabolismo hepático o la secreción renal, está saturado).
   **b.** En este modelo, la gráfica del logaritmo de la concentración plasmática frente al tiempo disminuirá de manera cóncava ascendente (p. ej., 10 mg del fármaco debe eliminarse cada 8 h) (nótese que después de un intervalo temporal suficiente para disminuir la concentración del fármaco por debajo del punto de saturación tiene lugar una eliminación de primer orden).
   **c.** Los ejemplos de fármacos eliminados por cinética de orden cero incluyen fenitoína y etanol.

**C. Vida media ($t_{1/2}$)**
   **1.** La *vida media* es el tiempo que se requiere para que la **concentración del fármaco en plasma disminuya un 50%**. Este concepto se aplica solo a los fármacos eliminados por **cinética de primer orden**.
   **2.** La vida media es determinada por lo siguiente:
      **a.** Gráfica del logaritmo de la concentración del fármaco en plasma en comparación con el perfil de tiempo para aquellos que se ajustan al modelo monocompartimental.
      **b.** Fase de eliminación de fármacos que se ajustan al modelo bicompartimental.
      **c.** En tanto la dosis administrada no rebase la capacidad de los sistemas de eliminación (no los sature), la vida media se mantendrá constante.
   **3.** La vida media tiene relación con la **constante de la tasa de eliminación (k)** mediante la ecuación $t_{1/2} = 0.693/k$ (para un decremento notorio en la concentración, la k es alta y $t_{1/2}$ es, por lo tanto, breve).
   **4.** Se relaciona con el **volumen de distribución ($V_d$)** y el **aclaramiento (Acl)** mediante la ecuación $t_{1/2} = 0.693\,V_d/Acl$.
      **a.** Esta relación muestra que los fármacos que se distribuyen ampliamente en el cuerpo (con $V_d$ alto) requerirán un tiempo prolongado para eliminarse y aquellos para los que el cuerpo tiene una alta capacidad de depuración (Acl elevada) requerirán un tiempo breve para su eliminación.
   **5.** Casi siempre, más del 95% del fármaco será **eliminado en un intervalo temporal equivalente a cinco vidas medias**, lo cual es aplicable para las dosis terapéuticas de casi todos los fármacos.

**D. Cinética de dosis múltiples**
   **1. Administración en solución y dosis múltiples repetidas**
      **a.** Si un fármaco se administra por infusión intravenosa, de forma continua y a una velocidad constante; y si además tiene una eliminación de primer orden, en un momento dado alcanza una concentración plasmática constante y estable.
         **(1)** La **concentración plasmática constante** se presenta cuando la **velocidad de eliminación se vuelve equivalente a la de administración**.
      **b.** Si un fármaco que se elimina por cinética de primer orden se administra repetidamente (p. ej., un comprimido o una inyección cada 8 h), su concentración plasmática *promedio* aumentará hasta alcanzar una *media* de concentración.
         **(1)** Esto no tiene lugar con fármacos que muestran eliminación de orden cero.
      **c.** El **tiempo requerido para alcanzar el estado estable es equivalente a cinco vidas medias**, independientemente de que la administración sea continua en solución o repetida.
         **(1)** Siempre que se cambie una velocidad de infusión, se requerirán cinco vidas medias para alcanzar un nuevo estado estable por cualquier vía de administración.
   **2. Estado estable después de la administración repetida**
      **a.** Tendrá lugar alguna fluctuación en la concentración plasmática, incluso en estado estable.
      **b.** Las concentraciones estarán en el punto más alto del rango de estado estable poco después de administrar una dosis y se encontrarán en un punto bajo inmediatamente antes de la administración de la siguiente dosis. En consecuencia, el *estado estable* se refiere a la **concentración plasmática promedio** y el rango de fluctuaciones por arriba y debajo de tal concentración.

**c.** La magnitud de las fluctuaciones puede ser controlada por el **intervalo de dosificación**.

   **(1)** Un intervalo de dosificación más breve disminuye las fluctuaciones y uno más prolongado las aumenta.

**d.** Con el cese de la administración de dosis múltiples, si es aplicable la cinética de primer orden, más del 95% del fármaco se eliminará en un intervalo temporal que equivale a cinco vidas medias.

**3. Mantenimiento de la dosis-respuesta**

**a.** El *mantenimiento de la dosis-respuesta* es la dosis de un fármaco requerida por unidad de tiempo para **sostener una concentración deseada de estado estable** con un efecto terapéutico continuo específico.

**b.** Para determinar el mantenimiento de dosis respuesta requerido, a fin de mantener una concentración plasmática promedio de estado estable de un fármaco, debe multiplicarse la concentración plasmática deseada por el Acl:

$$\text{Mantenimiento de dosis respuesta} = \text{concentración deseada} \left[ \text{ fármaco } \right]_{\text{plasma}} \times \text{aclaramiento (Acl)}$$
$$(\text{cantidad/tiempo}) = (\text{cantidad/volumen}) \times (\text{volumen/tiempo})$$

Esto produce la dosis respuesta en unidades de cantidad por tiempo (p. ej., mg/h).

   **(1)** Para permanecer en estado estable, la **dosis de fármaco administrado debe ser equivalente al eliminado**.

   **(a)** La velocidad a la que el fármaco se agrega al cuerpo debe ser equivalente a la que se elimina.

   **(2)** La velocidad de eliminación = Acl × [fármaco]$_{\text{plasma}}$; por lo tanto, debido a que la dosis de mantenimiento debe ser equivalente a la de eliminación para estar en estado estable, también equivale a Acl × [fármaco]$_{\text{plasma}}$ deseada.

**c.** Si el fármaco es administrado a mantenimiento de dosis-respuesta, se alcanzará una concentración plasmática de estado estable en 4-5 vidas medias (*nota:* ¡esto corresponde a 4-5 vidas medias, no a 4 o 5 dosis!).

**4. Dosis de carga**

**a.** Para algunos fármacos puede requerirse, inicialmente, una gran dosis de carga cuando se debe alcanzar con rapidez una concentración terapéutica en plasma; esto puede ser útil en situaciones potencialmente mortales como una infección grave (p. ej., aminoglucósidos, vancomicina) o embolia pulmonar (p. ej., heparina).

**b.** Para calcular la dosis de carga, debe seleccionarse la concentración plasmática deseada del fármaco y multiplicarse por V$_{\text{d}}$:

$$\text{Dosis de carga} = \text{dosis deseada} \left[ \text{ fármaco } \right]_{\text{plasma}} \times V_{\text{d}}$$
$$(\text{cantidad/masa}) = (\text{masa/volumen}) \times (\text{volumen})$$

**c.** Después de la administración de la dosis de carga (que permite alcanzar con rapidez la concentración plasmática deseada del fármaco), el medicamento podrá ser administrado en la dosis de mantenimiento para conservar su concentración en una cifra de estado estable.

# Autoevaluación

**Instrucciones:** seleccione la mejor respuesta para cada pregunta.

**1.** La somatostatina interactúa con:

**(A)** Un receptor acoplado a la proteína $G_i$
**(B)** Un receptor acoplado a la proteína $G_q$
**(C)** Un receptor nuclear intracelular
**(D)** Un conducto iónico activado por ligando
**(E)** Receptor activado de una tirosina-cinasa

**2.** El cortisol es capaz de hacer diana en receptores intranucleares gracias a su capacidad de:

**(A)** Difundirse a través de membranas lipídicas
**(B)** Interactuar con la adenilato-ciclasa
**(C)** Interactuar con los receptores acoplados a la proteína G
**(D)** Reclutar cinasas intracelulares
**(E)** Presentar autofosforilación

**3.** Un hombre de 66 años de edad ingresó en un hospital con confusión, náuseas y visión borrosa. Actualmente está tomando digoxina para el tratamiento de insuficiencia cardíaca. En la exploración física su frecuencia cardíaca es de 120 lpm. Una evaluación adicional revela una concentración de digoxina de 5.3 ng/mL (rango normal: 0.5-2 ng/mL). El médico cree que sus síntomas se deben a la toxicidad de la digoxina. ¿Qué parámetro se usa para indicar la capacidad de la digoxina para producir el efecto deseado en relación con un efecto tóxico?

**(A)** Biodisponibilidad
**(B)** Eficacia
**(C)** Actividad intrínseca
**(D)** Potencia
**(E)** Índice terapéutico

**4.** Una mujer de 64 años de edad con antecedentes de intervenciones quirúrgicas abdominales múltiples por enfermedad de Crohn acude a un servicio de urgencias con estreñimiento y vómitos fecaloides. Se diagnostica obstrucción del intestino delgado. Unas horas más tarde se somete a una cirugía para la lisis de adherencias y la resección del intestino delgado. ¿Por qué se debe evitar el uso de medicamentos orales en esta paciente?

**(A)** Disminución del paso del fármaco a través del intestino
**(B)** Disminución de la irrigación sanguínea GI

**(C)** Destrucción del fármaco por el ácido del estómago
**(D)** Aumento del efecto de primer paso
**(E)** Aumento de la unión a proteínas del fármaco

**5.** Una mujer de 82 años de edad ingresa en el hospital para el tratamiento de una exacerbación de insuficiencia cardíaca congestiva. Tiene edema periférico y ascitis debido a la exacerbación. Se diagnostica una infección de vías urinarias que requiere tratamiento con antibióticos. Debido a los antecedentes de insuficiencia cardíaca, ¿en qué parámetro farmacodinámico deben considerarse los cambios antes de elegir la dosis de antibiótico más adecuada?

**(A)** Insuficiencia de la irrigación sanguínea al intestino
**(B)** Aumento de la unión a proteínas de varios fármacos
**(C)** Aumento del volumen de distribución
**(D)** Aumento de la eliminación de fármacos

**6.** ¿Cuál de los siguientes términos se usa para describir la tasa de eliminación a través del metabolismo catalizado por la deshidrogenasa alcohólica cuando la enzima está saturada?

**(A)** Biotransformación
**(B)** Aclaramiento
**(C)** Eliminación de primer orden
**(D)** Redistribución
**(E)** Cinética de orden cero

**7.** ¿Cuál de las siguientes afirmaciones es verdadera respecto a las reacciones de glucuronidación?

**(A)** Se consideran reacciones de fase 1
**(B)** Incluyen la actividad enzimática de la deshidrogenasa alcohólica
**(C)** Requieren un centro activo como sitio de conjugación
**(D)** Requieren del fosfato del dinucleótido de nicotinamida y adenina

**8.** Una mujer de 38 años de edad solicita a su psiquiatra un medicamento antidepresivo diferente, pues no siente que el actual le ayude. La paciente revela que bebe alcohol todas las noches para aliviar sus sentimientos de tristeza y culpa. El análisis de sangre revela enzimas hepáticas elevadas. El doctor desea probar con imipramina, que tiene un amplio metabolismo de primer paso. ¿Cómo se vería afectado este medicamento?

**(A)** Disminución de la vida media
**(B)** Disminución de la absorción
**(C)** Disminución de la solubilidad
**(D)** Aumento de la concentración
**(E)** Aumento del pH

**9.** A una mujer de 24 años de edad se le receta eritromicina para la gastroparesia. Se prescribe cuatro veces al día debido a su vida media corta. ¿Cuál es la razón de una dosificación tan frecuente?

**(A)** Lograr la concentración plasmática en estado estacionario del fármaco
**(B)** Ayudar a una distribución más completa del fármaco
**(C)** Evitar la toxicidad del medicamento debido a su bajo índice terapéutico
**(D)** Asegurarse de que la concentración del fármaco permanezca constante a lo largo del tiempo
**(E)** Inhibir el metabolismo de primer paso del fármaco

**10.** Una mujer de 78 años de edad comienza a tomar digoxina como tratamiento de una insuficiencia cardíaca congestiva. Su dosis inicial es de 0.25 mg. Se determina la $C_0$ obtenida por extrapolación de la fase de eliminación de 0.05 mg/L. ¿Cuál es el volumen de distribución aparente de la paciente?

**(A)** 0.0125 L
**(B)** 0.2 L
**(C)** 0.5 L
**(D)** 1 L
**(E)** 5 L

**11.** Un fármaco tiene un volumen de distribución de 50 L y tiene eliminación de orden cero a razón de 2 mg/h ante concentraciones plasmáticas por arriba de 2 mg/L. Si un paciente se lleva al servicio de urgencias con una concentración plasmática de 4 mg/L del fármaco, ¿qué tiempo se requerirá (en horas) para que la concentración plasmática disminuya 50%?

**(A)** 1
**(B)** 2
**(C)** 10
**(D)** 25
**(E)** 50

**12.** Se administra un comprimido de 100 mg del fármaco X a un paciente cada 24 h y alcanza una concentración plasmática promedio de 10 mg/L de estado estable. Si se cambia el esquema de dosis

a un comprimido de 50 mg cada 12 h, ¿cuál será la concentración plasmática resultante promedio (mg/L) del fármaco después de cinco vidas medias?

**(A)** 2.5
**(B)** 5
**(C)** 10
**(D)** 20
**(E)** 40

**13.** Una mujer de 35 años de edad comienza a tomar ceftriaxona como tratamiento empírico para meningitis. Posterior a la administración i.v. del fármaco, ¿de cuál de los siguientes parámetros dependen, principalmente, las velocidades iniciales de distribución a diferentes tejidos?

**(A)** Transporte activo del fármaco fuera de diferentes tipos celulares
**(B)** Irrigación sanguínea de los tejidos
**(C)** Grado de ionización del fármaco en los tejidos
**(D)** Contenido de grasa de los tejidos
**(E)** Depuración específica del órgano

**14.** Se administra un preparado en forma de profármaco. Este aumenta la expresión del sistema del citocromo P-450, que lo convierte a su forma activa. Con la administración crónica a largo plazo del profármaco, ¿cuál de los siguientes fenómenos se observará?

**(A)** La eficacia disminuirá
**(B)** La eficacia aumentará
**(C)** La potencia disminuirá
**(D)** La potencia aumentará

**15.** ¿Qué subfamilia del sistema citocromo P-450 se encarga de la fracción más alta de interacciones clínicamente importantes de fármacos como resultado del metabolismo?

**(A)** CYP1A
**(B)** CYP2A
**(C)** CYP3A
**(D)** CYP4A
**(E)** CYP5A

**16.** Si la dosis de mantenimiento oral de un fármaco se mantiene constante, ¿cuál será el efecto al aumentar su biodisponibilidad?

**(A)** Disminución de la velocidad constante de eliminación de primer orden
**(B)** Disminución de la depuración corporal total
**(C)** Aumento de la vida media para la eliminación de primer orden
**(D)** Aumento de la concentración plasmática en estado estable
**(E)** Aumento del volumen de distribución

**17.** Se administra a un paciente una dosis oral de mantenimiento del fármaco calculada para alcanzar una concentración plasmática de estado estable de 5 µg/L. Tras dosificar al paciente durante un tiempo suficiente para alcanzar el estado estable, la concentración plasmática promedio del fármaco es de 10 µg/L. ¿El decremento de cuál de los siguientes parámetros explica esta concentración plasmática mayor de la prevista para el fármaco?

**(A)** Biodisponibilidad
**(B)** Aclaramiento
**(C)** Vida media
**(D)** Volumen de distribución

**18.** La administración de una dosis de carga i.v. del fármaco X a un paciente origina una concentración plasmática inicial de 100 µg/L. En la siguiente tabla se ilustra la concentración plasmática de X en función del tiempo después de la dosis de carga inicial.

| Tiempo (horas) | Concentración plasmática (µg/L) |
|---|---|
| 0 | 100 |
| 1 | 50 |
| 5 | 25 |
| 9 | 12.5 |

¿Cuál es la vida media (en horas) del fármaco X?

**(A)** 1
**(B)** 2
**(C)** 4
**(D)** 5
**(E)** 9

**19.** ¿Cuál de los siguientes factores determinará el número de complejos fármaco-receptor?

**(A)** Vida media del fármaco
**(B)** Velocidad de secreción renal
**(C)** Afinidad del fármaco por el receptor
**(D)** Índice terapéutico del fármaco

**20.** ¿Cuál de las siguientes es una acción de un antagonista no competitivo?

**(A)** Altera el mecanismo de acción de un agonista
**(B)** Altera la potencia de un agonista
**(C)** Se une al mismo sitio del receptor que el agonista
**(D)** Disminuye la respuesta máxima a un agonista
**(E)** Desvía la curva de dosis-respuesta de un agonista a la derecha

**21.** El aclaramiento renal de un fármaco con peso molecular bajo (350 Da), con el 20% unido a proteínas plasmáticas, es de 10 mL/min. Tiene máxima probabilidad de que la excreción renal de este fármaco implique:

**(A)** Secreción tubular activa
**(B)** Filtración glomerular
**(C)** Tanto filtración glomerular como secreción tubular activa
**(D)** Tanto filtración glomerular como reabsorción tubular pasiva
**(E)** Reabsorción tubular pasiva

# Respuestas y explicaciones

1. **A.** La somatostatina se une a un receptor acoplado a la proteína $G_i$ con inicio del intercambio de trifosfato de guanosina por difosfato de guanosina, lo que inhibe la adenilato-ciclasa y disminuye la producción de trifosfato de adenosina cíclico. El receptor acoplado a la proteína $G_q$ es un ejemplo de la vía de la fosfolipasa C, donde la interacción con el ligando aumenta la actividad de la fosfolipasa C y la activación de la proteína-cinasa C en un momento dado a través de las vías del difosfato de fosfatidilinositol y el trifosfato de inositol. Esto se ejemplifica por la interacción de la epinefrina con su receptor. El canal iónico activado por ligando es un ejemplo de la interacción del ligando específico con un canal iónico, que permite el paso de iones. La acetilcolina es un ejemplo de esta interacción. El receptor activado de la tirosina-cinasa se ejemplifica por la insulina, donde la unión del ligando a la tirosina-cinasa específica lleva a una serie de reacciones dentro de la célula; por último, el receptor nuclear intracelular se ejemplifica por el cortisol, que se une a él y ejerce sus efectos sobre la replicación del ADN.

2. **A.** La capacidad de hacer diana en los receptores intracelulares depende de la capacidad del ligando de cruzar barreras lipídicas, como la membrana nuclear. El reclutamiento de cinasas intracelulares se caracteriza por algunas tirosina-cinasas activadas por el receptor. La autofosforilación es una característica de muchas cinasas diferentes. Las interacciones con la proteína G y con AC son características de los receptores de membrana.

3. **E.** La digoxina es ejemplo de un fármaco con muy bajo índice terapéutico (IT), que requiere vigilancia frecuente de la concentración plasmática para alcanzar el equilibrio entre el efecto deseado y la toxicidad indeseada. La *potencia del fármaco* es la cantidad necesaria de este para inducir una respuesta deseada. La *actividad intrínseca del fármaco* es la capacidad de activar una respuesta. La *eficacia del fármaco* es el efecto máximo que se puede alcanzar en un paciente bajo condiciones determinadas. La *biodisponibilidad del fármaco* es la fracción de este que alcanza la corriente sanguínea sin alteración.

4. **A.** Se requiere el paso adecuado del fármaco por el intestino para observar sus efectos, debido a que gran parte de la absorción tiene lugar en el intestino delgado. Después de una cirugía abdominal extensa, en especial la que implica la resección de una porción del intestino delgado, el paso del fármaco puede ser más lento o incluso detenerse durante un período. Las intervenciones quirúrgicas abdominales rara vez dan como resultado menor irrigación sanguínea del intestino, y esas intervenciones no influyen en la unión a proteínas o en el efecto de primer paso. La destrucción del fármaco por el ácido del estómago no depende de una cirugía intraabdominal.

5. **C.** Debido al edema por ascitis del paciente, el volumen aparente de distribución aumentará, lo que puede requerir pequeños ajustes a sus dosis habituales de medicamento. Los estados edematosos no influyen en la irrigación sanguínea digestiva ni afectan sus interacciones fármaco-proteína. La eliminación del fármaco puede hacerse más lenta ante la exacerbación de la insuficiencia cardíaca congestiva (ICC). La cinética de los fármacos en general no cambia en los estados edematosos.

6. **E.** El alcohol es uno de los fármacos que sigue una cinética de orden 0 (las concentraciones mayores del fármaco no se degradan porque la enzima involucrada en su metabolismo es saturable). En la eliminación de primer orden, su velocidad en realidad depende de la concentración del fármaco multiplicada por la constante de proporcionalidad. El *aclaramiento* es una medida de la capacidad del cuerpo para eliminar un medicamento. La *biotransformación* simplemente se refiere al mecanismo general de eliminación de un fármaco en particular. La *redistribución* es uno de los posibles destinos de un fármaco, que suele terminar con la acción farmacológica.

7. **C.** La reacciones de glucuronidación que se consideran de fase II requieren un centro activo (grupo funcional) como sitio de conjugación. Las reacciones de fase I son de biotransformación, no de conjugación; la deshidrogenasa alcohólica es un ejemplo de este tipo. Se requiere el fosfato del dinucleótido de nicotinamida y adenina (NADPH) para la hidroxilación aromática, un ejemplo de reacción de fase I.

8. **D.** *Metabolismo de primer paso* significa el recorrido de una sustancia a través de la circulación porta antes de alcanzar la circulación sistémica. Ante una disfunción hepática, las concentraciones de los fármacos pueden alcanzar cifras mayores. La biodisponibilidad del fármaco está disminuida, no aumentada, por la fracción retirada después del primer paso por el hígado. Los fármacos suelen ser fragmentados con menor rapidez cuando las enzimas hepáticas están elevadas (lo que indica disfunción hepática). La solubilidad de los fármacos no tiene relación con el daño hepático.

9. **A**. Los esquemas de dosificación de fármacos se ajustan de acuerdo con sus vidas medias para alcanzar una concentración plasmática de estado estable. El intento de eliminar la toxicidad del fármaco por su bajo índice terapéutico (IT) representa un escenario poco probable, ya que para disminuir la toxicidad de un fármaco con un IT bajo se tendría que disminuir la dosis, no aumentarla. La distribución del fármaco, en general, no se ve afectada por el esquema de dosis. Tampoco se afecta por el metabolismo de primer paso. Incluso en estado estable tiene lugar alguna fluctuación de la concentración plasmática; es la concentración promedio con respecto al tiempo diana del estado estable.

10. **E**. Para calcular el volumen de distribución debe usarse la fórmula donde la dosis del fármaco se divide entre la concentración plasmática. En este caso se dividen 0.25 mg/L entre 0.5 mg/L, con el resultado de 5 L para el volumen de distribución.

11. **E**. Para que la concentración plasmática de un fármaco disminuya 50%, se debe eliminar la mitad del fármaco presente en el cuerpo. La cantidad del fármaco en el cuerpo inicialmente corresponde al volumen de distribución multiplicado por la concentración plasmática (50 L × 4 mg/L = 200 mg). Cuando la concentración plasmática disminuye a 2 mg/L, el cuerpo contendrá 100 mg del fármaco (50 L × 2 mg/L = 100 mg). Puesto que el cuerpo elimina el fármaco a una velocidad de 2 mg/h, se requerirán 50 h para eliminar 100 mg.

12. **C**. Un comprimido de 100 mg cada 24 h corresponde a una velocidad de dosis de 4.17 mg/h (100/24 = 4.17), que es la misma de un comprimido de 50 mg cada 12 h (50/12 = 4.17). Por lo tanto, la concentración plasmática promedio se mantendrá igual, pero *la disminución tanto de la dosis como del intervalo de dosis* disminuirá la variación pico de la concentración plasmática.

13. **B**. La *velocidad inicial* de distribución de un fármaco a un tejido depende principalmente de la velocidad de la irrigación sanguínea de dicho tejido. Con tiempos más prolongados, sin embargo, un fármaco puede presentar redistribución hacia varios tejidos; por ejemplo, un fármaco muy lipófilo puede concentrarse en el tejido adiposo con el transcurso del tiempo.

14. **D**. La inducción del sistema del citocromo P-450 después de la administración crónica aumentará la conversión del profármaco a su forma activa. Esto desviará la curva de dosis respuesta del profármaco a la izquierda (p. ej., aumentará su potencia) sin modificar su eficacia.

15. **C**. La subfamilia CYP3A se encarga de casi el 50% de la actividad total del citocromo P-450 presente en el hígado; se calcula que es causa de casi la mitad de las interacciones farmacológicas indeseadas importantes en la clínica que son producto del metabolismo.

16. **D**. Si la velocidad de dosificación oral es constante, pero la biodisponibilidad aumenta, la fracción de la dosis administrada que alcanza la circulación general sin alteración se incrementa. Esto a su vez eleva la concentración plasmática en estado estable.

17. **B**. La concentración plasmática en estado estable del fármaco = (dosis de mantenimiento)/(aclaramiento). Así, la disminución en el aclaramiento aumentará la concentración plasmática del fármaco, en tanto que un incremento en cualquiera de los otros parámetros *disminuirá* la concentración plasmática en estado estable.

18. **C**. La inspección de la concentración plasmática indica que la vida media del fármaco no se hace constante hasta 1-9 h después de la administración. La concentración del fármaco disminuye a la mitad (de 50 a 25 µg/L) entre las horas 1 y 5 (un intervalo de 4 h) y nuevamente decrece a la mitad (de 25 a 12.5 µg/L) entre las horas 5 y 9 (otra vez, un intervalo de 4 h). Esto indica que la vida media del fármaco es de 4 h. El rápido decremento de la concentración plasmática en las horas 0 a 1, seguido por uno más lento (y una vida media constante), indica que este fármaco obedece a un modelo bicompartimental con una fase de distribución inicial seguida de una de eliminación. La vida media siempre es determinada por los datos de la fase de eliminación.

19. **C**. La afinidad del receptor por el fármaco determinará el número de complejos receptor-fármaco formados. La eficacia es la capacidad del fármaco de activar al receptor después de que tiene lugar la unión. El índice terapéutico (IT) tiene relación con la seguridad del fármaco. La vida media y la secreción son propiedades de eliminación y no influyen en la formación de complejos fármaco-receptor.

20. **D**. Un antagonista no competitivo disminuye la magnitud de la respuesta a un agonista, pero no altera su potencia (p. ej., la $DE_{50}$ permanece sin cambios). Un antagonista competitivo interactúa con el sitio de unión del agonista.

21. **D**. Este fármaco presentará filtración y reabsorción pasiva. Debido a que su peso molecular es pequeño, la forma libre se filtrará. Dado que el 20% del fármaco está unido a proteínas plasmáticas, el 80% se encuentra libre y está disponible para la filtración, que ocurrirá a razón de 100 mL/min (0.8 × 125 mL/min; 125 mL/min es la tasa de filtración glomerular [TFG] normal). Un aclaramiento de 10 mL/min debe indicar que la mayor parte del fármaco filtrado se reabsorbe.

# Capítulo 2

# Fármacos que actúan sobre el sistema nervioso autónomo

## I. SISTEMA NERVIOSO

**A. Revisión general del sistema nervioso**

1. El sistema nervioso se divide en:
   **a.** Sistema nervioso central (SNC)
      **(1)** Cerebro
      **(2)** Médula espinal
   **b.** Sistema nervioso periférico (SNP)
      **(1)** Tejidos neuronales fuera del SNC
2. La porción motora (eferente) del sistema nervioso tiene dos divisiones principales:
   **a.** Autónoma (control involuntario):
      **(1)** División simpática: respuesta de lucha o huida.
      **(2)** División parasimpática: respuesta de reposo o digestión.
      **(3)** Ejemplo: funciones viscerales (como gasto cardíaco o digestión).
   **b.** Somática (control voluntario):
      **(1)** Ejemplo: movimiento.
   **c.** Ambas divisiones tienen importantes vías aferentes (sensitivas) que proporcionan información sobre los entornos internos y externos. También modifican la respuesta motora.

## II. SISTEMA NERVIOSO PERIFÉRICO EFERENTE

**A. Sistema nervioso autónomo (SNA).** Controla la **actividad involuntaria** (fig. 2-1; tabla 2-1).

1. **Sistema nervioso parasimpático (SNP)**
   **a.** En las regiones craneal y sacra de la médula espinal se originan axones preganglionares largos de las neuronas y, con algunas excepciones, hacen sinapsis con neuronas de los ganglios localizados cerca o dentro del órgano inervado.
   **b.** Los axones posganglionares cortos inervan el músculo cardíaco, el músculo liso bronquial y las glándulas exocrinas.
   **c.** La inervación parasimpática predomina sobre la simpática en las glándulas salivales y lagrimales y el tejido eréctil.

2. **Sistema nervioso simpático (SNS)**
   **a.** A partir de neuronas de las regiones torácica y lumbar de la médula espinal se originan los axones preganglionares cortos, que hacen sinapsis con las neuronas cercanas de los ganglios localizados fuera de la médula espinal. La médula suprarrenal, considerada anatómicamente como un ganglio modificado, es inervada por axones preganglionares simpáticos.
   **b.** Los axones posganglionares largos inervan muchos de los tejidos y órganos del SNP.
   **c.** La inervación de las **glándulas sudoríparas termorreguladoras** es simpática desde el punto de vista anatómico, pero las fibras nerviosas posganglionares son colinérgicas, pues secretan acetilcolina (ACh) como su neurotransmisor.

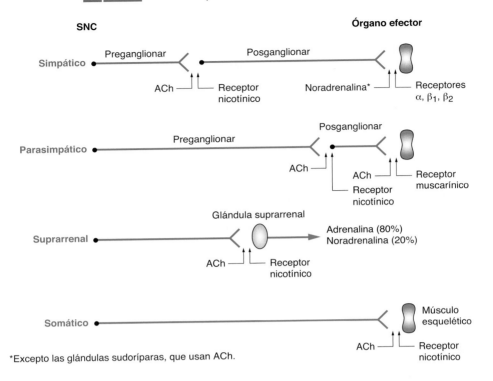

**FIGURA 2-1.** Organización del sistema nervioso autónomo.

| T a b l a **2-1** Acciones del sistema nervioso autónomo en órganos efectores seleccionados | | |
|---|---|---|
| **Efector** | **Acción de la división simpática (toracolumbar)** | **Acción de la división parasimpática (craneosacra)** |
| Ojo (pupila) | Dilatación (ex) | Constricción (ex) |
| Corazón Frecuencia Contractilidad | Aceleración (ex) Aumento (ex) | Desaceleración (in) Disminución (in) |
| Arteriolas Piel y la mayoría de los demás En el músculo estriado | Constricción (ex) Dilatación (ex) | — — |
| Glándulas Salivales Lagrimales Sudoríparas | Secreción viscosa (ex) — Secreción (ex) | Secreción acuosa (ex) Secreción (ex) — |
| Músculo bronquial | Relajación (in) | Contracción (ex) |
| Tubo digestivo Pared muscular Esfínteres | Relajación (in) Contracción (ex) | Contracción (ex) Relajación (in) |
| Vejiga Fondo Trígono; esfínter | Relajación (in) Contracción (ex) | Contracción (ex) Relajación (in) |
| Pene | Eyaculación (ex) | Erección (in) |
| Útero | Relajación (in) | — |
| Metabolismo Hígado Riñón Células grasas | Gluconeogénesis (ex) Glucogenólisis (ex) Secreción de renina (ex) Lipólisis (ex) | — — — — |

ex, excitatoria; in, inhibitoria; —, inervación no relevante desde el punto de vista funcional.

### 3. Sistema nervioso entérico

**a.** El sistema nervioso entérico se considera una tercera rama del SNA.

**b.** Es un complejo neural semiautónomo, muy organizado, que se ubica en el **sistema digestivo**.

**c.** Recibe axones preganglionares del SNP y posganglionares del SNS.

**d.** Sus terminales nerviosas contienen péptidos y purinas como neurotransmisores.

**B. Sistema nervioso somático.** Controla la **actividad voluntaria**. Este sistema contiene axones largos que se originan en la médula espinal e inervan directamente al músculo estriado (*véase* fig. 2-1).

**C. Revisión general de los neurotransmisores del SNA**

**1.** Numerosas fibras periféricas del SNA sintetizan y secretan acetilcolina.

**a.** Estas se conocen como *fibras colinérgicas* e incluyen:

**(1)** Todas las fibras autónomas eferentes preganglionares.

**(2)** Fibras motoras somáticas (no autónomas) del músculo estriado.

**b.** La mayoría de las fibras eferentes que abandonan el SNC son colinérgicas; cabe destacar que la mayor parte de las fibras posganglionares parasimpáticas y algunas posganglionares simpáticas también son de tipo colinérgico.

**2.** Las neuronas posganglionares parasimpáticas también usan óxido nítrico o péptidos como transmisores o cotransmisores primarios.

**3.** La mayoría de las fibras simpáticas posganglionares secretan noradrenalina.

**a.** Estas se conocen como fibras **noradrenérgicas**.

**4.** La dopamina puede ser secretada por algunas fibras simpáticas periféricas.

**5.** Las células de la médula suprarrenal secretan adrenalina y noradrenalina.

**D. Neurotransmisores del sistema nervioso autónomo y somático (*véase* fig. 2-1)**

**1. Acetilcolina (Ach)**

**a.** Biosíntesis:

**(1)** La ACh se sintetiza en las terminaciones nerviosas por acción de la enzima citoplasmática acetiltransferasa de colina, que cataliza el transporte de un grupo acetato de la acetilcoenzima A a la colina.

**(2)** La ACh sintetizada se transporta del citoplasma a transportadores asociados con vesículas.

**b.** Almacenamiento, liberación y terminación:

**(1)** Se almacena en vesículas de terminales nerviosas y se libera a través de exocitosis dependiente del calcio por intervención de los potenciales de acción.

**(2)** Tras su liberación (una etapa bloqueada por la toxina botulínica), la ACh es hidrolizada e inactivada con rapidez por la acetilcolinesterasa (AChE) tisular y también por la butirilcolinesterasa inespecífica (seudocolinesterasa), originando colina y acetato como productos.

**c.** La ACh es el neurotransmisor entre las sinapsis:

**(1)** De los ganglios en el SNS y SNP.

**(2)** De los tejidos inervados por el SNP y el sistema nervioso somático.

**d.** No se administra por vía parenteral con fines terapéuticos porque la butirilcolinesterasa la hidroliza casi instantáneamente.

**2. Noradrenalina y adrenalina**

**a.** La noradrenalina y la adrenalina son **catecolaminas** que poseen un núcleo catecol y una cadena lateral etilamina.

**b.** Biosíntesis (fig. 2-2):

**(1)** En terminaciones nerviosas presinápticas, la tirosina se hidroxila por acción de la hidroxilasa de tirosina, enzima limitante de la velocidad en la síntesis de las catecolaminas, para formar dihidroxifenilalanina (L-dopa).

**(2)** La L-dopa es descarboxilada después por la descarboxilasa de dopa para formar dopamina.

**(3)** La dopamina se transporta hacia las vesículas (si se administra **reserpina**, se bloquea este paso), donde es hidroxilada en la cadena lateral por la dopamina β-hidroxilasa para formar noradrenalina.

**(4)** En ciertas zonas del cerebro y en la médula suprarrenal la noradrenalina es metilada en el grupo amino de la cadena lateral por la feniletanolamina-*N*-metiltransferasa (PNMT, *phenylethanolamine-N-methyltransferase*) para formar adrenalina.

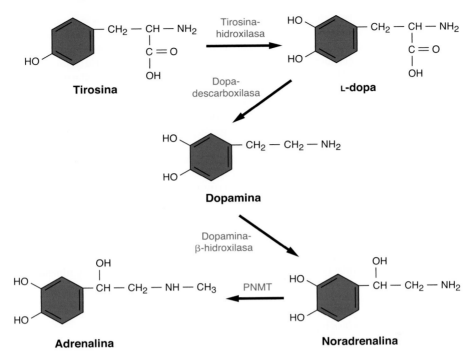

**FIGURA 2-2.** Biosíntesis de las catecolaminas. PNMT, feniletanolamina-*N*-metiltransferasa.

**c.** Almacenamiento y secreción:

**(1)** La noradrenalina se almacena en vesículas que, a través de un proceso dependiente del calcio, liberan su contenido por exocitosis desde las terminaciones nerviosas posganglionares del SNS (excepto en las glándulas sudoríparas termorreguladoras, donde la ACh es el neurotransmisor).

**(2)** La noradrenalina también procede de un cúmulo citoplasmático no vesicular que es liberado por aminas adrenérgicas de acción indirecta (p. ej., **tiramina**, **anfetamina**, **efedrina**) por medio de un proceso no dependiente de calcio.

**(3)** La noradrenalina y una menor parte de adrenalina se secretan a través de las terminaciones nerviosas adrenérgicas en el cerebro.

**(4)** En la periferia, la adrenalina es la catecolamina que se libera en mayor cantidad por parte de las células cromafines de la médula suprarrenal hacia la circulación sistémica, en donde actúa como hormona. También es liberada una cantidad menor de noradrenalina.

**d.** Terminación:

**(1)** La acción de la **noradrenalina** concluye por el **transporte activo** desde el citoplasma hacia la terminal nerviosa por un transportador de noradrenalina (**captación 1**).

**(a)** Este proceso es inhibido por la **cocaína** y por los **antidepresivos tricíclicos**.

**(b)** La **noradrenalina** es transportada posteriormente por un segundo sistema acarreador hacia las vesículas de almacenamiento, como es el caso de la **dopamina** y la **serotonina** (proceso que también es bloqueado por la **reserpina**).

**(2)** Otro sistema de transporte activo (**captación 2**) se ubica en las células de la glía y del músculo liso.

**(3)** También hay una **difusión simple** que las aleja de la sinapsis.

**(4)** La noradrenalina y la adrenalina también se **desaminan** oxidativamente por acción de la **monoamino-oxidasa mitocondrial** en las terminaciones nerviosas y en las células efectoras, principalmente en el hígado y en el intestino.

**(5)** Las células nerviosas y las efectoras contienen **catecol-*O*-metiltransferasa**, enzima encargada de metabolizar las catecolaminas.

**E. Receptores del SNA**

**1. Receptores colinérgicos**

**a.** Los **receptores nicotínicos** son colinérgicos y son activados por el alcaloide nicotina (*véase* fig. 2-1).

**(1)** Se localizan en las uniones neuromusculares de los nervios somáticos y el músculo estriado ($N_M$), los ganglios autónomos ($N_G$), incluyendo la médula suprarrenal, y ciertas zonas del cerebro.

**(2)** Los receptores nicotínicos son un componente del polipéptido transmembrana postsináptico, que forma un canal iónico selectivo de cationes con **compuerta de ligando** (*véase* fig. 1-1A).

  **(a)** La unión de ACh al receptor causa apertura del canal iónico y una afluencia de iones cargados positivamente (sodio y potasio) a través de la membrana celular.

  **(b)** Este flujo de carga positiva despolariza la membrana postsináptica.

**(3)** En el músculo estriado, la ACh interactúa con los receptores nicotínicos para producir despolarización de la membrana y un potencial de acción propagado a través de los túbulos transversos de este músculo.

  **(a)** Esto da como resultado la liberación de $Ca^{2+}$ desde el retículo sarcoplasmático y, a través de una serie adicional de sucesos químicos y mecánicos, la **contracción muscular**.

  **(b)** La hidrólisis de ACh por la AChE da como resultado la repolarización de la célula muscular.

  **(c)** La presencia continua de un agonista de nicotina, como la **succinilcolina**, en los receptores nicotínicos o una estimulación colinérgica excesiva pueden llevar a un **"bloqueo de la despolarización"** (bloqueo de fase 1), en donde la despolarización normal viene seguida por una despolarización persistente. Durante el bloqueo de fase I, el músculo estriado no responde a la estimulación neuronal o a la estimulación directa.

  **(d)** Los antagonistas selectivos del receptor nicotínico, **tubocurarina** y **trimetafano**, pueden bloquear el efecto de la ACh en el músculo estriado y en los ganglios autónomos, respectivamente.

**b.** Los **receptores muscarínicos** son receptores colinérgicos activados por el alcaloide muscarina (tabla 2-2; *véase también* fig. 2-1).

**(1)** Los receptores muscarínicos se localizan en numerosas células efectoras autónomas, incluidas las células del músculo auricular cardíaco, las células de los nodos sinoauricular (SA) y auriculoventricular (AV), el músculo liso, las glándulas exocrinas, ciertas zonas del cerebro y el endotelio vascular (en su mayor parte de arteriolas), aun sin que este último reciba inervación parasimpática.

**(2)** Estos constan de al menos cinco **subtipos** ($M_1$-$M_5$).

  **(a)** Los receptores muscarínicos $M_1$ se localizan en las neuronas simpáticas posganglionares.

  **(b)** Los receptores $M_2$ se encuentran en los músculos cardíaco y liso.

  **(c)** Los receptores $M_3$ se hallan en las células glandulares (p. ej., parietales gástricas), en el endotelio vascular y en el músculo liso vascular.

  **(d)** En el endotelio vascular se sitúan los receptores $M_5$.

  **(e)** Todos los subtipos de receptores se localizan en las neuronas del SNC.

**(3)** La ACh interactúa con los receptores colinérgicos muscarínicos $M_1$, $M_3$ y $M_5$ para aumentar el **recambio de fosfatidilinositol** (**PI**) y la movilización de $Ca^{2+}$ (*véanse* tabla 2-2 y fig. 1-1D).

  **(a)** Por activación de **proteínas G** ($G_q$), la interacción de ACh con los receptores colinérgicos muscarínicos $M_1$ y $M_3$ estimula a la **polifosfatidilinositol-fosfodiesterasa** (**fosfolipasa C**), que hidroliza el PI a **trifosfato de inositol** ($IP_3$) y **diacilglicerol** (**DAG**).

  **(b)** El **$IP_3$ moviliza el $Ca^{2+}$** desde los retículos endoplasmático y sarcoplasmático, y activa a las enzimas y los procesos celulares regulados por $Ca^{2+}$.

  **(c)** El **DAG activa la proteína-cinasa C**, lo que provoca la fosforilación de las enzimas celulares y otros sustratos proteínicos, así como la **entrada de calcio extracelular** que da lugar a la activación de los elementos contráctiles en el músculo liso.

| T a b l a 2-2 | Efectos de los receptores acoplados a proteínas G | |
|---|---|---|
| **Tipo de receptor** | **Receptor acoplado a la proteína G** | **Efecto** |
| $\alpha_1$ | Acoplado a $G_q$ | Aumento de la fosfolipasa C → Aumento de $IP_3$, DAG, $Ca^{2+}$ |
| $\alpha_2$ | Acoplado a $G_i$ | Disminución de la adenilato-ciclasa → Disminución de cAMP |
| $\beta_1$, $\beta_2$ | Acoplado a $G_s$ | Aumento de la adenilato-ciclasa → Aumento de cAMP |
| $M_1$, $M_3$, $M_5$ | Acoplado a $G_q$ | Aumento de la fosfolipasa C → Aumento de $IP_3$, DAG, $Ca^{2+}$ |
| $M_2$, $M_4$ | Acoplado a $G_i$ | Disminución de la adenilato-ciclasa → Disminución de cAMP |

cAMP, monofosfato de adenosina cíclico; DAG, diacilglicerol; $IP_3$, trifosfato de inositol.

**(4)** La ACh también interactúa con los receptores colinérgicos muscarínicos **$M_2$ y $M_4$ para activar la proteína G ($G_i$)**, lo que provoca la **inhibición de la actividad de la adelinato-ciclasa** con concentraciones disminuidas de monofosfato de adenosina cíclico (cAMP, *cyclic adenosine monophosphate*) y **aumento de la conductancia de $K^+$** con hiperpolarización de la célula efectora (*véase* tabla 2-2).

**(5)** Los agonistas colinérgicos actúan sobre los receptores muscarínicos **$M_3$** de las **células endoteliales** para promover la secreción de **óxido nítrico**, que se difunde al **músculo liso vascular** para activar la guanilato-ciclasa, **incrementar el monofosfato de guanosina cíclico** (**cGMP**, *cyclic guanosine monophosphate*) y producir **relajación**.

**2. Receptores adrenérgicos**

**a. Receptores adrenérgicos $\alpha$** (*véase* fig. 2-1)

**(1)** Los receptores adrenérgicos $\alpha$ se clasifican en dos subgrupos principales (hay subtipos en cada subgrupo).

    **(a)** Los **receptores $\alpha_1$** están localizados en las células efectoras **postsinápticas**, principalmente en el músculo liso vascular, donde las respuestas son predominantemente excitatorias.

    **(b)** Los **receptores $\alpha_2$** se ubican principalmente en las terminales nerviosas adrenérgicas **presinápticas**, también en células grasas y en las células $\beta$ del páncreas.

**(2)** Intervienen en muchas funciones, incluidas las siguientes:

    **(a)** Vasoconstricción ($\alpha_1$)

    **(b)** Relajación gastrointestinal ($\alpha_1$)

    **(c)** Midriasis ($\alpha_1$)

    **(d)** Inhibición presináptica de la liberación de noradrenalina y otros neurotransmisores ($\alpha_2$)

    **(e)** Inhibición de la secreción de insulina ($\alpha_2$)

    **(f)** Inhibición de la lipólisis ($\alpha_2$)

**(3)** Los receptores adrenérgicos $\alpha$ se distinguen de los receptores adrenérgicos $\beta$ por su interacción con los agonistas adrenérgicos **epinefrina = norepinefrina >> isoproterenol** (en orden descendente de potencia), y con los antagonistas relativamente selectivos como la **fentolamina.**

**(4)** Los receptores $\alpha_1$, **a semejanza de los receptores colinérgicos** muscarínicos $M_1$, **activan proteínas de unión del nucleótido guanina** (**Gq**) en muchas células, lo que lleva a la activación de la **fosfolipasa C**, la estimulación de la hidrólisis del fosfoinosítido (PI) que lleva a mayor formación de **$IP_3$** y a la movilización de las reservas intracelulares de $Ca^{2+}$, un aumento de **DAG** y la activación de la proteína-cinasa C.

**(5)** Los **receptores $\alpha_2$**, al igual que los receptores colinérgicos $M_2$, **activan las proteínas de unión del nucleótido guanina inhibitorias ($G_i$), inhiben la actividad de la adenilato-ciclasa** y disminuyen la concentración intracelular de cAMP, así como la actividad de las proteína-cinasas dependientes del cAMP (*véase* fig. 1-1C).

**b. Receptores adrenérgicos $\beta$** (*véase* fig. 2-1)

**(1)** La mayoría de los receptores adrenérgicos $\beta$ se localizan en las células efectoras postsinápticas y se clasifican en dos subtipos: los receptores $\beta_1$ (principalmente activadores) y los receptores $\beta_2$ (principalmente inhibidores).

    **(a) Subtipo de receptores $\beta_1$**

        **i.** Los receptores $\beta_1$ median la contractilidad y la velocidad de conducción musculares, así como la secreción de renina por el riñón.

        **ii.** El subtipo de receptor $\beta_1$ se define por su interacción con los agonistas adrenérgicos **isoproterenol > epinefrina = norepinefrina** (en orden descendente de potencia) y por su interacción con antagonistas relativamente selectivos como el **atenolol.**

    **(b) Subtipo de receptores $\beta_2$**

        **i.** Los receptores $\beta_2$ median la vasodilatación y la relajación del músculo liso intestinal, bronquial y uterino.

        **ii.** El subtipo de receptor $\beta_2$ se define por su interacción con los agonistas adrenérgicos **isoproterenol = epinefrina >> norepinefrina** (en orden descendente de potencia).

**(2) Activación de los receptores $\beta$**

    **(a)** Los receptores $\beta$ activan las **proteínas de unión del nucleótido guanina** ($G_s$) (*véanse* tabla 2-2 y fig. 1-1B).

    **(b)** La activación **promueve la actividad de la adenilato-ciclasa**, aumenta la concentración intracelular de cAMP y la actividad de las proteína-cinasas dependientes de cAMP.

    **(c)** Los cambios mediados por receptores adrenérgicos en la actividad de las proteína-cinasas (y también en la concentración de $Ca^{2+}$ intracelular) producen modificaciones en la actividad de las enzimas específicas y las proteínas estructurales y reguladoras, dando como resultado una diversificación de la actividad de células y órganos.

# III. COLINÉRGICOS

**A. Agonistas del receptor colinérgico muscarínico de acción directa**

**1. *Mecanismo de acción y estructura química***

**a.** Los fármacos colinérgicos de acción directa actúan en los receptores colinérgicos muscarínicos para simular muchos de los efectos fisiológicos que resultan de la estimulación de la división parasimpática del SNA (*véase* fig. 2-1).

**b.** El betanecol y la metacolina son ésteres de colina con un grupo amonio cuaternario y estructura similar a la ACh.

**c.** Tienen una actividad sustancialmente disminuida en los receptores nicotínicos y son más resistentes a la hidrólisis por la AChE.

**2. *Efectos farmacológicos*** (tablas 2-3 y 2-4)

**a. Ojo**

**(1)** Los agonistas de los receptores colinérgicos muscarínicos de acción directa producen **contracción de las fibras lisas circulares del músculo ciliar y el iris para provocar** espasmo de acomodación y mayor salida del humor acuoso hacia el conducto de Schlemm, lo que ocasiona la **disminución de la presión intraocular.**

**(2)** Estos fármacos producen contracción del músculo liso del esfínter del iris y causan **miosis.**

**b. Sistema cardiovascular**

**(1)** Los agonistas de los receptores colinérgicos muscarínicos de acción directa producen un **efecto cronotrópico negativo** (disminución de la actividad del nodo sinoauricular [SA]).

**(2)** Estos fármacos **disminuyen la velocidad de conducción** a través del nódulo auriculoventricular (AV).

**(a)** No tienen efecto sobre la fuerza de contracción porque no hay receptores muscarínicos o inervación parasimpática en los ventrículos.

**(3)** Estos agonistas también producen **vasodilatación** como resultado de su acción sobre las células endoteliales para promover la secreción de **óxido nítrico**, que se difunde al músculo liso vascular y produce su relajación.

**(a)** El músculo liso vascular tiene receptores muscarínicos, pero no inervación parasimpática.

**(b)** El decremento resultante en la presión arterial puede causar un incremento reflejo de la frecuencia cardíaca.

**c. Tubo digestivo**

**(1)** Los agonistas de los receptores colinérgicos muscarínicos de acción directa aumentan las contracciones y el tono del músculo liso manifestado con mayores **peristaltismo y motilidad.**

**(2)** Estos fármacos **incrementan la salivación y la secreción de ácido.**

**d. Aparato urinario**

**(1)** Los agonistas de los receptores colinérgicos muscarínicos de acción directa **aumentan la contracción del músculo liso ureteral y vesical.**

**(2)** Estos fármacos aumentan la **relajación del esfínter.**

| T a b l a  2-3 | Acciones de los agonistas del receptor colinérgico |
|---|---|
| **Efector** | **Efectos de los agonistas muscarínicos** |
| Corazón (frecuencia, velocidad de conducción)[a] | Disminución |
| Arteriolas (tono) | Disminución |
| Presión arterial | Disminución |
| Tamaño de la pupila | Disminución |
| Salivación | Aumento |
| Lagrimeo | Aumento |
| Tono bronquial | Aumento |
| Intestino (motilidad) | Aumento |
| Secreciones gastrointestinales | Aumento |
| Vejiga<br>　Cuerpo (tono)<br>　Esfínter | <br>Aumento<br>Disminución |

[a] Las respuestas (p. ej., frecuencia cardíaca) pueden verse afectadas por los reflejos.

| T a b l a  **2-4** | Efectos de los agonistas y antagonistas del receptor colinérgico muscarínico y los agonistas del receptor adrenérgico sobre los músculos lisos del ojo | | |
|---|---|---|---|
| **Tipo de fármaco** | **Músculo** | **Efecto** | **Resultado** |
| Agonista muscarínico | Fibras circulares del iris (esfínter) | Contracción | Miosis |
| | Fibras circulares ciliares | Contracción | Acomodación |
| Antagonista muscarínico | Fibras circulares del iris (esfínter) | Relajación | Midriasis |
| | Fibras circulares ciliares | Relajación | Cicloplejía |
| Agonista adrenérgico α | Fibras radiales del iris (dilatador) | Contracción | Midriasis |
| | Fibras circulares ciliares | Ninguno | Ninguno |

**e. Sistema respiratorio**

   **(1)** Estos fármacos pueden producir **broncoconstricción** con aumento de la resistencia y la secreción bronquial.

**f. Otros efectos**

   **(1)** Incrementan la secreción de las glándulas lagrimales y de las sudoríparas.

   **(2)** Producen temblor y ataxia.

3. *Fármacos específicos y sus usos terapéuticos*

   **a.** Estos fármacos se usan principalmente para enfermedades del ojo, los sistemas digestivo y urinario, la unión neuromuscular y el corazón (tabla 2-5).

   **b. Betanecol**

   **(1)** Aumenta el tono muscular de la vejiga y hace que las contracciones inicien la micción. También estimula la motilidad gastrointestinal y puede ayudar a restaurar el peristaltismo. Tiene distribución limitada al SNC.

   **(2)** Está aprobado para el tratamiento de la retención urinaria postoperatoria y posparto, así como la vejiga neurogénica.

   **(3)** Tiene el potencial de causar una infección por reflujo si el paciente tiene bacteriuria (el esfínter no se relaja cuando el betanecol contrae la vejiga).

   **c. Metacolina**

   **(1)** Este fármaco ocasionalmente se usa para **el diagnóstico de hipersensibilidad bronquial** en pacientes sin asma clínica evidente.

   **(2)** Dado que puede producirse broncoconstricción grave y reducir la función respiratoria, no debe usarse en pacientes con asma clínica evidente, sibilancias o una prueba de función pulmonar basal disminuida.

   **d. Pilocarpina**

   **(1)** Es una amina terciaria que se absorbe bien en el tubo digestivo y que ingresa al SNC.

   **(2)** Ocasionalmente se usa por vía tópica para el tratamiento de **glaucoma de ángulo abierto** en forma de gotas oftálmicas o como implante ocular de liberación lenta.

   **(a)** Cuando se utiliza antes de la intervención quirúrgica para tratar el **glaucoma agudo de ángulo cerrado** (una urgencia médica), la pilocarpina suele administrarse en combinación con un agonista muscarínico de acción indirecta, como la **fisostigmina**.

   **(3)** Por vía oral, la pilocarpina se usa para aumentar la secreción salival y para tratar la xerostomía asociada con el **síndrome de Sjögren**.

   **e. Cevimelina.** Es utilizada para tratar la xerostomía asociada con el síndrome de Sjögren.

   **f. Carbacol.** Rara vez se usa para el tratamiento del glaucoma de ángulo abierto. También está aprobado para causar miosis durante la cirugía oftálmica.

| T a b l a  **2-5** | Indicaciones para agonistas de acción directa de receptores colinérgicos |
|---|---|
| **Fármaco** | **Afecciones/alteraciones** |
| Betanecol | Evita la retención urinaria; distensión abdominal postoperatoria; atonía gástrica |
| Metacolina | Diagnóstico de hipersensibilidad bronquial |
| Pilocarpina | Glaucoma de ángulo abierto; glaucoma agudo de ángulo cerrado; síndrome de Sjögren |

**4. *Efectos adversos***

   **a.** Los **efectos adversos** relacionados con los agonistas de acción directa de los receptores colinérgicos muscarínicos son extensiones de su actividad farmacológica.

   **b.** Estos incluyen náuseas, vómitos, diarrea, sudoración y salivación. Los más graves son **broncoconstricción** y **disminución de la presión arterial**; es posible evitar o revertir todos estos efectos con la administración de atropina.

   **c.** Los efectos sistémicos de estos fármacos son mínimos cuando la aplicación es tópica ocular.

**5. *Precauciones***

   **a.** Se debe tener precaución en pacientes con **asma** y **enfermedad cardíaca**.

     **(1)** No se recomienda utilizarlos si hay hipertiroidismo, porque predisponen a los pacientes a que experimenten arritmias.

   **b.** Tampoco se recomiendan cuando hay obstrucción mecánica de tubo digestivo o de vías urinarias.

**B. Inhibidores de la acetilcolinesterasa (colinérgicos de acción indirecta)**

   **1.** La ACh interactúa con la AChE en dos sitios.

     **a.** El átomo de nitrógeno ($N^+$) de la colina (enlace iónico) se une al sitio aniónico y el éster acetilo se une al sitio estérico (fragmento de serina).

     **b.** Como la ACh es hidrolizada, la cadena lateral OH de la serina se acetila y se libera colina libre.

     **c.** La acetilserina es hidrolizada hasta serina y acetato.

     **d.** La vida media ($t_{1/2}$) de la hidrólisis de acetilserina es de 100-150 µs.

   **2.** Ésteres de ácido fosfórico (**organofosfatos**):

     **a. *Fármacos específicos***

       **(1)** Insecticidas: paratión y malatión.

       **(2)** Gases nerviosos: sarín y tabún.

     **b. *Mecanismo de acción*.** Estos fármacos **se unen a la AChE y vuelven a la enzima no funcional**; esto conduce al **aumento de ACh en las sinapsis neuronales** de la unión neuromuscular.

       **(1)** Se unen a la AChE y se hidrolizan rápidamente.

       **(2)** El ion fosfato se libera lentamente desde el sitio activo de la enzima evitando la unión e hidrólisis de la ACh endógena.

       **(3)** En comparación con los carbamatos, los organofosfatos son medicamentos de acción prolongada que forman un complejo fosfato muy estable con la AChE.

         **(a)** Padecen **un cambio conformacional conocido como *envejecimiento***, haciendo que la AChE se vuelva **irreversiblemente resistente a la reactivación por el antídoto** (**pralidoxima**).

       **(4)** Prolongan los efectos periféricos y centrales de la ACh.

     **c. *Indicaciones*.** Estos fármacos no se usan en el entorno clínico sino como pesticidas utilizados en la agricultura, así como fármacos nerviosos empleados para el terrorismo o las guerras químicas.

       **(1)** El **ecotiofato** es un inhibidor de la colinesterasa, organofosfato irreversible y tóxico; produce la **fosforilación de la AChE** en lugar de la acetilación. Es un fármaco oftálmico aprobado para el tratamiento de la presión intraocular elevada.

     **d. *Efectos adversos***

       **(1)** El paratión es un insecticida muy peligroso que puede causar todos los efectos parasimpáticos, incluida la parálisis muscular y el coma (el malatión es más seguro).

       **(2)** La toxicidad se produce debido al acceso colinérgico.

       **(3)** *DUMBBELLS* es una mnemotecnia médica utilizada habitualmente para identificar los efectos adversos de una sobredosis o intoxicación debidos a un colinérgico:

          **D**iarrea

          **U***rination* (micción)

          **M**iosis (constricción de la pupila)

          **B**radicardia

          **B**roncoespasmo/broncorrea

          **E**mesis

          **L**agrimeo

          **L**etargia

          **S**alivación

       **(4)** La estimulación de la ACh sobre los receptores nicotínicos en la unión neuromuscular puede causar fasciculaciones, debilidad muscular y parálisis, similar al efecto despolarizante de la succinilcolina en la producción del bloqueo neuromuscular.

**(5)** Dado que las glándulas sudoríparas están reguladas a través de la activación simpática de los receptores muscarínicos posganglionares, los pacientes pueden experimentar diaforesis.

**e. *Control de la intoxicación por organofosfatos***

**(1)** Es muy probable que los pacientes requieran oxígeno al 100% e intubación endotraqueal.

**(2)** La succinilcolina no debe usarse, ya que es metabolizada por la AChE, lo que lleva a un bloqueo neuromuscular prolongado.

**(3)** La **atropina** es un anticolinérgico que compite con la ACh en los receptores muscarínicos. Se utiliza para **revertir los síntomas de intoxicación colinérgica**, incluidas la broncorrea y la broncoconstricción.

   **(a)** **No tiene un efecto sobre los receptores nicotínicos responsables de la debilidad muscular y la parálisis.**

**(4)** La **pralidoxima** (**2-PAM**, *2-pyridine aldoxime methyl chloride*) es útil en el control de los síntomas debido a la activación del receptor muscarínico y nicotínico.

   **(a)** **Reactiva la colinesterasa** que había sido inactivada por fosforilación debido a la exposición a los organofosforados, al desplazar la enzima de sus sitios receptores (fig. 2-3).

   **i.** Se une al sitio aniónico y reacciona con el grupo P = O de la serina alquilofosforilada para provocar la hidrólisis del enlace de fosfoserina.

   **(b)** **Debe administrarse poco tiempo después de la exposición** (en minutos); si se ha producido el "envejecimiento", el fármaco no funcionará.

   **i.** Resulta más eficaz en la unión neuromuscular.

   **ii.** Es ineficaz en el SNC y contra la AChE carbamilada.

   **(c)** Produce pocos efectos adversos en dosis normales.

**3.** Ésteres de ácido carbámico (carbamatos)

**a. *Fármacos específicos.*** Incluyen neostigmina, fisostigmina y piridostigmina.

**b. *Mecanismo de acción***

**(1)** Estos fármacos **inhiben la AChE**; impiden la destrucción de ACh causando un **aumento** en las **concentraciones de ACh** en los receptores colinérgicos muscarínicos y nicotínicos.

   **(a)** Al igual que los organofosfatos, se unen a la colinesterasa e inducen una hidrólisis rápida.

   **(b)** El ion carbamato se libera lentamente del sitio activo de la enzima, evitando así la unión e hidrólisis de la ACh endógena.

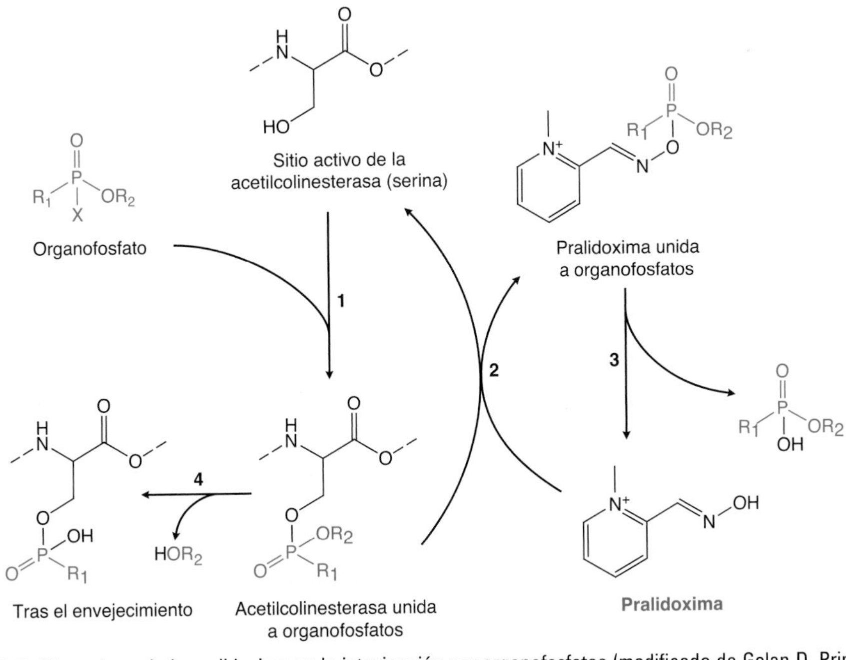

**FIGURA 2-3.** Mecanismo de la pralidoxima en la intoxicación por organofosfatos (modificado de Golan D. Principles of Pharmacology. 4th ed. Philadelphia, PA: Wolters Kluwer Health, 2016, Fig. 50-3).

**(c)** Imitan muchos de los efectos fisiológicos que derivan del aumento de ACh en la unión sináptica y por la estimulación de los receptores colinérgicos de la división parasimpática del SNA.

**(d)** Prolongan los efectos periféricos y centrales de la ACh.

**(e)** A diferencia de los organofosfatos, estos fármacos son inhibidores **transitorios** de la colinesterasa; generalmente se hidrolizan del sitio enzimático en 48 h.

**c. *Propiedades farmacológicas***

**(1)** La **neostigmina** y la **piridostigmina** son cationes (cargados positivamente) de **amonio cuaternario**; por este motivo se **absorben poco** en el tubo digestivo y tienen una distribución insignificante en el SNC.

**(2)** La **fisostigmina** es una amina terciaria; no tiene carga y se **absorbe bien e ingresa al SNC**.

**d. *Indicaciones***

**(1)** La miastenia grave es una **enfermedad autoinmunitaria** en donde los anticuerpos forman complejos con los receptores nicotínicos en la unión neuromuscular y causan debilidad y fatiga del músculo estriado.

    **(a)** Los inhibidores de la AChE se usan para aumentar la concentración de la ACh en la unión neuromuscular con el objetivo de activar de manera completa a los receptores restantes.

    **(b)** La neostigmina y la piridostigmina se utilizan para el control de los síntomas en la miastenia grave.

**(2)** También se usan para revertir los efectos debido a los bloqueadores neuromusculares no despolarizantes.

**(3)** La fisostigmina se usa para revertir el delírium tóxico y potencialmente mortal causado por la toxicidad anticolinérgica.

**e. *Efectos adversos*.** Pueden incluir náuseas, vómitos, diarrea y urgencia miccional debidas al aumento de los efectos parasimpáticos.

**(1)** En comparación con los organofosfatos, la toxicidad del carbamato tiende a ser de menor duración.

**4.** Inhibidores centrales de la AChE (fármacos para la enfermedad de Alzheimer) (*véase c*ap. 5)

**a. *Fármacos específicos*.** Incluyen rivastigmina, galantamina y donepezilo.

**b. *Mecanismo de acción*.** Inhiben de manera reversible la **AChE** centralmente activa y **aumentan las concentraciones de ACh** disponibles para la transmisión sináptica en el SNC.

**c. *Efectos adversos*.** Pueden incluir náuseas, diarrea, pérdida de peso y **alteraciones del sueño**, lo que incluye insomnio y sueños vívidos. Se pueden presentar bradicardia e hipotensión debidas a un mayor tono vagal.

# IV. ANTICOLINÉRGICOS

**A. Antagonistas del receptor muscarínico (antimuscarínicos)**

**1. *Mecanismo de acción*** (tabla 2-6)

**a.** Los antagonistas de los receptores muscarínicos son antagonistas competitivos de la ACh en todos los receptores colinérgicos muscarínicos.

**2. *Efectos farmacológicos***

**a. Ojo** (*véase* tabla 2-4)

**(1)** Los antagonistas de los receptores muscarínicos producen **cicloplejía** por el bloqueo del tono parasimpático, lo que conduce a la parálisis del músculo ciliar y a la pérdida del reflejo de la acomodación.

**(2)** Estos fármacos producen **midriasis** por bloqueo del tono parasimpático de las fibras musculares circulares del iris (esfínter). También la estimulación simpática sin oposición de las fibras musculares radiales causa la dilatación de la pupila.

**b. Sistema cardiovascular**

**(1)** Estos fármacos **aumentan la frecuencia cardíaca** por bloqueo colinérgico en el nodo SA.

**c. Tubo digestivo**

**(1)** Los antagonistas del receptor muscarínico **disminuyen la salivación**.

**(2) Disminuyen el peristaltismo** con prolongación del vaciamiento gástrico y del tránsito intestinal.

**(3)** Además, disminuyen la secreción de ácido gástrico.

**Tabla 2-6** Propiedades de algunos bloqueadores de los receptores colinérgicos

| Fármaco | Acción | Receptores Muscarínico | Nicotínico | Comentarios |
|---------|--------|------------------------|------------|-------------|
| Atropina | Antagonista competitivo | + | | Prototipo de bloqueador de los receptores colinérgicos muscarínicos |
| Escopolamina | Antagonista competitivo | + | | Acciones similares a las de la atropina |
| Propantelina | Antagonista competitivo | + | | Bloqueador de los receptores colinérgicos de acción periférica |
| Trimetafano | Antagonista competitivo no despolarizante | | + | Bloqueador ganglionar de acción periférica |
| Cisatracurio | Antagonista competitivo no despolarizante en la placa motora terminal | | + | Bloqueador de la unión neuromuscular |
| Succinilcolina | Agonista despolarizante en la placa motora terminal | | + | Bloqueador de la unión neuromuscular |

**d. Sistema respiratorio**
   **(1)** Estos fármacos producen **broncodilatación** y disminuyen la secreción de moco.
**e. Aparato urinario**
   **(1)** Estos fármacos relajan los uréteres y la vejiga en el aparato urinario y constriñen el esfínter vesical.
**f. Otros efectos**
   **(1)** Las aminas terciarias pueden producir inquietud, cefalea, excitación, alucinaciones y delírium.
   **(2)** Estos fármacos producen **anhidrosis** y piel seca por inhibición de la inervación colinérgica simpática de las glándulas sudoríparas.
**3. *Propiedades farmacológicas***
   **a.** La mayoría de los antagonistas del receptor muscarínico terciario se absorben bien a través del tubo digestivo o las superficies mucosas; se distribuyen bien por todo el cuerpo, incluido el cerebro.
**4. *Fármacos específicos y sus indicaciones*** (tabla 2-7)
   **a. Ojo**
      **(1)** Se incluyen homatropina, ciclopentolato y **tropicamida**.
         **(a)** Evitan la estimulación colinérgica en el músculo del esfínter del iris y el del cuerpo ciliar.
         **(b)** Producen dilatación y evitan la acomodación.
         **(c)** Se administran tópicamente como gotas o ungüentos oftálmicos para las **medidas de refracción** y el **examen oftalmoscópico** de la retina y otras estructuras del ojo.
         **(d)** *Los agonistas del receptor adrenérgico α, como la* **fenilefrina**, *se usan para un examen oftalmoscópico simple sin ciclopejía.*

**Tabla 2-7** Indicaciones de los antagonistas de receptores colinérgicos muscarínicos

| Órgano, aparato o sistema | Uso terapéutico |
|---------------------------|-----------------|
| Ojo | Medición de la refracción, exploración oftalmológica, uveítis e iritis |
| Corazón | Infarto agudo de miocardio |
| Vejiga | Urgencia miccional |
| Pulmón | Anestesia quirúrgica para suprimir las secreciones, enfermedad pulmonar obstructiva crónica, asma |
| SNC | Mareo por movimiento (escopolamina), enfermedad de Parkinson |
| Órganos, aparatos y sistemas múltiples | Intoxicación colinérgica |

**(2)** Los antagonistas de los receptores muscarínicos de acción más prolongada, como la homatropina, generalmente se prefieren como adyuvantes de la fenilefrina para prevenir la formación de sinequias en la uveítis e iritis anterior.

**b. Sistema cardiovascular**

**(1)** La atropina se usa para la bradicardia sinusal sintomática y el bloqueo ganglionar AV (*véase* cap. 4).

**c. Aparato urinario**

**(1)** Los anticolinérgicos pueden utilizarse para el control de la vejiga hiperactiva.

**(a)** Fármacos no selectivos: oxibutinina, tolterodina, trospio, fesoterodina.

**(b)** Selectivos de $M_3$: solifenacina, darifenacina.

**(2)** Estos fármacos antagonizan el control parasimpático de la vejiga; actúan sobre los receptores muscarínicos del músculo detrusor para aumentar la capacidad de la vejiga y disminuir la presión intravesical y la frecuencia de las contracciones.

**(3)** Se producen menos efectos sobre el SNC con los fármacos selectivos $M_3$ y el trospio (amina cuaternaria).

**d. Sistema nervioso central**

**(1) Enfermedad de Parkinson**

**(a)** Incluyen **benzatropina**, orfenadrina y trihexifenidilo.

**(b)** Estos fármacos **bloquean los receptores muscarínicos y suprimen la hiperactividad de las interneuronas colinérgicas** en el cuerpo estriado (*véase* cap. 5).

**(1) Cinetosis**

**(a)** La **escopolamina** previene la **cinetosis** al bloquear los receptores muscarínicos en el sistema vestibular y en el SNC (*véase* cap. 8).

**e. Sistema respiratorio**

**(1)** La **atropina** y la **escopolamina** se pueden usar para suprimir las secreciones bronquiolares durante la **anestesia quirúrgica y espinal**, así como para prevenir los efectos muscarínicos de los inhibidores de la AChE utilizados para revertir la parálisis muscular al final de la cirugía.

**(2)** El **ipratropio** y **tiotropio** se emplean para tratar enfermedades reactivas de las vías respiratorias como el asma y la enfermedad pulmonar obstructiva crónica (EPOC) (*véase* cap. 9).

**5. *Efectos adversos***

**a.** Los efectos adversos de los antagonistas de los receptores muscarínicos son las extensiones de su actividad farmacológica.

**b.** Los efectos pueden incluir:

**(1)** Midriasis, cicloplejía (ciego como un murciélago)

**(2)** Xeroftalmía y xerostomía (secos como un hueso)

**(3)** Temperatura elevada (caliente como una liebre)

**(4)** Rubefacción (rojo como un betabel [remolacha])

**(5)** Retención urinaria (lleno como una botella)

**(6)** Agitación, alucinaciones, delirio (loco como el sombrerero)

**(7)** Taquicardia

*La descripción clásica de la toxicidad anticolinérgica es: "rojo como un betabel, seco como un hueso, caliente como una liebre, ciego como un murciélago, loco como el sombrerero, lleno como una botella".*

**c.** Se recomienda tratamiento sintomático.

**d.** La **neostigmina** puede usarse para tratar la intoxicación por antagonistas del receptor muscarínico cuaternario.

**6. *Precaución.*** Hay que evitar utilizarlos en caso de glaucoma de ángulo cerrado e hipertrofia prostática.

**7. *Interacciones farmacológicas.*** Pueden producirse efectos aditivos cuando se administran con otros fármacos que tienen actividad antimuscarínica, incluidos ciertos antidepresivos, antipsicóticos y antihistamínicos.

## B. Antagonistas del receptor nicotínico (antinicotínicos)

**1.** Bloqueadores ganglionares

**a. *Fármacos específicos.*** Mecamilamina.

**b. *Mecanismo de acción.*** Los bloqueadores ganglionares **inhiben el efecto de la ACh en los receptores nicotínicos** al actuar de manera competitiva (**bloqueo no despolarizante**) en los ganglios autónomos simpáticos y parasimpáticos. En particular, la mecamilamina inhibe la ACh en los ganglios autónomos, lo que ocasiona una disminución de la presión arterial.

**c. *Indicaciones.*** Se utiliza para el tratamiento de la hipertensión grave y en la hipertensión maligna no complicada. Debido a la falta de selectividad y a numerosos efectos adversos, rara vez se usa en el entorno clínico.

d. *Efectos adversos.* Pueden ser graves, ya que los sistemas simpático y parasimpático están bloqueados. Es posible que se produzca hipotensión ortostática y efectos sobre el SNC, incluidos mareos y temblores. Los pacientes a menudo no pueden tolerar los bloqueadores ganglionares para su uso a largo plazo.

2. Bloqueadores neuromusculares no despolarizantes (relajantes del músculo estriado)

  a. *Mecanismo de acción*

    (1) Los fármacos no despolarizantes **inhiben de manera competitiva el efecto de la ACh** en el **receptor nicotínico** de la membrana postsináptica de la unión neuromuscular. Existe cierta inhibición presináptica de la liberación de la ACh.

    (2) Estos fármacos **evitan la despolarización del músculo** y la propagación del potencial de acción.

  b. *Propiedades farmacológicas*

    (1) Los fármacos no despolarizantes se administran por vía parenteral y se usan para la **parálisis motora a largo plazo**. La parálisis y la relajación muscular generalmente tienen lugar en 1-5 min.

    (2) La duración de la acción de estos fármacos generalmente varía de 20 a 90 min.

      (a) Los fármacos de acción intermedia, como **rocuronio** o **vecuronio**, se usan con mayor frecuencia que los de acción prolongada, como la tubocurarina.

    (3) La mayoría de los fármacos no despolarizantes son metabolizados por el hígado o se excretan sin cambios. La duración de la acción puede prolongarse por enfermedad hepática o renal.

  c. *Fármacos específicos* (tabla 2-8)

    (1) La **tubocurarina** (prototipo) es de uso poco frecuente en la práctica clínica.

    (2) La **metocurina** es un derivado de la tubocurarina.

      (a) Tiene las mismas propiedades pero es menor la liberación de histamina, por lo que causa menos hipotensión y broncoconstricción.

      (b) Tiene una larga duración de acción (> 40 min).

    (3) **Atracurio**

      (a) El atracurio causa cierta liberación de histamina.

      (b) Se inactiva **de manera espontánea en el plasma** por hidrólisis no enzimática que se retrasa por acidosis.

      (c) Su duración de acción se reduce por alcalosis respiratoria inducida por hiperventilación.

      (d) La **laudanosina**, un producto de descomposición del atracurio, puede acumularse y causar **convulsiones**.

    (4) **Cisatracurio**

      (a) Este fármaco es un estereoisómero del atracurio y provoca menor liberación de histamina y formación de laudanosina.

      (b) Ha reemplazado **el uso del atracurio** en la práctica clínica.

---

**Tabla 2-8** Propiedades de algunos relajantes del músculo estriado

| | Duración de la acción | Bloqueo ganglionar | Secreción de histamina | Receptores muscarínicos cardíacos | Comentarios |
|---|---|---|---|---|---|
| **Fármacos no despolarizantes** | | | | | |
| Tubocurarina[a] | Prolongada | + | ++ | — | Prototipo |
| Atracurio[a] | Intermedia | — | + | — | Se inactiva espontáneamente en el plasma; la laudanosina, un producto de degradación, puede causar convulsiones |
| Cisatracurio[a] | Intermedia | — | — | — | Se forma menos laudanosina que atracurio |
| Mivacurio[a] | Breve | — | ++ | — | Hidrolizado por la colinesterasa plasmática |
| Pancuronio[b] | Prolongada | — | — | ++ | Aumenta la frecuencia cardíaca |
| Vecuronio[b] | Intermedia | — | — | — | Metabolismo hepático |
| **Fármacos despolarizantes** | | | | | |
| Succinilcolina | Muy breve | ++ | + | ++ | Hidrolizada por la colinesterasa. Es poco frecuente la hipertermia maligna, una complicación potencialmente mortal |

[a] Derivado de isoquinolina.
[b] Derivado esteroide.

**(5) Mivacurio**
- **(a)** De acción breve (10-20 min), es hidrolizado de manera rápida por la colinesterasa plasmática.
- **(b)** Su inicio de acción es lento en relación con la succinilcolina.
- **(c)** A dosis altas produce una secreción moderada de histamina.

**(6) Vecuronio, rocuronio y pancuronio**
- **(a)** Son todos derivados de esteroides con **poca actividad histamínica o bloqueadora ganglionar.**
- **(b)** El vecuronio y el rocuronio tienen duraciones de acción intermedias (20-40 min).
- **(c)** El pancuronio tiene una duración de acción más prolongada (120-180 min) y se utiliza con menor frecuencia que los otros fármacos.

**d. *Indicaciones***
- **(1)** Los fármacos no despolarizantes se usan durante la cirugía como complementos de los anestésicos generales para **inducir parálisis y relajación muscular**.
  - **(a)** La parálisis muscular inicia en los músculos pequeños debido a que se contraen más rápido (p. ej., músculos extrínsecos del ojo); posteriormente ocurre la contracción de los grupos musculares (p. ej., cara y extremidades), seguidos de los músculos intercostales y finalmente del diafragma.
  - **(b)** La recuperación de la función muscular es en orden inverso; la respiración a menudo debe ser asistida.
- **(2)** Estos fármacos también se usan para la parálisis muscular de los pacientes cuando es **crítico controlar la ventilación**, como la insuficiencia respiratoria por neumonía y la **intubación endotraqueal**, así como para el control de las contracciones musculares durante la terapia electroconvulsiva.

**e. *Reversión del bloqueo de los fármacos no despolarizantes***
- **(1)** Los inhibidores de la AChE, como la **neostigmina**, se administran para el antagonismo farmacológico con el fin de revertir el bloqueo posquirúrgico residual de los receptores muscarínicos y evitar la hipoxia o apnea inadvertida.

**f. *Efectos adversos y contraindicaciones***
- **(1)** Sistema cardiovascular
  - **(a)** Tubocurarina, atracurio, mivacurio, pancuronio y metocurina pueden producir efectos cardiovasculares, como **hipotensión** o **aumento de la frecuencia cardíaca**, por secreción de histamina o actividad bloqueadora ganglionar o vagolítica.
- **(2)** Sistema respiratorio
  - **(a)** Es posible que algunos fármacos no despolarizantes produzcan **broncoespasmo** debido a la secreción de histamina.
  - **(b)** Los fármacos que liberan histamina están contraindicados en los pacientes asmáticos y aquellos con antecedentes de reacciones anafilácticas.

**g. *Interacciones farmacológicas***
- **(1)** Los **anestésicos generales inhalables**, en particular el **isoflurano**, aumentan la acción bloqueadora neuromuscular de los fármacos no despolarizantes. Es factible que sea necesario disminuir la dosis de un fármaco bloqueador de la unión neuromuscular.
- **(2)** Los **antibióticos aminoglucósidos**, entre otros, inhiben la secreción presináptica de la ACh y potencian el efecto de los bloqueadores de la unión neuromuscular, despolarizantes y no despolarizantes.

**3.** Bloqueadores neuromusculares no despolarizantes (relajantes del músculo estriado)
- **a. *Fármaco específico.*** Succinilcolina (*véase* tabla 2-8).
- **b. *Mecanismo de acción***
  - **(1)** La succinilcolina es un **agonista del receptor nicotínico** que actúa en la placa motora terminal de la unión neuromuscular para producir **estimulación persistente y despolarización muscular**, lo que impide la activación de la contracción por la ACh.
  - **(2)** Puede haber contracciones musculares iniciales o **fasciculaciones** que tienen lugar rápidamente (en los primeros 30–60 s); estas pueden estar ocultadas por anestésicos generales.
  - **(3)** Debido a que la succinilcolina se metaboliza de manera más lenta que la ACh en la unión neuromuscular, las células musculares se mantienen despolarizadas (**despolarización o bloqueo de fase I**) y no responden a ninguna estimulación adicional, con el resultado de una **parálisis flácida** (5-10 min).
  - **(4)** Con la exposición continua y prolongada (45-60 min) las células musculares se repolarizan. No obstante, es imposible volver a despolarizarlas mientras exista la succinilcolina y, por lo tanto, se mantienen sin respuesta a la ACh (**desensibilización por bloqueo de fase II**).
  - **(5)** La inhibición de la AChE aumentará el bloqueo inicial de fase I por la succinilcolina, pero es posible revertir el bloqueo de fase II.

**c.** *Propiedades farmacológicas*

**(1)** La succinilcolina tiene un inicio rápido y una duración breve de acción debido a la rápida **hidrólisis por colinesterasa hepática y plasmática**.

**(2)** La síntesis reducida de colinesterasa en plasma en la enfermedad hepática en etapa terminal o la actividad reducida después del uso de inhibidores irreversibles de AChE pueden aumentar la duración de la acción.

**d.** *Indicaciones.* Se utiliza como un complemento **en la anestesia quirúrgica** para obtener relajación muscular mientras se usan concentraciones más bajas de anestesia general y así inducir **parálisis breve en procedimientos quirúrgicos cortos**; también para **facilitar la intubación**.

**e.** *Efectos adversos*

**(1)** **Dolor muscular postoperatorio** a dosis más altas.

**(2)** **Hipercalemia**

**(a)** La hipercalemia tiene lugar debido a la pérdida de potasio tisular durante la despolarización.

**(b)** El riesgo de hipercalemia aumenta en los pacientes con quemaduras, traumatismos musculares o cortes transversales de la médula espinal.

**(c)** La hipercalemia puede poner en riesgo la vida por **paro cardíaco** y colapso circulatorio.

**(3)** **Hipertermia maligna**

**(a)** Es una complicación rara y a menudo mortal en los pacientes susceptibles, resultado de un **rápido incremento en el metabolismo muscular**.

**i.** Los pacientes que experimentan esta afección tienen predisposición genética en la forma de mutaciones en el **canal de liberación de $Ca^{2+}$ del músculo estriado del retículo sarcoplasmático** (**receptor de rianodina, RYR1**).

**(b)** La hipertermia maligna es frecuente cuando se utiliza succinilcolina en combinación con el anestésico general **halotano**.

**(c)** Los primeros signos incluyen hipercapnia, **taquicardia sinusal** y **rigidez muscular**. Los signos posteriores incluyen **hipertermia**, taquicardia o fibrilación ventricular y **mioglobinuria**.

**(d)** Se puede tratar con **dantroleno**, un relajante del músculo estriado que se une al receptor RYR1 para inhibir la liberación de calcio desde el retículo sarcoplasmático.

**(4)** La **parálisis prolongada** puede provocar apnea en un pequeño porcentaje de pacientes con cantidades atípicas o bajas de colinesterasa plasmática. Es necesaria la ventilación mecánica.

**(5)** La atropina previene la **bradicardia** por antagonismo directo del colinoceptor muscarínico.

**(6)** El **aumento de la presión intraocular** puede resultar de contracciones musculares extraoculares; el uso de succinilcolina puede estar contraindicado para las lesiones oculares penetrantes.

**(7)** La succinilcolina produce un aumento de la presión intragástrica, lo que puede provocar fasciculaciones de los músculos abdominales y peligro de broncoaspiración.

**4.** Espasmolíticos para uso crónico

**a.** *Fármacos específicos.* Incluyen **baclofeno, diazepam, tizanidina** y **dantroleno**.

**b.** *Mecanismo de acción*

**(1)** Estos fármacos actúan para reducir el tono muscular anómalo sin parálisis.

**(2)** El baclofeno ($GABA_B$), las benzodiazepinas ($GABA_A$) y la tizanidina ($\alpha_2$) actúan en la médula espinal y **reducen la producción tónica de las motoneuronas espinales**.

**(a)** El **baclofeno** es un **agonista $GABA_B$** que conduce a la hiperpolarización de la membrana.

**i.** Receptores presinápticos: reducen la entrada de calcio y disminuyen la liberación de ácido glutámico (transmisor excitador).

**ii.** Receptores postsinápticos: facilitan la acción inhibitoria de GABA.

**(b)** La **tizanidina** es un agonista **$\alpha_2$** que refuerza la inhibición presináptica en la médula espinal. Reduce el espasmo muscular con menos debilidad muscular que otros fármacos.

**(c)** El **diazepam** actúa sobre la médula espinal y el SNC para facilitar la actividad de GABA en los receptores **$GABA_A$** (*véase* cap. 5).

**(3)** El **dantroleno** actúa directamente sobre el músculo estriado para reducir las contracciones. Interfiere con la liberación de $Ca^{2+}$ desde el retículo sarcoplasmático; el beneficio puede no ser evidente durante 1 semana o más.

**c.** *Indicaciones*

**(1)** **Reducen el aumento del tono muscular** asociado con una variedad de trastornos del sistema nervioso, como **parálisis cerebral, esclerosis múltiple, lesión de la médula espinal** e **ictus**.

**(a)** Estas condiciones provocan la pérdida del control supraespinal y la hiperexcitabilidad de las motoneuronas $\alpha$ y $\gamma$ en la médula espinal, causando un funcionamiento anómalo del músculo estriado, el intestino y la vejiga.

      **(b)** A menudo se asocian con una alta actividad refleja que puede provocar espasmos musculares dolorosos.

**d.** *Efectos adversos.* Se incluye sedación. El dantroleno provoca debilidad muscular significativa, aunque tiene menos efecto sedativo. La tizanidina puede causar xerostomía e hipotensión.

**e. Toxina botulínica**

      **(1)** Actúa por **inhibición de la secreción de la ACh de las terminaciones nerviosas motoras.**

      **(2)** Se usa para tratar espasmos musculares locales, trastornos espásticos (como la **parálisis cerebral**), y la distonía relacionada con el blefaroespasmo y el estrabismo.

      **(3)** También se usa para **migrañas crónicas** y para la reducción estética de **arrugas faciales**.

**5.** Espasmolíticos para uso agudo

  **a.** *Fármacos específicos.* Incluyen **ciclobenzaprina**, **metaxalona**, **metocarbamol** y orfenadrina.

  **b.** *Mecanismo de acción*

      **(1)** Estos fármacos son sedantes o actúan en el tronco encefálico.

         **(a)** Son fármacos de acción central; en muchos casos los mecanismos no se comprenden bien.

         **(b)** Metaxalona, metocarbamol y carisoprodol causan depresión del sistema nervioso.

         **(c)** La ciclobenzaprina funciona en el tronco encefálico para reducir la actividad motora somática tónica que influye en las motoneuronas α y γ.

  **c.** *Indicaciones*

      **(1)** Estos fármacos se usan para el tratamiento a corto plazo de espasmos musculares debidos a afecciones musculoesqueléticas agudas y dolorosas, incluidas las lesiones o distensiones musculares.

  **d.** *Efectos adversos.* Pueden incluir depresión del SNC. La ciclobenzaprina puede causar efectos anticolinérgicos y confusión o alucinaciones.

# V. ADRENÉRGICOS

## A. Mecanismo de acción

**1.** Estos fármacos actúan **directa** o **indirectamente para activar receptores adrenérgicos** presinápticos y postsinápticos e **imitan** los efectos de las **catecolaminas endógenas** como la noradrenalina y la adrenalina.

  **a.** Sus acciones generalmente se pueden predecir a partir del tipo y la ubicación de los receptores con los que interactúan y si cruzan o no la barrera hematoencefálica para ingresar en el SNC (tabla 2-9).

**2.** Los fármacos que actúan indirectamente pueden tener varias acciones diferentes.

  **a.** Pueden actuar dentro de las terminaciones nerviosas para **aumentar la liberación de catecolaminas almacenadas.**

  **b.** Algunos fármacos actúan en la membrana presináptica para **bloquear la recaptación de catecolaminas** que se han liberado de las terminaciones nerviosas.

  **c.** Pueden actuar **por vía enzimática para prevenir la biotransformación de catecolaminas.**

## B. Efectos farmacológicos (*véase* tabla 2-9)

**1. Sistema cardiovascular**

  **a.** Los **agonistas del receptor** $\beta_1$, a través de una mayor entrada de calcio en las células cardíacas, aumentan la velocidad (efecto cronotrópico) y la fuerza (efecto inotrópico) de la contracción del miocardio; también aumentan la velocidad de conducción (efecto dromotrópico) a través del nodo AV con una disminución en el período refractario.

  **b.** Los **agonistas del receptor** $\beta_2$ pueden causar relajación del músculo liso vascular y provocar un aumento reflejo en la frecuencia cardíaca.

  **c.** Los **agonistas del receptor** $\alpha_1$ constriñen el músculo liso de los vasos sanguíneos de resistencia (p. ej., en la piel y en los lechos esplácnicos) provocando un aumento de la resistencia periférica, generalmente con un aumento de la presión arterial.

      **(1)** En los pacientes normotensos (menos efecto en aquellos con hipotensión), el aumento de la presión sanguínea puede estimular una descarga vagal barorreceptora refleja y una desaceleración del corazón, con o sin un cambio en el gasto cardíaco.

  **d.** Los **agonistas del receptor** $\alpha_2$ reducen la presión arterial mediante una acción presináptica en las neuronas del SNC para inhibir la salida simpática.

**Tabla 2-9** Efectos directos de los agonistas de los receptores adrenérgicos

| Efector | $\alpha_1$ | $\alpha_2$ | $\beta_1$ | $\beta_2$ |
|---|---|---|---|---|
| Corazón | | | | |
| Frecuencia | | | Aumento | |
| Fuerza | | | Aumento | |
| Arteriolas (tono) | Constricción | | | Dilatación |
| Presión arterial | Aumento | | | Disminución |
| Intestino | | | | |
| Pared | Relajación | Relajación | | Relajación |
| Esfínteres | Contracción | | | |
| Salivación | | | | |
| Volumen | Disminución | | | |
| Amilasa | | | Aumento | |
| Pupila | Dilatación | | | |
| Músculo liso bronquial | | | | Relajación |
| Vejiga | | | | |
| Cuerpo | Constricción | | | Relajación |
| Esfínter | Constricción | | | |
| Secreción de NE de los nervios | | Disminución | | |

**2. Ojo** (*véase* tabla 2-4)

   **a.** Los **agonistas del receptor $\alpha$** contraen el músculo radial del iris y provocan midriasis. Estos fármacos también aumentan la salida del humor acuoso del ojo.

   **b.** Los **antagonistas del receptor $\beta$** disminuyen la producción del humor acuoso.

**3. Sistema respiratorio**

   **a.** Los efectos incluyen la relajación, inducida por el **agonista del receptor $\beta_2$**, del músculo liso bronquial y la disminución de la resistencia de las vías respiratorias.

**4. Efectos metabólicos y endocrinos**

   **a.** Los **agonistas del receptor $\beta$** aumentan la glucogenólisis del hígado y del músculo estriado, así como la lipólisis en las células grasas. Los agonistas del receptor $\alpha_2$ inhiben la lipólisis.

   **b.** Los **agonistas del receptor $\beta$** aumentan y los del receptores $\alpha_2$ disminuyen la secreción de insulina.

**5.** Los **efectos en las vías genitourinarias** incluyen las contracciones, vía el **agonista del receptor $\alpha$**, de la pared de la vejiga, el esfínter uretral, la próstata, las vesículas seminales y el conducto deferente.

**C. Adrenérgicos específicos y sus indicaciones (tabla 2-10)**

   **1. Norepinefrina y epinefrina**

     **a.** La epinefrina (forma sintética de la adrenalina) y la norepinefrina (forma sintética de la noradrenalina) son fármacos que se absorben poco en el tubo digestivo y no ingresan al SNC de forma apreciable.

**Tabla 2-10** Usos terapéuticos seleccionados de los agonistas de receptores adrenérgicos

| Afección/uso | Agonista | Receptor |
|---|---|---|
| Hipotensión de urgencia | Fenilefrina, metoxamina, norepinefrina | $\alpha_1$ |
| Hipotensión ortostática crónica | Efedrina, midodrina, fenilefrina | $\alpha_1$ |
| Choque anafiláctico | Epinefrina | $\alpha$ y $\beta$ |
| Bloqueo o paro cardíaco | Isoproterenol, epinefrina | $\beta_1$ |
| Insuficiencia cardíaca congestiva | Dobutamina | $\beta_1$ |
| Bloqueo nervioso por infiltración | Epinefrina | $\alpha_1$ |
| Fiebre del heno y rinitis | Fenilefrina, OTC[a] | $\alpha_1$ |
| Asma | Orciprenalina (metaproterenol), terbutalina, albuterol | $\beta_2$ |

[a]Medicamentos de venta libre.

**(1)** La absorción de epinefrina de los sitios subcutáneos es lenta debido a la vasoconstricción local.

**b.** Las enzimas en el hígado, como la catecol-*O*-metiltransferasa (COMT) y la monoamino-oxidasa (MAO), metabolizan la epinefrina y la norepinefrina.

**c.** Las acciones de la epinefrina y la norepinefrina en las uniones neuroefectoras se terminan principalmente por **difusión simple** lejos del sitio del receptor y por **captación activa** en las terminales nerviosas simpáticas, así como por el transporte activo subsiguiente en las vesículas de almacenamiento. Las acciones también se terminan parcialmente en las uniones neuroefectoras por el metabolismo, por la COMT extraneuronal y la MAO intraneuronal.

**(1) Epinefrina**

  **(a)** La epinefrina puede activar a los **receptores $\beta_1$, $\beta_2$, $\alpha_1$ y $\alpha_2$.**

   **i.** La epinefrina en humanos **aumenta la presión sistólica** como resultado de los efectos inotrópicos y cronotrópicos positivos en el corazón (activación de los receptores $\beta_1$).

   **ii.** En general, causa una **disminución de la resistencia periférica total** y **reducción de la presión diastólica debido a la vasodilatación** en el lecho vascular del músculo estriado (activación del receptor $\beta_2$) que supera la vasoconstricción producida en la mayoría de los otros lechos vasculares, incluido el riñón (activación del receptor $\alpha$).

   **iii.** La presión arterial media puede aumentar ligeramente, disminuir o permanecer sin cambios, dependiendo del equilibrio de los efectos sobre la presión sistólica y diastólica.

  **(b)** Efectos dependientes de la dosis

   **i.** A dosis bajas, la epinefrina activa los receptores $\beta_1$ y $\beta_2$ (similar al isoproterenol).

    **(i)** La activación de $\beta_1$ provoca un aumento en la frecuencia cardíaca, el volumen sistólico, el gasto cardíaco y la presión del pulso.

    **(ii)** La activación de $\beta_2$ causa disminución de la resistencia periférica total y la presión arterial.

   **ii.** A dosis medias pueden activarse los receptores $\beta_1$, $\beta_2$ y $\alpha_1$ (similar a la dobutamina).

    **(i)** La activación de $\beta_1$ provoca un aumento en la frecuencia cardíaca, el volumen sistólico, el gasto cardíaco y la presión del pulso.

    **(ii)** La activación de $\beta_2$ causa una disminución de la resistencia periférica total y la presión arterial, mientras que la activación de $\alpha_1$ tiene exactamente el efecto contrario.

     **1.** Debido al antagonismo fisiológico entre $\beta_2$ y $\alpha_1$, uno puede inhibir los efectos del otro; por ejemplo, la presión arterial no cambiará.

     **2.** Solo queda la actividad $\beta_1$, lo que aumenta la contractilidad y la taquicardia.

   **iii.** A dosis altas, la epinefrina activa los receptores $\beta_1$, $\beta_2$ y $\alpha_1$, **pero predomina el efecto sobre el receptor $\alpha_1$ (similar a la norepinefrina).**

  **(c)** La presión arterial se incrementará debido al aumento de la vasoconstricción; también existe la posibilidad de que se presente taquicardia refleja. La epinefrina **aumenta el flujo sanguíneo coronario** como resultado del aumento de la carga de trabajo cardíaco; puede precipitar **angina** en pacientes con insuficiencia coronaria.

  **(d)** La epinefrina **aumenta el drenaje del humor acuoso** (la activación del receptor $\alpha$) y reduce la presión en el **glaucoma de ángulo abierto**. **Produce midriasis** mediante la contracción del músculo radial del ojo (activación del receptor $\alpha$).

  **(e)** La epinefrina **relaja el músculo liso bronquial** (activación del receptor $\beta_2$).

 **(2)** La epinefrina se usa para el **tratamiento de las reacciones alérgicas de tipo I**, incluidas las **reacciones anafilácticas**. También se usa para el tratamiento del choque cardiogénico o séptico. Se puede usar para la midriasis durante la cirugía intraocular.

 **(3)** La **norepinefrina** rara vez se usa en la práctica clínica. **Activa los receptores $\beta_1$ y $\alpha$.** Tiene poca actividad en los receptores $\beta_2$.

## 2. Dopamina

**a.** Activa los **receptores adrenérgicos** periféricos $\beta_1$ con el fin de aumentar la frecuencia cardíaca y la contractilidad.

**b.** También **activa** los receptores de la dopamina presináptica y postsináptica $D_1$ en los vasos renales, coronarios y esplácnicos, para disminuir la resistencia arterial y aumentar la irrigación sanguínea. Antes de la hendidura sináptica, la dopamina inhibe la secreción de noradrenalina.

**c.** A **dosis bajas** estimula los **receptores de dopamina** para **producir vasodilatación renal y mesentérica**.

**d.** Cuando se utilizan **dosis medias**, activa los receptores de dopamina y los $\beta_1$, lo que conduce a la vasodilatación renal y la estimulación cardíaca.

**e.** A **dosis muy altas** estimula a los **receptores $\alpha_1$** para causar **vasoconstricción** con disminución refleja en la frecuencia cardíaca.

**f.** Se utiliza para **soporte hemodinámico** como un complemento en el tratamiento del choque.

**3. Agonistas de los receptores adrenérgicos β**

**a. Dobutamina**

**(1)** La dobutamina activa los **receptores α y β**. No afecta a los receptores de dopamina.

  **(a)** Es un agonista en los **receptores β₁**, lo que produce un aumento de la contractilidad cardíaca y la frecuencia cardíaca.

  **(b)** También actúa sobre los **receptores β₂ y α₁** en la vasculatura; a menudo, los efectos β₂ son más predominantes y conducen a la vasodilatación.

**(2)** En general, la dobutamina aumenta el gasto cardíaco, con efectos vasodilatadores limitados y taquicardia refleja.

**(3)** Se utiliza para el tratamiento de pacientes con **descompensación cardíaca**, incluido el choque cardiogénico, y para el apoyo inotrópico en la insuficiencia cardíaca.

**b. Isoproterenol**

**(1)** Este fármaco estimula los receptores β₁ y β₂ causando la relajación del músculo liso bronquial, digestivo y uterino.

**(2)** También produce un aumento de la frecuencia cardíaca y la contractilidad, y vasodilatación de la vasculatura periférica.

**(3)** Se usa para el tratamiento de las bradiarritmias, incluyendo el bloqueo nodal AV.

**c. Agonistas de los receptores β₂.** Los fármacos como el albuterol **relajan el músculo liso bronquial.** Se usan para el tratamiento del asma; debido a su selectividad para el receptor β₂, tienen menos efectos cardíacos (*véase* cap. 9).

**4. Agonistas de receptores adrenérgicos α**

**a. Fenilefrina**

**(1)** Este fármaco provoca **estimulación directa del receptor α₁** que produce vasoconstricción, aumento de la resistencia periférica total e incremento de las presiones sistólica y diastólica.

**(2)** Se puede utilizar para el tratamiento del choque cardiogénico y la hipotensión durante la anestesia. También se usa como descongestivo nasal.

**(3)** Facilita la **exploración de la retina** debido a su efecto midriático. También se usa para la hiperemia alérgica menor de la conjuntiva.

**b.** La **oximetazolina** es un agonista selectivo del receptor α₁ₐ que produce vasoconstricción. Se usa por vía tópica para el tratamiento del eritema facial persistente asociado con rosácea. La forma intranasal se utiliza para la congestión nasal.

**c.** La metildopa, guanfacina y clonidina son **agonistas adrenérgicos α₂**, y son **vasodilatadores de acción central** utilizados para el tratamiento de la hipertensión (*véase* cap. 4).

**5. Otros fármacos adrenérgicos**

**a. Efedrina**

**(1)** Este fármaco libera depósitos de noradrenalina en los tejidos que conducen a la estimulación de receptores α y β.

**(2)** Tiene una mayor duración de acción y efectos similares a los de la **epinefrina** pero menos potentes.

  **(a)** Tiene mayor duración de acción porque es resistente al metabolismo por COMT y MAO.

**(3)** A diferencia de las catecolaminas, este fármaco penetra en el cerebro y puede producir estimulación del SNC.

**(4)** La **efedrina** se encuentra en el suplemento herbolario *ma huang*.

**(5)** Si se utiliza de manera continua, puede provocar **taquifilaxia** debido a los efectos periféricos de la efedrina.

**(6)** Ha sido aprobada para la hipotensión inducida por anestesia.

**b.** La **seudoefedrina** es un isómero de la efedrina que se utiliza como descongestivo (*véase* cap. 9).

**c.** El **modafinilo** es un estimulante del SNC. Su mecanismo de acción no está del todo claro. Puede aumentar las concentraciones de dopamina en el cerebro al bloquear sus transportadores, además de tener otros efectos. Se utiliza para el tratamiento de la **narcolepsia**, el trastorno del sueño por cambios de turno en el trabajo y la apnea obstructiva del sueño.

**d.** La **dextroanfetamina** promueve la liberación de dopamina y noradrenalina desde sus sitios de almacenamiento en las terminales nerviosas presinápticas. Es un estimulante del SNC utilizado para el tratamiento de la narcolepsia.

**e.** La **metanfetamina** es un estimulante del SNC utilizado para la obesidad.

**f.** El **metilfenidato** se usa para el **trastorno por déficit de atención e hiperactividad** (TDAH) (*véase* cap. 5).

**(1)** Se absorbe bien en el organismo e ingresa con facilidad en el SNC. Tiene una marcada actividad estimulante.

**g.** El **fenoldopam** es un **agonista del receptor** selectivo de dopamina **D₁** utilizado para tratar la hipertensión grave.

**D. Efectos adversos y toxicidad**

1. Los efectos adversos de los fármacos simpaticomiméticos son consecuencia de su propia actividad farmacológica.

2. La sobredosis con **epinefrina** u otros vasopresores puede ocasionar **hipertensión grave**, con posible **hemorragia cerebral**, **edema pulmonar** y **arritmia cardíaca**. Los efectos más leves incluyen cefalea, vértigo y temblor. El aumento de la carga de trabajo cardíaca puede provocar angina o infarto de miocardio en pacientes con insuficiencia coronaria.

3. La fenilefrina no debe usarse para el tratamiento del glaucoma de ángulo cerrado antes de realizar la iridectomía, ya que puede causar **aumento de la presión intraocular**.

4. La interrupción repentina de un agonista del **receptor adrenérgico** $\alpha_2$ puede desencadenar **síntomas de abstinencia** como cefalea, taquicardia y aumento de rebote en la presión arterial.

5. El consumo de anfetaminas y drogas similares a estas puede dar lugar a conductas de abuso.

**E. Interacciones farmacológicas**

1. Los **antidepresivos tricíclicos** bloquean la recaptación de catecolaminas y pueden potenciar los efectos de la noradrenalina y la adrenalina.

2. Algunos **fármacos anestésicos halogenados** y los **digitálicos** pueden sensibilizar el corazón a estimulantes del receptor $\beta$, lo que produce arritmias ventriculares.

## VI. ANTAGONISTAS DE LOS RECEPTORES ADRENÉRGICOS

Estos fármacos interactúan con receptores adrenérgicos $\alpha$ o $\beta$ para prevenir o revertir acciones de la noradrenalina o la adrenalina liberada de manera endógena, o de fármacos adrenérgicos administrados de manera exógena.

**A. Antagonistas de los receptores adrenérgicos $\alpha$**

1. *Efectos farmacológicos*

   a. Los efectos de estos fármacos son predominantemente cardiovasculares e incluyen disminución de la **resistencia vascular periférica y de la presión arterial**. Estos fármacos previenen los efectos vasopresores de los agonistas de los receptores $\alpha$.

   b. Los antagonistas de los receptores adrenérgicos $\alpha_1$ también pueden antagonizar el control simpático de la vejiga al relajar el músculo liso en el cuello de la vejiga, la cápsula prostática y la uretra prostática; asimismo, disminuyen la resistencia al flujo de orina.

2. *Fármacos específicos y sus indicaciones* (tabla 2-11)

   a. La **fentolamina** es un antagonista competitivo de acción corta en los receptores $\alpha_1$ y $\alpha_2$ que reduce la resistencia periférica y disminuye la presión arterial.

      (1) Está aprobada para el diagnóstico de **feocromocitoma** y para la prevención y el tratamiento de episodios hipertensivos asociados con esta enfermedad.

         (a) El feocromocitoma es un **tumor de la médula suprarrenal que secreta cantidades excesivas de catecolaminas**. Los síntomas incluyen hipertensión, taquicardia y arritmias.

         (b) Los antagonistas de los receptores $\beta$ suelen usarse para prevenir los efectos cardíacos de las catecolaminas en exceso, al establecer un bloqueo de los receptores adrenérgicos $\alpha$.

      (2) También se puede usar para revertir el efecto de la anestesia local por medio de la vasodilatación y el aumento del flujo sanguíneo en el área de inyección.

   b. **Fenoxibenzamina**

      (1) Este medicamento es un antagonista irreversible no competitivo que cuenta con cierta selectividad para los receptores $\alpha_1$.

      (2) La fenoxibenzamina se une de manera covalente, lo que causa un bloqueo persistente.

      (3) Se utiliza para tratar la sudoración y la hipertensión asociadas con el feocromocitoma.

   c. Los fármacos prazosina, terazosina, doxazosina, tamsulosina, silodosina y alfuzosina son antagonistas selectivos $\alpha_1$.

      (1) La prazosina, **terazosina** y **doxazosina** se utilizan para el tratamiento de la hipertensión.

      (2) La **terazosina**, **doxazosina**, **alfuzosina**, **tamsulosina** y **silodosina** tienen utilidad para el tratamiento de la **hiperplasia prostática benigna** (**HPB**).

         (a) La **tamsulosina** y la **silodosina** son **fármacos selectivos** $\alpha_{1A}$, los cuales tienen **menor efecto sobre la presión sanguínea**.

**T a b l a  2-11** Usos terapéuticos de algunos antagonistas de receptores adrenérgicos

| Fármaco | Receptor | Características | Principales usos |
|---|---|---|---|
| **Fentolamina**[a] | $\alpha_1$ y $\alpha_2$ | Duración de acción corta (1-2 h) | Hipertensión por feocromocitoma |
| **Fenoxibenzamina**[a] | | Duración de acción prolongada (15-50 h) | Hipertensión por feocromocitoma |
| **Prazosina**[a] | $\alpha_1$ | Taquicardia refleja mínima | Hipertensión leve a moderada (a menudo en conjunto con un diurético o un antagonista de receptores adrenérgicos $\beta$), insuficiencia cardíaca congestiva grave (con un glucósido cardíaco y un diurético) |
| Terazosina | | | Hipertensión leve a moderada |
| Doxazosina | | | Hipertensión leve a moderada |
| **Propranolol**[a] | $\beta_1$ y $\beta_2$ | Actividad anestésica local | Hipertensión, angina, feocromocitoma, arritmias cardíacas, migraña, estenosis subaórtica hipertrófica |
| Timolol | | | Hipertensión, glaucoma |
| Metipranolol | | | Glaucoma |
| Levobunolol | | | Glaucoma |
| Nadolol | | Duración de acción prolongada (15-25 h) | Hipertensión, angina |
| Pindolol | | Actividad agonista parcial del receptor $\beta_2$[b] | Hipertensión, angina |
| Penbutolol | | Actividad agonista parcial del receptor $\beta_2$[b], hipertensión leve a moderada | Hipertensión, angina |
| Carteolol | | Actividad agonista parcial del receptor $\beta_2$,[b] se excreta sin cambios | Hipertensión, angina, glaucoma |
| **Metoprolol**[a] | $\beta_1 > \beta_2$ | La biodisponibilidad es variable en los pacientes; se dispone de una forma de liberación prolongada | Hipertensión, angina |
| Atenolol | | Se elimina por el riñón | Hipertensión, angina |
| Esmolol | | De acción ultrabreve (10 min) | Taquicardia supraventricular |
| Betaxolol | | Duración de acción prolongada (15-25 h) | Glaucoma, hipertensión |
| Acebutolol | | Agonista parcial[b] | Hipertensión, arritmias ventriculares |
| **Labetalol**[a] | $\beta_1$, $\beta_2$ y $\alpha_1$ | Agonista parcial,[b] disminución rápida de la presión arterial, actividad anestésica local | Hipertensión leve a grave, urgencias hipertensivas |

[a]Los fármacos en **negritas** se consideran prototipos.
[b]Disminuyen la presión arterial sin decremento significativo del gasto cardíaco o la frecuencia cardíaca en reposo; tampoco elevan las cifras de los triglicéridos o disminuyen las lipoproteínas de alta densidad.

**(3)** La prazosina también se puede usar para reducir los síntomas asociados con el trastorno de estrés postraumático (TEPT), al bloquear la respuesta excesiva por la estimulación de noradrenalina en los receptores adrenérgicos postsinápticos $\alpha_1$.

**(4)** También se utiliza para controlar el fenómeno de Raynaud.

**d. Labetalol** y **carvedilol** (*véase* cap. 4)

**(1)** Son **antagonistas competitivos** (agonistas parciales) en los receptores $\alpha_1$. Bloquean los receptores $\beta$.

**(2)** Reducen la frecuencia cardíaca y la contractilidad miocárdica, disminuyen la resistencia periférica total y disminuyen la presión arterial.

**(3)** Estos fármacos se usan para la hipertensión y para la insuficiencia cardíaca.

**3. *Efectos adversos***

**a.** Los antagonistas $\alpha_1$, como **prazosina**, **terazosina** y **doxazosina**, producen hipotensión ortostática y bradicardia durante la administración inicial; estos fármacos no producen taquicardia significativa. Los fármacos selectivos $\alpha_{1A}$ tienen menor efecto sobre la presión arterial.

**b.** La **fentolamina** y la **fenoxibenzamina** pueden causar hipotensión ortostática y taquicardia.

**B. Antagonistas de los receptores adrenérgicos $\beta$**

**1. *Efectos farmacológicos***

**a. Sistema cardiovascular** (*véase* cap. 4)

**(1)** Los antagonistas del receptor $\beta$ **disminuyen la presión arterial**; esto probablemente se debe a sus efectos combinados sobre el corazón, el sistema renina-angiotensina y el SNC.

**(2)** Estos fármacos **reducen** el aumento provocado por estimulación simpática de la **frecuencia cardíaca**, la **contractilidad** y el **gasto cardíaco.**

**(3)** **Alargan el tiempo de conducción auriculoventricular y la refractariedad.** También **suprimen la automaticidad.**

**(4)** Inicialmente, estos fármacos pueden aumentar la resistencia periférica; sin embargo, la administración a largo plazo produce una disminución de la resistencia periférica en los pacientes con hipertensión.

**(5)** Estos antagonistas reducen la liberación de renina.

**b. Sistema respiratorio**

**(1)** Los antagonistas de los receptores adrenérgicos β **aumentan la resistencia de las vías respiratorias** como resultado del bloqueo del receptor $\beta_2$.

**(2)** Los antagonistas no selectivos β previenen la broncodilatación debido a sus efectos sobre los receptores bronquiales $\beta_2$; esto puede conducir a una mayor resistencia de las vías respiratorias.

**c. Ojo**

**(1)** Los antagonistas de los receptores adrenérgicos β disminuyen la producción de humor acuoso, lo que causa una reducción de la **presión intraocular.**

**d. Otros efectos farmacológicos**

**(1)** Los antagonistas de los receptores adrenérgicos β **inhiben la lipólisis** ($\beta_3$).

**(2)** Estos fármacos **inhiben la glucogenólisis** ($\beta_2$) en el hígado (pueden impedir la recuperación del efecto hipoglucémico de la insulina).

**(3)** Disminuyen las concentraciones de lipoproteínas de alta densidad.

**2. _Fármacos específicos_** (_véanse_ tabla 2-11 y cap. 4)

**a. Propranolol**

**(1)** Es un antagonista competitivo en los receptores $\beta_1$ y $\beta_2$.

**(2)** Se utiliza para el **tratamiento a largo plazo de la hipertensión.**

**(3)** Este fármaco se usa para tratar **arritmias supraventriculares y ventriculares.** También se puede emplear para prevenir cefalea por migraña.

**b. Metoprolol, atenolol, acebutolol y esmolol**

**(1)** Son fármacos **antagonistas** selectivos de los **receptores $\beta_1$.**

**(2)** Pueden ofrecer más ventajas en comparación con los antagonistas no selectivos del receptor adrenérgico β para el tratamiento de la enfermedad cardiovascular en pacientes asmáticos; sin embargo, aún no se justifica el uso, por lo que deben utilizarse con precaución.

**(3)** El **esmolol** tiene **acción ultracorta** ($t_{1/2} = 10$ min) debido a la hidrólisis extensa por esterasas plasmáticas; se administra mediante **infusión intravenosa.**

**c. Labetalol y carvedilol**

**(1)** El labetalol es un agonista parcial que bloquea los receptores β y los receptores $\alpha_1$ (relación 3:1 a 7:1).

**(2)** El carvedilol también tiene actividad mixta, pero tiene acción equitativa en los receptores β y en los receptores $\alpha_1$.

**(3)** Reducen la frecuencia cardíaca y la contractilidad miocárdica; también reducen la resistencia periférica total y disminuyen la presión arterial.

**d.** El **pindolol**, el **carteolol** y el **penbutolol** son antagonistas no selectivos con actividad agonista del receptor parcial $\beta_2$.

**e.** El **acebutolol** y el **pindolol** tienen **actividad adrenérgica intrínseca.** Son agonistas parciales y proporcionan estimulación β de bajo nivel en reposo, pero bloqueo total de los receptores β en momentos de alta actividad simpática.

**(1)** **Causan menos bradicardia** y pueden ser útiles en pacientes con reserva cardíaca disminuida o tendencia a la bradicardia.

**3. _Indicaciones_** (_véase_ tabla 2-11)

**a. Sistema cardiovascular** (_véase_ cap. 4)

**(1)** Los bloqueadores β tienen muchas indicaciones. Se utilizan en el tratamiento de la hipertensión, **angina** e **infarto de miocardio, arritmias** e **insuficiencia cardíaca.**

**b. Ojo**

**(1)** La aplicación tópica de **timolol, betaxolol** y **carteolol** reduce la presión intraocular del **glaucoma.**

**(2)** En algunos casos pueden ser absorbidos sistémicamente y proveen mayor resistencia de las vías respiratorias, así como disminución de la frecuencia cardíaca y contractilidad.

**c. Otros usos**

**(1)** Los bloqueadores β pueden usarse para disminuir los síntomas de hipertiroidismo causados por el aumento del tono adrenérgico β, como taquicardia, temblor y ansiedad.

**(a)** En dosis altas, el propranolol puede inhibir la 5′-monodesyodasa y prevenir la conversión de tiroxina ($T_4$) en triyodotironina ($T_3$).

**(2)** Otras indicaciones para el propranolol incluyen temblor esencial y profilaxis de la migraña.

**4. *Efectos adversos y contraindicaciones***
   **a.** Los efectos secundarios pueden incluir mareos y somnolencia.
   **b.** En ocasiones causan **disminución de la frecuencia cardíaca, presión arterial, contractilidad** y **conducción del nodo auriculoventricular.**
   **c.** La abstinencia aguda puede ser peligrosa y provocar exacerbación de los síntomas isquémicos, incluida la angina o el infarto de miocardio. Se recomienda la **abstinencia gradual.**
   **d.** Los fármacos no selectivos pueden aumentar la resistencia de las vías respiratorias y exacerbar la enfermedad de la arteria periférica (debido al bloqueo $\beta_2$).
   **e.** El bloqueo del receptor adrenérgico $\beta_2$ también disminuye la glucogenólisis inducida por catecolaminas. Es posible que oculten la taquicardia asociada con hipoglucemia.

## LISTA DE FÁRMACOS

**Agonistas de los receptores**
**colinérgicos de acción directa**
Acetilcolina en solución intraocular
Betanecol
Carbacol
Cevimelina
Metacolina
Pilocarpina

**Agonistas de los receptores**
**colinérgicos de acción indirecta**
Donepezilo
Ecotiofato
Fisostigmina
Galantamina
Neostigmina
Piridostigmina
Rivastigmina

***Gases nerviosos e insecticidas***
Malatión
Paratión
Sarín
Tabún

**Regeneradores de colinesterasa**
Pralidoxima

**Antagonistas del receptor colinérgico**
**muscarínico**
Atropina
Ciclopentolato
Clidinio con clordiazepóxido
Darifenacina
Diciclomina
Escopolamina
Fesoterodina
Flavoxato
Glicopirrolato
Homatropina
Ipratropio
Mepenzolato
Oxibutinina
Propantelina

Solifenacina
Tiotropio
Tolterodina
Tropicamida
Trospio

**Bloqueadores ganglionares**
Mecamilamina

**Relajantes de músculo estriado**
***Bloqueadores neuromusculares***
Atracurio
Cisatracurio
Mivacurio
Pancuronio
Rocuronio
Succinilcolina
Vecuronio

**Espasmolíticos**
Baclofeno
Ciclobenzaprina
Dantroleno
Diazepam
Metaxolona
Metocarbamol
Orfenadrina
Tizanidina
Toxina botulínica tipo A
Toxina botulínica tipo B

**Fármacos adrenérgicos**
Albuterol
Apraclonidina
Brimonidina oftálmica
Clonidina
Dexmedetomidina
Dextroanfetamina
Dobutamina
Dopamina
Efedrina
Epinefrina
Fenilefrina
Fenoldopam

Formoterol
Guanabenzo
Guanfacina
Hidroxianfetamina (con tropicamida)
Isoproterenol
Levalbuterol
Metanfetamina
Metildopa
Metilfenidato
Midodrina
Modafinilo
Norepinefrina
Orciprenalina (metaproterenol)
Oximetazolina
Salmeterol
Seudoefedrina
Terbutalina
Tetrahidrozolina

**Antagonistas de los receptores**
**adrenérgicos**
Alfuzosina
Doxazosina
Fenoxibenzamina
Fentolamina
Prazosina
Silodosina
Tamsulosina
Terazosina

**Bloqueadores de receptores $\beta$**
Acebutolol
Atenolol
Bisoprolol
Carvedilol
Esmolol
Labetalol
Metoprolol
Nadolol
Penbutolol
Pindolol
Timolol

# Autoevaluación

**Instrucciones:** seleccione la mejor respuesta para cada pregunta.

**1.** Una mujer de 42 años de edad se presenta con su neurólogo para tratamiento de migraña crónica. Refiere cefaleas que aparecen durante 15 días al mes. Después de múltiples fracasos de tratamiento y prevención del padecimiento, el neurólogo decide administrar toxina botulínica tipo A. ¿Cuál es el mecanismo de acción de este medicamento?

**(A)** Bloquea la liberación de acetilcolina de las vesículas de almacenamiento
**(B)** Bloquea las sinapsis en los ganglios
**(C)** Bloquea el transporte de la colina dentro de las neuronas
**(D)** Inhibe la acetilcolinesterasa
**(E)** Inhibe la colina acetiltransferasa

**2.** Un hombre de 21 años de edad se presenta en la sala de urgencias con dificultad respiratoria. Después de la exploración física, el médico observa que el paciente no puede articular oraciones completas. Además, tiene taquipnea, uso de músculos accesorios durante la inspiración y frecuencia cardíaca de 120 latidos/min. El paciente es diagnosticado con un ataque de asma grave y se le inicia tratamiento con un agonista del receptor $\beta_2$. ¿Cuál es el efecto intracelular de este medicamento?

**(A)** Activa la proteína $G_i$, lo que provoca la inhibición de la adenilato-ciclasa
**(B)** Activa la proteína $G_q$, lo que ocasiona un aumento del fosfatidilinositol y la movilización del calcio
**(C)** Activa la proteína $G_s$, lo que produce la estimulación de la adenilato-ciclasa
**(D)** Permite el paso de sodio a través de un canal iónico dependiente de ligando
**(E)** Se une a los receptores μ en áreas específicas del cerebro

**3.** Un hombre de 50 años de edad inicia nuevo tratamiento para la retención urinaria postoperatoria aguda. El medicamento también estimula la motilidad gastrointestinal. ¿Cuál es el mecanismo de acción de este fármaco?

**(A)** Agonista α
**(B)** Antagonista $\beta_1$
**(C)** Agonista $\beta_2$
**(D)** Agonista muscarínico
**(E)** Antagonista nicotínico

**4.** Un hombre de 38 años de edad es llevado por su esposa a la sala de urgencias con síntomas de dificultad respiratoria repentina, sudor y ansiedad. Él es agricultor y estaba rociando insecticida cuando los síntomas comenzaron a presentarse. Según su esposa, los síntomas comenzaron alrededor de 25 min antes de su llegada. Además de la atropina, ¿qué otro medicamento debe administrarse?

**(A)** Pancuronio
**(B)** Fenilefrina
**(C)** Fisostigmina
**(D)** Pralidoxima
**(E)** Propranolol

**5.** Una mujer de 63 años de edad está comenzando un nuevo medicamento para el tratamiento de la vejiga hiperactiva. Los efectos adversos potenciales incluyen xeroftalmía y xerostomía. ¿Cuál es el mecanismo de acción de este fármaco?

**(A)** Antagonista $\alpha_1$
**(B)** Agonista $\beta_2$
**(C)** Inhibe la acetilcolinesterasa
**(D)** Antagonista muscarínico
**(E)** Bloqueador neuromuscular

**6.** Un hombre de 78 años de edad con enfermedad de Parkinson experimenta un empeoramiento de sus síntomas. Tomando en cuenta que el paciente está tomando levodopa, ¿la adición de qué medicamento puede ayudar a aliviar sus síntomas?

**(A)** Benzatropina
**(B)** Doxazosina
**(C)** Reserpina
**(D)** Timolol
**(E)** Tubocurarina

**7.** Una mujer de 66 años de edad con un largo historial de tabaquismo acude con su médico refiriendo falta de aliento y tos crónica durante aproximadamente 2 años. Ella dice que sus síntomas han empeorado en frecuencia. El médico prescribe un broncodilatador con efectos secundarios cardíacos mínimos. ¿Qué medicamento se prescribe con mayor probabilidad?

**(A)** Albuterol
**(B)** Atenolol
**(C)** Ipratropio
**(D)** Prazosina
**(E)** Seudoefedrina

**8.** Un hombre de 34 años de edad se presenta en la sala de urgencias después de un accidente en el que inadvertidamente se cortó la punta del dedo índice. Se somete a una cirugía para reimplantar el dedo y, después de la sedación, se administra un anestésico local sin epinefrina alrededor del sitio de la lesión. ¿Por qué no se puede usar epinefrina?

**(A)** Causa hipotensión cuando se administra con fármacos sedantes
**(B)** Causa vasoconstricción e isquemia vascular
**(C)** Está contraindicado en cirugía de urgencia
**(D)** Aumenta el riesgo de pérdida de sangre durante la cirugía
**(E)** Aumenta la inflamación de los tejidos

**9.** Sus padres llevan a un niño de 7 años de edad al pediatra por quejas de hiperactividad en la escuela. También tiene dificultad para prestar atención y es impulsivo en casa. Después de una entrevista detallada, el médico prescribe un medicamento que contiene anfetaminas para el presunto trastorno por déficit de atención con hiperactividad. ¿Cómo funciona este medicamento?

**(A)** Bloquea los efectos de la noradrenalina
**(B)** Actúa directamente sobre los receptores colinérgicos
**(C)** Actúa indirectamente sobre los receptores de noradrenalina
**(D)** Inhibe la recaptación de adrenalina
**(E)** Inhibe la recaptación de serotonina

**10.** Un hombre de 69 años de edad comienza a tomar terazosina para el tratamiento de la hiperplasia prostática benigna. ¿Sobre qué efecto adverso se le debe informar al paciente?

**(A)** Broncoespasmo
**(B)** Abuso de sustancias
**(C)** Insuficiencia cardíaca
**(D)** Hipotensión postural
**(E)** Sedación

**11.** Una enfermera de piso le pregunta al cardiólogo acerca de un paciente con dolor en el tórax. El paciente describe el dolor como opresión y sufre sudoración y falta de aire. El electrocardiograma muestra elevaciones agudas del segmento ST en derivaciones inferiores y se hace el diagnóstico de infarto de miocardio. El paciente recibe oxígeno, nitroglicerina sublingual y morfina. ¿Qué clase adicional de medicamento debe recetar el médico?

**(A)** Agonista α
**(B)** Bloqueador β
**(C)** Agonista de dopamina
**(D)** Agonista muscarínico
**(E)** Bloqueador neuromuscular

**12.** Una mujer de 35 años de edad se presenta con su médico para su revisión anual. Su única queja son las cefaleas recurrentes por migraña que han aumentado en frecuencia durante el año pasado. En la exploración, su presión arterial se eleva a 150/70 mm Hg. El médico prescribe un medicamento que ayudará a prevenir la cefalea y a tratar la hipertensión. ¿Qué medicamento es más probable que prescriba el médico?

**(A)** Clonidina
**(B)** Hidroclorotiazida
**(C)** Prazosina
**(D)** Propranolol
**(E)** Verapamilo

**13.** La administración intravenosa de epinefrina a un paciente produce una disminución grave de la presión diastólica y un aumento del gasto cardíaco. ¿Cuál de los siguientes medicamentos podría haber tomado previamente el paciente, que podría explicar este efecto inesperado?

**(A)** Atropina
**(B)** Fenilefrina
**(C)** Prazosina
**(D)** Propranolol

**14.** Una mujer de 32 años de edad se presenta en la sala de urgencias con ptosis, diplopía y expresiones faciales limitadas. Un examen adicional lleva al diagnóstico de miastenia grave. ¿Qué fármaco ayudaría a controlar los síntomas de la paciente?

**(A)** Atropina
**(B)** Ciclopentolato
**(C)** Pralidoxima
**(D)** Piridostigmina
**(E)** Tropicamida

**15.** A un hombre de 72 años de edad se le receta pilocarpina oftálmica para el tratamiento de la presión intraocular elevada. ¿Cuál es el mecanismo de acción de este fármaco?

**(A)** Activa los receptores colinérgicos nicotínicos
**(B)** Bloquea los receptores colinérgicos muscarínicos
**(C)** Inhibe la acetilcolinesterasa
**(D)** Inhibe selectivamente la actividad periférica de los ganglios simpáticos

**16.** Una mujer de 42 años de edad experimenta apnea prolongada después de la administración de succinilcolina. ¿El anestesiólogo atribuye los efectos prolongados a una deficiencia hereditaria de cuál de las siguientes enzimas?

**(A)** Acetilcolinesterasa
**(B)** Citocromo P-450$_{3A}$
**(C)** Glucosa-6-fosfato-deshidrogenasa
**(D)** Monoamino-oxidasa
**(E)** Colinesterasa plasmática

**17.** Una mujer de 32 años de edad recibe succinilcolina con halotano durante un procedimiento. Poco después comienza a experimentar hipercapnia, hipertermia, taquicardia sinusal y rigidez muscular. Más tarde, los síntomas incluyen hipertermia. ¿Cómo ayudaría el dantroleno a controlar la afección de la paciente?

**(A)** Actúa centralmente para reducir la fiebre
**(B)** Bloquea la liberación de $Ca^{2+}$ del retículo sarcoplasmático
**(C)** Induce la contracción del músculo estriado
**(D)** Aumenta la tasa de metabolismo de succinilcolina
**(E)** Inhibe la unión de succinilcolina a los receptores nicotínicos

**18.** Un hombre de 62 años de edad inicia un nuevo medicamento para el tratamiento de la hipertensión. El nuevo fármaco actúa en los receptores adrenérgicos presinápticos $\alpha_2$. ¿Cuál de los siguientes medicamentos fue recetado?

**(A)** Clonidina
**(B)** Dobutamina
**(C)** Dopamina
**(D)** Orciprenalina (metaproterenol)

**19.** Un fármaco provoca aumento de la presión arterial y disminución de la frecuencia cardíaca cuando se administra a un paciente por vía intravenosa. Si primero se administra un antagonista en los receptores nicotínicos ganglionares, dicho fármaco provoca aumento de la presión arterial y de la frecuencia cardíaca. ¿Cuál de los siguientes medicamentos actúa de manera similar al medicamento en cuestión?

**(A)** Curare
**(B)** Isoproterenol
**(C)** Norepinefrina
**(D)** Propranolol
**(E)** Terbutalina

**20.** Una mujer de 26 años de edad acude al servicio de urgencias con intoxicación por un insecticida que contiene un inhibidor de la acetilcolinesterasa. ¿Cuál de los siguientes medicamentos puede ayudar a controlar el problema?

**(A)** Atropina
**(B)** Betanecol
**(C)** Fisostigmina
**(D)** Pilocarpina
**(E)** Propranolol

**21.** A un hombre de 50 años de edad se le prescribe un agonista de receptor colinérgico muscarínico. Produce relajación vascular del músculo liso para el tratamiento de la hipertensión. ¿El nuevo medicamento promueve la liberación de cuál de las siguientes sustancias de las células endoteliales?

**(A)** Acetilcolina
**(B)** Histamina
**(C)** Óxido nítrico
**(D)** Noradrenalina

**22.** Una mujer de 75 años llega al servicio de urgencias con dificultad respiratoria, fatiga, edema y aumento de peso de 4.5 kg en pocos días. Después del examen detallado se diagnostica una exacerbación de insuficiencia cardíaca. En el tratamiento de urgencia, ¿se maneja mejor con cuál de los siguientes medicamentos?

**(A)** Dobutamina
**(B)** Isoproterenol
**(C)** Orciprenalina (metaproterenol)
**(D)** Norepinefrina
**(E)** Fenilefrina

**23.** Un hombre de 43 años de edad acude con su oftalmólogo. El médico aplica gotas para producir midriasis y cicloplejía. ¿Cuál de los siguientes fármacos probablemente se ha administrado?

**(A)** Atropina
**(B)** Carbacol
**(C)** Fenilefrina
**(D)** Prazosina

**24.** A una mujer de 71 años de edad se le inicia dobutamina por un período breve para tratar insuficiencia cardíaca descompensada. ¿Cuál de los siguientes fármacos bloquearía los efectos cardíacos directos de la dobutamina?

**(A)** Clonidina
**(B)** Isoproterenol

**(C)** Metoprolol

**(D)** Prazosina

**25.** A una mujer de 68 años de edad se le receta timolol oftálmico para el tratamiento de la presión intraocular elevada debido a glaucoma de ángulo abierto. ¿Se espera que la aplicación tópica de este medicamento en el ojo induzca cuál de los siguientes efectos?

**(A)** Disminución de la formación de humor acuoso

**(B)** Miosis

**(C)** Midriasis

**(D)** Aumento de la salida de humor acuoso

**26.** Un hombre de 23 años de edad se presenta en la farmacia refiriendo un resfriado fuerte. Pide un medicamento que ofrezca alivio temporal de la congestión nasal. El farmacéutico recomienda el aerosol nasal de fenilefrina. ¿Cuál es el mecanismo de acción de este fármaco?

**(A)** Bloquea los receptores adrenérgicos β para la vasodilatación

**(B)** Estimula los receptores adrenérgicos α para la vasoconstricción

**(C)** Bloquea los receptores colinérgicos nicotínicos para la vasodilatación

**(D)** Estimula los receptores colinérgicos muscarínicos para la vasoconstricción

# Respuestas y explicaciones

1. **A.** La toxina botulínica bloquea la exocitosis de acetilcolina dependiente de calcio de las vesículas de almacenamiento produciendo parálisis. Se puede inyectar alrededor de las fibras del dolor que están involucradas en las cefaleas. El bótox ingresa en las terminaciones nerviosas cerca del sitio de inyección y bloquea la liberación de químicos involucrados en la transmisión del dolor; esto puede prevenir la activación de las redes de dolor en el cerebro. Las fuentes más frecuentes de toxina botulínica incluyen productos enlatados y, en casos de botulismo infantil, la miel. La afección es potencialmente mortal y se necesita atención urgente. La colina-acetiltransferasa es una enzima que cataliza la síntesis de acetilcolina a partir de un acetato y colina. El transporte de colina dependiente de sodio puede ser bloqueado por el hemicolinio. La acetilcolinesterasa enzimática es responsable de catalizar la hidrólisis de la acetilcolina. La acetilcolina hace sinapsis en los ganglios de muchas neuronas y tejidos y este paso no es bloqueado por la toxina botulínica.

2. **C.** Los agonistas $\beta_2$, como el albuterol, activan la proteína $G_s$, lo que provoca la estimulación de la adenilato-ciclasa con el consiguiente aumento del cAMP intracelular. Esto permite la relajación del músculo liso bronquial y la disminución de la resistencia de las vías respiratorias. El paso de sodio a través del canal iónico dependiente de ligando se manifiesta por los receptores nicotínicos de la acetilcolina. La activación de la proteína $G_q$ que produce un aumento del fosfatidilinositol y la movilización de calcio también se refiere al mecanismo de acción de los receptores muscarínicos de tipo $M_1$ y $M_3$, como los receptores adrenérgicos $\alpha_1$. La activación de la proteína $G_q$, que produce un aumento del fosfatidilinositol y la movilización de calcio, también se refiere al mecanismo de acción de los receptores colinérgicos $M_2$ y de los receptores adrenérgicos $\alpha_2$. Finalmente, la unión a los receptores $\mu$ en las áreas específicas del cerebro describe la acción de los opiáceos.

3. **D.** El betanecol es un tipo de agonista del receptor muscarínico utilizado para reducir la retención urinaria. Los bloqueadores nicotínicos como el trimetafano rara vez se usan en la práctica clínica por la falta de selectividad. Los agonistas $\alpha$ como la epinefrina pueden usarse en el tratamiento del broncoespasmo agudo (anafilaxia). Los bloqueadores $\beta_1$ no tienen efectos directos sobre el músculo liso bronquial. Los agonistas $\beta_2$, como el albuterol, se usan para el tratamiento del asma.

4. **D.** Se debe administrar un reactivador de la acetilcolinesterasa, como la pralidoxima, dentro de los 30 min posteriores a la exposición al insecticida. Debido a los efectos de "envejecimiento" (el fortalecimiento del enlace alquilfosforil-serina formado entre AChE y organofosfato), debe administrarse de inmediato. La fisostigmina es un inhibidor de la colinesterasa que ocasionalmente se usa en la intoxicación por atropina o escopolamina. El propranolol es un bloqueador $\beta$ que se usa para la hipertensión y otras indicaciones. La fenilefrina es un agonista $\alpha$ utilizado de urgencia para la hipotensión. El pancuronio es un inhibidor no despolarizante de la acetilcolina que se usa para la parálisis muscular.

5. **D.** La oxibutinina, la tolterodina, el trospio y la fesoterodina están indicados para la vejiga hiperactiva. Funcionan uniéndose a los receptores muscarínicos ubicados en el músculo detrusor de la vejiga, suprimiendo la contracción involuntaria del músculo. Los bloqueadores neuromusculares, como la succinilcolina, se usan como anestésicos. Los antagonistas $\alpha_1$, como la terazosina, se usan para la hipertrofia prostática benigna. Los agonistas $\beta_2$, como la terbutalina, pueden usarse para suprimir el parto prematuro.

6. **A.** La benzatropina, un antimuscarínico, se usa como un complemento para el tratamiento de la enfermedad de Parkinson. La reserpina es un inhibidor de la captación de noradrenalina que se usa ocasionalmente para el tratamiento de la hipertensión. La doxazosina y el bloqueador $\alpha$ se usan para la hiperplasia prostática benigna. El timolol es un bloqueador $\beta$ utilizado para el glaucoma. La tubocurarina es un bloqueador neuromuscular utilizado en anestesia.

7. **C.** El bromuro de ipratropio se usa ampliamente para la EPOC, que es el diagnóstico más probable en este caso. Actúa antagonizando los receptores muscarínicos en el músculo liso bronquial, lo que provoca broncodilatación. El albuterol también se usa para el tratamiento de la EPOC; sin embargo, puede causar efectos cardíacos adversos como taquicardia. La prazosina es un bloqueador $\alpha$ utilizado para la hipertrofia prostática benigna. El atenolol es un bloqueador $\beta$ empleado para la hipertensión. La seudoefedrina es un agonista $\alpha$ que sirve para la congestión nasal.

**8. B.** La epinefrina está contraindicada como adyuvante anestésico para cirugías que involucran la mayoría de las estructuras faciales, los dedos y el pene, debido al riesgo de compromiso vascular. Este fármaco causa una disminución de la pérdida de sangre en la mayoría de las otras cirugías debido a la vasoconstricción. Aunque los anestésicos locales como la bupivacaína o la lidocaína pueden causar una leve inflamación local del tejido, la epinefrina no lo hace. De cualquier manera, no es una contraindicación para la cirugía de la mano. La epinefrina causa elevación de la presión arterial cuando se administra de forma sistémica; sin embargo, no tiene efectos secundarios cuando se administra de forma local.

**9. C.** Las anfetaminas y compuestos similares son estimulantes utilizados para el tratamiento del trastorno por déficit de atención e hiperactividad (TDAH), en el que se cree que actúan de manera centralizada para aumentar la capacidad de atención. Actualmente no hay fármacos aprobados que inhiban la recaptación de adrenalina. Bloquear los efectos de la noradrenalina no aliviará los síntomas del TDAH. Los agonistas del receptor colinérgico de acción directa no se usan en el tratamiento del TDAH. Los inhibidores de la recaptación de serotonina se usan para la depresión y algunas otras afecciones.

**10. D.** Los agonistas de los receptores adrenérgicos $\alpha_1$, como la terazosina, pueden causar hipotensión ortostática significativa y debe prescribirse cuidadosamente en la población de edad avanzada. El broncoespasmo es un posible efecto secundario de los bloqueadores $\beta$. Estos últimos también pueden producir insuficiencia cardíaca en algunos pacientes. La sedación es frecuente al usar algunos fármacos como el propranolol. El abuso de sustancias se puede observar en pacientes que usan agonistas de los receptores adrenérgicos de acción central, como las anfetaminas.

**11. B.** Los bloqueadores $\beta$, como el atenolol, son una parte importante del tratamiento del infarto agudo de miocardio, junto con oxígeno, nitroglicerina y morfina. Disminuyen la actividad simpática y la contractilidad del corazón, reduciendo así la demanda de oxígeno. Los agonistas $\alpha$, como la fenilefrina, se usan en el tratamiento de la hipotensión debida al choque. Los agonistas muscarínicos, como la pilocarpina, se pueden usar en el tratamiento del glaucoma. Los bloqueadores neuromusculares, como el atracurio, se usan en anestesia. Los agonistas de la dopamina se usan en el tratamiento de la enfermedad de Parkinson.

**12. D.** El propranolol, un bloqueador $\beta$, es una buena opción como medicamento antihipertensivo; sin embargo, también se usa con éxito para otras indicaciones como la profilaxis de cefaleas por migraña, ansiedad y palpitaciones inducidas por hipertiroidismo. Otras opciones aceptables son los fármacos antihipertensivos, pero de las opciones solo el propranolol se utiliza como profilaxis para la migraña.

**13. C.** La prazosina es el único fármaco en la lista que bloquea los receptores adrenérgicos $\alpha_1$ postsinápticos e inhibe la vasoconstricción mediada por adrenalina.

**14. D.** Los inhibidores de la acetilcolinesterasa a menudo se consideran la primera línea de tratamiento de la miastenia grave debido a su seguridad y facilidad de uso. La piridostigmina es el fármaco habitual de elección. La neostigmina también está disponible, pero no se usa habitualmente. Los inhibidores de la acetilcolinesterasa proporcionan solo terapia sintomática y pueden no ser suficientes en el tratamiento de la miastenia grave generalizada.

**15. B.** La pilocarpina es un agonista de receptor colinérgico muscarínico.

**16. E.** La colinesterasa plasmática es responsable de la rápida inactivación de la succinilcolina. La síntesis reducida de colinesterasa en plasma, en la enfermedad hepática en etapa terminal, o la actividad disminuida después del uso de inhibidores irreversibles de AChE pueden provocar el aumento en la duración de la acción.

**17. B.** Lo más probable es que el paciente tenga hipertermia maligna, una complicación rara pero potencialmente mortal en los pacientes susceptibles, ocasionada por un rápido aumento en el metabolismo muscular. Los pacientes que experimentan esta afección están genéticamente predispuestos, con mutaciones en el canal de liberación del $Ca^{2+}$ del músculo esquelético del retículo sarcoplasmático (receptor de rianodina, RYR1). La hipertermia maligna es más probable que se presente cuando se utiliza succinilcolina con el anestésico general halotano. Se puede tratar con dantroleno, un relajante del músculo estriado que se une al receptor RYR1 para inhibir la liberación de calcio desde el retículo sarcoplasmático.

**18. A.** La clonidina actúa en los receptores adrenérgicos presinápticos $\alpha_2$ y se usa para tratar la hipertensión. La orciprenalina (metaproterenol) es un agonista selectivo del receptor adrenérgico $\beta_2$. La dobutamina es un agonista del receptor adrenérgico $\beta_1$ relativamente selectivo. La dopamina activa los receptores de dopamina presinápticos y postsinápticos, así como los receptores adrenérgicos $\beta_1$.

**19. C.** En ausencia de un antagonista del receptor nicotínico, la noradrenalina puede producir un aumento reflejado en la actividad vagal mediada por barorreceptores. La presencia de dicho fármaco desenmascara el efecto estimulante directo de la noradrenalina sobre la frecuencia cardíaca.

**20. A.** La atropina bloquea los efectos del aumento de acetilcolina resultante de la inhibición de la colinesterasa. La fisostigmina activa indirectamente los receptores colinérgicos; el betanecol y la pilocarpina activan directamente los receptores colinérgicos. El propranolol es un antagonista del receptor adrenérgico β.

**21. C.** La liberación de óxido nítrico activa la guanilato-ciclasa, aumentando el $3',5'$-monofosfato de guanosina (GMP cíclico) y secuestrando el calcio. Esto conduce a una relajación del músculo liso vascular.

**22. A.** La dobutamina, un agonista del receptor adrenérgico $\beta_1$ relativamente selectivo, aumenta el gasto cardíaco y disminuye la resistencia periférica. La orciprenalina (metaproterenol) tiene una acción relativamente más selectiva en el sistema respiratorio que en el sistema cardiovascular. La fenilefrina y la norepinefrina incrementan la resistencia periférica. El isoproterenol aumenta la frecuencia cardíaca.

**23. A.** La atropina produce midriasis y cicloplejía. La fenilefrina causa midriasis sin cicloplejía. El carbacol provoca constricción pupilar. La prazosina es un antagonista del receptor adrenérgico α.

**24. C.** El metoprolol, antagonista del receptor adrenérgico $\beta_1$, bloquea la actividad del receptor adrenérgico $\beta_1$ de la dobutamina.

**25. A.** Los fármacos que bloquean el receptor adrenérgico β, como el timolol, reducen la formación de humor acuoso.

**26. B.** La fenilefrina activa los receptores adrenérgicos α produciendo vasoconstricción y dando como resultado la descongestión nasal.

# Capítulo 3

# Fármacos que actúan sobre el aparato renal

## I. DIURÉTICOS

### A. Introducción

1. **Función.** Los diuréticos **aumentan la producción de orina** por su efecto sobre el riñón (fig. 3-1). La mayoría de estos fármacos modifican el equilibrio del agua de manera indirecta al cambiar la reabsorción o secreción de electrólitos. Los sistemas osmóticos afectan de forma directa el equilibrio del agua.

2. **Efectos.** Los **diuréticos natriuréticos** producen diuresis en relación con un **aumento de la excreción de sodio ($Na^+$)**, lo que ocasiona **pérdida concomitante de agua** y disminución en el volumen extracelular.

3. **Indicaciones.** Los diuréticos se usan, en general, para tratar el edema, la hipertensión, la insuficiencia cardíaca congestiva (ICC) y las anomalías en la distribución de los líquidos corporales.

4. **Efectos adversos.** Los diuréticos pueden producir un **desequilibrio electrolítico**, como hipocalemia, hiponatremia e hipocloremia, así como alteraciones en el equilibrio acidobásico.

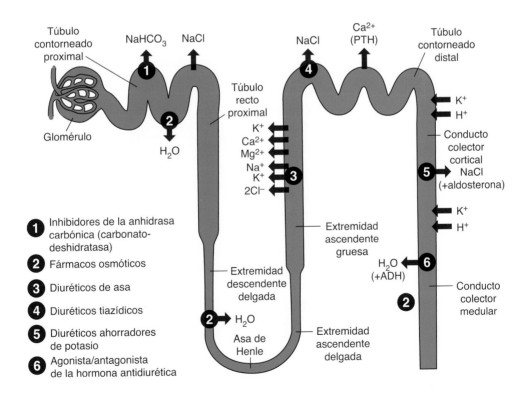

**FIGURA 3-1.** Nefrona y sitios de acción de los diuréticos. ADH, hormona antidiurética; PTH, paratohormona.

## B. Inhibidores de la anhidrasa carbónica (carbonato-deshidratasa)

1. **Fármacos específicos.** Incluyen **acetazolamida** y **metazolamida**.

2. **Mecanismo de acción**

   **a.** La anhidrasa carbónica (CA, *carbonic anhydrase*) es una enzima que se encuentra predominantemente en el **túbulo contorneado proximal** de la nefrona. Cataliza la deshidratación de $H_2CO_3$ a $CO_2$ en la membrana luminal y la rehidratación de $CO_2$ a $H_2CO_3$ en el citoplasma (fig. 3-2).

   **b.** Los inhibidores de la CA causan la **inhibición reversible de la enzima anhidrasa carbónica**, lo que conduce a una menor reabsorción de sodio y bicarbonato y, por lo tanto, **aumenta la excreción de sodio, bicarbonato** y agua (*véase* fig. 3-2).

3. **Indicaciones.** Los inhibidores de la CA rara vez se usan como diuréticos.

   **a.** Estos fármacos son más útiles en el tratamiento del **glaucoma**. Reducen la producción de humor acuoso y, en consecuencia, disminuyen la presión ocular.

   **b.** Pueden usarse para producir **alcalinización de la orina** con el fin de **mejorar la secreción renal de ácido úrico y cisteína**.

   **c.** Pueden usarse para la profilaxis y el tratamiento de la **enfermedad aguda de montaña**.

   **d.** Los inhibidores de CA a veces se usan como tratamiento adyuvante para la **epilepsia**, pero el desarrollo de tolerancia limita su uso.

4. **Efectos adversos y contraindicaciones**

   **a.** La **acidosis metabólica** puede producirse debido a una reducción en las reservas de bicarbonato. La alcalinidad de la orina disminuye la solubilidad de las sales de calcio ($Ca^{2+}$) y aumenta el riesgo de formación de **cálculos renales**. La **pérdida de potasio** ($K^+$) puede ser grave.

   **b.** La somnolencia y las parestesias son frecuentes después de administrar grandes dosis.

   **c.** Estos fármacos son **derivados de la sulfonamida**; por lo tanto, se debe tener precaución en pacientes con alergia a las "sulfas".

   **d.** El uso de estos medicamentos está contraindicado en presencia de **cirrosis hepática**.

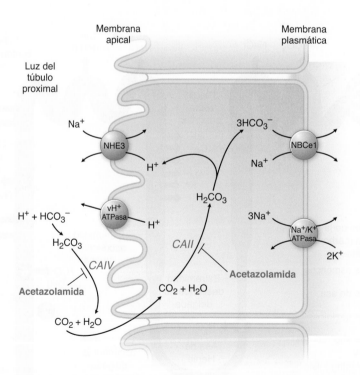

**FIGURA 3-2.** Célula tubular proximal. Sitio de acción para los inhibidores de la anhidrasa carbónica (reimpreso con autorización de Golan D. Principles of Pharmacology. 4th ed. Philadelphia, PA: Wolters Kluwer Health, 2016, Fig. 21.6). CAII, anhidrasa carbónica II; CAIV, anhidrasa carbónica IV.

## C. Diuréticos de asa

1. *Fármacos específicos.* Incluyen furosemida, bumetanida, torasemida y ácido etacrínico.

2. *Mecanismo de acción.* Los diuréticos de asa inhiben la reabsorción activa de cloruro de sodio (NaCl) en la **porción ascendente gruesa del asa de Henle** por inhibición de NKCC2, un **cotransportador de Na⁺/K⁺/2Cl⁻** (fig. 3-3). La diuresis se produce en los 5 min siguientes a su administración i.v. y en los 30 min siguientes a su administración oral.

   a. Debido a la elevada capacidad de reabsorción de NaCl en este segmento, los fármacos activos en este sitio aumentan de manera notoria la excreción de agua y electrólitos, por lo que se conocen como *diuréticos de máxima eficacia*.

   b. También reducen el potencial positivo para la luz (*véase* fig. 3-3); por lo tanto, aumentan la excreción de magnesio ($Mg^{2+}$) y calcio ($Ca^{2+}$).

   c. **Bloquean la capacidad del riñón para concentrar orina** al interferir con un paso importante en la producción de un intersticio medular hipertónico.

   d. Los diuréticos de asa causan un aumento en la producción de prostaglandinas renales, lo que explica parte de su actividad. Los medicamentos antiinflamatorios no esteroideos (AINE) pueden reducir la eficacia de los diuréticos de asa.

3. *Indicaciones*

   a. Los diuréticos de asa se usan para el tratamiento de la **insuficiencia cardíaca congestiva** al reducir el **edema pulmonar agudo** y el edema resistente a otros fármacos. Cuando se administran con diuréticos tiazídicos, tienen un efecto sinérgico.

   b. Estos fármacos se usan para tratar la **hipertensión**, especialmente en individuos con **función renal deteriorada**. Reducen el volumen plasmático y la resistencia periférica total.

   c. Se pueden usar para tratar la **hipercalcemia** aguda debido a hiperparatiroidismo o malignidad.

   d. Estos fármacos a menudo son eficaces para producir diuresis en pacientes que responden al máximo a otros tipos de diuréticos.

4. *Efectos adversos y contraindicaciones*

   a. Los diuréticos de asa producen **hipotensión** y **agotamiento del volumen.**

   b. Pueden causar **hipocalemia** debido a una mayor secreción de K⁺. También pueden producir **alcalosis** debido a una mayor secreción de H⁺. Pueden producirse **pérdidas de $Mg^{2+}$** con el uso crónico.

      (1) El riesgo de toxicidad del glucósido cardíaco (digoxina) aumenta en presencia de hipocalemia.

   c. Los diuréticos de asa pueden causar **ototoxicidad** relacionada con la dosis, con mayor frecuencia en personas con insuficiencia renal.

      (1) Estos efectos son más pronunciados con el ácido etacrínico.

      (2) Estos fármacos deben administrarse con precaución en presencia de enfermedad renal o con el uso de otros ototóxicos, como los aminoglucósidos.

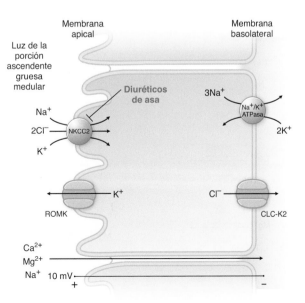

**FIGURA 3-3.** Porción ascendente gruesa del asa de Henle. Sitio de acción para los diuréticos de asa (reimpreso con autorización de Golan D. Principles of Pharmacology. 4th ed. Philadelphia, PA: Wolters Kluwer Health, 2016, Fig. 21.7).

**d.** Todos los diuréticos de asa, **excepto el ácido etacrínico**, son **sulfonamidas**; por lo tanto, se debe tener precaución en los pacientes con alergia a las "sulfas".

## D. Tiazidas y diuréticos similares a las tiazidas

**1. *Fármacos específicos***

**a.** Las tiazidas verdaderas incluyen la **clorotiazida** y la **hidroclorotiazida**. La clorotiazida es la única tiazida disponible para uso parenteral.

**b.** Los **medicamentos similares a las tiazidas** incluyen **metolazona**, **clortalidona** e **indapamida**.

**(1)** Tienen propiedades similares a los diuréticos tiazídicos pero pueden ser eficaces en presencia de insuficiencia renal.

**2. *Mecanismo de acción.*** Los diuréticos tiazídicos inhiben la reabsorción activa de NaCl en el **túbulo contorneado distal** al bloquear el cotransportador de **Na$^+$-Cl$^-$** (NCC) (fig. 3-4). Esto da como resultado la excreción neta de sodio y un volumen de agua que lo acompaña. La diuresis tiene lugar dentro de 1-2 h.

**a.** Estos diuréticos **disminuyen la capacidad de dilución de la nefrona**.

**b.** Estos fármacos aumentan la excreción de Na$^+$, Cl$^-$, K$^+$ y, a dosis altas, bicarbonato (HCO$_3{}^-$). También **reducen la excreción de Ca$^{2+}$**.

**3. *Indicaciones***

**a.** Los diuréticos tiazídicos son la clase preferida de diuréticos para el tratamiento de la **hipertensión esencial** cuando la función renal es normal.

**(1)** A menudo, se usan en combinación con otros antihipertensivos para mejorar sus efectos de disminución de la presión arterial.

**(2)** Reducen el volumen plasmático y la resistencia periférica total.

**b.** Estos fármacos disminuyen la formación de nuevos cálculos de calcio en la **hipercalciuria idiopática**. Los diuréticos tiazídicos pueden ser útiles en los pacientes con **diabetes insípida nefrogénica** que no responden a la hormona antidiurética (ADH, *antidiuretic hormone*) o vasopresina.

**c.** A menudo, se usan en combinación con un diurético ahorrador de potasio para controlar el edema asociado con disfunción renal, cirrosis hepática, insuficiencia cardíaca y desequilibrios hormonales.

**4. *Efectos adversos y contraindicaciones***

**a.** Los diuréticos tiazídicos producen desequilibrios electrolíticos como **hipocalemia**, **hiponatremia** e **hipercalcemia**. Puede ser necesario un suplemento de potasio.

**b.** El riesgo de toxicidad del glucósido cardíaco (digoxina) aumenta en presencia de hipocalemia.

**c.** Estos fármacos a menudo **elevan el urato sérico**, posiblemente como resultado de la competencia por los portadores de aniones orgánicos (que también eliminan el ácido úrico). Pueden aparecer síntomas parecidos a los de la gota.

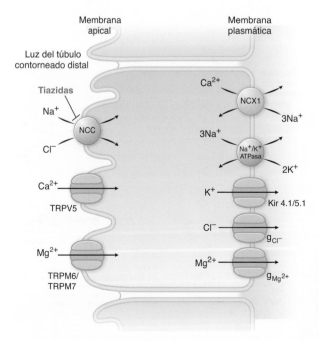

**FIGURA 3-4.** Túbulo contorneado distal. Sitio de acción para tiazidas y diuréticos similares a tiazidas (reimpreso con autorización de Golan D. Principles of Pharmacology. 4th ed. Philadelphia, PA: Wolters Kluwer Health, 2016, Fig. 21.8). TRP, receptor transitorio de potencial.

**d.** Los diuréticos tiazídicos pueden causar **hiperglucemia** (particularmente en pacientes con diabetes), **hipertrigliceridemia** e **hipercolesterolemia**.

**e.** Estos fármacos son **derivados de sulfonamida**; por lo tanto, se debe tener precaución en los pacientes con alergia a las "sulfas".

### E. Diuréticos ahorradores de potasio

**1. *Fármacos específicos.*** Incluyen **espironolactona**, **eplerenona**, **amilorida** y **triamtereno**.

**2. *Mecanismo de acción***

**a.** Los diuréticos ahorradores de potasio reducen la **reabsorción de Na⁺** y la **secreción de K⁺** al antagonizar los efectos de la aldosterona en el túbulo colector.

**b.** La **espironolactona** y la **eplerenona inhiben la acción de la aldosterona** al unirse competitivamente al **receptor de mineralocorticoides** y prevenir acontecimientos celulares posteriores que regulan la secreción de $K^+$ y $H^+$, así como la reabsorción de $Na^+$. Una acción importante es una reducción en la biosíntesis del canal epitelial de $Na^+$ (ENaC, *epithelial sodium channels*) en las células principales del túbulo colector (fig. 3-5).

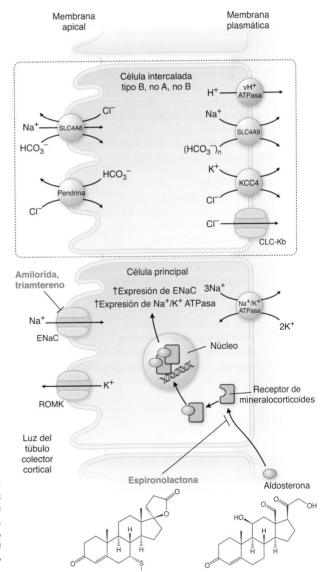

**FIGURA 3-5.** Túbulo colector cortical. Sitio de acción para diuréticos ahorradores de potasio (reimpreso con autorización de Golan D. Principles of Pharmacology. 4th ed. Philadelphia, PA: Wolters Kluwer Health, 2016, Fig. 21.9). CLC-Kb, canal de cloruro sensible a kilobases; ENaC, canal epitelial de Na; ROMK, canal de potasio renal medular externo.

      **(1)** Estos fármacos son activos solo cuando hay mineralocorticoides endógenos; los efectos aumentan cuando las concentraciones hormonales son elevadas.

      **(2)** La **eplerenona es altamente selectiva** para el receptor de mineralocorticoides.

      **(3)** La **espironolactona** se une a otros receptores nucleares, como el receptor de **andrógenos** o el receptor de **progesterona**. Esto puede provocar efectos secundarios adicionales.

      **(4)** Los efectos terapéuticos se logran solo después de varios días.

  **c.** La **amilorida** y el **triamtereno se unen y bloquean el ENaC** y, por lo tanto, disminuyen la absorción de $Na^+$ y la excreción de $K^+$ en el túbulo colector cortical, independientemente de la presencia de mineralocorticoides (*véase* fig. 3-5).

      **(1)** Estos fármacos producen efectos diuréticos 2-4 h después de su administración oral.

**3.** *Indicaciones*

  **a.** La **espironolactona** y la **eplerenona** no son diuréticos potentes cuando se usan solos.

      **(1)** Se usan principalmente en **combinación con tiazida o diuréticos de asa** para tratar la **hipertensión**, la **ICC** y el **edema resistente al tratamiento**.

      **(2)** También se usan para inducir diuresis en situaciones clínicas asociadas con hiperaldosteronismo, como en la **hiperplasia suprarrenal**.

  **b.** La **amilorida** y el **triamtereno** se usan para controlar la **ICC**, la **cirrosis** y el **edema** causados por el hiperaldosteronismo secundario. Están disponibles en productos combinados que contienen tiazidas o diuréticos de asa para tratar la **hipertensión**.

  **c.** Muchas veces, se usan como un complemento de otros diuréticos para **prevenir la pérdida de $K^+$**.

**4.** *Efectos adversos y contraindicaciones*

  **a.** Todos los diuréticos ahorradores de potasio pueden causar **hipercalemia**.

      **(1)** Se debe tener precaución, ya que esto puede conducir a arritmias cardíacas.

      **(2)** El riesgo aumenta en pacientes con insuficiencia renal crónica y en aquellos que toman medicamentos que inhiben la renina (AINE) o la angiotensina II (inhibidores de la enzima convertidora de angiotensina).

  **b.** La **acidosis metabólica hiperclorémica** puede tener lugar debido a la inhibición de la secreción de $H^+$ y $K^+$.

  **c.** La **espironolactona** está asociada con la **ginecomastia** en los hombres y también puede causar anomalías menstruales en las mujeres.

**F. Diuréticos osmóticos**

**1.** *Fármaco específico.* Manitol.

**2.** *Mecanismo de acción.* El manitol es **fácilmente filtrable** en el glomérulo, pero **mal reabsorbido**. Aumenta la presión osmótica del filtrado glomerular, lo que **inhibe la reabsorción de agua y electrólitos** e incrementa la producción de orina.

**3.** *Indicaciones*

  **a.** El manitol se usa habitualmente para **reducir la presión intracraneal** debido a un traumatismo y para **reducir la presión intraocular** antes de un procedimiento quirúrgico.

  **b.** Se utiliza en la **profilaxis de la insuficiencia renal aguda** resultante de un traumatismo físico o cirugía. Incluso cuando se reduce la filtración, generalmente ingresa suficiente manitol al túbulo para promover la producción de orina.

**4.** *Efectos adversos y contraindicaciones*

  **a.** Las fuerzas osmóticas que reducen el volumen intracelular finalmente **expanden el volumen extracelular**; por lo tanto, se debe tener **precaución** en pacientes con **ICC** o **congestión pulmonar**.

  **b.** La expansión del volumen puede causar efectos adversos como dolor de cabeza y náuseas.

# II. ANTIDIURÉTICOS

**A. Fármacos que influyen en la acción de la hormona antidiurética (vasopresina)**

**1.** Estos fármacos influirán en la permeabilidad al agua de la superficie luminal del túbulo colector medular al hacer que se inserten canales específicos (acuaporina II) en la membrana plasmática (fig. 3-6).

  **a.** En la deshidratación, las concentraciones de ADH aumentan para conservar el agua corporal.

  **b.** Los fármacos que **aumentan o imitan a la ADH** tienen un **efecto antidiurético**.

  **c.** Los fármacos que **reducen o antagonizan a la ADH** tienen un **efecto diurético**.

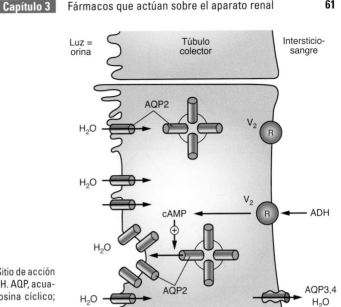

**FIGURA 3-6.** Túbulo colector medular. Sitio de acción para agonistas y antagonistas de la ADH. AQP, acuaporina; cAMP, monofosfato de adenosina cíclico; R, receptor; V, vasopresina.

**d.** La vasopresina se une a tres receptores: **$V_{1a}$** en la vasculatura, **$V_{1b}$** en el cerebro y **$V_2$** en los túbulos colectores renales.

**2. Vasopresina y análogos de la vasopresina**

**a.** *Fármacos específicos.* Incluyen a la **vasopresina** y a la **desmopresina**.

**b.** *Indicaciones*

**(1)** Estos fármacos son útiles en el tratamiento de la **diabetes insípida central**.

**(2)** La **desmopresina** también se usa para tratar la **enuresis nocturna**.

**(3)** Algunos estudios han sugerido que la vasopresina y sus análogos son útiles para mantener la presión arterial en pacientes con **choque séptico** y para aumentar el **factor de coagulación VIII** en algunos pacientes con enfermedad de von Willebrand tipo I.

**c.** *Efectos adversos y contraindicaciones.* Estos fármacos pueden producir **efectos adversos graves relacionados con el corazón** y deben usarse con precaución en personas con coronariopatías. La hiponatremia tiene lugar en aproximadamente el 5% de los pacientes.

**3. Antagonistas de la ADH**

**a.** *Fármacos específicos.* Incluyen **conivaptán** (un antagonista mixto de $V_{1a}$ y $V_2$) y **tolvaptán** (un antagonista selectivo de $V_2$).

**b.** *Indicaciones.* El **conivaptán** está aprobado para el tratamiento de la **hiponatremia hipervolémica y del síndrome de secreción inadecuada de ADH** (**SIADH**, *syndrome of inappropriate antidiuretic hormone*). El **tolvaptán** está aprobado para el tratamiento de la **hiponatremia** asociada con **ICC**, **cirrosis** y **SIADH**. Estos fármacos pueden ser más eficaces que los diuréticos en el tratamiento de la hipervolemia en caso de insuficiencia cardíaca.

**c.** *Efectos adversos.* Pueden incluir náuseas y xerostomía. La corrección rápida de la hiponatremia (> 12 mEq/L/24 h) puede causar **desmielinización osmótica**.

**(1)** Los síntomas de la **desmielinización osmótica** incluyen letargia, confusión, trastornos del comportamiento, alteraciones del movimiento, paresia o convulsiones.

**d.** Los **antagonistas no receptores** de la acción de la ADH incluyen la **demeclociclina** y el **carbonato de litio**. Pueden ser útiles en el tratamiento del **SIADH**.

**(1)** Efectos adversos de la demeclociclina:

**(a)** Puede causar fotosensibilidad.

**(b)** La diabetes insípida nefrogénica dependiente de la dosis es una consecuencia frecuente de su uso (reversible al interrumpirla).

**(c)** Puede provocar decoloración dental o hiperpigmentación de tejidos en niños.

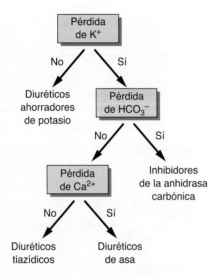

**FIGURA** 3-7. Identificación de la clase de fármaco basada en los cambios de electrólitos en plasma.

## ▨ LISTA DE FÁRMACOS

*Véase* fig. 3-7.

**Inhibidores de la anhidrasa carbónica**
Acetazolamida
Diclorfenamida
Metazolamida

**Diuréticos de asa**
Ácido etacrínico
Bumetanida
Furosemida
Torasemida

**Diuréticos tiazídicos**
Clorotiazida

Hidroclorotiazida
Meticlotiazida

**Tiazidas y diuréticos similares a tiazidas**
Clortalidona
Indapamida
Metolazona

**Diuréticos ahorradores de potasio**
Amilorida
Eplerenona
Espironolactona
Triamtereno

**Diuréticos osmóticos**
Manitol
Urea

**Agonistas de la hormona antidiurética**
Desmopresina
Vasopresina

**Antagonistas de la vasopresina**
Carbonato de litio
Conivaptán
Demeclociclina
Tolvaptán

# Autoevaluación

**Instrucciones:** seleccione la mejor respuesta para cada pregunta.

**1.** Una mujer de 35 años de edad se presenta con su médico de atención primaria para una exploración física anual. No tiene motivos para la consulta. En la exploración su presión arterial se eleva a 145/85 mm Hg. Se mantiene en buena condición física y sigue una dieta saludable. Su médico le recetó hidroclorotiazida. ¿Cuál es el mecanismo de acción de este fármaco?

**(A)** Disminuye la excreción neta de cloruro, sodio y potasio

**(B)** Aumenta la excreción de calcio

**(C)** Inhibe la reabsorción de sodio en el túbulo contorneado distal temprano

**(D)** Inhibe la reabsorción de sodio en la parte gruesa de la rama ascendente del asa de Henle

**(E)** Interfiere con la secreción de potasio

**2.** Un niño de 7 años de edad es llevado a consulta con el pediatra. Se queja de dolor agudo en los costados, así como disuria y polaquiuria. El médico ordena una prueba de calcio en orina de 24 h y los resultados son anómalos. El niño es diagnosticado con hipercalciuria idiopática y se le indica un nuevo medicamento. ¿Cuál de los siguientes medicamentos es más probable que haya sido recetado?

**(A)** Acetazolamida

**(B)** Furosemida

**(C)** Hidroclorotiazida

**(D)** Manitol

**(E)** Espironolactona

**3.** Un hombre de 45 años de edad con antecedentes de hipertensión tratada con terapia diurética acude a consulta con un dedo gordo del pie izquierdo hinchado y doloroso. Pruebas adicionales revelan concentraciones elevadas de ácido úrico. ¿Cuál de los siguientes medicamentos, probablemente, dio lugar a los síntomas del paciente?

**(A)** Acetazolamida

**(B)** Amilorida

**(C)** Hidroclorotiazida

**(D)** Manitol

**(E)** Espironolactona

**4.** Una mujer de 63 años de edad, que padece hiponatremia euvolémica debido a insuficiencia cardíaca, comenzó a tomar un medicamento para ayudar con la excreción de agua libre con una pérdida mínima de electrólitos. El médico decide revisar con regularidad los resultados de laboratorio para controlar la desmielinización osmótica. ¿Cuál de los siguientes medicamentos es más probable que haya sido recetado?

**(A)** Bumetanida

**(B)** Desmopresina

**(C)** Eplerenona

**(D)** Manitol

**(E)** Tolvaptán

**5.** Una mujer de 66 años de edad sufre un infarto de miocardio mientras está en el hospital; inmediatamente presenta dificultad respiratoria por edema pulmonar repentino. Junto con el manejo del infarto de miocardio, el médico inicia terapia con furosemida. ¿Cuál es el mecanismo de acción de este fármaco en el edema pulmonar?

**(A)** Altera la difusión del agua en relación con el sodio, reduciendo así la reabsorción del ion

**(B)** Inhibe la acción de la aldosterona al unirse a su receptor en las células principales del túbulo colector

**(C)** Inhibe la reabsorción activa de cloruro de sodio en el túbulo contorneado distal

**(D)** Inhibe la reabsorción de sodio en la porción gruesa de la rama ascendente del asa de Henle

**(E)** Reduce la reabsorción de bicarbonato y la absorción concomitante de sodio

**6.** Una mujer de 87 años de edad ingresa en el hospital y comienza con gentamicina para tratar una infección intraabdominal. Tres días después se queja de mareos y acúfenos. El médico está preocupado por una interacción farmacológica entre la gentamicina y uno de los medicamentos utilizados para el edema. ¿Cuál de los siguientes fármacos es probable que se haya administrado?

**(A)** Ácido etacrínico

**(B)** Hidroclorotiazida

**(C)** Manitol

**(D)** Urea

**(E)** Espironolactona

**7.** Un hombre de 54 años de edad desarrolla insuficiencia cardíaca congestiva (ICC) después de sufrir su segundo infarto de miocardio. Su médico prescribe varios medicamentos nuevos, incluida la furosemida. Durante su seguimiento se encuentra que el paciente tiene hipocalemia. ¿La adición de qué medicamento puede ayudar a resolver la hipocalemia y tratar la ICC?

**(A)** Acetazolamida
**(B)** Alopurinol
**(C)** Ácido etacrínico
**(D)** Hidroclorotiazida
**(E)** Espironolactona

**8.** Un hombre de 60 años de edad se presenta con su médico familiar para su exploración física anual. Es diagnosticado con hipertensión. Los resultados de laboratorio muestran concentraciones bajas de potasio, altas de aldosterona y bajas de renina. El paciente es diagnosticado con síndrome de Conn o hiperaldosteronismo. Una tomografía computarizada (TC) de abdomen revela hiperplasia suprarrenal bilateral, lo que hace que el paciente sea inoperable; por lo tanto, se inicia tratamiento con espironolactona. ¿Cuál es el mecanismo de acción de este fármaco?

**(A)** Bloquea el receptor de mineralocorticoides en el túbulo colector
**(B)** Aumenta el cAMP para incrementar la permeabilidad al agua en el túbulo renal
**(C)** Aumenta la osmolaridad del filtro glomerular para bloquear la reabsorción tubular de agua
**(D)** Inhibe la actividad del cotransportador unidireccional $Na^+/K^+/2Cl^-$ en la rama ascendente gruesa del asa de Henle
**(E)** Inhibe la anhidrasa carbónica para amortiguar la reabsorción de $NaHCO_3$ en el túbulo contorneado proximal

**9.** Una mujer de 45 años de edad con un largo historial de abuso de alcohol acude al médico para tratamiento de ascitis asociada con cirrosis. Se inicia un nuevo diurético para mejorar el edema causado por la cirrosis. Un mes después, la paciente regresa para seguimiento y sus análisis de sangre muestran los siguientes resultados:

$Na^+$ 136 mEq/L (normal: 136-145 mEq/L)

Bicarbonato 23 mEq/L (normal: 22-28 mEq/L)

$K^+$ 5.2 mEq/L (normal: 3.5-5.0 mEq/L)

$Ca^{2+}$ 9.9 mg/dL (normal: 8.5-10.5 mg/dL)

Ácido úrico 5.2 mg/dL (normal: 3.0-8.2 mg/dL)

¿Cuál de los siguientes medicamentos es más probable que haya sido recetado?

**(A)** Acetazolamida
**(B)** Amilorida
**(C)** Furosemida
**(D)** Hidroclorotiazida
**(E)** Torasemida

**10.** Un hombre de 57 años de edad desarrolla pérdida progresiva de la visión con sensación de presión detrás de los ojos. El oftalmólogo diagnostica al paciente con glaucoma. Para evitar una mayor progresión de la enfermedad y aliviar los síntomas actuales, el médico inicia terapia con acetazolamida. ¿Cuál es el mecanismo de acción de este fármaco?

**(A)** Aumenta la excreción de hidrógeno
**(B)** Aumenta la tasa de formación de bicarbonato en el humor acuoso
**(C)** Aumenta la absorción de sodio en el túbulo proximal
**(D)** Inhibe la anhidrasa carbónica en todas las partes del cuerpo
**(E)** Reduce la reabsorción de bicarbonato

**11.** Un hombre de 50 años de edad con hipertensión leve acude al médico con molestias en el tórax. Tiene depósitos de grasa levemente agrandados en sus senos, con pezones prominentes. ¿Cuál de los siguientes medicamentos probablemente dio lugar a los síntomas del paciente?

**(A)** Acetazolamida
**(B)** Amilorida
**(C)** Hidroclorotiazida
**(D)** Metolazona
**(E)** Espironolactona

**12.** Un hombre de 56 años de edad ingresó en el hospital por empeoramiento de su insuficiencia cardíaca congestiva; se requiere terapia con diuréticos para tratar el edema. El paciente tiene antecedentes de anafilaxia a trimetoprima-sulfametoxazol. ¿Cuál sería el diurético más apropiado para prescribir?

**(A)** Acetazolamida
**(B)** Bumetanida
**(C)** Clortalidona
**(D)** Ácido etacrínico
**(E)** Torasemida

# Respuestas y explicaciones

1. **C.** Los diuréticos tiazídicos inhiben la reabsorción activa de cloruro de sodio en el túbulo contorneado distal temprano de la nefrona al interferir con el cotransportador de Na/Cl, lo que da lugar a una excreción neta de sodio y agua. Disminuyen la excreción neta de cloruro, sodio y potasio. Aumenta la excreción de calcio. La inhibición de la reabsorción de cloruro de sodio en la rama ascendente gruesa del asa de Henle describe el mecanismo de acción de los diuréticos de asa. Interferir con la secreción de potasio se refiere al mecanismo de acción de los diuréticos ahorradores de potasio.

2. **C.** Los diuréticos tiazídicos, como la hidroclorotiazida, disminuyen la excreción de calcio y, por lo tanto, pueden usarse para la hipercalciuria idiopática. Los diuréticos de asa, como la furosemida, estimulan la excreción tubular de calcio y, por lo tanto, pueden usarse para tratar la hipercalcemia. Los inhibidores de la anhidrasa carbónica (acetazolamida), los diuréticos ahorradores de potasio (espironolactona) y los diuréticos osmóticos (manitol) no tienen un impacto significativo en el equilibrio neto de calcio.

3. **C.** Lo más probable es que el paciente experimente un ataque de gota aguda. La hidroclorotiazida, un diurético tiazídico, puede precipitar un ataque de gota en individuos predispuestos; esto se debe a que estos fármacos aumentan el ácido úrico sérico como resultado de la competencia por el vehículo ácido orgánico. Los diuréticos de asa también pueden tener este efecto. Los otros fármacos enumerados no tienen un impacto significativo en las concentraciones de ácido úrico.

4. **E.** El tolvaptán, un antagonista del receptor de ADH, aumenta la excreción de agua libre sin pérdida de electrólitos séricos para ayudar con la pérdida neta de líquidos. Está indicado para la hiponatremia, aunque se debe tener precaución ya que la corrección rápida puede causar desmielinización osmótica.

5. **D.** Los diuréticos de asa inhiben la reabsorción activa de NaCl en la porción ascendente gruesa del asa de Henle por inhibición de NKCC2, un cotransportador específico de $Na^+/K^+/2Cl^-$. La inhibición de la acción de la aldosterona mediante la unión a su receptor en las células principales del túbulo colector describe el mecanismo de acción de los diuréticos ahorradores de potasio. La reducción de la reabsorción de bicarbonato y la absorción concomitante de sodio se refiere a inhibidores de la anhidrasa carbónica. La inhibición de la reabsorción activa de cloruro de sodio en el túbulo contorneado distal describe los diuréticos tiazídicos. Finalmente, la alteración de la difusión del agua en relación con el sodio, reduciendo así la reabsorción de sodio, se refiere a los diuréticos osmóticos.

6. **A.** La ototoxicidad, como lo demuestran los acúfenos y los mareos, es un posible efecto adverso de los diuréticos de asa, especialmente del ácido etacrínico. Este efecto aumenta cuando se agregan antibióticos aminoglucósidos al régimen. Las otras clases de diuréticos no están asociadas con ototoxicidad.

7. **E.** La espironolactona se agrega habitualmente para el tratamiento de la ICC, ya que contrarresta la pérdida de potasio causada por los diuréticos de asa, como la furosemida. Este fármaco también es eficaz para reducir los síntomas del edema resistente. El alopurinol no se usa para tratar la ICC. La hidroclorotiazida exacerbaría la hipocalemia causada por los diuréticos de asa. La acetazolamida no contrarrestaría la hipocalemia. El ácido etacrínico es un ejemplo de otro diurético de asa.

8. **A.** La espironolactona interfiere con la acción del receptor de mineralocorticoides y previene los acontecimientos celulares que regulan la secreción de potasio e hidrógeno y la reabsorción de sodio. La espironolactona es un antagonista de los receptores de mineralocorticoides. Disminuye la síntesis de canales de sodio en las células principales de los túbulos colectores.

9. **B.** La amilorida, un diurético ahorrador de potasio, puede aumentar las concentraciones de potasio. La hipercalemia, un efecto secundario potencialmente mortal, debe reconocerse como un posible resultado del uso de amilorida. Los otros fármacos no son diuréticos ahorradores de potasio y tienen más probabilidades de causar una disminución de las concentraciones de potasio.

10. **D.** La acetazolamida pertenece a una clase de medicamentos denominados *inhibidores de la anhidrasa carbónica*. Estos fármacos reducen la reabsorción de bicarbonato en el túbulo proximal.

Inhiben la anhidrasa carbónica en todas las partes del cuerpo, incluido el humor acuoso, lo que hace que estos fármacos sean muy útiles para el tratamiento del glaucoma. La acetazolamida inhibe la excreción de hidrógeno y la absorción concomitante de sodio.

**11. E.** La espironolactona antagoniza la acción de los receptores de mineralocorticoides, progesterona y andrógenos. La inhibición de los receptores de andrógenos puede provocar ginecomastia y dolorimiento mamario, con mayor frecuencia en los hombres.

**12. D.** La mejor opción para un paciente con alergia grave a las "sulfas" es el ácido etacrínico. Los diuréticos que no contienen un grupo sulfonamida (como amilorida, eplerenona, ácido etacrínico, espironolactona y triamtereno) son seguros para los pacientes con dicha alergia. Todos los demás diuréticos enumerados tienen el potencial alérgeno cruzado (incluyendo anafilaxia y erupción cutánea) con compuestos relacionados con la sulfonamida.

# Capítulo 4

# Fármacos que actúan sobre el sistema cardiovascular

## I. ANTIHIPERTENSIVOS

### A. Principios de la regulación de la presión arterial

1. La **presión arterial** es regulada por el gasto cardíaco, la resistencia vascular periférica y el volumen de líquido intravascular (controlado en el riñón).

2. La **respuesta barorrefleja ajusta a cada momento la presión arterial**. Los barorreceptores carotídeos responden a la distensión y su activación inhibe la descarga simpática.

3. El sistema **renina-angiotensina** provee una regulación tónica de la presión arterial a largo plazo. La disminución en la presión de perfusión renal provoca un incremento de la reabsorción de sal y agua; además, estimula la **producción de renina**, lo que lleva a una mayor concentración de **angiotensina II**. Esta última causa constricción de los vasos de resistencia y estimula la síntesis de aldosterona, que en última instancia aumenta la absorción de sodio y agua por el riñón.

### B. Objetivo del tratamiento

1. El propósito es **disminuir la presión arterial elevada** debido a que, si no se controla, puede provocar **daño terminal a órganos diana**, así como **incrementar el riesgo de ictus** e **infarto de miocardio (IM)**.

2. Esto se logra mediante el uso de diversas clases de fármacos y con frecuencia se requiere la **combinación de estos** (tabla 4-1).

### C. Principios del sistema renina-angiotensina

1. Varios parámetros regulan la **liberación de renina** de la corteza renal.

   a. La disminución de la presión arterial y del suministro de sodio a la corteza, el aumento de sodio en el túbulo distal y la estimulación de la actividad simpática aumentan la liberación de renina.

2. La renina escinde a la proteína angiotensinógeno y libera angiotensina I (AT1).

   a. La angiotensina I se convierte en angiotensina II por la actividad de la enzima convertidora de angiotensina (ECA).

   b. La angiotensina II es un potente vasoconstrictor y estimula la liberación de aldosterona, lo que causa retención de sodio y agua.

3. La angiotensina II actúa sobre varios subtipos de receptores de angiotensina.

   a. Las acciones vasopresoras de la angiotensina II son mediadas por los receptores AT1.

4. La angiotensina II también se puede producir localmente en el miocardio, los riñones, las glándulas suprarrenales y las paredes de los vasos por la acción de las cinasas y de las catepsinas.

5. Los fármacos que interfieren en la biosíntesis de la angiotensina II (inhibidores de la ECA) o que actúan como antagonistas de los receptores de angiotensina ARA) están indicados en todos los pacientes con disfunción ventricular izquierda (VI) sintomática o asintomática.

   a. Dado que la angiotensina I se produce por vías distintas a la ECA, los antagonistas de los receptores de angiotensina II pueden ser más eficaces y específicos para disminuir las acciones de la angiotensina II.

   b. Los inhibidores de la ECA son cada vez más importantes en el tratamiento de la insuficiencia cardíaca congestiva (ICC) y se ha demostrado que evitan o retrasan la progresión de la insuficiencia cardíaca en los pacientes con disfunción ventricular.

   c. Los fármacos que inhiben la **actividad de la renina** también son útiles para tratar la hipertensión.

**Tabla 4-1** Antihipertensivos

| Clase | Fármaco | Efectos adversos | Indicaciones |
|---|---|---|---|
| **Diuréticos** | | | |
| Tiazidas y fármacos similares | Clorotiazida, hidroclorotiazida, clortalidona, metolazona, indapamida | Hipocalemia, hiperuricemia, hiperglucemia | Monoterapia para tratar la hipertensión moderada; en combinación con otras clases de medicamentos para tratar la hipertensión grave |
| Diuréticos de asa | Furosemida, bumetanida, ácido etacrínico | Hipocalemia, hipomagnesemia, hiperuricemia, hipocalcemia, hipotensión, disminución del volumen | Utilizado en hipertensión refractaria a los diuréticos tiazídicos; utilizado en presencia de azoemia |
| Diuréticos ahorradores de potasio | Triamtereno, espironolactona, amilorida | Hipercalemia | Se utiliza en combinación con un diurético tiazídico o de asa para evitar el agotamiento del potasio |
| **Antiadrenérgicos periféricos** | | | |
| Antagonistas adrenérgicos β | No selectivos ($\beta_1$ y $\beta_2$): propranolol, timolol, nadolol, pindolol, penbutolol, carteolol  Selectivos $\beta_1$: acebutolol, atenolol, metoprolol | Fatiga, tolerancia reducida al ejercicio, bradicardia, hipoglucemia enmascarada | Hipertensión; puede combinarse con un diurético para obtener efectos aditivos, o con un diurético más un antagonista de receptor adrenérgico α para hipertensión resistente; también disminuye la demanda cardiaca de oxígeno |
| Antagonistas de los receptores adrenérgicos $\alpha_1$ y β | Carvedilol, labetalol | Similar a otros bloqueadores β; es más probable que causen hipotensión ortostática y disfunción sexual | Puede ser útil en caso de insuficiencia cardiaca congestiva |
| Antagonistas de receptores adrenérgicos $\alpha_1$ | Prazosina, terazosina, doxazosina | Síncope de la primera dosis, hipotensión ortostática | Monoterapia para hipertensión leve a moderada; puede ser útil con un diurético y un antagonista de receptores adrenérgicos β |
| **Inhibidores de renina-angiotensina** | | | |
| Inhibidores de la enzima convertidora de angiotensina (ECA) | Captopril, enalapril, lisinopril, ramipril, quinapril | Hipercalemia, tos | Hipertensión leve a grave |
| Antagonistas de los receptores de angiotensina II | Losartán potásico | Hipercalemia, tos | Hipertensión leve a grave |
| Inhibidores de la renina | Aliskireno | Hipercalemia | Hipertensión leve a grave |
| **Bloqueadores de los canales de calcio** | Nicardipino, nifedipino, felodipino | Edema periférico | Hipertensión |
| **Antiadrenérgicos centrales** | Metildopa, clonidina, guanabenzo | Xerostomía, sedación, letargia, depresión | Hipertensión crónica |
| Medicamentos bloqueadores de neuronas adrenérgicas | Guanadrel | Hipotensión ortostática; hipotensión grave en presencia de feocromocitoma | Hipertensión refractaria grave |
| **Vasodilatadores** | | | |
| Vasodilatación arteriolar | Hidralazina, minoxidil | El síndrome similar al lupus puede presentarse con la hidralazina; el minoxidil puede causar retención grave de volumen | Hipertensión refractaria a la combinación de diuréticos tiazida/bloqueadores β |
| Vasodilatador arteriolar y vénula | Nitroprusiato de sodio | Puede producirse una disminución excesiva de la presión arterial | Situaciones de urgencia donde se desea una reducción rápida de la presión arterial |

**D. Diuréticos (*véase* cap. 3)**

**1.** Aumentan la excreción de sodio, disminuyen el volumen sanguíneo y reducen la resistencia periférica total.

**2.** Los diuréticos tiazídicos, los de asa y los ahorradores de potasio pueden usarse para el tratamiento de la hipertensión.

**3. Diuréticos tiazídicos**

    **a.** Son eficaces para disminuir la presión arterial alrededor de 10-15 mm Hg.

    **b.** Cuando se administran solos, sirven para la **hipertensión leve o moderada**.

    **c.** Se pueden usar en combinación con fármacos antiadrenérgicos o vasodilatadores en la **hipertensión grave**.

**4.** Los ***diuréticos de asa*** se utilizan en combinación con fármacos antiadrenérgicos y vasodilatadores para la hipertensión resistente al tratamiento con tiazidas.

**5.** Los ***diuréticos ahorradores de potasio*** se usan para evitar el agotamiento del potasio, especialmente cuando se administran con glucósidos cardíacos.

**E. Inhibidores de la enzima convertidora de angiotensina**

**1.** ***Fármacos específicos.*** Incluyen benazepril, captopril, enalapril, lisinopril y quinapril.

**2.** ***Mecanismo de acción.*** Inhiben la producción de angiotensina II a partir de la angiotensina I al bloquear la actividad de la ECA1; no inhiben a la ECA2. El bloqueo de ECA1 también **reduce la descomposición de la bradicinina, un potente vasodilatador.**

    **a.** Estos fármacos **contrarrestan** la resistencia vascular periférica elevada y la retención de sodio y agua producidas por la angiotensina II y la aldosterona.

        **(1)** Aumentan el gasto cardíaco, provocan dilatación arteriolar sistémica (reduce la poscarga), **causan venodilatación** e **inducen natriuresis**, para así reducir la precarga.

        **(2)** Disminuyen la progresión de la insuficiencia cardíaca en pacientes con disfunción ventricular.

**3.** ***Indicaciones.*** Los inhibidores de la ECA son muy útiles en el tratamiento de la **ICC, reducen el riesgo de infarto posmiocárdico recurrente, limitan la progresión de la enfermedad renal en la nefropatía diabética** y sirven de tratamiento para la **hipertensión**. Los inhibidores de la ECA pueden ser menos eficaces en los afroamericanos que en los caucásicos.

**4.** ***Efectos adversos***

    **a.** Estos fármacos pueden provocar tos seca **no productiva** que desaparece cuando se suspende el tratamiento (es probable que se deba al aumento de la concentración de bradicinina).

    **b.** El **angioedema** (edema y obstrucción potencialmente mortales de las vías respiratorias) es poco frecuente, pero puede tener lugar en cualquier momento, especialmente después de la primera dosis (se le atribuye el aumento de la concentración de bradicinina).

    **c.** La **hipercalemia** también es un efecto adverso frecuente debido a la reducción de la concentración de aldosterona.

    **d.** Con los inhibidores de la ECA pueden producirse **reducciones modestas en la tasa de filtración glomerular (TFG) y pequeños aumentos en la creatinina sérica (CrS)**.

    **e.** La hipotensión y el vértigo también son posibles efectos adversos.

**5.** ***Contraindicaciones***

    **a. Estenosis de la arteria renal bilateral**

        **(1)** Por lo regular, en la estenosis bilateral de la arteria renal, el aumento de la concentración de angiotensina II contrae la arteriola eferente del riñón más que la arteriola aferente; esto ayuda a mantener la presión glomerular en el riñón.

        **(2)** Los inhibidores de la ECA bloquean la angiotensina II y evitan la constricción de la arteriola eferente, lo que lleva a la caída de la presión glomerular y la filtración.

    **b.** Además, los medicamentos que actúan sobre el sistema renina-angiotensina son **teratogénicos** y deben suspenderse durante el embarazo.

**F. Antagonistas de los receptores de angiotensina II**

**1.** ***Fármacos específicos.*** Incluyen candesartán, losartán y valsartán.

**2.** ***Mecanismo de acción.*** Estos fármacos se unen al receptor de angiotensina II AT1 y evitan que la angiotensina II se una; esto bloquea los efectos de la angiotensina II, así como la liberación de aldosterona y la vasoconstricción.

    **a.** Los receptores AT1 están acoplados a la proteína Gq y a la vía de transducción de señales del trifosfato de inositol ($IP_3$, *inositol trisphosphate*).

    **b.** Los antagonistas de los receptores de angiotensina (ARA) tienen efectos similares a los inhibidores de la ECA: **disminución de la precarga y la poscarga y la remodelación cardíaca**.

    **c.** La concentración de bradicinina no aumenta debido a que los ARA no inhiben la ECA.

**3.** *Indicaciones*. Los ARA tienen indicaciones similares a los inhibidores de la ECA; se usan para el tratamiento de la **hipertensión**, la **insuficiencia cardíaca** y el **infarto posmiocárdico**.

**4.** *Efectos adversos*

     **a.** Los ARA tienen más probabilidades de causar **hipotensión** que los inhibidores de la ECA.

     **b.** También pueden causar **hipercalemia**.

     **c.** Dado que los ARA no provocan un aumento en la concentración de bradicinina, la incidencia de **tos** y angioedema disminuye en comparación con los inhibidores de la ECA.

**5.** *Contraindicaciones*. Al igual que los inhibidores de la ECA, los ARA también están contraindicados en la **estenosis bilateral de la arteria renal** y el **embarazo**.

**G. Inhibidores de renina**

**1.** *Fármaco específico*. Aliskireno.

**2.** *Mecanismo de acción*. Es un fármaco de bajo peso molecular **inhibidor directo de la renina**. Inhibe la conversión de angiotensinógeno en angiotensina I.

**3.** *Indicación*. Se utiliza para el tratamiento de la **hipertensión**.

**4.** *Efectos adversos*. Puede provocar diarrea, angioedema e hipercalemia.

**5.** *Contraindicaciones*. No debe combinarse con inhibidores de la ECA o ARA en pacientes con insuficiencia renal o diabetes, debido al aumento en el riesgo de efectos adversos graves. También es teratogénico.

**H. Antagonistas de receptores adrenérgicos β (bloqueadores β)**

**1.** *Fármacos específicos.* Se incluyen acebutolol, atenolol, carvedilol, esmolol, labetalol, metoprolol, pindolol y propranolol.

**2.** *Mecanismo de acción*

     **a.** Los antagonistas de receptores adrenérgicos β **bloquean la respuesta a la estimulación β** (de la adrenalina y la noradrenalina) en el corazón; esto ocasiona **disminución de la frecuencia cardíaca**, de la **presión arterial** y de la **contractilidad miocárdica**, que en consecuencia conduce a la **disminución de los requisitos de oxígeno del miocardio**.

     **(1)** Algunos fármacos, como el **pindolol** y el **propranolol**, son **selectivos β o no específicos** y afectan tanto a los receptores **$\beta_1$ como a los $\beta_2$**.

         **(a)** Estos fármacos están **contraindicados en pacientes con asma** debido al potencial de broncoconstricción producido por el bloqueo $\beta_2$ (promueven la broncodilatación).

         **(b)** El **propranolol** también **disminuye las concentraciones de la triyodotironina** ($T_3$) sérica a través de la **inhibición de la 5'-monodesyodasa** que convierte la tiroxina ($T_4$) en $T_3$.

     **(2)** Los **fármacos cardioselectivos**, como el **atenolol** y el **metoprolol**, son **específicos de $\beta_1$**.

         **(a)** Presentan una menor probabilidad de broncoconstricción y vasoespasmo.

     **(3)** Los fármacos como el **acebutolol** y el **pindolol** tienen **actividad simpaticomimética intrínseca (ASI)**. Son agonistas parciales y proporcionan estimulación β de bajo nivel en reposo, pero bloqueo total de los receptores β cuando hay alta actividad simpática. En general, **causan menos bradicardia** y pueden ser útiles en pacientes con reserva cardíaca disminuida o tendencia a la bradicardia.

     **(4)** El **labetalol** y el **carvedilol** también tienen actividad para **bloqueo del receptor adrenérgico $\alpha_1$**, lo que desencadena **acciones vasodilatadoras adicionales en las arterias**. También causan disminución de la resistencia vascular periférica y coronaria, particularmente útil en pacientes con ICC.

**3.** *Indicaciones*

     **a.** Los bloqueadores β tienen muchas indicaciones. Se utilizan en el tratamiento de la hipertensión, la **angina**, el **infarto de miocardio**, las **arritmias** y la **insuficiencia cardíaca**.

**4.** *Efectos adversos*

     **a.** Los bloqueadores β pueden causar **disminución de la frecuencia cardíaca, presión arterial, contractilidad** y **conducción del nodo auriculoventricular**.

     **b.** La abstinencia aguda es peligrosa y podría provocar exacerbación de los síntomas isquémicos, incluyendo la angina o el infarto de miocardio.

     **c.** Los fármacos no selectivos pueden aumentar la resistencia de las vías respiratorias y exacerbar la arteriopatía periférica (por el bloqueo $\beta_2$).

     **d.** Disminuye la glucogenólisis inducida por catecolaminas.

     **e.** Otros efectos no cardíacos pueden incluir vértigo, somnolencia y cefalea.

         **(1)** El bloqueo de los receptores adrenérgicos β en el sistema nervioso central disminuye la actividad simpática.

**5.** *Contraindicaciones*

     **a.** Los antagonistas de receptores adrenérgicos β están contraindicados en presencia de bradicardia y bloqueo auriculoventricular (AV).

I. **Bloqueadores de los canales de calcio**

1. *Fármacos específicos*

   a. Entre las **dihidropiridinas** se encuentran **amlodipino, felodipino, nicardipino** y **nifedipino.**

   b. Los fármacos **no dihidropiridínicos** se incluyen **diltiazem** y **verapamilo.**

2. *Mecanismo de acción.* Los bloqueadores de los canales de calcio (BCC) producen un bloqueo de tipo L (lento), lo que disminuye la fuerza de contracción y los requerimientos de oxígeno. Los fármacos causan **vasodilatación coronaria** y **alivio del espasmo**; también **dilatan la vasculatura periférica** y **disminuyen la poscarga cardíaca.**

   a. Las **dihidropiridinas** son **más específicas para el músculo liso vascular,** dado que pueden disminuir la resistencia vascular sistémica y la presión arterial. Se utilizan para el tratamiento de la hipertensión. La vasodilatación sistémica conduce a una poscarga ventricular reducida y a una menor demanda de oxígeno.

   b. Las **no dihidropiridinas afectan a los cardiomiocitos y al tejido ganglionar.** El verapamilo es altamente selectivo para el miocardio, mientras que el diltiazem tiene una selectividad intermedia con acciones vasodilatadoras y depresoras cardíacas.

      (1) Se pueden usar para **disminuir la demanda de oxígeno** y **revertir el vasoespasmo coronario** en angina.

      (2) Además, tienen **efectos antiarrítmicos** que pueden **reducir la velocidad de conducción,** prolongar la repolarización y **disminuir la velocidad de activación de los impulsos anómalos** en el corazón.

3. *Indicaciones*

   a. Dado que las **dihidropiridinas** son vasodilatadores potentes con poco efecto sobre la conducción cardíaca y la contractilidad, se usan para el tratamiento de la **hipertensión.** También pueden ser útiles para la **angina** vasoespástica (Prinzmetal) y para la angina crónica estable.

   b. El **verapamilo** y el **diltiazem** están indicados para el tratamiento de la **hipertensión,** la **angina** vasoespástica, la angina crónica estable y las **arritmias cardíacas.**

4. *Efectos adversos*

   a. Las dihidropiridinas pueden provocar **rubefacción,** hipotensión, cefalea y **edema periférico.** También pueden causar taquicardia refleja.

   b. Las no dihidropiridinas pueden desencadenar **bradicardia** y **disminución de la contractilidad.** Se debe tener precaución en pacientes con defectos de la conducción. También pueden causar **estreñimiento.**

5. *Interacciones farmacológicas*

   a. El verapamilo puede producir bloqueo AV cuando se utiliza en combinación con antagonistas del receptor adrenérgico β.

J. **Antagonistas de receptores adrenérgicos α₁ (bloqueadores α₁)**

1. *Fármacos específicos.* Se incluyen **prazosina,** terazosina y **doxazosina.**

2. *Mecanismo de acción*

   a. Los antagonistas de los receptores adrenérgicos α **disminuyen la resistencia periférica total** previniendo la estimulación (y la consiguiente vasoconstricción) de los receptores α, que se encuentran predominantemente en los vasos de resistencia de la piel, mucosa, intestino y riñón.

      (1) **Reducen la presión al dilatar los vasos de resistencia y de conducción.**

3. *Indicaciones.* Estos fármacos pueden usarse en el tratamiento de la **hipertensión.** Con frecuencia no se recomiendan para monoterapia y generalmente se administran junto con un diurético y un receptor adrenérgico β. La eficacia de estos fármacos disminuye en algunos pacientes debido a la tolerancia.

4. *Efectos adversos.* Se incluyen la **taquicardia refleja,** el vértigo y la **hipotensión ortostática**; esta última puede producirse debido a la pérdida de vasoconstricción refleja al estar de pie.

5. Los antagonistas no selectivos α (fentolamina y fenoxibenzamina) se pueden usar en combinación con los bloqueadores β para emergencias hipertensivas asociadas con feocromocitoma (un tumor de la glándula suprarrenal que secreta grandes cantidades de catecolaminas).

K. **Agonistas adrenérgicos α₂ (vasodilatadores de acción central)**

1. *Fármacos específicos.* Se incluye metildopa, guanfacina y **clonidina.**

2. *Mecanismo de acción.* Estos fármacos **estimulan a los receptores α₂ en el sistema nervioso central** y **reducen el flujo simpático**; disminuyen la frecuencia cardíaca y la contractilidad, lo que reduce el gasto cardíaco. La disminución del flujo de salida simpático a la vasculatura conduce a una **resistencia periférica total disminuida.**

   a. La metildopa es un profármaco en el cual el neurotransmisor falso metilnorepinefrina α ejerce sus efectos en el receptor α₂. También reduce la neurotransmisión adrenérgica en el sistema nervioso periférico a través de sus acciones como inhibidor competitivo de la dopa-descarboxilasa (que convierte la dopa en dopamina).

3. *Indicaciones.* Pueden incluir la **hipertensión leve a moderada**; a menudo se usan en combinación con otros fármacos como los diuréticos. La metildopa rara vez se utiliza debido a la posibilidad de efectos adversos graves, aunque es un fármaco de elección durante el embarazo.

4. *Efectos adversos.* Se puede presentar somnolencia, xerostomía, estreñimiento y, en ocasiones, disfunción sexual. La metildopa puede causar hepatotoxicidad y anemia hemolítica autoinmunitaria.

5. *Precaución.* La interrupción brusca de la clonidina puede producir **hipertensión de rebote**.

6. La dexmedetomidina, un agonista selectivo del receptor adrenérgico $\alpha_2$ con propiedades anestésicas y sedantes, se utiliza para la sedación en unidades de procedimientos y cuidados intensivos.

## L.  Vasodilatadores

1. *Mecanismo de acción*

   a. Los vasodilatadores **reducen la resistencia arterial o aumentan la capacidad venosa**; el **efecto neto es la reducción de la presión vascular**.

   b. Relajan el músculo liso y reducen la resistencia periférica total, y así disminuyen la presión arterial.

2. *Mecanismo e indicaciones para fármacos específicos*

   a. **Hidralazina**

   (1) Reduce la presión arterial directamente al **relajar el músculo arteriolar**.

   (2) Este medicamento se usa para la hipertensión moderada a grave y puede utilizarse en emergencias hipertensivas durante el embarazo.

   (3) Con frecuencia se usa en combinación con bloqueadores β, ya que puede provocar **reflejo barorreceptor** y causar **taquicardia**. Además, se puede usar con diuréticos para disminuir la retención de sodio.

   (4) La hidralazina puede causar un **síndrome similar al lupus**.

   b. **Minoxidil**

   (1) El minoxidil causa vasodilatación al **relajar directamente los vasos arteriolares**.

   (2) Similar a la hidralazina, provoca **reflejo barorreceptor**.

   (3) Se usa para la hipertensión sintomática cuando otros fármacos no son eficaces.

   (4) Produce **hirsutismo**; se utiliza para disminuir la caída del cabello.

   c. **Nitroprusiato de sodio**

   (1) Este fármaco causa **vasodilatación** periférica al actuar directamente sobre el **músculo liso venoso y arteriolar**.

   (2) Se utiliza en **emergencias hipertensivas** debido a su rápida acción. En la infusión inicial puede causar vasodilatación e hipotensión excesivas. También se puede usar en la insuficiencia cardíaca descompensada aguda.

   (3) El nitroprusiato de sodio se puede convertir en cianuro y tiocianato. El riesgo de **toxicidad por cianuro** se reduce al mínimo mediante la administración concomitante de tiosulfato de sodio o hidroxocobalamina.

   (a) La toxicidad por cianuro puede producir acidosis, taquicardia, cambios en el estado mental y muerte.

   (4) Además, puede producir una conversión de hemoglobina en metahemoglobina y aumentar el riesgo de **metahemoglobinemia**.

## M. Otros fármacos utilizados para la hipertensión

1. El **fenoldopam** es un **agonista** selectivo **en los receptores de dopamina DA$_1$** que aumenta el flujo sanguíneo renal mientras reduce la presión arterial. Se utiliza para el tratamiento a corto plazo de la hipertensión grave, incluida la **hipertensión maligna**.

## N. Fármacos utilizados en la hipertensión pulmonar

1. **Antagonistas de los receptores de endotelina**

   a. *Fármacos específicos.* Se incluye el ambrisentán y el bosentán.

   b. *Mecanismo de acción*

   (1) La endotelina 1 en plasma aumenta en los pacientes con hipertensión pulmonar.

   (2) El ambrisentán es un antagonista selectivo del receptor de endotelina A.

   (3) El bosentán antagoniza los receptores de endotelina A y B.

   c. *Efectos adversos.* Se incluyen cefalea y edema periférico.

   d. *Contraindicaciones.* Es probable que ambos fármacos provoquen defectos congénitos graves, por lo que no deben administrarse durante el embarazo.

**2. Inhibidores de la fosfodiesterasa 5**

    **a.** *Fármacos específicos.* Incluyen el **sildenafilo** y el **tadalafilo**.

    **b.** *Mecanismo de acción*

        **(1)** Estos fármacos **inhiben** específicamente a la **fosfodiesterasa tipo 5**, la clase de enzimas que son responsables de la descomposición del monofosfato de guanosina cíclico (cGMP, *guanosine monophosphate*).

        **(2)** La isoforma tipo 5 se expresa en los tejidos reproductivos y en el pulmón.

        **(3)** La inhibición de la descomposición de cGMP **mejora la acción vasodilatadora del óxido nítrico** en el cuerpo cavernoso y en la vasculatura pulmonar.

    **c.** *Indicaciones*

        **(1)** El sildenafilo y el tadalafilo están aprobados para el tratamiento de la **hipertensión pulmonar**.

        **(2)** El sildenafilo, el tadalafilo y otros inhibidores de la fosfodiesterasa 5, incluido el vardenafilo, también se usan para el tratamiento de la **disfunción eréctil**.

    **d.** *Efectos adversos.* Pueden incluir **cefalea, rubefacción** y alteraciones oculares. Los efectos más graves son cardiovasculares, como arritmias, bloqueo o paro cardíaco, ictus e hipotensión.

    **e.** *Interacciones farmacológicas.* Están **contraindicados en pacientes que toman nitratos**, por la exacerbación de los efectos cardiovasculares. Deben usarse con precaución en pacientes que consumen antagonistas de los receptores adrenérgicos $\alpha_1$ debido al riesgo potencial de hipotensión.

**3.** El análogo de prostaciclina epoprostenol (PGI$_2$), una prostaglandina, también está aprobado para el tratamiento de la hipertensión pulmonar.

## II. FÁRMACOS PARA LA INSUFICIENCIA CARDÍACA CONGESTIVA

**A. Revisión general**

    **1.** La **ICC** se produce cuando el gasto cardíaco es insuficiente para suministrar concentraciones adecuadas de oxígeno al cuerpo.

    **a.** La **contractilidad deteriorada** y la **congestión circulatoria** son componentes de la insuficiencia.

        **(1)** La capacidad para desarrollar fuerza durante la sístole se ve comprometida y se requiere un aumento del volumen diastólico final para conseguir la misma cantidad de trabajo.

        **(2)** La frecuencia cardíaca, el volumen ventricular y la presión están elevados, mientras que el volumen sistólico está disminuido.

    **b.** La **elevación** compensatoria en la producción de **angiotensina II** produce **retención de sodio** y **vasoconstricción**; aumenta tanto la formación de matriz como la **remodelación**.

    **2. Objetivos del tratamiento farmacológico** (fig. 4-1)

    **a.** Aumentar la **contractilidad cardíaca**.

    **b. Disminuir la precarga** (presión de llenado del ventrículo izquierdo) y la impedancia aórtica (resistencia vascular sistémica).

    **c.** Normalizar la frecuencia y el ritmo cardíacos.

    **d.** Varios fármacos utilizados en el tratamiento de la hipertensión también se usan para el tratamiento de la ICC, incluidos los diuréticos, los inhibidores de la ECA, los antagonistas de los receptores de angiotensina II y los bloqueadores β (fig. 4-2).

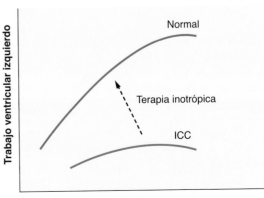

**FIGURA 4-1.** Objetivo farmacológico del tratamiento de la insuficiencia cardíaca congestiva (ICC).

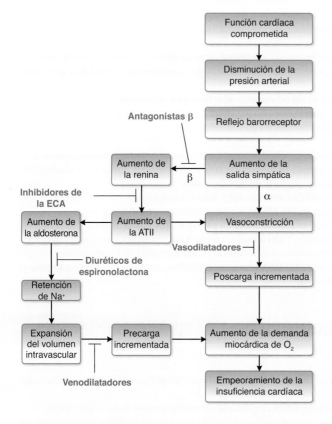

**FIGURA 4-2.** Tratamiento farmacológico de la insuficiencia cardíaca (reimpreso con autorización de Golan D. Principles of Pharmacology, 4th ed. Philadelphia, PA: Wolters Kluwer Health, 2016, Fig. 26.14). ATII, angiotensina II; ECA, enzima convertidora de la angiotensina.

## B. Glucósidos cardíacos

1. *Fármaco específico.* Digoxina.
2. *Mecanismo de acción*
   a. La digoxina **inhibe** la bomba de **sodio y potasio (Na$^+$/K$^+$)-ATPasa en las células miocárdicas**, lo que aumenta el sodio intracelular (Na$^+$) y disminuye el potasio intracelular (K$^+$) (fig. 4-3). El aumento de Na$^+$ provoca una despolarización del sarcolema, lo cual estimula la apertura de los canales de calcio (Ca$^{2+}$) dependientes de voltaje; el Ca$^{2+}$ que entra estimula los canales de rianodina en el retículo

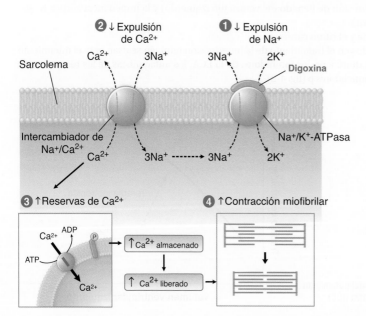

**FIGURA 4-3.** Mecanismo de acción de la digoxina (reimpreso con autorización de Golan D. Principles of Pharmacology, 4th ed. Philadelphia, PA: Wolters Kluwer Health, 2016, Fig. 25.6). ADP, difosfato de adenosina; ATP, trifosfato de adenosina.

sarcoplasmático, permitiendo la salida de $Ca^{2+}$ y aumentando su concentración citoplasmática, y de esta forma provoca una mayor contractilidad (**efecto inotrópico positivo**).

**(1)** Los glucósidos cardíacos **aumentan el volumen sistólico** y **el gasto cardíaco**; disminuyen el volumen sanguíneo, la presión venosa y el volumen diastólico final.

**(2)** La **circulación mejorada** reduce la actividad simpática y da lugar a una mejor función cardíaca como resultado de la disminución de la resistencia arterial sistémica y el tono venoso.

**b.** En **arritmias supraventriculares, la digoxina mejora el tono vagal**. Esto causa la inhibición del nodo sinoauricular (SA) y la conducción retrasada a través del nodo auriculoventricular (AV). En general, **disminuye la frecuencia cardíaca y la velocidad de conducción**.

**3.** *Propiedades farmacológicas*

**a.** La digoxina tiene un **rango terapéutico estrecho**, por lo que la dosis debe individualizarse para mantener los efectos terapéuticos y prevenir resultados adversos.

**(1)** Las dosis para el tratamiento de la ICC son en general más bajas que las requeridas para disminuir la respuesta ventricular en la fibrilación auricular.

**b.** Se **elimina** por vía renal.

**4.** *Indicaciones*. La digoxina se usa para el tratamiento de la **ICC**. También es utilizada para las arritmias supraventriculares, lo cual incluye la **fibrilación auricular** y el aleteo (taquisistolia) auricular.

**5.** *Efectos adversos y toxicidad*

**a.** La digoxina puede provocar disfunción cognitiva, **molestias gastrointestinales** (anorexia, náuseas, vómitos, diarrea) y **alteraciones visuales**, incluida la visión borrosa y la **xantopsia** (**efecto halo**).

**b.** Puede causar arritmias, incluidas taquicardias auriculares y bloqueo AV.

**c.** **Tratamiento de la toxicidad por digoxina**

**(1)** Las primeras manifestaciones de sobredosis de digoxina son con frecuencia la fatiga y los síntomas similares a la gripe.

**(2)** El **potasio puede ayudar a aliviar las arritmias** si ocurren. Los antiarrítmicos como la fenitoína y la lidocaína también pueden servir para tratar las arritmias agudas inducidas por la digoxina.

**6.** Los **fragmentos Fab de anticuerpos antidigoxínicos** (*digoxin immune Fab*) y la hemoperfusión son antídotos útiles en la toxicidad aguda.

**7.** *Interacciones farmacológicas*

**a.** Los **diuréticos de asa y tiazídicos** causan **hipocalemia** que puede llevar a una competencia reducida por la Na/K-ATPasa y provocar el **aumento de la unión de digoxina** para mejorar sus efectos. Lo opuesto es cierto para los diuréticos ahorradores de potasio.

**b.** Algunos fármacos que se unen a la digoxina, como la colestiramina, pueden interferir con la terapia.

**c.** Los fármacos que mejoran las enzimas metabolizadoras hepáticas, como el fenobarbital, pueden disminuir las concentraciones del medicamento activo.

**C. Inhibidor de la enzima fosfodiesterasa-3**

**1.** *Fármaco específico*. Milrinona.

**2.** *Mecanismo de acción*. Este fármaco inhibe la enzima fosfodiesterasa tipo 3 en el tejido cardíaco y vascular; causa **aumento en el monofosfato de adenosina cíclico** (cAMP, *cyclic adenosine monophosphate*) y así activa los canales de calcio que conducen a **concentraciones intracelulares elevadas de $Ca^{2+}$** y a la **contracción-excitación mejorada**. Reduce la presión de llenado del ventrículo izquierdo y la resistencia vascular; **mejora el gasto cardíaco**.

**3.** *Indicación*. Se utiliza para la terapia a corto plazo en la insuficiencia cardíaca descompensada aguda.

**4.** *Efectos adversos*. Se incluyen arritmias e hipotensión.

**D. Agonista adrenérgico**

**1.** *Fármaco específico*. Dobutamina.

**2.** *Mecanismo de acción*. La dobutamina es un derivado sintético de la catecolamina que **aumenta la contractilidad**; actúa principalmente sobre los **receptores adrenérgicos miocárdicos $\beta_1$**, con efectos menores en los receptores adrenérgicos $\beta_2$ y $\alpha$. **Aumenta** la fosforilación mediada por **cAMP** y la actividad de los canales de $Ca^{2+}$.

**a.** Las dosis moderadas de clorhidrato de dobutamina no aumentan la frecuencia cardíaca.

**b.** No activa los receptores de dopamina.

**3.** *Indicaciones*

**a.** La dobutamina se utiliza como **terapia a corto plazo** en individuos con **insuficiencia cardíaca crónica grave** y para soporte inotrópico posterior a un infarto de miocardio y a una cirugía cardíaca.

**(1)** Debido a que no aumenta sustancialmente la resistencia periférica, no es útil en el choque cardíaco con hipotensión grave.

    **b.** La terapia de infusión combinada con nitroprusiato o nitroglicerina puede mejorar el rendimiento cardíaco en pacientes con insuficiencia cardíaca avanzada.

**4.** *Efectos adversos.* Se incluyen taquicardia e hipertensión.

**5.** La **dopamina** estimula los receptores tanto adrenérgicos como dopaminérgicos.

    **a.** Las dosis bajas estimulan la actividad dopaminérgica y producen vasodilatación renal y mesentérica.

    **b.** Las dosis intermedias estimulan la actividad dopaminérgica y adrenérgica $\beta_1$ para producir estimulación cardíaca y vasodilatación renal.

    **c.** Las dosis altas estimulan los receptores adrenérgicos $\alpha$.

## III. ANTIANGINOSOS

**A. Objetivo del tratamiento**

    **1.** Restablecer el equilibrio entre el suministro y la demanda de oxígeno en la región isquémica del miocardio.

**B. Tipos de angina**

    **1.** La **angina clásica** (**angina de esfuerzo**) tiene lugar cuando la demanda de oxígeno excede el suministro de oxígeno, generalmente debido a la disminución del flujo coronario.

    **2.** La **angina vasoespástica** (**Prinzmetal o variante**) resulta del vasoespasmo coronario reversible que disminuye el suministro de oxígeno y tiene lugar en reposo.

    **3.** Algunas personas padecen **angina mixta**, en la que pueden producirse ataques inducidos por el esfuerzo y en reposo.

**C. Nitratos**

    **1.** *Fármacos específicos.* Se incluyen nitroglicerina, mononitrato de isosorbida (MNIS) y dinitrato de isosorbida (DNIS), así como el nitroprusiato.

    **2.** *Mecanismo de acción*

        **a.** Los nitratos relajan el músculo liso vascular.

        **b.** **Activan la guanilato-ciclasa** y aumentan los nucleótidos cíclicos de guanina. Esto activa las cinasas dependientes de monofosfato de guanosina cíclico (cGMP, *guanosine monophosphate*), lo que conduce a la desfosforilación de la cadena ligera de miosina y a la **relajación del músculo liso**.

        **c.** Estos fármacos son vasodilatadores.

            **(1)** La **venodilatación periférica disminuye la precarga cardíaca** y la tensión de la pared miocárdica.

            **(2)** **La dilatación arterial reduce la poscarga.**

            **(3)** Ambas acciones reducen la demanda de oxígeno al disminuir la carga de trabajo del corazón.

        **d.** La redistribución del flujo sanguíneo coronario a las regiones isquémicas aumenta en los pacientes tratados con nitrato.

        **e.** Alivian los síntomas de la angina clásica, predominantemente a través de la mejora hemodinámica. La angina variante se alivia por medio de los efectos sobre la circulación coronaria.

    **3.** *Propiedades farmacológicas*

        **a.** Estos fármacos tienen un gran efecto de primer paso debido a la presencia de nitrato-reductasa orgánica de alta capacidad en el hígado, que inactiva los medicamentos.

            **(1)** Los nitratos tienen una $t_{1/2}$ menor de 10 min.

            **(2)** La administración sublingual evita este efecto.

        **b.** Forman nitrosotiol en el músculo liso por reacción con el glutatión.

            **(1)** El uso de nitroglicerina durante varias horas se asocia con una tolerancia significativa al medicamento; se cree que se debe al agotamiento de las enzimas responsables de la bioactivación del fármaco.

    **4.** *Indicaciones*

        **a.** Nitroglicerina

            **(1)** La administración sublingual es eficaz para la **angina de pecho**, ya que tiene un inicio rápido y una corta duración de acción.

            **(2)** Hay sistemas de suministro prolongado disponibles que se utilizan para mantener las concentraciones sanguíneas.

        **b.** Mononitrato y dinitrato de isosorbida

            **(1)** Estos fármacos tienen una acción de mayor duración que la nitroglicerina y son más eficaces para el tratamiento a largo plazo de la enfermedad arterial coronaria.

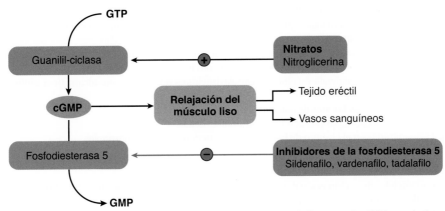

**FIGURA 4-4.** Interacción farmacológica entre nitratos e inhibidores de la fosfodiesterasa 5. cGMP, monofosfato de guanosina cíclico; GTP, trifosfato de guanosina.

**(2)** Ambos están indicados para el tratamiento y manejo de la angina de pecho. El DNIS también se usa para el tratamiento de la insuficiencia cardíaca en combinación con hidralazina.

**(3)** El MNIS es el metabolito activo del DNIS; posee alta biodisponibilidad y una vida media más larga que el DNIS.

**c.** Nitroprusiato

**(1)** Este fármaco tiene un inicio de acción rápido; se utiliza para el tratamiento de crisis hipertensivas agudas y para la insuficiencia cardíaca descompensada aguda.

**5.** *Efectos adversos*

**a.** Producen **vasodilatación** que puede dar lugar a varios efectos adversos, incluyendo **cefalea pulsátil** (puede ser limitante de la dosis), **rubefacción**, hipotensión ortostática y taquicardia refleja.

**b.** El nitroprusiato produce toxicidad por cianuro y metahemoglobinemia.

**6.** *Interacciones farmacológicas*

**a.** Los nitratos están **contraindicados con el uso de inhibidores de la fosfodiesterasa 5**, como el sildenafilo y el tadalafilo, debido a la potenciación de los efectos vasodilatadores del cGMP (fig. 4-4).

**(1)** Esto puede conducir a un mayor riesgo de efectos hipotensores y episodios cardiovasculares.

**D. Dipiridamol**

**1.** *Mecanismo de acción*

**a.** El dipiridamol es un vasodilatador coronario no nitrato.

**b.** Inhibe el metabolismo de la adenosina-desaminasa y la fosfodiesterasa, lo que aumenta la adenosina y el cAMP.

**c.** Inhibe la agregación plaquetaria y causa vasodilatación.

**d.** Puede potenciar el efecto de la $PGI_2$ (prostaciclina) y de la prostaglandina $D_2$ ($PGD_2$).

**2.** *Indicaciones*

**a.** La presentación oral se puede utilizar para disminuir el riesgo de trombosis en pacientes con reemplazo artificial de válvula cardíaca (en combinación con warfarina).

**b.** La forma intravenosa puede ayudar a diagnosticar la enfermedad de la arteria coronaria.

**3.** *Efectos adversos.* Se puede presentar el empeoramiento de la angina, así como vértigo y cefalea.

# IV. ANTIARRÍTMICOS

**A. Causas de arritmia**

**1.** Las arritmias pueden producirse debido a la generación y conducción inadecuadas de los impulsos.

**a.** Estas se manifiestan como anomalías de la frecuencia y regularidad, o como alteraciones en la secuencia normal de la activación de las aurículas y los ventrículos.

**2.** La **automaticidad alterada** puede resultar de lo siguiente:

**a. Nodo sinusal (taquicardia sinusal y bradicardia)**

**(1)** El **aumento de la actividad vagal** puede dañar las células marcapasos nodales al elevar la conductancia de $K^+$, lo que lleva a la hiperpolarización.

**(2)** El **aumento de la actividad simpática** incrementa la tasa de despolarización de la fase 4.

**(3)** La enfermedad intrínseca puede producir una actividad defectuosa del marcapasos (**síndrome de disfunción sinusal**).

**b.** Los **focos ectópicos** son áreas dentro del sistema de conducción que, en el estado enfermo, pueden desarrollar altas tasas de actividad intrínseca y funcionar como marcapasos.

**c.** La **automaticidad activada** resulta de despolarizaciones retardadas que alcanzan el umbral y son capaces de iniciar un impulso.

**3. Impulsos anómalos en las vías de conducción**

**a.** Los bloqueos cardíacos pueden producir **bradiarritmias**.

**b.** Las reentradas en el circuito de la conducción pueden causar **taquiarritmias**.

## B. Revisión del potencial de acción cardíaca

**1.** Los potenciales de acción están determinados por los cambios en la conductancia de la membrana a partir del movimiento de iones dentro y fuera de las células.

**2. Miocitos auriculares y ventriculares (fibras de respuesta rápida)**

**a.** *Fase 0: despolarización rápida*

**(1)** La entrada rápida de sodio se produce a través de los canales de sodio de apertura rápida.

**b.** *Fase 1: repolarización inicial*

**(1)** Los canales transitorios de potasio se abren para devolver la célula a 0 mV.

**c.** *Fase 2: fase de meseta*

**(1)** La afluencia de calcio tiene lugar a través de los canales de calcio tipo L.

**(2)** El flujo de salida de potasio a través de los canales moduladores de potasio permite el equilibrio eléctrico.

**d.** *Fase 3: repolarización*

**(1)** Los canales de potasio permanecen abiertos y los canales de calcio se cierran para devolver el potencial de membrana a −90 mV.

**e.** *Fase 4: fase de descanso*

**(1)** Los canales de sodio y calcio están abiertos y los canales de potasio se cierran para mantener el potencial de membrana estable en −90 mV.

**3. Potencial de acción celular del marcapasos (nodos SA y AV) (fibras de respuesta lenta)**

**a.** *Fase 0: despolarización*

**(1)** Los canales de calcio tipo L se abren para continuar la despolarización lenta.

**b.** *Fase 3: repolarización*

**(1)** Los canales moduladores de potasio se abren para el flujo de salida de potasio.

**c.** *Fase 4: despolarización espontánea*

**(1)** Las corrientes de despolarización llamadas "corrientes $I_f$" (*funny currents*) hacen que el potencial de membrana se despolarice espontáneamente.

**(2)** Los canales de sodio lentos se abren. También se produce un aumento de la conductancia del calcio y potasio.

**d.** *Estas células tienen automaticidad y se someten a una despolarización espontánea (no requieren estimulación externa para iniciar potenciales de acción).*

## C. Objetivo del tratamiento

**1.** La terapia tiene como objetivo restaurar la actividad normal del marcapasos y modificar la conducción deteriorada que desencadena arritmias (tabla 4-2).

**2.** El bloqueo de los canales de sodio o calcio, la prolongación del período refractario efectivo o el bloqueo de los efectos simpáticos en el corazón logran efectos terapéuticos.

**3.** La mayoría de los fármacos antiarrítmicos se clasifican según el sistema de clasificación de Vaughan Williams. Los fármacos de clase I-IV se utilizan para el tratamiento de las taquiarritmias.

**a.** Los medicamentos de clase I bloquean los canales de sodio. Se dividen además en subclases.

**b.** Los fármacos de clase II son bloqueadores β.

**c.** Los medicamentos de clase III son bloqueadores de los canales de potasio.

**d.** Los medicamentos de clase IV son los BCC no dihidropiridínicos.

**4.** La adenosina y la digoxina no se clasifican en este sistema y también se usan para el tratamiento de las taquiarritmias.

**5.** La atropina, que es utilizada para el tratamiento de las bradiarritmias, tampoco está clasificada en este sistema.

**T a b l a  4-2**  Antiarrítmicos

| Grupo | Fármacos | Mecanismo | Indicaciones |
|---|---|---|---|
| Clase IA | Quinidina Procainamida Disopiramida | Bloqueo moderado de canales de Na⁺ y de K⁺; prolongar los potenciales de acción | Suprimir las arritmias ventriculares |
| Clase IB | Lidocaína Mexiletina | Bloquear débilmente los canales Na⁺; acortar potenciales de acción | Suprimir las arritmias ventriculares |
| Clase IC | Flecainida Propafenona | Bloquea fuertemente Na⁺ | Tratar taquiarritmias ventriculares graves |
| Clase II | Propranolol Atenolol Nadolol | Bloquea los receptores adrenérgicos β | Suprimir las arritmias ventriculares |
| Clase III | Amiodarona Ibutilida | Bloquea los canales de K⁺; prolonga el período refractario | Suprimir las arritmias ventriculares |
| Clase IV | Verapamilo Diltiazem | Bloquea los canales de Ca⁺ | Tratar la taquicardia supraventricular de reentrada; suprimir la conducción del nodo auriculoventricular |
| Otro | Adenosina | Lentifica el tiempo de conducción a través del nodo auriculoventricular e interrumpe las vías de reentrada | Tratar la taquicardia auricular paroxística, incluido el síndrome de Wolff-Parkinson-White |
| Otro | Atropina | Antagonista muscarínico | Aumenta la frecuencia cardíaca en bradicardia y bloqueo cardíaco |
| Otro | Digoxina | Inhibe la conducción del nodo auriculoventricular y aumenta el tono vagal | Tratar la fibrilación auricular |

## D. Medicamentos de clase IA (bloqueadores de canales de sodio)

1. **Fármacos específicos.** Incluyen la **disopiramida**, la **procainamida** y la **quinidina**.
2. **Mecanismo de acción** (fig. 4-5A)
   a. Los fármacos de clase IA provocan un **bloqueo** moderado **de los canales de sodio de acción rápida** (en la conformación abierta), lo que lleva a una reducción moderada en la pendiente de la fase 0.
   b. También **bloquean los canales de potasio** y causan así una repolarización prolongada.
   c. Aumentan la duración del potencial de acción y el período refractario efectivo.
3. **Indicaciones.** Estos fármacos pueden usarse en el tratamiento del aleteo y fibrilación auricular, así como en las taquiarritmias supraventriculares y ventriculares.
4. **Efectos adversos**
   a. Todos los fármacos tienen la capacidad de causar **prolongación del intervalo QT y *torsade de pointes*** (taquicardia [ventricular] helicoidal), debido a su bloqueo del canal de potasio.
   b. La **procainamida** puede causar **síndrome similar a lupus inducido por fármacos**. Se asocia con una prueba de anticuerpos antinucleares positiva, especialmente en acetiladores lentos. Los pacientes pueden experimentar síntomas similares a lupus, como artritis y artralgia.
   c. La **quinidina** puede producir un grupo de síntomas llamados *quininismo*, en el que los pacientes experimentan **acúfenos**, cefalea, vértigo y **alteraciones visuales**. También puede causar **molestias gastrointestinales**, incluyendo náuseas y diarrea; en ocasiones hay trombocitopenia, probablemente como resultado del desarrollo de anticuerpos destructores de plaquetas en respuesta a los complejos circulantes de proteína-quinidina.
   d. Estos fármacos, especialmente la disopiramida, tienen **actividad anticolinérgica**. Pueden causar xerostomía, xeroftalmía, retención urinaria, estreñimiento y visión borrosa.
5. **Interacciones farmacológicas**
   a. La quinidina aumenta la concentración plasmática de la digoxina y, como consecuencia, el riesgo de toxicidad por esta, especialmente en presencia de hipocalemia.
   b. La quinidina es un fuerte inhibidor de CYP2D6 y puede aumentar las concentraciones séricas de sustratos de CYP2D6. También es un sustrato de CYP3A4.

## E. Medicamentos de clase IB (bloqueadores de canales de sodio)

1. **Fármacos específicos.** Se incluyen la **lidocaína** (intravenosa) y la **mexiletina** (oral).
2. **Mecanismo de acción** (*véase* fig. 4-5A)
   a. Los fármacos de clase IB causan el **bloqueo moderado de los canales de sodio de acción rápida** (en la conformación abierta, inactiva) que lleva a reducción moderada en la pendiente de la fase 0.

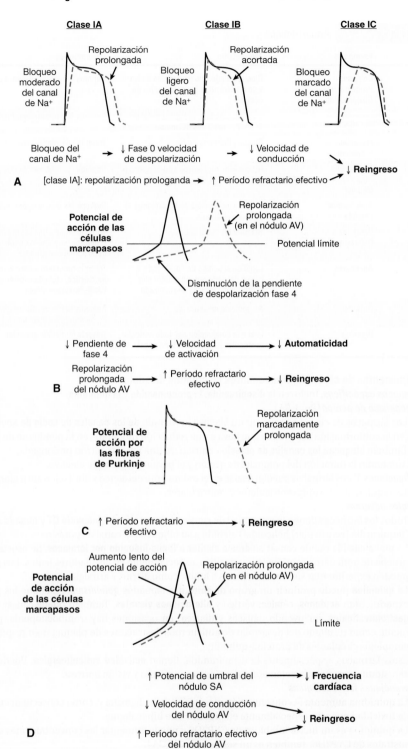

FIGURA 4-5. Efectos de los fármacos antiarrítmicos en el potencial de acción. **A.** Fármacos antiarrítmicos de clase IC (bloqueadores de los canales de sodio). **B.** Fármacos antiarrítmicos de clase II (bloqueadores β). **C.** Fármacos antiarrítmicos de clase III (bloqueadores de los canales de sodio). **D.** Fármacos antiarrítmicos de clase IV (bloqueadores de los canales de calcio) (reimpreso con autorización de Lilly L. Pathophysiology of Heart Disease, 6th ed. Philadelphia, PA: Wolters Kluwer Health, 2015, Fig. 17.12, 17.13, 17.14). AV, auriculoventricular; SA, sinoauricular.

**b.** Estos fármacos **acortan el período de repolarización**.

**c. A diferencia de otros fármacos de clase I, reducen la duración del potencial de acción** y el período refractario efectivo.

**d.** Estos fármacos son más **selectivos para el tejido hipóxico despolarizado**, como en el caso del miocardio isquémico.

**3. *Indicaciones.*** Se usan para las taquiarritmias ventriculares, en particular después de un IM.

**4. *Efectos adversos***

**a.** Tienen efectos en el sistema nervioso central, como vértigo, insomnio, **temblor** o convulsiones.

**b.** También pueden causar depresión del sistema cardiovascular, con signos como hipotensión, asistolia y choque.

**c.** Otro efecto posible es el malestar gastrointestinal.

**F. Medicamentos de clase IC (bloqueadores de canales de sodio)**

**1. *Fármacos específicos.*** Se incluyen la **flecainida** y la **propafenona**.

**2. *Mecanismo de acción*** (*véase* fig. 4-5A)

**a.** Estos fármacos causan el **bloqueo marcado de los canales de sodio de acción rápida** (en la conformación cerrada); producen una reducción pronunciada en la pendiente de la fase 0.

**(1)** Tienen un perfil cinético lento (asociación y disociación lentas).

**b.** No tienen efecto sobre la repolarización, con un efecto mínimo sobre la duración del potencial de acción y sin efecto sobre el período refractario efectivo.

**c.** La propafenona también posee actividad antagonista del receptor adrenérgico β.

**3. *Indicaciones*.** Solo están indicados para las taquiarritmias supraventriculares que ponen en peligro la vida y las taquiarritmias ventriculares.

**4. *Efectos adversos***

**a.** El uso de estos fármacos se encuentra limitado debido a que tienen propensión a causar **acciones proarrítmicas**. Su empleo está contraindicado en el infarto posmiocárdico y en la cardiopatía isquémica.

**G. Fármacos de clase II (bloqueadores β)**

**1. *Fármacos específicos.*** Se incluyen acebutolol, atenolol, esmolol y **metoprolol**.

**2. *Mecanismo de acción*** (fig. 4-5B)

**a.** Los bloqueadores β se encargan de bloquear la actividad simpática en los receptores adrenérgicos $\beta_1$ para **disminuir la frecuencia cardíaca (cronotropía negativa)**, la **velocidad de conducción (dromotropía negativa)** y la **contractilidad (inotropía negativa)**.

**(1)** Bloquean el tono adrenérgico y disminuyen la pendiente de repolarización de la fase 4.

**(2)** También causan repolarización prolongada en el nodo AV.

**b.** Aumentan la duración del potencial de acción y el período refractario efectivo.

**3. *Indicaciones.*** Incluyen la taquicardia sinusal, el aleteo y fibrilación auricular, los complejos ventriculares prematuros (PVC) y la taquicardia ventricular.

**4. *Efectos adversos.*** Hipotensión, **bradicardia** y potencial de bloqueo cardíaco. Los fármacos no selectivos pueden causar broncoespasmo.

**H. Medicamentos de clase III (bloqueadores de canales de potasio)**

**1. *Fármacos específicos.*** Se incluyen **amiodarona**, dronedarona, **sotalol**, **ibutilida** y dofetilida.

**2. *Mecanismo de acción*** (fig. 4-5C)

**a.** Estos fármacos **inhiben las corrientes moduladoras de potasio**; retrasan la repolarización (fase 3) y prolongan la duración del potencial de acción y el período refractario efectivo.

**b.** El sotalol también tiene acciones de clase II.

**c. La amiodarona y la dronedarona tienen acciones de clase I, II, III y IV.**

**3. *Propiedades farmacológicas***

**a.** La **amiodarona** tiene una **vida media larga** (60-90 días).

**(1)** Los efectos antiarrítmicos (y los efectos adversos) pueden durar meses después de la suspensión del medicamento.

**b.** La dronedarona es estructuralmente similar a la amiodarona, pero carece del componente de yodo.

**4. *Indicaciones.*** Pueden incluir la taquicardia ventricular (amiodarona, sotalol) y la fibrilación y aleteo auricular (amiodarona, dronedarona, sotalol, ibutilida, dofetilida).

**5.** *Efectos adversos*
  **a.** Estos fármacos tienen el potencial de causar **prolongación del intervalo QT y** *torsade de pointes*, ya que alargan la repolarización y aumentan la duración del potencial de acción.
  **b.** La **amiodarona** produce muchos efectos adversos acumulativos que se relacionan con la dosis, incluyendo el potencial de **disfunción tiroidea** (debido a la fracción de yodo), la **disfunción hepática**, la fotosensibilidad, los depósitos corneales y la **fibrosis pulmonar**.

**I.** **Fármacos clase IV (bloqueadores de canales de calcio)**
  **1.** *Fármacos específicos.* Se incluyen las no dihidropiridinas, el **verapamilo** y el **diltiazem**.
  **2.** *Mecanismo de acción* (fig. 4-5D)
  **a.** Estos fármacos **bloquean los canales de calcio tipo L** en el miocardio durante la despolarización; sus acciones tienen lugar principalmente en los **tejidos nodulares** (nodos SA y AV).
  **b.** Disminuyen la velocidad de conducción y prolongan la repolarización en el nodo AV.
  **c.** Prolongan el período refractario efectivo.
  **3.** *Indicaciones.* Pueden usarse para el tratamiento de la taquicardia supraventricular.
  **4.** *Efectos adversos.* Se incluye la hipotensión, el **bloqueo AV** y el estreñimiento.

**J.** **Otros fármacos utilizados para el tratamiento de las taquiarritmias (fármacos de clase V)**
  **1. Adenosina**
  **a.** *Mecanismo de acción*
    **(1)** La adenosina actúa a través de los receptores purinérgicos **específicos ($P_1$)**.
    **(2)** Causa un aumento en el flujo de salida del potasio y disminuye la entrada del calcio.
    **(3)** Esto provoca la hiperpolarización de las células cardíacas y disminuye la porción dependiente de calcio del potencial de acción.
    **(4)** Disminuye el tiempo de conducción a través del nodo AV e interrumpe las vías de reentrada a través del nodo AV.
  **b.** *Propiedades farmacológicas.* Tiene una **duración de acción muy corta**, la vida media es menor de 10 s.
  **c.** *Indicaciones*
    **(1)** Es el fármaco de elección para el tratamiento de la **taquicardia supraventricular paroxística**, incluida la asociada con el síndrome **Wolff-Parkinson-White**.
  **d.** *Efectos adversos*. Se incluyen **molestias en el tórax, dificultad respiratoria**, vértigo y **rubefacción**. Los pacientes pueden experimentar malestar inicial después de la administración, aunque es **breve** debido a la corta duración de la acción.
  **2.** El **magnesio** disminuye la entrada de calcio y evita que se produzca poco después de las despolarizaciones. Se utiliza en el **control del** *torsade de pointes*.
  **3.** La **digoxina** hace que la supresión directa de la conducción del nodo AV aumente el período refractario efectivo y disminuya la velocidad de conducción. **Mejora el tono vagal** y disminuye la frecuencia ventricular para el tratamiento de las arritmias supraventriculares.

**K.** **Tratamiento de las bradiarritmias**
  **1. Atropina**
  **a.** *Mecanismo de acción.* La atropina **bloquea los efectos de la acetilcolina**. Eleva la frecuencia sinusal y la velocidad de conducción de los nodos AV y SA; también disminuye el período refractario.
  **b.** *Indicaciones.* Se usa para tratar las **bradiarritmias**, incluyendo bradicardia sinusal sintomática y bloqueo AV.
  **c.** *Efectos adversos.* Puede haber xerostomía, midriasis y cicloplejía; en ocasiones puede ser la causa de arritmias.
  **2. Isoprenalina (isoproterenol)**
  **a.** *Mecanismo de acción.* La isoprenalina **estimula a los receptores adrenérgicos β** y aumenta la frecuencia cardíaca y la contractilidad.
  **b.** *Indicaciones.* Se utiliza para **mantener la frecuencia cardíaca adecuada** y el gasto cardíaco en pacientes con bloqueo AV.
  **c.** *Efectos adversos.* Estos incluyen taquicardia, dolor anginoso, cefalea, mareos, sofocos (bochornos) y temblores.

# V. FÁRMACOS QUE REGULAN LOS LÍPIDOS PLASMÁTICOS

## A. Revisión general

1. La reducción dietética o farmacológica de las concentraciones altas de colesterol en plasma puede disminuir el riesgo de ateroesclerosis y de enfermedad cardiovascular posterior.

2. La asociación entre la enfermedad cardiovascular y los triglicéridos plasmáticos elevados es menos dramática, aunque el **aumento de triglicéridos** puede causar pancreatitis.

3. **Hiperlipoproteinemias**
   a. El **colesterol** es una sustancia no polar, poco soluble en agua.
      (1) Se transporta en el plasma en forma de partículas que tienen un núcleo hidrófobo formado de ésteres de colesterol y triglicéridos rodeados por una capa de fosfolípidos, colesterol libre (no esterificado) y una o más apoproteínas.
      (2) Estas partículas de lipoproteína varían en la proporción de triglicéridos a éster de colesterol, así como en el tipo de apoproteína; se identifican de la siguiente manera:
         (a) **Partículas de lipoproteína de muy baja densidad (VLDL,** *very-low-density lipoproteins***)**
         (b) **Partículas de lipoproteína de baja densidad (LDL,** *low-density lipoproteins***)**
         (c) **Partículas de lipoproteína de densidad intermedia (IDL,** *intermediate-density lipoproteins***)**
         (d) **Partículas de lipoproteína de alta densidad (HDL,** *high-density lipoproteins***)**
   b. Las enfermedades de los lípidos plasmáticos pueden manifestarse como aumentos en los triglicéridos o como incrementos de colesterol. En varias de las hiperlipoproteinemias complejas o combinadas, tanto los **triglicéridos como el colesterol pueden estar altos**.

## B. Fármacos útiles en el tratamiento de las hiperlipidemias

1. **Inhibidores de la biosíntesis de colesterol (estatinas)**
   a. *Fármacos específicos.* Incluyen **lovastatina**, fluvastatina, **simvastatina**, **pravastatina**, **atorvastatina** y **rosuvastatina**.
   b. *Mecanismo de acción* (fig. 4-6)
      (1) Estos fármacos funcionan como inhibidores competitivos de la 3-hidroxi-3-metil-glutaril-coenzima A reductasa (**HMG-CoA reductasa**), enzima limitante de la velocidad en la biosíntesis de colesterol.
      (2) La síntesis reducida de colesterol da como resultado un aumento compensatorio en la absorción hepática de este en plasma, mediado por un incremento en el número de receptores de LDL.
      (3) Los fármacos que inhiben la biosíntesis del colesterol son eficaces para disminuir el colesterol LDL hasta en 60%; **reducen el colesterol total** un 30-50%.
   c. *Indicaciones*
      (1) Estos fármacos pueden usarse para el tratamiento de la **hipercolesterolemia** familiar y no familiar, incluidas la hiperlipidemia y la dislipidemia mixta; también sirven para la hipertrigliceridemia.
      (2) Se utilizan en la prevención de enfermedades cardiovasculares.
   d. *Efectos adversos.* Incluyen **miopatía/rabdomiólisis** (aumento de creatina-fosfocinasa) y **elevaciones en aminotransferasas**, con el potencial de hepatotoxicidad.
   e. *Interacciones farmacológicas*
      (1) Se debe tener precaución con otros fármacos que aumentan el riesgo de toxicidad del músculo esquelético, como la daptomicina. La incidencia de la miopatía también aumenta con el uso concomitante de ciertos fármacos, como la niacina y el fenofibrato.
      (2) Se producen menos interacciones medicamentosas con la pravastatina, la fluvastatina y la rosuvastatina, ya que no se metabolizan a través de CYP3A4.

2. **Niacina (ácido nicotínico) (vitamina B$_3$)**
   a. *Mecanismo de acción* (*véase* fig. 4-6)
      (1) La niacina ejerce efectos reductores del colesterol y los triglicéridos en concentraciones altas.
      (2) Reduce las VLDL plasmáticas al **inhibir la síntesis y esterificación de ácidos grasos en el hígado** y **disminuir la lipólisis en el tejido adiposo** y la concentración de triglicéridos en el plasma.
      (3) A medida que se reduce la concentración de VLDL del sustrato, las concentraciones de IDL y LDL también disminuyen, para así reducir la concentración de colesterol en el plasma.
      (4) La concentración de HDL aumenta significativamente debido a la reducción del catabolismo.

**(5)** Tiene un papel distinto como vitamina, pues se convierte en nicotinamida, seguida por el dinucleótido de nicotinamida y adenina (NAD+, NADH, *nicotinamide adenine dinucleotide*). Estas son enzimas importantes para el metabolismo de los tejidos y los lípidos, así como la glucogenólisis.

    **(a)** En dosis mucho más pequeñas, el ácido nicotínico también se puede usar como un suplemento vitamínico para el tratamiento de la pelagra.

**b. *Indicaciones.*** La niacina se usa para el tratamiento de las dislipidemias en pacientes con **colesterol de lipoproteínas de baja densidad** (LDL-C) aumentado (no se considera un fármaco de primera línea). También se puede usar como un suplemento dietético.

**c. *Efectos adversos***

    **(1)** El uso de niacina es limitado debido a su poca tolerabilidad.

    **(2)** Puede causar **rubefacción, picazón** o **sensación de ardor en la piel**; estos efectos están mediados por las prostaglandinas y la liberación de histamina, y se pueden disminuir administrando ácido acetilsalicílico o ibuprofeno antes de la niacina.

    **(3)** Otros efectos adversos incluyen malestares gastrointestinales como las náuseas e incremento de las enzimas hepáticas.

**3. Análogos de ácido fíbrico**

**a.** Fenofibrato

    **(1) *Mecanismo de acción*** (*véase* fig. 4-6)

        **(a)** Los fibratos estimulan la actividad del **receptor activador de proliferación de peroxisoma α**, una clase de receptor nuclear.

        **(b)** La activación de estos receptores altera la transcripción de varios genes implicados en el metabolismo de los triglicéridos, incluidas la lipoproteína lipasa y la apolipoproteína CIII.

        **(c)** Esto **aumenta** el **catabolismo periférico de VLDL** y de los **quilomicrones**, que produce una reducción en la concentración plasmática de VLDL, más notoria en los triglicéridos.

            **i.** Un aumento en el metabolismo de VLDL puede elevar el colesterol LDL, especialmente en los pacientes con hipertrigliceridemia basal.

        **(d)** Los fibratos **reducen la síntesis hepática de colesterol**, lo que disminuye aún más los triglicéridos plasmáticos.

    **(2) *Indicaciones***

        **(a)** El fenofibrato está indicado como fármaco adjunto para el tratamiento de la **hipertrigliceridemia**. También se usa para aumentar las HDL.

        **(b)** Está aprobado para el tratamiento de la hipercolesterolemia o la hiperlipidemia mixta, aunque no es un fármaco de primera línea y no debe usarse en ausencia de hipertrigliceridemia.

    **(3) *Efectos adversos y contraindicaciones***

        **(a)** Un efecto adverso frecuente es el aumento de las transaminasas séricas.

        **(b)** El fenofibrato también puede causar problemas gastrointestinales, incluida la dispepsia.

        **(c)** Puede causar cálculos biliares y mialgia.

    **(4) *Interacciones farmacológicas***

        **(a)** El fenofibrato puede **desplazar** a otros fármacos unidos a la albúmina, especialmente las **sulfonilureas** y la **warfarina**; esto puede aumentar su fracción libre y sus efectos.

        **(b)** Puede aumentar el riesgo de miopatía cuando se usa con estatinas; por lo tanto, se recomienda un control estricto cuando se utilicen juntos.

**b.** Gemfibrozilo

    **(1) *Mecanismo de acción*** (*véase* fig. 4-6)

        **(a)** El mecanismo de acción del gemfibrozilo no está claro.

        **(b)** Disminuye la concentración de VLDL por medio de la **inhibición de la lipólisis y una menor absorción de ácidos grasos hepáticos**, así como la inhibición de la secreción hepática de VLDL.

        **(c)** También aumenta el colesterol HDL.

        **(d)** Puede ser más eficaz para disminuir los triglicéridos que el fenofibrato.

    **(2) *Indicaciones.*** Se utiliza para el tratamiento de la **hipertrigliceridemia**.

    **(3) *Efectos adversos.*** Estos pueden incluir malestares gastrointestinales como dispepsia, dolor abdominal y náuseas.

    **(4) *Interacciones farmacológicas.*** Es posible que aumente el riesgo de miopatía cuando se administre junto con estatinas; por lo tanto, se recomienda contar con un control estricto cuando se requiera utilizarlos al mismo tiempo.

**4. Ezetimiba**
  **a. *Mecanismo de acción*** (*véase* fig. 4-6)
    **(1)** La ezetimiba **actúa dentro del intestino** para reducir la absorción de colesterol.
      **(a)** El colesterol se absorbe en el intestino delgado mediante un proceso que incluye transportadores específicos como la proteína **Niemann-Pick C1-L1** (NPC1L1).
      **(b)** La ezetimiba se une e **inhibe la función de la NPC1L1**, reduciendo así la absorción de colesterol.
  **b. *Indicaciones.*** Está aprobado su uso para la **hiperlipidemia primaria** y la hipercolesterolemia familiar homocigótica.
  **c. *Efectos adversos.*** Se han registrado fatiga, dolor abdominal y diarrea.
**5. Secuestradores de ácidos biliares**
  **a. *Fármacos específicos.*** Incluyen la **colestiramina**, el **colestipol** y el colesevelam.
  **b. *Mecanismo de acción*** (*véase* fig. 4-6)
    **(1)** Los secuestradores de ácidos biliares son **moléculas cargadas positivamente que se unen a los ácidos biliares cargados negativamente** en el intestino.
      **(a)** Son hidrófilos, pero no se absorben a través del intestino.
      **(b)** En el intestino, las resinas se unen a las sales biliares y **evitan la reutilización enterohepática de los ácidos biliares**.
      **(c)** Además, **deterioran la absorción de colesterol en la dieta**.
  **c. *Indicaciones.*** Los secuestradores de ácidos biliares son eficaces para **disminuir el colesterol plasmático** (10-20%) en pacientes con algunos receptores normales de LDL. Esto excluye a los pacientes que carecen por completo de receptores funcionales de LDL debido a un defecto genético (hipercolesterolemia familiar homocigótica). Por lo general, están reservados para la terapia de segunda línea o en combinación con estatinas.
  **d. *Efectos adversos***
    **(1)** Los secuestradores de ácidos biliares producen **molestias gastrointestinales** que incluyen estreñimiento, náuseas y molestias abdominales. El colesevelam es el que tiene menos efectos secundarios gastrointestinales.
    **(2)** Como no se absorben en la sangre, es poco probable que causen efectos sistémicos.
  **e. *Interacciones farmacológicas***
    **(1)** Estos fármacos interfieren con la absorción de vitaminas liposolubles y fármacos aniónicos como la digoxina y la warfarina.

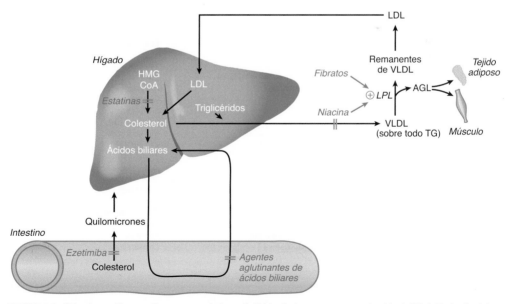

**FIGURA 4-6.** Sitios de acción para fármacos reguladores de lípidos (reimpreso con autorización de Lilly L. Pathophysiology of Heart Disease, 6th ed. Philadelphia, PA: Wolters Kluwer Health, 2015, Fig. 17.20). AGL, ácidos grasos libres; CoA, coenzima A; HMG CoA, 3-hidroxi-3-metil-glutaril-coenzima A reductasa; LDL, lipoproteínas de baja densidad; LPL, lipoproteína lipasa; TG, triglicéridos; VLDL, lipoproteínas de muy baja densidad.

## ◼ LISTA DE FÁRMACOS

**Diuréticos**

***Diuréticos de asa***
Ácido etacrínico
Bumetanida
Furosemida
Torasemida

***Diuréticos tiazídicos***
Clorotiazida
Hidroclorotiazida
Meticlotiazida

***Tiazídicos***
Clortalidona
Indapamida
Metolazona

***Diuréticos ahorradores de potasio***
Amilorida
Eplerenona
Espironolactona
Triamtereno

**Inhibidores de la ECA**
Benazepril
Captopril
Enalapril
Fosinopril
Lisinopril
Moexipril
Perindopril
Quinapril
Ramipril
Trandolapril

**Antagonistas de los receptores
    de angiotensina**
Azilsartán
Candesartán
Eprosartán
Irbesartán
Losartán
Olmesartán
Telmisartán
Valsartán

**Inhibidores de la renina**
Aliskireno

**Antagonistas de receptores adrenér-
    gicos β (también antiarrítmicos de
    clase II)**
Acebutolol
Atenolol
Bisoprolol
Carvedilol
Esmolol
Labetalol
Metoprolol

Nadolol
Penbutolol
Pindolol
Timolol

**Bloqueadores de los canales de calcio
    (BCC)**

***Dihidropiridinas***
Amlodipino
Isradipino
Nicardipino
Nifedipino
Nimodipino
Nisoldipino

***No dihidropiridinas* (también fárma-
    cos antiarrítmicos de clase IV)**
Diltiazem
Verapamilo

**Antagonistas de los receptores adre-
    nérgicos $\alpha_1$ (bloqueadores $\alpha_1$)**
Doxazosina
Prazosina
Terazosina

**Agonistas adrenérgicos $\alpha_2$ (vasodila-
    tadores de acción central)**
Clonidina
Guanabenzo, acetato de
Metildopa

**Vasodilatadores para hipertensión**
Hidralazina
Minoxidil
Nitroprusiato de sodio

**Otros fármacos utilizados para
    la hipertensión**
Fenoldopam

**Antagonistas de los receptores
    de endotelina**
Ambrisentán
Bosentán

**Inhibidores de la enzima
    fosfodiesterasa 5**
Sildenafilo
Tadalafilo
Vardenafilo

**Glucósidos cardíacos**
Digoxina

**Inhibidor de la enzima
    fosfodiesterasa 3**
Milrinona (inyección de lactato
    de milrinona)

**Agonista adrenérgico no selectivo**
Dobutamina

**Antianginosos**

***Nitratos***
Dinitrato de isosorbida
Mononitrato de isosorbida
Nitroglicerina
Nitroprusiato

***Vasodilatador coronario no nitrato***
Dipiridamol

**Antiarrítmicos**

***Fármacos Clase IA***
Disopiramida
Procainamida
Quinidina

***Fármacos Clase IB***
Lidocaína
Mexiletina

***Fármacos Clase IC***
Flecainida
Propafenona

***Fármacos Clase III***
Amiodarona
Dofetilida
Dronedarona
Ibutilida
Sotalol

**Inhibidores de la biosíntesis
    de colesterol**
Ácido nicotínico
Ezetimiba

***Estatinas***
Atorvastatina
Fluvastatina
Lovastatina
Pitavastatina
Pravastatina
Rosuvastatina
Simvastatina

***Análogos de ácido fíbrico***
Fenofibrato
Gemfibrozilo

***Secuestradores de ácidos biliares***
Colesevelam
Colestipol
Colestiramina

# Autoevaluación

**Instrucciones:** seleccione la mejor respuesta para cada pregunta.

**1.** Un paciente de 62 años de edad acude a urgencias con presencia de palpitaciones y vértigo. El electrocardiograma mostró una prolongación del intervalo QT (QTc = 0.61 s) y *torsade de pointes*, lo que preocupa al médico. Dos días antes el paciente inició un nuevo medicamento para el tratamiento de la fibrilación auricular que padece. ¿Cuál de los siguientes medicamentos es probable que haya dado lugar a la presentación de los síntomas en este paciente?

**(A)** Diltiazem
**(B)** Lidocaína
**(C)** Mexiletina
**(D)** Quinidina
**(E)** Propafenona

**2.** Un hombre de 59 años de edad acude a urgencias con dificultad respiratoria, opresión en el pecho y náuseas. Se le diagnostica infarto de miocardio sin elevación del segmento ST y se inicia con la terapia adecuada. Dos horas después, el paciente refiere palpitaciones y el electrocardiograma muestra taquicardia ventricular. ¿Cuál de los siguientes medicamentos es el tratamiento más apropiado para esta arritmia?

**(A)** Atropina
**(B)** Digoxina
**(C)** Flecainida
**(D)** Lidocaína
**(E)** Quinidina

**3.** Una mujer de 32 años de edad asiste con su médico familiar por padecer temblores, ansiedad e intolerancia al calor. Después de la exploración, se le diagnostica hipertiroidismo. ¿Cuál de los siguientes medicamentos puede ayudar a controlar su sintomatología?

**(A)** Amlodipino
**(B)** Digoxina
**(C)** Lisinopril
**(D)** Propranolol
**(E)** Verapamilo

**4.** Un hombre de 49 años de edad acude con su médico de atención primaria para el tratamiento de la hipertensión. Sus antecedentes médicos registran episodios de asma grave. ¿Cuál de los siguientes bloqueadores β sería el más adecuado para este paciente?

**(A)** Atenolol
**(B)** Nadolol
**(C)** Propranolol
**(D)** Sotalol
**(E)** Timolol

**5.** Un hombre de 48 años de edad es llevado a urgencias en ambulancia con presión arterial de 220/170 mm Hg. Se hace diagnóstico de emergencia hipertensiva y se inicia infusión con nitroprusiato. Seis horas después el paciente se encuentra confundido. La evaluación adicional revela acidosis láctica. ¿Cuál es la causa más probable de estos síntomas?

**(A)** Acumulación de nitroprusiato debido a su larga vida media
**(B)** Actividad inotrópica negativa del nitroprusiato
**(C)** Producción de hidroxocobalamina a partir de nitroprusiato
**(D)** Producción de tiocianato a partir de nitroprusiato
**(E)** Precipitación renal del nitroprusiato

**6.** Una mujer de 76 años de edad acude con el cardiólogo por padecer tos seca de 5 meses de evolución. Niega cualquier otro síntoma. Su historial médico registra un infarto de miocardio hace 6 meses, por lo que inició tratamiento con medicamentos nuevos. ¿Cuál de los siguientes fármacos es probable que haya provocado la tos?

**(A)** Digoxina
**(B)** Lisinopril
**(C)** Lovastatina
**(D)** Metoprolol
**(E)** Nitroglicerina

**7.** Una mujer de 28 años de edad se presenta con el cardiólogo para tratamiento de la fibrilación auricular. El médico prescribe un nuevo medicamento debido a que otros han resultado ineficaces. Un año después, la paciente le comenta a su médico que ha presentado fiebre, mialgias y erupción cutánea. Las pruebas de laboratorio revelan anticuerpos antinucleares (ANA) positivos.
El médico atribuye los síntomas a efectos secundarios del antiarrítmico. ¿Cuál de los siguientes medicamentos causó los síntomas?

**(A)** Amiodarona
**(B)** Atenolol
**(C)** Hidralazina
**(D)** Procainamida
**(E)** Quinidina

**8.** Una mujer de 51 años de edad ingresa en el hospital con el diagnóstico de taquicardia supraventricular paroxística asociada con vías de derivación accesorias. El médico intenta maniobras vagales sin éxito antes de administrar tratamiento farmacológico. La paciente es tratada con un medicamento por infusión intravenosa rápida. Poco después refiere molestias en el tórax, dificultad respiratoria y rubefacción. ¿Cuál de los siguientes medicamentos fue administrado?

**(A)** Adenosina
**(B)** Amiodarona
**(C)** Digoxina
**(D)** Diltiazem
**(E)** Quinidina

**9.** Un hombre de 76 años de edad acude con el cardiólogo para tratamiento de insuficiencia cardíaca congestiva. Se le inicia un nuevo medicamento y se le pide que regrese para seguimiento en 2 semanas. En la siguiente cita el paciente refiere náuseas y dolor abdominal. Su esposa comenta que el paciente ha estado confundido en los últimos días y que recientemente dijo tener alteraciones en la visión. ¿Cuál es el mecanismo de acción del medicamento que causó estos síntomas en el paciente?

**(A)** Bloqueo de la actividad del receptor $\beta_1$
**(B)** Disminución del tono vagal
**(C)** Inhibición de la enzima convertidora de angiotensina
**(D)** Inhibición de la reabsorción de sodio en el asa de Henle
**(E)** Inhibición de la bomba ATPasa de sodio/potasio

**10.** Un hombre de 67 años de edad comienza tratamiento con lidocaína por la arritmia ventricular potencialmente mortal que padece, posterior a un infarto de miocardio. ¿Qué cambio en el electrocardiograma es probable se produzca después de la administración de este medicamento?

**(A)** Disminución del intervalo PR
**(B)** Disminución del intervalo QT
**(C)** Intervalo QRS aumentado
**(D)** Intervalo QT aumentado
**(E)** Intervalo PR aumentado

**11.** Una mujer de 55 años de edad ingresa en la unidad de cuidados intensivos quirúrgicos posterior a una derivación de arteria coronaria. Se le administra una dosis de milrinona después de que presentó hipotensión, ya que el gasto cardíaco (medido por el catéter Swan-Ganz) fue significativamente menor que en las mediciones anteriores. ¿Cuál es el mecanismo de acción de este fármaco?

**(A)** Activa los receptores colinérgicos
**(B)** Disminuye el cAMP
**(C)** Disminuye la presión de llenado ventricular izquierdo
**(D)** Disminuye el calcio intracelular
**(E)** Potencia la fosfodiesterasa cardíaca tipo 3

**12.** Un hombre de 64 años de edad ingresa en el hospital después de una hemicolectomía derecha por cáncer de colon. Su historial médico es significativo por insuficiencia cardíaca congestiva. El día después de la cirugía su presión arterial baja. Después de una evaluación adicional, se diagnosticó un choque cardiogénico y se inició tratamiento con dobutamina para mantener la perfusión sistémica y preservar el rendimiento del órgano terminal. ¿Cuál es el mecanismo de acción de este fármaco?

**(A)** Antagonista del receptor $\alpha_2$
**(B)** Agonista del receptor $\beta_1$
**(C)** Antagonista del receptor $\beta_2$
**(D)** Agonista de los receptores de dopamina
**(E)** Antagonista de los receptores de dopamina

**13.** Una mujer de 85 años de edad ingresa en la unidad cardiovascular del hospital debido a arritmias. El electrocardiograma muestra fibrilación ventricular que se convierte rápidamente en fibrilación auricular con respuesta ventricular rápida. El médico indica amiodarona para controlar la arritmia. La paciente está preocupada por los posibles efectos del medicamento. ¿Qué efectos produce la administración a largo plazo?

**(A)** Quininismo
**(B)** Fractura
**(C)** Hiperplasia gingival
**(D)** Lupus
**(E)** Fibrosis pulmonar

**14.** Una mujer de 56 años de edad acude a consulta con su médico de atención primaria por padecer dolor muscular, calambres y debilidad en las piernas. Sus síntomas se presentaron poco después de comenzar un nuevo medicamento para el tratamiento de la hiperlipidemia. Los resultados de laboratorio presentaron creatina-fosfocinasa sérica aumentada. Después de realizarle más revisiones, la paciente revela que ella consume jugo de toronja (pomelo) diariamente. ¿Cuál de los siguientes medicamentos es probable que haya dado lugar a la sintomatología de la paciente?

**(A)** Daptomicina
**(B)** Ezetimiba
**(C)** Gemfibrozilo
**(D)** Niacina
**(E)** Simvastatina

**15.** Un hombre de 68 años de edad se presenta con su médico familiar por molestias intermitentes en el tórax y dificultad respiratoria ocasional. Tras la exploración, los síntomas se atribuyen a dolor anginoso y se inicia tratamiento con nitroglicerina. Su historial médico es relevante por hipertensión y disfunción eréctil. Tres días después el paciente es llevado al hospital en ambulancia por un síncope e hipotensión grave. Le comenta al médico que el cuadro clínico se presentó después de tener relaciones sexuales. Al médico le preocupa que una interacción farmacológica con nitroglicerina haya provocado los síntomas. ¿Con qué medicamento pudo haber ocurrido la interacción?

**(A)** Digoxina
**(B)** Milrinona
**(C)** Propranolol
**(D)** Sildenafilo
**(E)** Verapamilo

# Respuestas y explicaciones

1. **D.** La quinidina es un antiarrítmico de clase IA que causa repolarización prolongada y está asociada con la prolongación del intervalo QT y la *torsade de pointes*. Los otros medicamentos no están asociados con la prolongación del intervalo QT. El diltiazem es un bloqueador de los canales de calcio (fármaco antiarrítmico de clase IV). La lidocaína y la mexiletina son antiarrítmicos de clase IB y la propafenona es un antiarrítmico de clase IC.

2. **D.** La lidocaína es un antiarrítmico de clase IB selectivo para el tejido hipóxico y es eficaz para el tratamiento de la taquicardia ventricular asociada con infarto agudo de miocardio. La lidocaína no lentifica la conducción y tiene poco efecto sobre la función auricular. La digoxina, la quinidina y la atropina pueden inducir taquiarritmias. La flecainida está contraindicada para el tratamiento de taquiarritmias ventriculares potencialmente mortales en pacientes sin cardiopatía estructural.

3. **D.** El hipertiroidismo puede aumentar los receptores adrenérgicos β. Los antagonistas de los receptores adrenérgicos β, como el propranolol, pueden disminuir los síntomas de hipertiroidismo, incluyendo palpitaciones, taquicardia, ansiedad, temblor e intolerancia al calor. Además, el propranolol disminuye lentamente las concentraciones séricas de triyodotironina ($T_3$) mediante la inhibición de la 5'-monodesyodasa que convierte la tiroxina ($T_4$) en $T_3$. Los otros medicamentos no ayudarán a controlar muchos de los síntomas asociados con el hipertiroidismo.

4. **A.** El atenolol es un fármaco selectivo $β_1$ más seguro en pacientes con asma. Los otros fármacos no son selectivos ($β_1/β_2$). Los nervios simpáticos en los bronquiolos activan los receptores adrenérgicos $β_2$, lo que promueve la broncodilatación. Los fármacos no selectivos pueden causar bloqueo $β_2$ que puede conducir a broncoconstricción. Por esta razón, los fármacos no selectivos están contraindicados en pacientes con asma o enfermedad pulmonar obstructiva crónica.

5. **D.** La toxicidad del nitroprusiato es causada por la liberación de cianuro y la acumulación de tiocianato. La hidroxocobalamina se usa para disminuir la toxicidad del nitroprusiato a través de la formación de la cianocobalamina menos tóxica.

6. **B.** Los inhibidores de la enzima convertidora de angiotensina (ECA), como el lisinopril, con frecuencia causan tos seca no productiva. Se ha descrito en el 5-20% de los pacientes tratados con un inhibidor de la ECA y, por lo general, comienza dentro de 1-2 semanas después de iniciar la terapia. Por lo general se resuelve espontáneamente tras la interrupción del tratamiento. Los otros medicamentos enumerados no tienen este efecto adverso.

7. **D.** El uso a largo plazo de la procainamida puede causar lupus sistémico inducido por fármacos; los síntomas pueden incluir fiebre, erupción cutánea, mialgias y artritis. En la mayoría de los pacientes que reciben procainamida durante más de 2 años, generalmente, tiene lugar una prueba positiva de anticuerpos antinucleares (ANA). Aunque la hidralazina también puede causar lupus inducido por fármacos, no se usa para el tratamiento de la fibrilación auricular. Los otros medicamentos no causan lupus inducido por fármacos.

8. **A.** La adenosina es el fármaco de elección para el tratamiento de la taquicardia supraventricular paroxística, incluida la asociada con el síndrome de Wolff-Parkinson-White. Tiene una duración de acción muy corta, la vida media es menor de10 s. Los efectos adversos pueden incluir molestias en el tórax, dificultad para respirar, vértigo y sofocos, aunque son de corta duración.

9. **E.** La digoxina, un glucósido cardíaco, tiene un rango terapéutico estrecho y debe darse seguimiento para evitar la toxicidad. Los síntomas de toxicidad aguda pueden incluir malestar gastrointestinal y cambios en el estado mental. También pueden producirse cambios en la visión. Para el tratamiento de la insuficiencia cardíaca, la digoxina provoca la inhibición de la bomba ATPasa de sodio/potasio en las células miocárdicas, lo que lleva a un aumento del sodio intracelular. Esto promueve la entrada de calcio y provoca una mayor contractilidad. Para el tratamiento de las arritmias aumenta la actividad vagal, lo que conduce a la inhibición del nodo sinoauricular (SA) y la conducción retrasada a través del nodo auriculoventricular (AV). También disminuye el tono simpático.

10. **B.** La lidocaína es un antiarrítmico de clase IB. Causa un leve bloqueo del canal de sodio y acorta la repolarización, lo que conduce a una disminución del intervalo QT. Los medicamentos de clase IA

aumentan el intervalo QRS y QT. Los medicamentos de clase IC incrementan el intervalo QRS, así como el intervalo PR. Además, los fármacos de clase II y IV aumentan el intervalo PR.

11. **C.** La milrinona reduce la presión de llenado del ventrículo izquierdo y, por lo tanto, mejora el gasto cardíaco. Inhibe la fosfodiesterasa cardíaca tipo 3 y aumenta el AMP cíclico (cAMP) y, por lo tanto, el calcio intracelular.

12. **B.** La dobutamina actúa sobre los receptores $\beta_1$ y aumenta la fosforilación mediada por AMP cíclico (cAMP) y la actividad de los canales de calcio. No activa los receptores de dopamina. También es un agonista en los receptores $\beta_2$ y $\alpha_1$.

13. **E.** La amiodarona es un antiarrítmico de clase III que produce muchos efectos adversos acumulativos y se relacionan con la dosis administrada, incluyendo el potencial de disfunción tiroidea, la disfunción hepática, la fotosensibilidad, los depósitos corneales y la fibrosis pulmonar. La quinidina puede causar quininismo. La procainamida puede provocar lupus inducido por fármacos.

14. **E.** Un efecto adverso frecuente de las estatinas, como la simvastatina, es el dolor muscular y los calambres. Puede producirse rabdomiólisis secundaria a mioglobinuria o miopatía. Este riesgo aumenta con dosis altas y con el uso concomitante de inhibidores potentes del CYP3A4, incluido el jugo de toronja. Aunque es poco probable que medicamentos para el colesterol, como los fibratos y la niacina, causen el cuadro clínico en el paciente por sí solos, cuando se usan en combinación con una estatina pueden aumentar el riesgo de miopatía. La daptomicina puede causar miopatía y elevar la creatina-fosfocinasa, pero se utiliza más para el tratamiento de infecciones grampositivas que para el aumento del colesterol.

15. **D.** La nitroglicerina estimula la producción del cGMP. El sildenafilo, un inhibidor de la fosfodiesterasa 5, evita el metabolismo del cGMP. Ambos fármacos causan sus efectos vasodilatadores a través del aumento de cGMP; cuando se administran juntos, pueden causar un efecto sinérgico en la presión arterial.

# Capítulo 5

# Fármacos que actúan sobre el sistema nervioso central

## I. SEDANTES E HIPNÓTICOS

Son fármacos que causan sedación y, al mismo tiempo, alivian la ansiedad (ansiolíticos) o son capaces de inducir el sueño. Son útiles para tratar la ansiedad y el insomnio.

### A. Barbitúricos

**1. Propiedades generales**

**a.** Los barbitúricos han sido sustituidos en gran parte por las benzodiazepinas, los nuevos fármacos sedantes-hipnóticos no benzodiazepínicos y los inhibidores selectivos de la recaptación de serotonina (ISRS), para el tratamiento de la ansiedad y los trastornos del sueño.

**b.** El uso de barbitúricos es limitado por sus **fuertes efectos sedantes**, rápida tolerancia, interacciones farmacológicas, potencial de abuso y **letalidad de la sobredosis que puede provocar depresión respiratoria** e hipoxia cerebral (fig. 5-1).

**2. Mecanismo de acción** (fig. 5-2)

**a.** Los barbitúricos establecen interacción con un sitio de unión del **complejo receptor de ácido γ-aminobutírico (GABA$_A$, gamma-aminobutyric acid)-canal de cloro** que está separado del sitio de unión de las benzodiazepinas.

**b.** A **dosis bajas**, los barbitúricos **prolongan alostéricamente la apertura de los canales de cloro** inducida por GABA y la neurotransmisión inhibitoria del GABA.

**c.** A **dosis más altas**, estos fármacos tienen actividad **mimética del GABA** (abren los canales de cloro independientemente del GABA).

**3. Indicaciones** (tabla 5-1)

**a.** Los fármacos de acción ultracorta, como el tiopental, se usan para inducir la anestesia y mantenerla a corto plazo.

**b.** Los fármacos de acción corta, como el pentobarbital, se utilizan para tratar el insomnio, la sedación preoperatoria y las convulsiones.

**c.** Los fármacos de acción prolongada, como el fenobarbital, se emplean para el tratamiento de las convulsiones, incluido el estado epiléptico.

**4. Efectos adversos y precauciones**

**a.** Los barbitúricos producen sedación, tolerancia, dependencia y depresión respiratoria.

**b.** Pueden **aumentar la síntesis de porfirinas** por inducción de la ácido δ-aminolevulínico-sintasa hepática, la cual puede **precipitar** los síntomas de **porfiria intermitente aguda**.

**5. Interacciones farmacológicas**

**a.** Con el uso prolongado, los barbitúricos pueden **inducir la síntesis de enzimas microsómicas hepáticas** y aumentar su propio metabolismo, así como el de numerosos fármacos.

**b.** Refuerzan la depresión del sistema nervioso central (SNC) cuando se administran en combinación con otras sustancias que deprimen el SNC, especialmente el alcohol.

### B. Benzodiazepinas

**1. Propiedades generales**

**a.** Las benzodiazepinas tienen un **margen de seguridad** más amplio que los barbitúricos.

**(1)** Mientras que estas exhiben un **efecto máximo**, los barbitúricos y el alcohol producen un efecto continuo de depresión, que en última instancia conduce al coma y a la muerte (*véase* fig. 5-1).

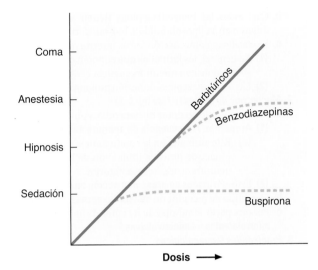

**FIGURA 5-1.** Relaciones teóricas de dosis-respuesta para los fármacos sedantes-hipnóticos y la buspirona.

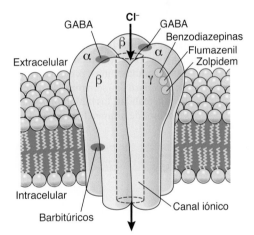

**FIGURA 5-2.** Representación del complejo receptor de GABA-canal de cloro. La unión de GABA a su receptor causa que se abra el canal de cloro cerrado. La unión de la benzodiazepina a su receptor aumenta de manera alostérica la unión de GABA; así, causa mayor conductancia de cloro e hiperpolarización más intensa de la célula, lo que la hace menos excitable. Los barbitúricos, las benzodiazepinas, el etanol y otros fármacos sedantes-hipnóticos actúan sobre el receptor GABA.

**T a b l a  5-1** Clasificación e indicaciones de los barbitúricos

| Fármacos y clasificación | Indicaciones |
| --- | --- |
| **De acción ultracorta**<br>Tiopental<br>Metohexital | Anestesia general intravenosa |
| **De acción intermedia**<br>Amobarbital<br>Pentobarbital<br>Secobarbital | Medicación preanestésica y anestesia regional; sedación e hipnosis (en gran parte suplantadas por benzodiazepinas) |
| **De acción prolongada**<br>Fenobarbital<br>Mefobarbital | Afecciones convulsivas, síndrome de abstinencia de sedantes hipnóticos |

**b.** Casi todas las benzodiazepinas tienen acciones terapéuticas cualitativamente similares, pero difieren en su liposolubilidad, biotransformación y vida media de eliminación relativas.

**c.** Se clasifican como: acción corta, intermedia y prolongada.

   **(1)** En general, los fármacos que cuentan con acción corta son más útiles para el insomnio porque se presenta con menor frecuencia el *efecto de resaca* al día siguiente.

   **(2)** Las benzodiazepinas de acción prolongada tienen más utilidad para el tratamiento de la ansiedad.

**2. *Mecanismo de acción*** (*véase* fig. 5-2)

   **a.** Se unen al sitio receptor de benzodiazepinas sobre los canales de cloro activados por el GABA$_A$.

   **(1)** Aumentan **la frecuencia de apertura del receptor GABA$_A$**.

   **(a)** Este aumento en la conductancia del cloro da como resultado una hiperpolarización neuronal que provoca inhibición de la transmisión sináptica del SNC y despolarización por neurotransmisores excitatorios.

   **(2)** Estos fármacos **no presentan acción en ausencia de GABA**.

   **b.** El subtipo de receptor de benzodiazepinas$_1$ (**BZ$_1$**) media las propiedades **sedantes**.

   **c.** Por otra parte, el subtipo de receptor de benzodiazepinas$_2$ (**BZ$_2$**) media las propiedades **ansiolíticas**, **miorrelajantes** y **anticonvulsivas**.

**3. *Propiedades farmacológicas***

   **a.** Las benzodiazepinas **altamente liposolubles**, como midazolam, triazolam y diazepam, tienen **un inicio más rápido** de acción.

   **b.** La mayoría son **metabolizadas a compuestos activos** por el hígado a través de la oxidación microsómica hepática de fase I realizada por la isoenzima del citocromo P-450 (excepto lorazepam, temazepam y oxazepam) (fig. 5-3).

   **(1)** Los **metabolitos activos** son responsables de la **duración prolongada** de la acción de estos fármacos.

   **c.** El aclaramiento a menudo disminuye en los ancianos y en pacientes con enfermedad hepática. En estos pacientes, las dosis deben reducirse o evitar por completo el uso del fármaco.

**4. *Indicaciones*** (tabla 5-2)

   **a. Trastornos de ansiedad** (incluye ansiedad aguda, ansiedad generalizada [TAG], ansiedad circunstancial, trastornos de pánico y trastorno de ansiedad social o fobia social).

   **(1)** Las benzodiazepinas (p. ej., **clonazepam**, lorazepam, **diazepam**) son eficaces para el tratamiento a corto plazo (< 6 semanas) de muchos trastornos de ansiedad.

   **(2)** En la actualidad, los inhibidores selectivos de la recaptación de serotonina se consideran medicamentos de primera línea para el tratamiento a largo plazo de estos trastornos.

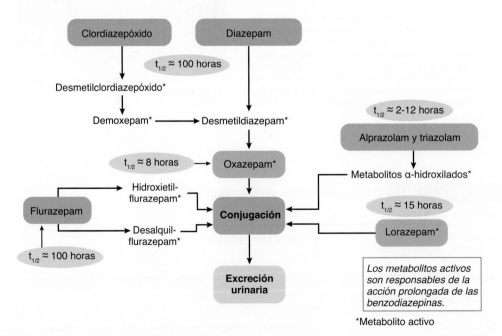

**FIGURA 5-3.** Biotransformación de las benzodiazepinas. La mayoría de las benzodiazepinas son metabolizadas por el hígado a compuestos activos (excepto lorazepam, temazepam, oxazepam).

**T a b l a  5-2** Clasificación e indicaciones de las benzodiazepinas

| Fármaco (vida media) | Indicaciones principales |
| --- | --- |
| **Acción corta (t$_{1/2}$ < 5 h)** | |
| Midazolam | Preanestesia |
| Triazolam | Insomnio, preanestesia |
| **Acción intermedia (t$_{1/2}$ 5-24 h)** | |
| Alprazolam[a] | Ansiedad, antidepresivo |
| Clonazepam | Convulsiones |
| Estazolam | Insomnio |
| Lorazepam | Ansiedad, insomnio, convulsiones, preanestesia |
| Oxazepam | Ansiedad |
| Temazepam | Insomnio |
| **Acción prolongada (t$_{1/2}$ > 24 h)** | |
| Clordiazepóxido[b,d] | Ansiedad, preanestesia, estados de abstinencia |
| Clorazepato[a,c] | Ansiedad, convulsiones |
| Diazepam[b,d] | Ansiedad, preanestesia, convulsiones, estados de abstinencia |
| Flurazepam | Insomnio |
| Prazepam[b,c] | Ansiedad |
| Quazepam | Insomnio |

[a]Para trastornos de pánico.
[b]Convertido al metabolito activo de acción prolongada.
[c]Profármaco.
[d]Para abstinencia de etanol y otros sedantes hipnóticos.

**b. Insomnio**
   **(1)** El **temazepam**, flurazepam y triazolam tienen un inicio rápido y duración de acción suficiente con un leve *efecto de resaca* al día siguiente.
**c. Convulsiones**
   **(1)** Las benzodiazepinas elevan el umbral para presentar convulsiones.
   **(2)** El **lorazepam** y el **diazepam** (i.v.) pueden utilizarse para el tratamiento inicial de las crisis epilépticas y las convulsiones inducidas por fármacos o toxinas.
   **(3)** La aparición de tolerancia impide su uso a largo plazo.
**d. Anestesia y procedimientos médicos o quirúrgicos breves**
   **(1)** Las benzodiazepinas de acción corta, como **midazolam**, son preferidas por sus acciones ansiolíticas, **sedantes y amnésicas** antes y durante la cirugía, endoscopia o broncoscopia.
**e. Relajación muscular**
   **(1)** Se usa el **diazepam** para tratar los espasmos musculares, aquellos relacionados con la endoscopia y la espasticidad de la parálisis cerebral.
**f. Manía aguda del trastorno bipolar.** Para el tratamiento inicial de la agitación.
**g. Abstinencia aguda de alcohol**
   **(1)** El lorazepam, diazepam y clordiazepóxido se utilizan con frecuencia para disminuir los síntomas del síndrome de abstinencia por alcohol, así como la agitación psicomotora.
**5. *Efectos adversos y precauciones***
   **a.** La **somnolencia diurna**, la **sedación** y la **ataxia** son efectos adversos frecuentes.
      **(1)** Las benzodiazepinas pueden afectar el juicio e interferir con las habilidades motoras, particularmente en los ancianos.
   **b.** Estos fármacos pueden **deprimir la respiración** a dosis más altas que las hipnóticas, un efecto que puede exagerarse en los pacientes con enfermedad pulmonar obstructiva crónica o apnea obstructiva del sueño.
   **c.** Es probable que al descontinuar el tratamiento causen **insomnio de rebote**.
   **d.** En el **adulto mayor**, el abuso es la causa más frecuente de **confusión reversible** y amnesia.
   **e.** Las benzodiazepinas, en particular cuando se administran por vía intravenosa, pueden disminuir la presión arterial y la frecuencia cardíaca en los pacientes con alteración de la función cardiovascular.
**6. *Interacciones farmacológicas***
   **a.** Aumentan la depresión del SNC cuando se administran en combinación con otros fármacos que lo depriman, en particular con el alcohol.
   **b.** Los fármacos y el jugo de toronja, que inhiben a la CYP3A4, prolongan la duración de acción de las benzodiazepinas.

**7. Tolerancia, abuso y dependencia**

    **a.** Se produce tolerancia de las acciones sedantes, hipnóticas y convulsivas de las benzodiazepinas.

        **(1)** Se presenta **tolerancia cruzada** con otros sedantes-hipnóticos, incluidos el **alcohol** y los **barbitúricos**.

    **b.** Puede desarrollarse dependencia psicológica y física si se administran dosis altas durante un período prolongado.

    **c.** La interrupción abrupta puede provocar síntomas de abstinencia, como confusión, ansiedad, agitación, inquietud, insomnio y convulsiones.

        **(1)** El síndrome de abstinencia se produce primero y es más grave si ocurre una interrupción repentina del tratamiento con benzodiazepinas de acción corta.

        **(2)** Reducir la dosis o sustituir con una benzodiazepina de acción más prolongada, como el diazepam, puede reducir los síntomas de abstinencia al mínimo.

        **(3)** Si no se trata adecuadamente, el síndrome de abstinencia puede ser mortal.

## C. Flumazenil

    **1.** *Mecanismo de acción.* El flumazenil es un **antagonista competitivo** en los **receptores de benzodiazepinas**.

    **2.** *Indicaciones.* Se usa para **evitar o revertir los efectos sobre el SNC de una sobredosis por benzodiazepinas**; también acelera la recuperación de los efectos producidos por estas en procedimientos anestésicos y diagnósticos.

        **a.** Tiene una corta duración de acción que a menudo requiere dosificación múltiple.

        **b.** **No revertirá** los **efectos** de los **barbitúricos** o el **alcohol**.

    **3.** *Efectos adversos.* El flumazenil puede precipitar el síndrome de abstinencia.

## D. Zolpidem, zaleplón y eszopiclona

    **1.** *Mecanismo de acción.* Estos fármacos **intensifican** la actividad del **GABA** al actuar en el sitio del receptor de $BZ_1$. Esto provoca un aumento en la conductancia de cloro, hiperpolarización neuronal y una disminución de la excitabilidad neuronal, lo que produce efectos sedantes e hipnóticos.

        **a.** Debido a su selectividad **por el sitio del receptor $BZ_1$** sobre el sitio del receptor $BZ_2$, **exhiben propiedades ansiolíticas**, miorrelajantes y anticonvulsivas mínimas.

    **2.** *Indicaciones.* Son ampliamente utilizados para el **tratamiento a corto plazo del insomnio**. Debido a su solubilidad lipídica, relativamente alta, tienen un rápido inicio de acción.

    **3.** *Efectos adversos.* Incluyen **sedación diurna**, cefalea y malestar gastrointestinal moderados. La dosis de estos fármacos debe reducirse en los ancianos y en pacientes con insuficiencia hepática.

## E. Buspirona

    **1.** *Mecanismo de acción.* Es un **agonista parcial no benzodiazepínico en los receptores de serotonina ($5\text{-}HT_{1A}$, 5-hydroxytryptamine)** que **alivia** selectivamente la **ansiedad sin sedación**, hipnosis, depresión general del SNC o efectos por el abuso de las benzodiazepinas (*véase* fig. 5-1).

        **a.** No tiene otras actividades similares a las benzodiazepinas.

    **2.** *Indicaciones.* Puede ser necesaria una semana o más de administración para lograr los efectos terapéuticos; por lo tanto, **se usa principalmente para tratar el trastorno de ansiedad generalizada (TAG)**.

    **3.** *Efectos adversos.* La buspirona puede causar **vértigo**, somnolencia, nerviosismo, disforia, taquicardia o malestar gastrointestinal.

## F. Ramelteón

    **1.** *Mecanismo de acción.* Es un agonista selectivo en los **receptores de melatonina MT1** y **MT2** que participan en la inducción del sueño y que mantienen el ritmo circadiano normal.

    **2.** *Indicación.* Se prescribe en pacientes que tienen dificultades para conciliar el sueño.

    **3.** *Efectos adversos.* Incluyen vértigo y fatiga.

# II. ANTIPSICÓTICOS (NEUROLÉPTICOS)

## A. Introducción

    **1.** Los antipsicóticos se usan en el tratamiento de la esquizofrenia y otros trastornos con características psicóticas.

        **a.** Los pacientes con **esquizofrenia** a menudo experimentan trastornos en la percepción, el pensamiento, el habla y las emociones.

**(1)** Los **síntomas positivos** incluyen **alucinaciones**, delirios, pensamientos y comportamientos desorganizados.

**(2)** Entre los **síntomas negativos** se encuentran disminución de la expresividad, **apatía, aplanamiento afectivo** y falta de energía.

**(3)** Otros síntomas pueden incluir deterioro cognitivo y ansiedad.

**2.** Aunque la esquizofrenia no es un padecimiento curable, los antipsicóticos pueden **aliviar los síntomas**.

**3.** Los fármacos antipsicóticos se pueden clasificar como **típicos** o **atípicos**.

## B. Vías neuronales dopaminérgicas

**1. Vía nigroestriatal**

**a.** Esta vía está involucrada en la coordinación del movimiento **voluntario** (**intencional**).

**b.** El **bloqueo** de los **receptores** de dopamina $D_2$ en esta vía es responsable de los **síntomas extrapiramidales** (SEP).

**2. Vías mesolímbicas y mesocorticales**

**a.** Estas vías están más relacionadas con el **comportamiento** y la **psicosis** (regulación del afecto, refuerzo y función cognitiva).

**b.** Las investigaciones sugieren que una activación excesiva de la vía mesolímbica de la dopamina está relacionada con síntomas positivos, mientras que los síntomas negativos y cognitivos pueden ser causados por la disfunción mesocortical.

**3. Vía tuberoinfundibular**

**a.** La dopamina liberada por estas neuronas **inhibe fisiológicamente la secreción de prolactina** de la hipófisis anterior.

## C. Mecanismo de acción

**1.** Los **fármacos antipsicóticos típicos** son **antagonistas de los receptores $D_2$** en la vía mesolímbica.

**a.** La afinidad de unión se correlaciona muy fuertemente con los efectos antipsicóticos y extrapiramidales clínicos.

**(1) Alivian los síntomas positivos** de la esquizofrenia, pero no los síntomas negativos.

**2.** Los **fármacos antipsicóticos atípicos** son **antagonistas de los receptores 5-HT$_2$**. También son **antagonistas de los receptores $D_2$**, pero su efecto antagónico en estos es menos potente en comparación con los antipsicóticos típicos.

**a. Alivian los síntomas positivos y negativos**.

**b.** En comparación con los fármacos típicos, tienen efectos secundarios extrapiramidales limitados.

## D. Fármacos específicos

**1. Antipsicóticos típicos**

**a.** Los **fármacos de alta potencia** incluyen **flufenazina** y **haloperidol**.

**(1)** En comparación con los fármacos de baja potencia, tienen una mayor afinidad por el receptor de dopamina y es más probable que causen **reacciones extrapiramidales**.

**b.** Los **fármacos de baja potencia** incluyen **tioridazina** y **clorpromazina**.

**(1)** En comparación con los fármacos de alta potencia, tienen más **efectos autónomos** debido al aumento de la actividad **anticolinérgica** y **antiadrenérgica**.

**(2)** Son menos propensos a producir reacciones extrapiramidales agudas y más propensos a causar **sedación** e **hipotensión postural**.

**2. Antipsicóticos atípicos**

**a.** Los *antipsicóticos atípicos* incluyen **clozapina, olanzapina, quetiapina, ziprasidona, risperidona** y **aripiprazol**.

**(1)** En general, han reemplazado a los fármacos típicos para el **tratamiento inicial** de los pacientes con el primer episodio.

**(2)** La **clozapina** se reserva para **pacientes** resistentes al tratamiento, debido a su perfil de efectos adversos.

## E. Indicaciones

**1. Esquizofrenia**

**2. Comportamiento suicida en esquizofrenia o trastorno esquizoafectivo**

Fase maníaca en el trastorno bipolar (la clozapina es el único fármaco aprobado para estas indicaciones).

**3. Trastornos esquizoafectivos**

**4. Trastornos psicóticos atípicos**
**5. Depresión con manifestaciones psicóticas**
**6. Síndrome de Tourette**
**7. Náuseas o vómitos**

   **a.** La actividad antiemética se debe al bloqueo del receptor $D_2$ en la zona de activación del quimiorre-ceptor de la médula.

   **b.** La proclorperazina es un antipsicótico típico, pero solo está aprobado para el tratamiento de las náuseas y los vómitos.

**F. Efectos adversos y contraindicaciones (tablas 5-3 y 5-4).** La selección de un antipsicótico específico para uso terapéutico a menudo se basa más en sus efectos adversos asociados que en la eficacia tera-péutica. Estos efectos se deben a sus acciones antagonistas en los receptores de dopamina e histamina en el SNC, y a sus acciones antagonistas en los receptores colinérgicos muscarínicos y receptores adre-nérgicos α en la periferia.

**1. Síndromes extrapiramidales (SEP)**

   **a.** La vía nigroestriatal está involucrada en la coordinación del movimiento voluntario. El bloqueo de los receptores $D_2$ en esta ruta es responsable de SEP.

   **b.** Los SEP son una causa importante de **incumplimiento**.

   **c.** Es más probable que los efectos extrapiramidales **ocurran con fármacos antipsicóticos típicos de alta potencia** que tienen alta afinidad por los receptores $D_2$ en los ganglios basales.

      **(1)** Es poco probable que se produzcan con la mayoría de los fármacos antipsicóticos atípicos.

   **d.** Los síndromes extrapiramidales incluyen los siguientes:

      **(1) Distonía aguda** (puede presentarse durante la primera semana de tratamiento)

         **(a)** Los síntomas pueden presentarse como **contracciones musculares involuntarias**, incluidos espasmos de la lengua, cara y cuello (tortícolis).

      **(2) Acatisia** (puede presentarse desde el primer o segundo mes de tratamiento)

         **(a)** Los síntomas incluyen **agitación motora**, como la necesidad imperiosa de moverse o la incapacidad para quedarse quieto.

      **(3) Síndrome de tipo parkinsoniano** (puede desarrollarse desde 5 días hasta semanas después del inicio del tratamiento)

         **(a)** Los síntomas incluyen **facies acartonada, temblor en reposo, rigidez en rueda dentada**, marcha de arrastre y retraso psicomotor (bradicinesia).

**T a b l a  5-3  Potencia y efectos adversos de los antipsicóticos típicos**

| Fármacos | Dosis oral (mg) | Efectos extrapiramidales[a] | Efectos autónomos | Sedación |
|---|---|---|---|---|
| **Fármacos convencionales** | | | | |
| **Fenotiazinas alifáticas** | | | | |
| Clorpromazina | 100 | ++ | +++ | +++ |
| Triflupromazina | 50 | ++ | +++ | +++ |
| **Piperidina fenotiazinas** | | | | |
| Tioridazina[b] | 100 | + | +++ | +++ |
| Mesoridazina | 50 | + | +++ | +++ |
| **Piperazina fenotiazinas** | | | | |
| Trifluoperazina | 10 | +++ | ++ | ++ |
| Flufenazina[c] | 5 | +++ | ++ | ++ |
| **Butirofenonas** | | | | |
| Haloperidol | 2 | +++ | + | |
| **Otros fármacos relacionados** | | | | |
| Molindona | 20-200 | +++ | ++ | ++ |
| Loxapina | 20-250 | +++ | ++ | ++ |

[a] Excluyendo discinesia tardía.
[b] Cardiotoxicidad.
[c] La esterificación (enantato o decanoato) da como resultado una forma de depósito.

**T a b l a  5-4**  Efectos adversos de los antipsicóticos atípicos

| Fármacos atípicos | Efectos extrapiramidales[a] | Actividad hipotensiva | Sedación | Aumento de peso | Prolactina aumentada |
|---|---|---|---|---|---|
| Aripiprazol | +/− | + | +/− | +/− | +/− |
| Clozapina[b] | +/− | ++ | + | +++ | +/− |
| Olanzapina | +/− | + | ++ | +++ | +/− |
| Quetiapina | +/− | ++ | ++ | + + | +/− |
| Risperidona[c] | ++ | + | + | + | ++ |
| Ziprasidona[d] | +/− | +/− | + | +/− | +/− |

[a] Excluyendo discinesia tardía.
[b] Agranulocitosis.
[c] Pequeños efectos extrapiramidales a dosis bajas.
[d] Prolongación del intervalo QTc.

   **e.** Tratamiento de los SEP
   **(1)** Los SEP se pueden **controlar con fármacos antimuscarínicos** (**benzatropina**) o reduciendo la dosis del fármaco antipsicótico.
   **(2)** El propranolol, un antagonista del receptor β, también puede ayudar a controlar la acatisia.
**2. Discinesia tardía (DT)**
   **a.** La DT es una alteración del movimiento **hipercinético** que puede ser **irreversible.**
   **b.** Generalmente tiene lugar después del **uso crónico de bloqueadores del receptor de dopamina**.
   **(1)** Es más probable que suceda en ancianos o en pacientes institucionalizados que reciben tratamiento de dosis altas a largo plazo.
   **(2)** Es más probable que ocurra por la administración de antipsicóticos típicos que atípicos.
   **c.** Las manifestaciones clínicas pueden incluir **chasquido de labios**, movimientos coreoatetoides de la lengua, muecas faciales y **movimientos coreiformes** o **atetoides**.
   **d.** La interrupción del tratamiento farmacológico es peligrosa.
**3. Síndrome neuroléptico maligno (SNM)**
   **a.** El síndrome neuroléptico maligno es poco frecuente pero, al ser una reacción **idiosincrática a medicamentos antipsicóticos** (**neurolépticos**), **amenaza la vida.**
   **b.** Se caracteriza por **inestabilidad autónoma**, **rigidez muscular**, diaforesis, **hipertermia** profunda y mioglobinuria.
   **c.** El tratamiento puede incluir la suspensión del tratamiento farmacológico e inicio de medidas de apoyo, incluyendo el uso de **bromocriptina**, para **superar el bloqueo del receptor de dopamina**, y el uso de relajantes musculares como el diazepam o el **dantroleno**, que **reducen la rigidez muscular.**
**4. Alteraciones endocrinas y metabólicas**
   **a.** La **hiperprolactinemia** puede producirse debido a la actividad antagonista del receptor $D_2$ en la hipófisis anterior (vía **tuberoinfundibular**).
   **(1)** En las **mujeres** estas anomalías incluyen **galactorrea** espontánea o inducida, **pérdida de la libido** y retraso de la ovulación y la menstruación o amenorrea.
   **(2)** En los **hombres** estos trastornos incluyen **ginecomastia** e **impotencia.**
   **(3)** Es más frecuente con fármacos típicos y **risperidona** (un fármaco atípico).
   **b.** El **aumento de peso** es probable que ocurra con la mayor parte de los fármacos antipsicóticos típicos y atípicos, **clozapina y olanzapina**.
   **c.** Se ha registrado **hiperglucemia** y **dislipidemia** para los fármacos atípicos.
   **(1)** Estos fármacos pueden exacerbar o desencadenar **diabetes mellitus** o **hiperlipidemia**.
**5. Bloqueo del receptor de histamina ($H_1$)**
   **a.** La **sedación** se produce debido al bloqueo central del receptor de $H_1$.
   **b.** Es más probable que se produzca con antipsicóticos de baja potencia y con fármacos atípicos.
**6. Antagonistas de los receptores α**
   **a.** El bloqueo de los receptores adrenérgicos α es más probable que tenga lugar con fármacos típicos de baja potencia y con antipsicóticos atípicos.

    **b.** La **hipotensión ortostática**, y posiblemente el síncope, puede ser resultado de la vasodilatación periférica; este efecto puede ser grave y provocar taquicardia refleja.

    **c.** Los pacientes de edad avanzada o con enfermedades cardíacas tienen mayor riesgo.

    **d.** Este bloqueo puede causar **impotencia** e **inhibición de la eyaculación** en los hombres.

**7. Antagonistas del receptor colinérgico muscarínico**

    **a.** El bloqueo de los receptores colinérgicos muscarínicos es más frecuente con los antipsicóticos típicos de baja potencia y con la clozapina, un antipsicótico atípico.

    **b.** Puede producir efectos similares a la atropina provocando **xerostomía**, estreñimiento, **retención urinaria**, taquicardia y visión borrosa. También puede observarse confusión.

    **c.** Los pacientes de edad avanzada tienen más riesgo.

**8. Convulsiones**

    **a.** Los antipsicóticos pueden disminuir el umbral de convulsiones y desencadenarlas, así como precipitar o desenmascarar la epilepsia.

    **b.** Entre los antipsicóticos de primera generación, la **clorpromazina** parece asociarse más con el riesgo de convulsiones.

    **c.** Entre los antipsicóticos atípicos se cree que la **clozapina** es más probable que cause convulsiones.

**9. Arritmias cardíacas**

    **a.** Las arritmias cardíacas pueden desarrollarse con mayor probabilidad con **tioridazina** y **ziprasidona**, al prolongar el intervalo QT y conducir a un bloqueo en la conducción y muerte súbita.

**10. Agranulocitosis**

    **a.** La clozapina tiene un riesgo pequeño pero significativo de producir agranulocitosis (hasta 3%); por esta razón requiere un control frecuente de los recuentos de leucocitos y no se utiliza como fármaco de primera línea.

**G. Interacciones farmacológicas**

    **1.** Ciertos antipsicóticos producen efectos anticolinérgicos aditivos con antidepresivos tricíclicos (ATC), antiparkinsonianos y otros fármacos con actividad anticolinérgica.

    **2.** Fumar provoca la inducción de CYP1A2 y puede disminuir las concentraciones de clozapina y olanzapina.

    **3.** Los antipsicóticos tienen efectos sedantes potenciados en presencia de depresores del SNC como sedantes hipnóticos, opiáceos y antihistamínicos.

# III. ANTIDEPRESIVOS

**A. Eficacia terapéutica**

    **1.** Todos los antidepresivos tienen una eficacia terapéutica similar, aunque depende de cada paciente la buena respuesta a un fármaco en comparación con otro. La selección a menudo se basa en los efectos adversos asociados.

    **2.** Aunque los efectos iniciales de los antidepresivos sobre la transmisión de monoaminas se producen temprano, su **efecto terapéutico se da solo después de varias semanas de administración del fármaco** y está estrechamente asociado con cambios adaptativos en los receptores neuronales y en la actividad del segundo mensajero (tabla 5-5).

    **3.** La desensibilización adaptativa de la noradrenalina presináptica y de los autorreceptores de serotonina también puede ser un factor (fig. 5-4).

    **4.** También se han implicado cambios adaptativos en factores neurotróficos tales como el **factor neurotrófico derivado del cerebro** (**BDNF**, *brain-derived neurotrophic factor*).

**T a b l a  5-5**  Cronología de los cambios fisiológicos con el tratamiento antidepresivo

| Cronología | Cambios fisiológicos | Objetivos terapéuticos |
| --- | --- | --- |
| Horas/días | Señalización sináptica, regulación del receptor | Mejorar el sueño y el apetito |
| Semanas | Señalización intracelular, modificación postraduccional, expresión génica | Mejorar otros signos y síntomas de depresión |
| Meses/años | Neuroplasticidad, neurogénesis | Evitar episodios afectivos recurrentes |

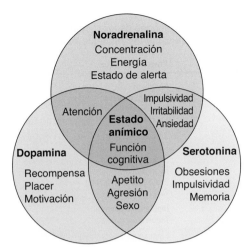

FIGURA 5-4. Actividad de las monoaminas.

B. **Inhibidores selectivos de la recaptación de serotonina (ISRS)**
1. *Fármacos específicos.* Incluyen **fluoxetina**, **sertralina**, **paroxetina**, **citalopram** y **escitalopram**.
2. *Mecanismo de acción.* Los ISRS son inhibidores selectivos de la absorción de serotonina. Inhiben alostéricamente el transportador de serotonina (SERT, *serotonin transporter*) para potenciar su acción (fig. 5-5).
3. *Indicaciones.* Incluyen **trastorno depresivo mayor**, **trastornos de ansiedad**, trastorno de pánico, trastorno obsesivo compulsivo (TOC), trastorno por estrés postraumático (TEPT), trastorno disfórico premenstrual (TDPM), bulimia nerviosa y trastorno por atracón.
4. *Efectos adversos* (tabla 5-6)
   a. **Malestares gastrointestinales** (náuseas, diarrea y pirosis, generalmente transitorios)
   b. **Disfunción sexual**
   c. **Estimulación** (con frecuencia leve y transitoria)
      **(1)** Los pacientes pueden experimentar agitación, ansiedad, aumento de la actividad motora, insomnio, temblor y excitación.
   d. **Aumento de peso** (particularmente la paroxetina)
5. *Precauciones*
   a. Los ISRS (y todos los antidepresivos) pueden aumentar la **ideación suicida** en **niños**, **adolescentes** y adultos jóvenes.

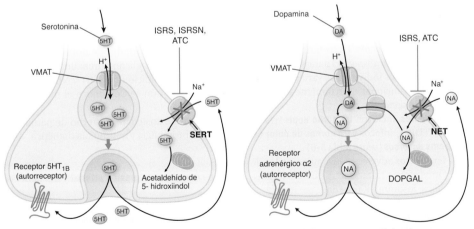

*Nota: Los ATC también pueden bloquear otros receptores (H1, 5-HT2, α1 y muscarínicos)*
5-HT, serotonina; NA, noradrenalina.

FIGURA 5-5. Mecanismo de acción de ISRS, ISRSN y ATC. ATC, antidepresivo tricíclico; DOPGAL, 3,4-dihidroxifenilglicoaldehído; ISRS, inhibidor selectivo de la recaptación de serotonina; ISRSN, inhibidor selectivo de la recaptación de serotonina y norepinefrina; NET, transportador de noradrenalina; SERT, transportador de serotonina; VMAT, transportador vesicular de monoaminas (modificado de Golan D. Principles of Pharmacology. 4th ed. Philadelphia, PA: Wolters Kluwer Health, 2016, Fig. 15-5).

| T a b l a 5-6 | Relación entre el bloqueo de los receptores de neurotransmisores y los efectos adversos inducidos por los antidepresivos |
|---|---|
| **Subtipo de receptor** | **Efectos adversos** |
| Receptores de histamina $H_1$ | Sedación<br>Aumento de peso<br>Hipotensión<br>Potenciación de los depresores del SNC |
| Receptores muscarínicos | Xerostomía<br>Visión borrosa<br>Retención urinaria<br>Estreñimiento<br>Problemas de memoria<br>Taquicardia |
| Receptores adrenérgicos $\alpha_1$ | Hipotensión postural<br>Taquicardia refleja |
| Receptores adrenérgicos $\alpha_2$ | Bloqueo de los efectos antihipertensivos de la clonidina, metildopa $\alpha$ |
| Receptores de serotonina 5-$HT_2$ | Disfunción eyaculatoria |

Datos de Charney DS, et al. Treatment of depression. En: Schatzberg AF, Nemeroff CB, eds. Textbook of Psychopharmacology. Washington, DC: American Psychiatric Press, 1995:578; adaptado de Richelson EJ. Side effects of old and new generation antidepressants: a pharmacologic framework. Clin Psychiatry 1991;9:13–19.

    **b.** El **síndrome de abstinencia** puede producirse tras la interrupción brusca de los ISRS.
        **(1)** Los síntomas pueden incluir vértigo, náuseas, dolor de cabeza y fatiga.
        **(2)** Los fármacos deben reducirse gradualmente para reducir los síntomas al mínimo.
        **(3)** Es muy probable que la paroxetina cause estos síntomas.
        **(4)** La fluoxetina tiene la vida media más larga y es el que tiene menor probabilidad de causarlo.
  **6.** *Interacciones farmacológicas*
    **a.** La **fluoxetina** y la **paroxetina** son potentes **inhibidores de CYP2D6** y pueden potenciar las acciones de otros fármacos metabolizados por las mismas enzimas.
        **(1)** El tamoxifeno, un medicamento utilizado para el tratamiento del cáncer de mama, se metaboliza a través de CYP2D6 a su metabolito activo. Está contraindicado con estos dos ISRS debido a la potencial disminución de su eficacia.
    **b.** El **síndrome de serotonina** es una afección poco frecuente, pero potencialmente mortal, que puede presentarse por fármacos serotoninérgicos como los ISRS, especialmente cuando se usan en combinación con otros serotoninérgicos (triptanos, tramadol, meperidina, linezolid, inhibidores de la recaptación de serotonina y norepinefrina [IRSN], ATC, inhibidores de la monoamino-oxidasa [IMAO]). Los síntomas incluyen **temblor**, **hipertermia**, **rigidez muscular** y colapso cardiovascular.

**C. Inhibidores selectivos de la recaptación de serotonina y noradrenalina (ISRSN)**
  **1.** *Fármacos específicos.* Incluyen **venlafaxina**, desvenlafaxina, **duloxetina** y milnaciprán.
  **2.** *Mecanismo de acción.* Estos fármacos inhiben el SERT y el transportador de noradrenalina (NET, *norepinephrine transporter*) para potenciar la acción de la serotonina y la noradrenalina (*véase* fig. 5-5).
    **a.** Los fármacos individuales varían considerablemente en su inhibición de SERT y NET.
    **b.** Pueden funcionar directamente en las vías del dolor, pero aún se desconoce el mecanismo de acción exacto.
  **3.** *Indicaciones.* Incluyen **trastorno depresivo mayor**, trastornos de ansiedad, trastorno de pánico, TOC, TEPT, TDPM, sofocos y **trastornos de dolor crónico**, como fibromialgia y neuropatía diabética.
  **4.** *Efectos adversos* (*véase* tabla 5-6)
    **a.** Los efectos adversos son similares a los de los ISRS.
    **b.** Otros efectos noradrenérgicos adicionales incluyen **aumento de la presión arterial** y frecuencia cardíaca, insomnio y ansiedad.
    **c.** El uso de duloxetina se asocia con hepatotoxicidad rara.
  **5.** *Precauciones.* Son similares a los ISRS, incluido el riesgo de **síndrome de abstinencia** y el riesgo de **ideación suicida para niños**, adolescentes y adultos jóvenes.
  **6.** *Interacciones farmacológicas*
    **a.** La duloxetina causa la inhibición de CYP2D6. Se debe tener precaución cuando se toma con sustratos de CYP2D6, incluido el tamoxifeno.
    **b.** Los IRSN conllevan el riesgo de síndrome serotoninérgico cuando se combinan con otros fármacos serotoninérgicos (*véase* sección III.B).

### D. Antidepresivos tricíclicos

1. *Fármacos específicos.* Incluyen **amitriptilina**, desipramina, **imipramina**, **nortriptilina** y amoxapina.
2. *Mecanismo de acción.* Estos fármacos inhiben al SERT y al NET para potenciar la acción de la serotonina y la noradrenalina (*véase* fig. 5-5).
   a. Cada fármaco varía considerablemente en su inhibición de SERT y NET.
   b. Funcionan directamente en las vías del dolor, pero se desconoce el mecanismo de acción exacto.
   c. También bloquean los receptores adrenérgicos $\alpha_1$, de histamina ($H_1$) y receptores muscarínicos ($M_1$) que explican muchos de sus efectos secundarios.
3. *Indicaciones.* En comparación con los ISRS y los IRSN, estos ahora se consideran fármacos **de segunda línea** para el tratamiento de la **depresión**. Los ATC, como la imipramina, se usan con poca frecuencia para suprimir la enuresis en niños (mayores de 6 años) y adultos. Los ATC pueden usarse para afecciones de **dolor neuropático**.
4. *Efectos adversos* (*véase* tabla 5-6)
   a. Son similares a los ISRS y los IRSN.
   b. Los efectos **anticolinérgicos** pueden incluir estreñimiento, **xerostomía**, **retención urinaria** y visión borrosa. La confusión también puede presentarse, especialmente en los adultos mayores.
   c. Respecto a los efectos **antihistamínicos,** pueden incluir **sedación** y **aumento de peso**.
   d. Las **propiedades de bloqueo α** pueden causar **hipotensión ortostática**, que puede conducir a taquicardia refleja.
   e. Los ATC también pueden tener varios otros efectos sobre el sistema cardiovascular, como taquicardia, defectos de conducción y arritmias.
   f. Otros efectos secundarios pueden incluir disfunción sexual, diaforesis, hepatitis aguda y temblor.
   g. La **amoxapina** también tiene actividad **antagonista del receptor de dopamina** y conlleva el riesgo de que se presenten **SEP**.
5. *Precauciones*
   a. Son similares a las de ISRS e IRSN, incluyendo el riesgo de **síndrome de abstinencia** y el riesgo de **ideación suicida** para **niños**, adolescentes y adultos jóvenes.
   b. La **sobredosis** con ATC puede ser muy peligrosa, tan solo 10 veces la dosis diaria podría ser mortal. La toxicidad generalmente se debe a la **prolongación del intervalo QT**, que conduce a arritmias. También puede provocar toxicidad anticolinérgica y **convulsiones**.
6. *Interacciones farmacológicas*
   a. Los ATC pueden tener efectos aditivos con fármacos que tienen propiedades anticolinérgicas y antihistamínicas.
   b. Los IRSN conllevan el riesgo de que se presente el síndrome serotoninérgico cuando se combinan con otros fármacos serotoninérgicos (*véase* sección III.B).

### E. Inhibidor de la recaptación de dopamina-noradrenalina

1. *Fármaco específico.* Bupropión.
2. *Mecanismo de acción.* El mecanismo para el bupropión no se entiende bien. Puede **aumentar la disponibilidad de noradrenalina y dopamina** mediante la inhibición de la recaptación de los transportadores de norepinefrina y dopamina; también puede causar la liberación presináptica de ambas sustancias. Es un **antagonista no competitivo de los receptores nicotínicos de acetilcolina** y puede ayudar a contrarrestar los efectos de refuerzo de la nicotina.
3. *Indicaciones.* Incluyen trastorno depresivo mayor, trastorno afectivo estacional y **dejar de fumar**. No causa disfunción sexual y **puede usarse en pacientes con disfunción sexual inducida por ISRS**.
4. *Efectos adversos.* Incluyen efectos noradrenérgicos relacionados como taquicardia e insomnio. También **reduce el umbral de convulsiones** y tiene un riesgo de convulsiones relacionado con la dosis.
5. *Precauciones.* El uso está **contraindicado** en pacientes con **antecedentes de convulsiones** o ciertas afecciones con alto riesgo de convulsiones, como pacientes con antecedentes de **trastornos de la alimentación**, que incluyen anorexia o bulimia.
6. *Interacciones farmacológicas.* El bupropión no debe administrarse junto con IMAO debido al mayor riesgo de efectos estimulantes, incluida la hipertensión.

### F. Inhibidores de la monoamino-oxidasa

1. *Fármacos específicos.* Incluyen **fenelzina**, tranilcipromina, isocarboxazida y selegilina.
2. *Mecanismo de acción.* Los IMAO **inhiben** la enzima mitocondrial, **monoamino-oxidasa. Aumentan la serotonina (5-HT) y la noradrenalina disponibles en el citoplasma**, lo que conduce a una mayor absorción y almacenamiento de 5-HT y noradrenalina en las vesículas sinápticas (fig. 5-6).
   a. La inhibición de la MAO continúa hasta 3 semanas posterior a su eliminación del cuerpo.

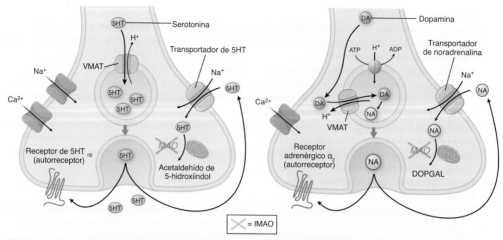

**FIGURA 5-6.** Mecanismo de acción de los IMAO. DOPGAL, 3,4-dihidroxifenilglicoaldehído; 5-HT, serotonina; IMAO, inhibidor de la monoamino-oxidasa; MAO, monoamino-oxidasa; NA, noradrenalina; VMAT, transportador vesicular de monoamina (modificado de Golan D. Principles of Pharmacology. 4th ed. Philadelphia, PA: Wolters Kluwer Health, 2016, Figs. 15.2 y 15.3).

**3.** *Indicaciones.* Los IMAO no se usan con frecuencia, generalmente solo cuando otros antidepresivos han mostrado ser ineficaces o cuando se presenta depresión *atípica.*

**4.** *Efectos adversos.* Incluyen **hipotensión ortostática**, cefalea, xerostomía, disfunción sexual (fenelzina), **aumento de peso** y trastornos del sueño.

**5.** *Precauciones.* Son similares a otros antidepresivos, incluyendo el riesgo de **síndrome de abstinencia** y el de **ideación suicida** en **niños**, adolescentes y adultos jóvenes.

**6.** *Interacciones farmacológicas*

    **a.** Pueden causar **síndrome de serotonina** en presencia de otros serotoninérgicos (*véase* sección III.B).

        **(1)** La mayoría de los antidepresivos deben suspenderse al menos 2 semanas antes de comenzar tratamiento con un IMAO.

        **(2)** Estos fármacos también deben suspenderse al menos 2 semanas antes de comenzar un fármaco serotoninérgico.

    **b.** Pueden desencadenar **hipertensión significativa** cuando se combinan con otros **adrenérgicos**, incluida la seudoefedrina, un descongestivo de venta libre.

**7.** *Interacciones con alimentos.* Evitan la descomposición de la tiramina en el intestino. La ingesta de grandes cantidades de **tiramina dietética** puede causar **hipertensión maligna**, **enfermedad cerebrovascular** o **infarto de miocardio**.

    **a.** Los pacientes deben evitar consumir alimentos que contengan tiramina, como queso añejo, cerveza, vino tinto, carnes procesadas y encurtidos o fermentados.

**G. Antagonistas de los receptores de serotonina (5HT$_2$)**

**1.** *Fármacos específicos.* Incluyen la **trazodona** y la nefazodona.

**2.** *Mecanismo de acción.* Estos fármacos inhiben la recaptación de serotonina (en dosis altas) y actúan como antagonistas del receptor 5HT$_{2A}$. También bloquean el receptor adrenérgico $\alpha_1$. La trazodona también bloquea el receptor H$_1$.

**3.** *Indicaciones.* Ambos fármacos pueden usarse para el tratamiento de la depresión. La **trazodona** se usa a menudo para el tratamiento del **insomnio**.

**4.** *Efectos adversos*

    **a.** Estos fármacos son **altamente sedantes**, en particular la trazodona. Causan somnolencia y vértigo.

    **b.** También pueden producir hipotensión postural en los ancianos.

    **c.** Los efectos sexuales son limitados, aunque la **trazodona** puede causar **priapismo** en los hombres.

    **d.** La **nefazodona** ha sido relacionada con una rara **hepatotoxicidad** que produce insuficiencia hepática y muerte.

**5.** *Precauciones.* Al igual que otros antidepresivos, estos fármacos aumentan el riesgo de **ideación suicida** en niños, adolescentes y adultos jóvenes.

**6. *Interacciones farmacológicas.*** Al igual que muchos otros antidepresivos, conllevan el riesgo de que se presente el **síndrome serotoninérgico** cuando se combinan con otros serotoninérgicos (*véase* sección III.B).

## H. Antidepresivos tricíclicos

**1. *Fármacos específicos.*** Incluyen la **mirtazapina** y la maprotilina.

**2. *Mecanismo de acción***

   **a.** La **mirtazapina** es un **antagonista en el receptor adrenérgico α₂ presináptico**, lo que ocasiona mayor liberación de noradrenalina y de serotonina. También es un **antagonista potente de los receptores de serotonina 5-HT₂ y 5-HT₃** y de los receptores H₁.

   **b.** El mecanismo de la maprotilina es similar al de los ATC; inhibe el NET y aumenta la concentración sináptica de noradrenalina. Tiene poco efecto sobre la recaptación de 5-HT.

**3. *Indicaciones.*** Los dos fármacos pueden usarse para el tratamiento de la depresión.

**4. *Efectos adversos.*** Ambos producen **sedación**. La **mirtazapina** puede causar **incremento del apetito** y provocar **aumento de peso**; en ocasiones se usa con este propósito. La maprotilina puede tener efectos secundarios similares a los de los ATC, incluido el potencial de convulsiones o cardiotoxicidad.

# IV. LITIO Y ANTICONVULSIVOS PARA EL TRASTORNO BIPOLAR

## A. Mecanismo de acción (*véase* fig. 1-1D)

**1.** El mecanismo de acción para el litio no queda del todo claro.

**2.** Una hipótesis establece que el **litio agota el inositol** en el SNC y amortigua la neurotransmisión dependiente de este segundo mensajero.

   **a.** El litio inhibe la inositol-monofosfatasa; de esta forma reduce el inositol y provoca la **disminución de la actividad de los segundos mensajeros diacilglicerol e inositol 1,4,5-trifosfato** (fig. 5-7).

**3.** Otra hipótesis afirma que puede tener efectos sobre la proteína-cinasa C y las alteraciones neuroplásticas posteriores pueden ser importantes para su acción terapéutica.

**4.** Los efectos del litio también pueden deberse a la inhibición de la actividad de la glucógeno-sintasa-cinasa-3 (GSK-3), con cambios en el metabolismo energético y la expresión génica.

**5.** También se han informado efectos respecto a la conducción nerviosa, la liberación, síntesis y acción de aminas biogénicas, así como del metabolismo de calcio.

## B. Propiedades farmacológicas

**1.** El inicio del efecto terapéutico demora 2-3 semanas.

**2.** Se **elimina casi por completo a través del riñón**; el 80% se reabsorbe en el túbulo renal proximal.

**3.** El litio tiene un **bajo índice terapéutico**; las concentraciones séricas deben vigilarse continuamente.

   **a.** Las concentraciones deben mantenerse entre 0.5 y 1.2 mmol/L.

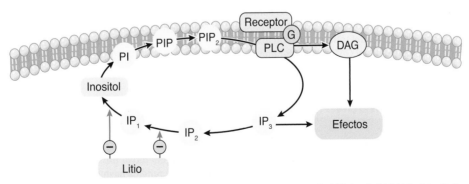

**FIGURA 5-7.** Mecanismo de acción del litio. DAG, diacilglicerol; $IP_1$, fosfato de inositol; $IP_2$, inositol 4,5-bisfosfato; $IP_3$, inositol 1,4,5-trifosfato; PI, fosfatidilinositol; PIP, fosfatidilinositol 4-fosfato; $PIP_2$, fosfatidilinositol 4,5-bisfosfato; PLC, fosfolipasa C.

## C. Indicaciones

**1. Trastorno bipolar (episodios maníacos y terapia de mantenimiento)**

  **a.** El litio normaliza el estado de ánimo en el 70% de los pacientes.

  **b.** El tratamiento a largo plazo con litio se asocia con un menor riesgo de intento y muerte por suicidio.

  **c.** Los antipsicóticos y benzodiazepinas se pueden usar en las etapas iniciales de la enfermedad para controlar la agitación aguda.

## D. Efectos adversos

**1.** Entre los efectos secundarios más frecuentes provocados por el litio se incluyen malestar gastrointestinal (**náuseas, diarrea**), **temblor**, edema, **aumento de peso** (puede deberse a la retención de sodio) y **deterioro cognitivo**.

  **a.** Las náuseas, el temblor y el deterioro cognitivo están relacionados con la dosis y pueden atenuarse al disminuir o fraccionar la dosis diaria en cantidades más pequeñas.

**2.** La administración de litio produce **polidipsia** y **poliuria (diabetes insípida inducida por litio)**; se observa cuando el túbulo colector renal deja de responder a la hormona antidiurética (reversible).

**3.** El tratamiento de litio a largo plazo puede causar insuficiencia renal.

**4.** El litio puede **disminuir la función tiroidea**, a menudo de forma reversible y no progresiva.

  **a.** Algunos pacientes pueden desarrollar **agrandamiento tiroideo reversible benigno** (bocio), causado por la reducción de la yodación y de la síntesis de tiroxina.

  **b.** Rara vez causa hipotiroidismo.

## E. Precauciones y contraindicaciones

**1.** El litio por lo general está contraindicado durante el primer trimestre del embarazo debido al posible riesgo de **anomalías congénitas fetales**, incluidas las cardíacas (anomalía de Ebstein).

**2.** También está contraindicado en los pacientes con **síndrome de disfunción sinusal**, debido al aumento de la depresión del nódulo sinusal.

## F. Interacciones farmacológicas

**1.** Los medicamentos que causan cambios en el equilibrio de sal o agua, así como de la función renal, pueden alterar las concentraciones séricas de litio.

**2.** Las **concentraciones de litio pueden aumentar** cuando se administra con **diuréticos tiazídicos, antiinflamatorios no esteroideos** (excepto el ácido acetilsalicílico), inhibidores de la enzima convertidora de angiotensina y ciertos antibióticos como las tetraciclinas y el metronidazol.

## G. Toxicidad

**1.** Las concentraciones superiores a 1.5 mmol/L pueden causar somnolencia, vómitos, diarrea, ataxia, confusión, vértigo y temblores graves.

**2.** Si las concentraciones se encuentran por encima de 2.5 mmol/L, puede haber complicaciones neurológicas, movimientos clónicos de las extremidades, convulsiones, colapso circulatorio y coma.

**3.** Cuando las concentraciones sobrepasan los 3.5 mmol/L, son potencialmente letales.

## H. Usos terapéuticos.

Los anticonvulsivos **carbamazepina, ácido valproico** y **lamotrigina** se han utilizado con éxito para el tratamiento del trastorno bipolar y actualmente se usan ampliamente, ya sea solos o como complementos del tratamiento con litio. Estos fármacos pueden funcionar promoviendo el equilibrio de la actividad del GABA y del glutamato.

# V. ANTIPARKINSONIANOS

## A. Enfermedad de Parkinson

**1.** La enfermedad de Parkinson (EP) es una alteración neurodegenerativa progresiva a menudo caracterizada por **temblor en reposo, rigidez, bradicinesia, pérdida de reflejos posturales** y, ocasionalmente, manifestaciones conductuales.

**2.** Se produce debido a la **degeneración progresiva de las neuronas productoras de dopamina** en la parte compacta de la sustancia negra, lo que se cree que causa un desequilibrio en la acción de la dopamina y la acetilcolina (ACh) en las neuronas del cuerpo estriado.

   **a.** El efecto neto de la disminución de la actividad de dopamina (y el aumento relativo de la actividad de la ACh) es la pérdida de la regulación inhibitoria de la liberación neuronal del GABA.

   **b.** Esto conduce a los trastornos del movimiento característicos asociados con la EP.

**3.** Los fármacos que disminuyen la actividad de la dopamina, como los antipsicóticos, pueden llevar a un síndrome similar al parkinsoniano.

**B. Objetivo terapéutico**

**1.** Los fármacos se usan **para aumentar la actividad de la dopamina** o **reducen la actividad de la ACh** para restablecer su equilibrio en el cuerpo estriado.

   **a.** Actualmente no es posible revertir el proceso degenerativo.

**C. Levodopa y carbidopa**

**1. *Mecanismo de acción***

   **a.** La **levodopa** (L-dopa) circula en el plasma y **atraviesa la barrera hematoencefálica** (**BHE**), sitio en donde **se convierte en dopamina** (fig. 5-8).

   **(1)** Interactúa con los receptores $D_2$ y $D_3$ postsinápticos para activar las proteínas G inhibidoras, inhibir la adenilato-ciclasa y disminuir las concentraciones del monofosfato de adenosina cíclico (cAMP, *cyclic adenosine monophosphate*) (*véase* fig. 1-1C).

   **b.** La **carbidopa** es un **inhibidor de la descarboxilasa periférica** que inhibe la descomposición plasmática periférica de la L-dopa en la circulación sistémica (antes de cruzar la BHE) para **prevenir náuseas**, **vómitos** e **hipotensión ortostática** (*véase* fig. 5-8).

   **c.** Estos fármacos se administran en combinación fija.

**2. *Efectos terapéuticos***

   **a.** La buena respuesta al tratamiento, con mejoría clínica importante en la capacidad funcional y en la calidad de vida, ocurre en el 70% de los pacientes después de varias semanas de terapia.

   **b.** El temblor es más resistente al tratamiento y tiene poco efecto ante los síntomas del comportamiento.

   **c.** Los **efectos terapéuticos de la L-dopa** comienzan a disminuir **después de 2-5 años**.

   **(1)** Se cree que la degeneración neuronal progresa en la medida en que las neuronas funcionales restantes son incapaces de procesar y almacenar (como dopamina) suficiente L-dopa administrada exógenamente para compensar la disminución de las concentraciones endógenas de dopamina.

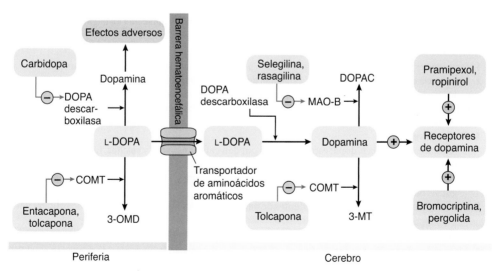

**FIGURA 5-8.** Mecanismo de acción de los fármacos utilizados en la enfermedad de Parkinson. COMT, catecol-*O*-metiltransferasa; L-DOPA, levodopa; DOPAC, ácido dihidroxifenilacético; MAO, monoamino-oxidasa; MAO-B, monoamino-oxidasa B; 3-MT, 3-metoxitiramina; 3-OMD, 3-orto-metildopa.

### 3. *Efectos adversos*

**a. Malestar gastrointestinal**

**(1)** Las náuseas y los vómitos pueden presentarse debido a los efectos directos de la dopamina en el tubo digestivo y en la zona de activación del quimiorreceptor. Se puede desarrollar tolerancia al efecto emético.

**(2)** Estos efectos son menos frecuentes cuando se administran junto con carbidopa.

**b. Efectos cardiovasculares**

**(1)** Puede producirse taquicardia o, en raras ocasiones, fibrilación auricular debido al aumento de las catecolaminas circulantes.

**(2)** La hipotensión ortostática es frecuente y tiende a disminuir con el tratamiento continuo.

**c.** Se puede desarrollar **midriasis** y desencadenarse un ataque de glaucoma agudo.

**d.** Las **discinesias** pueden presentarse en el 80% de los pacientes con tratamiento a largo plazo.

**(1)** Incluyen movimientos anómalos repetitivos involuntarios que afectan la cara, el tronco y las extremidades. Son el **principal factor limitante** para el tratamiento.

**(2)** La acinesia paradójica, una congelación repentina del movimiento, puede seguir a un episodio de discinesia y a menudo se precipita por el estrés.

**e. Acinesias** (pérdida o deterioro de la fuerza para el movimiento voluntario)

**(1) Al final de la dosis**

**(a)** Cada dosis de L-dopa mejora la movilidad durante un período; posterior a este ocurre un retorno rápido de la rigidez muscular y de la acinesia antes del final del intervalo de dosificación.

**(2) "Activa-inactiva"**

**(a)** Los períodos de inactividad de la acinesia se alternan en el transcurso de unas pocas horas con períodos de mejoría de la movilidad (pero a menudo discinesia marcada).

**f.** Los **efectos conductuales** pueden incluir depresión, ansiedad e insomnio.

**(1)** Ocasionalmente pueden causar pesadillas, alucinaciones visuales y psicosis inducidas por fármacos; se caracterizan por paranoia y confusión.

### 4. *Interacciones farmacológicas*

**a.** Los **antieméticos** o **fármacos antipsicóticos** que bloquean los receptores de dopamina **reducen** la **acción terapéutica** de la L-dopa.

**b.** No deben administrarse junto con **inhibidores de la MAO$_A$**. Esta combinación puede causar una crisis hipertensiva grave.

**c.** La piridoxina (vitamina B$_6$) mejora el metabolismo de la L-dopa y puede evitar su efecto terapéutico, a menos que se administre con un inhibidor de la descarboxilasa periférica.

### 5. *Contraindicaciones*

**a.** El uso de L-dopa está **contraindicado en pacientes con psicosis y glaucoma de ángulo cerrado**.

## D. Agonistas de los receptores de dopamina

**1.** *Fármacos específicos.* Incluyen bromocriptina, **pramipexol**, **ropinirol**, rotigotina y apomorfina.

**2.** *Mecanismo de acción.* Estos fármacos **estimulan directamente los receptores** y la actividad de la dopamina en los nervios del cuerpo estriado y en la sustancia negra (*véase* fig. 5-8).

**3.** *Indicaciones.* Son alternativos de primera línea o se administran en combinación con L-dopa para un tratamiento óptimo.

**4.** *Efectos adversos*

**a.** Similares a los de la L-dopa; estos fármacos pueden causar **náuseas** y **vómitos**, hipotensión postural y **discinesias**.

**b.** Las manifestaciones conductuales, que incluyen **confusión** y **alucinaciones**, son más frecuentes y graves que con la L-dopa.

**5.** *Contraindicaciones.* Incluyen antecedentes de **enfermedad psiquiátrica** o infarto de miocardio reciente.

## E. Amantadina

**1.** *Mecanismo de acción.* La amantadina es un antiviral que **aumenta la liberación de dopamina en el SNC** por un mecanismo desconocido.

**2.** *Indicaciones.* Puede ser útil en las **primeras etapas** de la EP o como **tratamiento adyuvante**.

**a.** Los beneficios pueden desaparecer después de algunas semanas de tratamiento.

**3.** *Efectos adversos*
   **a.** Puede causar cefalea, insomnio, alucinaciones y edema periférico.
   **b.** El uso a largo plazo puede conducir a **decoloración reversible de la piel** (livedo reticular) o, con menos frecuencia, insuficiencia cardíaca congestiva.

F. **Inhibidores de la monoamino-oxidasa**
   **1.** *Fármacos específicos.* Incluyen la **selegilina** y la **rasagilina**.
   **2.** *Mecanismo de acción.* Estos fármacos son **inhibidores selectivos de la MAO-B**, que **disminuyen el metabolismo de la dopamina en el SNC** y prolongan su acción (*véase* fig. 5-8).
   **3.** *Indicaciones.* Se pueden usar como tratamiento inicial o como complementos del tratamiento con L-dopa.
   **4.** *Efectos adversos.* Pueden incluir náuseas y cefalea.
   **5.** *Interacciones farmacológicas.* Los pacientes que toman ISRS, ATC y meperidina deben evitar estos fármacos debido a la posibilidad de precipitar **síndrome serotoninérgico**.

G. **Inhibidores de la catecol-*O*-metiltransferasa**
   **1.** *Fármacos específicos.* Incluyen **entacapona y tolcapona**.
   **2.** *Mecanismo de acción.* Estos fármacos **inhiben la catecol-*O*-metiltransferasa** (**COMT**), lo que **reduce el metabolismo periférico de la L-dopa** (*véase* fig. 5-8).
      **a.** El aclaramiento disminuido de L-dopa aumenta su biodisponibilidad en el SNC.
      **b.** **La entacapona actúa sólo en la periferia.** Disminuye el metabolismo de la L-dopa para así aumentar su disponibilidad para el cerebro.
      **c.** La **tolcapona** actúa en el sistema periférico y en el cerebro; en este último inhibe la degradación de la dopamina.
   **3.** *Indicaciones.* Estos fármacos pueden conducir a una respuesta atenuada en pacientes que reciben L-dopa, incluso durante *más tiempo*.
   **4.** *Efectos adversos.* Incluyen malestar gastrointestinal, hipotensión ortostática, trastornos del sueño y coloración anaranjada de la orina.
      **a.** Se prefiere utilizar la **entacapona** porque la tolcapona se ha asociado en raras ocasiones con insuficiencia hepática aguda y mortal.

H. **Anticolinérgicos**
   **1.** *Fármacos específicos.* Incluyen **benzatropina**, orfenadrina y trihexifenidilo.
   **2.** *Mecanismo de acción.* **Bloquean los receptores muscarínicos y suprimen la hiperactividad de las interneuronas colinérgicas** en el cuerpo estriado; tienen mayor proporción de actividad en el SNC que en el periférico.
   **3.** *Indicaciones.* Se usan con frecuencia en las etapas iniciales de la EP leve (a menudo en combinación con L-dopa). Tienen **efecto significativo sobre el temblor y la rigidez**, pero poco efecto sobre la bradicinesia y los reflejos posturales.
   **4.** *Efectos adversos.* Estos fármacos se asocian con **agitación** ocasional, sedación, **confusión**, cambios de humor, **xerostomía**, midriasis, estreñimiento, taquicardia y arritmias.
   **5.** *Contraindicaciones.* Pacientes con **hipertrofia prostática**, enfermedad gastrointestinal obstructiva (p. ej., íleo paralítico) y **glaucoma de ángulo cerrado**.

# VI. TRATAMIENTO DE LA ENFERMEDAD DE ALZHEIMER

A. **Enfermedad de Alzheimer**
   **1.** La enfermedad de Alzheimer (EA) es un trastorno neurodegenerativo caracterizado por **acumulación de placas de amiloide β**, formación de ovillos neurofibrilares y pérdida de neuronas corticales.
   **2.** Existe **pérdida de la memoria** y es la causa más frecuente de **demencia**.
      **a.** Los déficits cognitivos tienen lugar debido a la deficiencia colinérgica en la corteza y en el prosencéfalo basal.
   **3.** Aunque el tratamiento disponible puede aliviar algunos síntomas de la enfermedad, no existe una cura o tratamiento que inhiba la progresión.

**B. Inhibidores de la acetilcolinesterasa (*véase* cap. 2)**

1. *Fármacos específicos.* Incluyen **donepezilo, rivastigmina** y **galantamina**.
2. *Mecanismo de acción.* Estos fármacos **inhiben** de manera reversible la **acetilcolinesterasa** centralmente activa, enzima responsable de la hidrólisis de la acetilcolina.
   a. Esto produce una **mayor concentración de ACh** disponible para la transmisión sináptica en el SNC.
3. *Efectos adversos.* Pueden incluir **malestar gastrointestinal** (náuseas, diarrea), pérdida de peso y **trastornos del sueño** (insomnio, sueños vívidos). Puede haber bradicardia e hipotensión debido a un mayor tono vagal.

**C. Antagonista del receptor de *N*-metil-ᴅ-aspartato (NMDA)**

1. *Fármaco específico.* Memantina.
2. *Mecanismo de acción.* El glutamato puede empeorar la EA al sobreestimular los receptores de glutamato, lo que conduce a excitotoxicidad y a muerte celular neuronal. La memantina es un **antagonista no competitivo de los receptores de NMDA de tipo glutamato**.
3. *Indicaciones.* Se agrega habitualmente al tratamiento con inhibidores de la colinesterasa cuando los pacientes alcanzan una etapa moderada de EA o para los pacientes que no toleran los inhibidores de la colinesterasa.
4. *Efectos adversos.* Tiene menos efectos secundarios que los inhibidores de la colinesterasa; el más frecuente es el **vértigo**.

# VII. ANTIEPILÉPTICOS

**A. Tratamiento farmacológico de las convulsiones**

1. La *epilepsia* es un trastorno neurológico asociado con **anomalías de la actividad eléctrica del cerebro**. Se caracteriza por episodios recurrentes de trastornos sensitivos, pérdida del conocimiento y convulsiones recurrentes.
2. El antiepiléptico ideal tendría que ser eficaz contra múltiples tipos de convulsiones, tener un perfil de toxicidad bajo y parámetros farmacocinéticos favorables.
3. Los antiepilépticos son eficaces, hasta cierto punto, para aproximadamente el 80% de los pacientes. En algunas ocasiones es indispensable el tratamiento de por vida.
   a. La **falta de cumplimiento del tratamiento** es responsable de muchos fracasos terapéuticos.
4. Puede tomar semanas de tratamiento el establecer las concentraciones plasmáticas de fármaco adecuadas y determinar la idoneidad de la mejoría terapéutica. Los antiepilépticos son **más eficaces** y tienen **efectos adversos mínimos** cuando se usan como **monoterapia**.
   a. La adición de un segundo fármaco al régimen terapéutico debe ser gradual, al igual que la interrupción del fármaco inicial, antes de la sustitución por un fármaco alternativo, ya que pueden producirse convulsiones al momento de la retirada.

**B. Mecanismo de acción**

1. **Bloqueadores de los canales de sodio**
   a. La **fenitoína**, la **carbamazepina**, el **ácido valproico**, la **lamotrigina** y la **zonisamida** bloquean los canales de sodio e inhiben la generación de potenciales de acción. Su efecto está relacionado con su unión selectiva y la prolongación del estado inactivado del canal de sodio (dependencia de uso). También disminuyen la neurotransmisión por sus acciones en neuronas presinápticas.
2. **Bloqueadores de los canales de calcio**
   a. La **etosuximida**, el **ácido valproico**, la **gabapentina** y la **pregabalina** reducen la corriente de $Ca^{2+}$ tipo T de umbral bajo que proporciona actividad de marcapasos en el tálamo.
3. **Potenciación del canal GABA**
   a. Los **barbitúricos** (p. ej., fenobarbital) y las **benzodiazepinas** (p. ej., diazepam, lorazepam, clonazepam) facilitan la inhibición de la actividad neuronal mediada por $GABA_A$.
   b. La **tiagabina** inhibe un transportador de GABA (GAT-1) en neuronas y glía, prolongando así la acción del neurotransmisor.
   c. El **felbamato**, el **topiramato** y el **ácido valproico** también pueden facilitar las acciones inhibitorias del GABA.

### 4. Otros mecanismos
  **a.** El **felbamato** bloquea los receptores **NMDA** de **tipo glutamato.**
  **b.** El mecanismo del **levetiracetam** es desconocido; sin embargo, podría inhibir los canales de calcio y facilitar la transmisión inhibitoria del GABA.

## C. Indicaciones: fármaco de elección según el tipo específico de convulsión
### 1. Epilepsia parcial (focal)
  **a. Simple.** Descarga localizada, consciencia inalterada.
  **b. Compleja.** Descarga localizada que se generaliza, acompañada de pérdida de la consciencia.
  **c.** En ambos casos, los fármacos de primera línea incluyen **oxcarbazepina**, **carbamazepina**, **fenitoína**, **lamotrigina** y eslicarbazepina.
### 2. Epilepsia generalizada primaria (idiopática)
  **a. Tónico-clónicas (gran mal).** Movimientos bilaterales dramáticos con sacudidas clónicas de las extremidades o rigidez tónica de todo el cuerpo, acompañadas de pérdida de la consciencia.
    **(1)** Para las convulsiones tónico-clónicas generalizadas primarias, los fármacos de primera línea incluyen **ácido valproico**, **topiramato** y **lamotrigina**.
  **b. Ausencia (pequeño mal).** Inicio repentino de consciencia alterada que dura 10-45 s, con hasta cientos de ataques por día; comienza en la infancia o en la adolescencia.
    **(1)** Para la epilepsia de ausencia sin convulsiones motoras, los fármacos de primera línea incluyen **etosuximida** y **ácido valproico**.
    **(2)** Para la epilepsia de ausencia con convulsiones tónico-clínicas generalizadas, el fármaco de primera línea es el ácido valproico.
  **c. Síndromes mioclónicos.** Sacudidas como relámpagos de una o más extremidades que se producen individualmente o en ráfagas de hasta cien, acompañadas de alteración de la consciencia.
    **(1)** Para las convulsiones mioclónicas, los fármacos de primera línea son **ácido valproico** y **levetiracetam**.
    **(2)** En el caso de las convulsiones mioclónicas con ausencia o convulsiones tónico-clónicas generalizadas, los fármacos de primera línea incluyen ácido valproico, lamotrigina y levetiracetam.
### 3. Epilepsia generalizada secundaria
  **a.** Los fármacos de primera línea incluyen **ácido valproico**, **lamotrigina** y **levetiracetam**.
### 4. Estado epiléptico. Es una convulsión prolongada (> 20 min) de cualquiera de los tipos descritos anteriormente. El más frecuente es el estado epiléptico generalizado tónico-clónico y es potencialmente mortal.
  **a.** Las benzodiazepinas, como **diazepam** o **lorazepam**, son tratamientos de primera línea.
  **b.** El tratamiento con un antiepiléptico no benzodiazepínico también se recomienda para prevenir la recurrencia (incluso si las convulsiones se han detenido). Se utilizan, habitualmente, la fosfenitoína o el ácido valproico.

## D. Otras indicaciones de uso frecuente
### 1. La **carbamazepina** es el fármaco de elección para tratar la **neuralgia del trigémino**; también se usa para tratar el trastorno afectivo bipolar.
### 2. El **ácido valproico** también se usa para tratar el trastorno afectivo **bipolar** y como **profilaxis para la migraña**.
### 3. El **topiramato** también se utiliza como **profilaxis para la migraña**.
### 4. La **gabapentina** y la **pregabalina** se usan para tratar la **neuralgia postherpética** y la **neuropatía periférica diabética**. La pregabalina también sirve como tratamiento de la fibromialgia.

## E. Propiedades farmacológicas
### 1. Muchos antiepilépticos se eliminan principalmente por el metabolismo hepático a través de las enzimas microsómicas del citocromo P-450.
### 2. La **carbamazepina** induce enzimas microsómicas y **aumenta su propio aclaramiento hepático** (autoinducción).
  **a.** Se requiere de un ajuste gradual de la dosis al inicio del tratamiento.
### 3. Fenitoína
  **a.** La fenitoína se une en un 90% a las proteínas plasmáticas.
    **(1)** La hipoalbuminemia puede provocar una disminución de la fenitoína plasmática total pero no de la libre (el aumento de la dosis puede producir toxicidad).
  **b.** El metabolismo de la fenitoína no es lineal; la cinética de eliminación cambia del primer orden al orden cero a dosis de moderadas a altas.
  **c.** Una fuerte dosis-respuesta y un **bajo índice terapéutico** requieren que las concentraciones plasmáticas de la **fenitoína** se vigilen cuidadosamente.

**F. Efectos adversos (tabla 5-7)**

1. La mayor parte de los antiepilépticos se asocian con efectos secundarios neurotóxicos que pueden incluir **somnolencia**, **vértigo**, **fatiga**, **ataxia**, **problemas de visión**, dificultad para concentrarse y **disfunción cognitiva**.

2. La **fenitoína** puede producir **hirsutismo** (en mujeres), **hiperplasia gingival** y hacer más toscos los rasgos faciales.

3. El **ácido valproico** y la **carbamazepina** se asocian con **aumento de peso**.

4. Con el uso de ácido valproico en dosis altas puede presentarse un temblor fino.

5. Efectos secundarios graves

   **a.** La **carbamazepina** y la **oxcarbazepina** se han asociado con **discrasias sanguíneas idiosincráticas** y con erupciones graves.

   **b.** La **fenitoína se asocia con malformación fetal** (síndrome de hidantoína fetal) que incluye retraso del crecimiento, microcefalia y anomalías craneofaciales (p. ej., paladar hendido). Posiblemente

---

**T a b l a   5-7**   Efectos adversos y otras consideraciones para los fármacos antiepilépticos

| Fármaco | Efectos adversos | Otras consideraciones |
|---|---|---|
| **Bloqueadores de los canales de sodio** | | |
| Carbamazepina | Diplopía, ataxia, disfunción cognitiva, hepatotoxicidad, SIADH, discrasias sanguíneas, SSJ, NET | Inductor enzimático CYP P-450, teratogenicidad |
| Lacosamida | Vértigo, náuseas, rinofaringitis, diplopía | Algunas interacciones farmacológicas |
| Lamotrigina | Erupción, ataxia, SSJ, NET | Disminuye la eficacia de los anticonceptivos orales; debe ser titulado lentamente |
| Oxcarbazepina | Diplopía, ataxia, hiponatremia, agranulocitosis, SSJ, NET | Teratogenicidad |
| Fenitoína | Ataxia, nistagmo, confusión, hiperplasia gingival, hirsutismo, discrasias sanguíneas, SSJ, NET | Inductor enzimático CYP P-450, alta unión a proteínas, teratogenicidad |
| Topiramato | Sedación, disminución de la cognición, problemas de habla o lenguaje, nefrolitiasis, pérdida de peso | También modula la liberación del GABA y del glutamato, disminuye la eficacia de los anticonceptivos orales |
| Ácido valproico | Malestar gastrointestinal, hepatotoxicidad, pancreatitis, alopecia, temblor, aumento de peso | Múltiples mecanismos de acción, inhibidor de la enzima CYP P-450, con fuerte unión a proteínas, teratogenicidad |
| Zonisamida | Sedación, vértigo, confusión, SSJ, NET | También puede afectar los canales de calcio |
| **Bloqueadores de los canales de calcio** | | |
| Etosuximida | Malestar gastrointestinal, ataxia, somnolencia, cefalea, cambios de comportamiento | Algunas interacciones farmacológicas |
| Gabapentina | Edema periférico, aumento de peso, ataxia, vértigo, sedación | Algunas interacciones farmacológicas |
| Pregabalina | Edema periférico, aumento de peso, ataxia, vértigo, sedación | A menudo se considera más eficaz que la gabapentina |
| **Potenciación del canal GABA** | | |
| Barbitúricos | Sedación, tolerancia, dependencia | Inductor enzimático CYP P-450 |
| Benzodiazepinas | Sedación, tolerancia, dependencia | El hígado metaboliza muchos fármacos en metabolitos activos |
| Tiagabina | Confusión, vértigo, malestar gastrointestinal, muerte súbita inexplicable | Alta unión a proteínas |
| Vigabatrina | Disfunción cognitiva, pérdida visual permanente | Inductor enzimático débil CYP P-450 |
| **Inhibidor del receptor de glutamato** | | |
| Felbamato | Sedación, vértigo, anemia aplásica, insuficiencia hepática | También puede facilitar las acciones inhibitorias del GABA |
| **Otros mecanismos** | | |
| Levetiracetam | Sedación, cefalea, síntomas psiquiátricos (ansiedad, irritabilidad) | Algunas interacciones farmacológicas |

NET, necrólisis epidérmica tóxica; SIADH, síndrome de secreción inapropiada de hormona antidiurética; SSJ, síndrome de Stevens-Johnson.

se deba a un metabolito epóxido de la fenitoína. También puede causar reacciones idiosincráticas que requieren la suspensión del fármaco (p. ej., dermatitis exfoliativa; discrasias sanguíneas, incluida la agranulocitosis).

**c.** El **ácido valproico** está asociado con **hepatotoxicidad idiosincrática**. Puede ser mortal en bebés y en pacientes que usan múltiples anticonvulsivos. También puede causar **malformaciones fetales**, que incluyen espina bífida, anomalías bucofaciales y cardiovasculares.

**d.** Muchos antiepilépticos tienen **potencial teratogénico**. Esto puede requerir la reducción o finalización del tratamiento durante el embarazo o antes del embarazo planificado; sin embargo, las convulsiones maternas también presentan un riesgo significativo para el feto.

### G. Interacciones farmacológicas

**1.** La **carbamazepina**, la oxcarbazepina, la **fenitoína** y los barbitúricos **inducen enzimas del citocromo P-450** y pueden disminuir la concentración sérica de muchos fármacos, como los antipsicóticos, los anticonceptivos orales y muchos fármacos antimicrobianos.

**2.** El **ácido valproico** y el felbamato son **inhibidores de la enzima citocromo P-450** que pueden aumentar la concentración sérica de diferentes fármacos.

**3.** Las concentraciones de fenitoína libre (no unida) pueden aumentar cuando se administra con fármacos que compiten por la unión, como la carbamazepina o el ácido valproico.

# VIII. ANESTÉSICOS GENERALES

### A. Revisión de los anestésicos generales

**1.** La **anestesia general** se caracteriza por **pérdida de la consciencia**, analgesia, **amnesia, relajación del músculo estriado** e inhibición de los reflejos autónomos y sensitivos.

**2. Anestesia equilibrada**

**a.** Hace referencia a una combinación de fármacos utilizados para aprovechar sus propiedades individuales mientras se intenta reducir al mínimo sus reacciones adversas.

**b.** Además de los anestésicos inhalados y los fármacos bloqueadores de la unión neuromuscular, se administran otros fármacos antes, durante y después de la cirugía para asegurar una inducción, analgesia, sedación y recuperación exitosas (p. ej., benzodiazepinas, opiáceos).

**3. Etapas de la anestesia.** Estas identifican la progresión de los signos físicos que indican la profundidad de la anestesia. Los fármacos más nuevos y potentes pasan muy rápido por estas etapas; por este motivo, a menudo es difícil identificarlas.

**a. Etapa I. Analgesia y amnesia (consciencia alterada).**

**b. Etapa II.** Excitación.

**c. Etapa III. Anestesia quirúrgica (pérdida de consciencia).**

**d. Etapa IV.** Depresión medular.

**(1)** La depresión respiratoria y cardiovascular requiere soporte mecánico y farmacológico.

### B. Mecanismo de acción

**1.** La inhalación y los anestésicos i.v. interactúan con **sitios discretos de unión a proteínas en terminaciones nerviosas para estimular canales iónicos activados por ligando**. Estos canales incluyen los siguientes:

**a. Canales de cloro del receptor GABA$_A$**

**(1)** La mayoría de los anestésicos facilitan, directa e indirectamente, un aumento mediado por GABA en la conductancia de cloruro para hiperpolarizar e inhibir la actividad de la membrana neuronal.

**b. Canales de potasio activados por ligando**

**(1)** Los anestésicos aumentan la conductancia de potasio para hiperpolarizar e inhibir la actividad de la membrana neuronal.

**c. Receptores NMDA**

**(1)** Ciertos anestésicos (p. ej., óxido nitroso, ketamina) inhiben los canales iónicos excitadores activados por glutamato.

## C. Anestésicos inhalados (tabla 5-8)

### 1. Clasificación de los anestésicos inhalados
**a. Anestésicos volátiles** (líquidos fácilmente vaporizados) (hidrocarburos halogenados)
- **(1) Isoflurano**, desflurano, sevoflurano, **halotano** y enflurano

**b. Anestésicos gaseosos**
- **(1) Óxido nitroso**

### 2. Farmacocinética de los anestésicos inhalados
**a.** Los anestésicos inhalados se administran como gases.

**b.** Las concentraciones de anestésicos inhalados halogenados que logran una buena relajación del músculo estriado producen depresión cardiovascular inaceptable relacionada con la dosis.
- **(1)** Por esta razón, los fármacos bloqueadores de la unión neuromuscular se usan habitualmente para la relajación muscular quirúrgica.
- **(2)** A menudo se administran con óxido nitroso, que disminuye el grado de depresión cardiovascular y respiratoria a profundidades anestésicas equivalentes.

**c. Solubilidad**
- **(1)** La velocidad a la cual la presión parcial de un anestésico inhalado alcanza el equilibrio entre varios tejidos (SNC) y el aire inspirado depende de la solubilidad del fármaco en la sangre.
- **(2)** La solubilidad relativa de un anestésico inhalado en sangre en relación con el aire se define por su coeficiente de reparto sangre-gas, lambda ($\lambda$), que está directamente relacionado con la farmacocinética de un anestésico (*véase* tabla 5-8):

$$\lambda = [\text{anestésico}] \text{ en sangre} / [\text{anestésico}] \text{ en gas}$$

  - **(a)** Los fármacos con un **bajo coeficiente de reparto sangre:gas (óxido nitroso) se equilibran más rápidamente** que aquellos con una mayor solubilidad en sangre (halotano).
    - **i.** La inducción es más lenta con fármacos anestésicos más solubles.

**d. Presión parcial de gas inspirado**
- **(1)** El **efecto anestésico** tiene lugar más **rápidamente** con fármacos que tienen una presión parcial **alta**.

**e. Irrigación sanguínea pulmonar**
- **(1)** La presión parcial del gas aumenta a un ritmo más lento con flujos sanguíneos pulmonares más altos (se reduce la velocidad de inicio de la anestesia).
  - **(a)** La **inducción** de anestesia es **más rápida** con **irrigación sanguínea pulmonar baja**.

**f. Ventilación**
- **(1)** Cuanto **mayor** es la **ventilación**, más **rápido es el aumento** en la presión parcial **alveolar** y **sanguínea** del fármaco.
  - **(a)** Esto conduce a una inducción más rápida de la anestesia.

**g.** La tasa de recuperación es más rápida cuando se usan fármacos con bajos coeficientes de reparto sangre:gas (baja solubilidad).

### 3. Potencia
**a.** La *concentración alveolar mínima* (**CAM**) es un término relativo definido como la **concentración** de un fármaco inhalado, en los alvéolos, que produce **inmovilidad en el 50% de los pacientes** cuando se exponen a un estímulo nocivo como una incisión quirúrgica (después de dejar suficiente tiempo para que el fármaco alcance el estado estable).
- **(1)** Es la dosis efectiva $(DE)_{50}$ para ausencia de movimiento en respuesta al dolor quirúrgico.
- **(2)** Los anestésicos inhalados tienen una fuerte relación dosis-respuesta.

**T a b l a   5-8**    Propiedades de los anestésicos inhalados

| Anestésico | Coeficiente de reparto sangre:gas ($\lambda$) | Coeficiente de reparto lípidos:gas | Concentración alveolar mínima (%) (CAM) |
|---|---|---|---|
| Óxido nitroso | 0.47 | 1.4 | > 100 |
| Halotano | 2.3 | 224 | 0.75 |
| Enflurano | 1.8 | 95 | 1.7 |
| Isoflurano | 1.5 | 98 | 1.4 |
| Desflurano | 0.42 | 19 | 2.0 |

**b.** Entre **más bajo es el valor de la CAM**, **más potente** es el fármaco.

**(1)** Por ejemplo, el isoflurano tiene una CAM de 1.2, lo que indica que la inmovilidad se puede lograr a una concentración relativamente baja (en comparación con el óxido nitroso que tiene una CAM de más de 100).

**c.** El aumento de la edad, el embarazo, la hipotermia y la hipotensión disminuirán la CAM.

**d.** Se reduce en presencia de fármacos adyuvantes, como otros anestésicos generales, opiáceos, sedantes hipnóticos u otros depresores del SNC.

**e.** La CAM es independiente del sexo y el peso.

**4. Efectos sobre la función del órgano**

**a. Efectos en el SNC**

**(1)** Los anestésicos inhalados disminuyen el metabolismo del cerebro.

**(2)** Reducen la resistencia vascular y pueden aumentar el flujo sanguíneo cerebral.

**(3)** Las **altas concentraciones** de anestésicos volátiles **no se recomiendan** en pacientes que tienen el riesgo de que se presente un **aumento de la presión intracraneal** (lesión en la cabeza, tumor cerebral).

**b. Efectos cardiovasculares**

**(1)** La mayoría de los anestésicos inhalados **disminuyen la presión arterial media**, especialmente el halotano y el enflurano.

**(2)** El isoflurano, el desflurano y el sevoflurano causan vasodilatación periférica.

**(a)** Preservan el gasto cardíaco mejor que el halotano y el enflurano.

**(3)** El óxido nitroso reduce la función miocárdica, aunque esto puede ser compensado por su activación del sistema nervioso simpático.

**(4)** El halotano sensibiliza el corazón a las catecolaminas, lo que puede provocar arritmias.

**c. Efectos respiratorios**

**(1)** La mayoría de los anestésicos inhalados son **broncodilatadores**.

**(a)** El desflurano es un irritante pulmonar y puede causar broncoespasmo.

**(2)** El óxido nitroso es el que tiene menor efecto sobre la respiración.

**5. Toxicidad de los anestésicos inhalados**

**a.** La **hipertermia maligna** es una afección poco frecuente, pero potencialmente mortal, que puede producirse cuando se usan anestésicos con bloqueadores neuromusculares, como la succinilcolina.

**(1)** Los síntomas incluyen **espasmo muscular**, **hipertermia**, **hipertensión**, taquicardia y anomalías electrolíticas.

**(2)** El tratamiento consiste en medidas de sostén e incluye el **dantroleno**, un relajante muscular que bloquea el calcio.

**(3)** En individuos susceptibles, el receptor de rianodina en el músculo estriado es anómalo, lo que interfiere con la regulación del calcio en el músculo.

**6. Otros efectos de los anestésicos inhalados de uso frecuente**

**a.** Los anestésicos inhalados, excepto el óxido nitroso, relajan el músculo uterino, una ventaja durante ciertos procedimientos obstétricos.

**b.** El óxido nitroso no tiene propiedades relajantes del músculo estriado y carece de potencia suficiente para producir la anestesia quirúrgica.

**(1)** Es habitual que se utilice **en combinación con otros anestésicos inhalados** para lograr un aumento en su tasa de absorción e incrementar su actividad analgésica mientras reduce sus efectos adversos.

**D. Anestésicos intravenosos y adyuvantes**

**1.** La sedación preoperatoria y la inducción de anestesia general a menudo incluyen la administración intravenosa de fármacos.

**2. Propofol**

**a.** El propofol produce **sedación rápida**, **inicio rápido** y una **corta duración de la anestesia**.

**b.** No produce analgesia y causa **náuseas y vómitos postoperatorios mínimos**.

**c.** *Efectos adversos.* Se incluyen el dolor en el sitio de inyección e hipotensión sistémica por disminución de la resistencia vascular sistémica. Debido a que el propofol se formula dentro de una emulsión de grasa al 10%, la hipertrigliceridemia es un efecto secundario esperado.

**d.** El **fospropofol** es un **profármaco** del propofol, soluble en agua, que no causa dolor en el sitio de inyección; sin embargo, un efecto adverso son las parestesias.

**3. Barbitúricos.** Incluyen el **tiopental** y el metohexital.

  **a.** El tiopental es altamente soluble en lípidos, lo que da lugar a una inducción suave, agradable y rápida (~20 s); produce **náuseas y vómitos postoperatorios mínimos**, aunque puede ocasionar un *efecto de resaca*.

  **b.** Tiene una corta duración de acción (5-10 min) debido a su redistribución de un tejido altamente vascular, particularmente el tejido cerebral, a un tejido menos vascular como el músculo y el tejido adiposo.

  **c.** La acción del tiopental en el SNC es similar a la de los anestésicos inhalados; puede producir depresión respiratoria y cardiovascular profunda.

  **d.** El tiopental no tiene propiedades analgésicas ni relajantes musculares.

  **e.** El tiopental tiene contraindicación absoluta en los pacientes que padecen porfiria aguda intermitente y porfiria variegata.

**4. Benzodiazepinas**

  **a.** El **midazolam** puede usarse en el preoperatorio para lograr la sedación y para reducir la ansiedad.

  **(1)** Se usa en el transoperatorio junto con otros fármacos como parte de la anestesia equilibrada.

  **(2)** También es utilizado como fármaco único para procedimientos quirúrgicos y de diagnóstico que no requieren analgesia (endoscopia, cateterismo cardíaco).

  **(3)** El lorazepam y el diazepam también pueden emplearse con estos fines.

  **b.** Producen amnesia anterógrada clínicamente útil.

  **c.** El midazolam tiene un inicio más rápido y un tiempo de eliminación más corto que el diazepam y el lorazepam, y produce menos inhibición cardiovascular.

  **d.** Las acciones de las benzodiazepinas se pueden revertir con flumazenil.

**5. Opiáceos. Fentanilo, sufentanilo y remifentanilo**

  **a.** Los opiáceos se administran en el preoperatorio como complemento de los anestésicos inhalados y clase IV para reducir el dolor.

  **b.** El **remifentanilo** tiene un inicio de acción rápido y una corta duración debido al metabolismo por esterasas inespecíficas en la sangre y en ciertos tejidos.

  **c.** El **fentanilo** a dosis altas se usa para lograr anestesia general durante la cirugía cardíaca cuando la estabilidad circulatoria es importante.

  **(1)** Se puede combinar con relajantes musculares y óxido nitroso o con dosis muy pequeñas de anestésico inhalado.

  **d.** Los opiáceos aumentan el riesgo de náuseas y vómitos preoperatorios y postoperatorios.

**6. Etomidato**

  **a.** El etomidato es un anestésico no barbitúrico utilizado como alternativa al propofol y al tiopental para la anestesia de inicio rápido y corta duración.

  **b.** A diferencia del tiopental, causa **depresión cardiorrespiratoria mínima**, que es **útil** para el tratamiento de los pacientes con **inestabilidad hemodinámica**.

  **c.** El etomidato no tiene efecto analgésico.

  **d.** *Efectos adversos.* Incluyen dolor en el sitio de inyección, mioclonía impredecible (a menudo intenso) durante la inducción de la hipnosis, supresión de la función corticosuprarrenal (con el uso continuo), así como náuseas y vómitos postoperatorios.

**7. Ketamina**

  **a.** Produce una **anestesia disociativa**, efecto en el que los pacientes se sienten disociados de su entorno. También causa analgesia y amnesia con o sin pérdida de consciencia.

  **b.** Se cree que este fármaco **bloquea los efectos del ácido glutámico en los receptores NMDA**.

  **c.** También tiene buena actividad broncodilatadora.

  **d.** La ketamina es un potente **estimulante cardiovascular** que resulta **útil** para pacientes en **choque séptico** o **cardiogénico**.

  **e.** A dosis bajas se usa en bebés y niños (traumatismos, procedimientos quirúrgicos y de diagnóstico menores, cambio de apósitos).

  **f.** *Efectos adversos.* Estos incluyen distorsiones de la realidad, **sueños terroríficos** y **delírium**, particularmente en adultos.

**8. Otros fármacos administrados junto con anestésicos generales**

  **a.** La **dexmedetomidina**, un agonista selectivo del receptor adrenérgico $\alpha_2$, se usa con fines de **sedación** en procedimientos o en unidades de cuidados intensivos.

  **b.** Los bloqueadores neuromusculares y los antieméticos también se pueden usar con anestésicos generales.

# IX. ANESTÉSICOS LOCALES

A. **Revisión general de los anestésicos locales**

1. Los anestésicos locales producen una **pérdida de sensación transitoria, reversible**, en una **región circunscrita** del cuerpo **sin pérdida de la consciencia**.

   a. Se bloquea la transmisión sensorial desde un área local del cuerpo al SNC.

   b. Como regla general, las fibras nerviosas amielínicas de tipo C de la raíz posterior (más pequeñas), que transportan sensaciones de dolor y temperatura, se bloquean antes de que las fibras mielínicas de tipo A (más grandes) transmitan la propiocepción sensitiva y las funciones motoras.

B. **Clasificación y química de los anestésicos locales**

1. La mayoría de los anestésicos locales disponibles se clasifican como **ésteres** o **amidas**.

   a. Consisten en un grupo aromático lipófilo conectado a una amina terciaria hidrófila ionizable.

2. En gran medida, estos anestésicos son **bases débiles** con valores de $pK_a$ entre 7 y 9; a pH fisiológico se encuentran, principalmente, en forma catiónica cargada.

3. La **potencia** de los anestésicos locales es **directamente proporcional** a su **solubilidad en lípidos** e **inversamente proporcional** a su **tamaño molecular**.

4. Para su uso, se seleccionan en función de la duración de sus efectos (corta, 20 min; intermedia, 1-1.5 h; larga, 2–4 h), de su eficacia en el sitio de administración y de su toxicidad potencial.

C. **Mecanismo de acción**

1. Los anestésicos locales actúan **bloqueando los canales de sodio** y la conducción de potenciales de acción a lo largo de los nervios sensitivos.

2. La forma **no ionizada** del fármaco es importante para que **alcance el sitio del receptor** y la forma **ionizada** es importante para causar el **efecto**.

   a. El fármaco debe cruzar la membrana lipídica para llegar al citoplasma; por lo tanto, la forma más soluble en lípidos (*no ionizada, sin carga*) alcanza concentraciones intracelulares efectivas más rápido que la forma *ionizada* (*cargada*).

   b. Una vez dentro de la célula, la forma *ionizada* del fármaco es la entidad bloqueadora *más eficaz*. Después de la penetración en el citoplasma, el equilibrio conduce a la formación y unión del catión cargado en el canal de sodio, lo que propicia el efecto clínico.

3. El bloqueo depende del voltaje y del tiempo.

   a. En reposo, los canales de sodio ($Na^+$) dependientes de voltaje de los nervios sensitivos están en estado de reposo (cerrado). Siguiendo el potencial de acción, el canal de $Na^+$ se vuelve activo (abierto) y luego se convierte a un estado inactivo (bloqueado) que es insensible a la despolarización.

   b. Durante la excitación, la **forma ionizada** (**cargada**) interactúa preferentemente con el **estado inactivado** de los canales de $Na^+$ para **bloquear la corriente de sodio y aumentar el umbral de excitación**.

      (1) Esto da como resultado una disminución, dependiente de la dosis, en la conducción del impulso y en la tasa de aumento y amplitud del potencial de acción.

D. **Propiedades farmacológicas**

1. **Administración**

   a. Los anestésicos locales se administran tópicamente por infiltración subcutánea en los tejidos, para irrigar los nervios locales, o por inyección alrededor de los nervios, en los espacios epidurales o subaracnoideos.

   b. **Todos los anestésicos locales, excepto la cocaína y la prilocaína, son vasodilatadores.**

      (1) Por esta razón, **la administración conjunta de un vasoconstrictor**, como la **epinefrina**, con un anestésico local, **reduce el flujo sanguíneo local** y la absorción sistémica.

         (a) Esto puede prolongar la duración de la acción y reducir la absorción sistémica y la posible toxicidad.

         (b) La adrenalina no debe administrarse conjuntamente para el bloqueo nervioso en áreas como los dedos de manos y pies, que se irrigan con arterias terminales, ya que puede causar isquemia o necrosis.

2. **Absorción**

   a. Muchos factores influyen en la velocidad y el grado de absorción, incluidas la vascularización del sitio de entrega y la concentración del fármaco.

**b.** Los **anestésicos liposolubles** suelen ser **más potentes** y tienen un efecto de **duración más larga**, aunque es posible que tome más tiempo para que logren el efecto deseado.

**c.** Los anestésicos locales son **menos eficaces** cuando se inyectan en **tejidos infectados** porque el **pH extracelular bajo favorece a la forma cargada** (ionizada), con menor cantidad de la base neutra disponible para difusión a través de la membrana.

  **(1)** El pH fisiológico tiene un valor de 7.4; si el tejido está inflamado o tiene una infección, el pH es de aproximadamente 6.4.

  **(2)** La mayoría de los anestésicos locales son bases débiles, en los cuales el $pK_a$ se encuentra entre 8.0 y 9.0.

**3. Metabolismo**

**a.** Los anestésicos locales de **tipo éster** que ingresan al torrente sanguíneo son metabolizados por la **colinesterasa plasmática** y, por lo tanto, tienen semividas plasmáticas muy cortas.

  **(1)** La concentración plasmática de estos anestésicos puede ser más alta de lo habitual en los pacientes con colinesterasa disminuida o genéticamente atípica.

**b.** Los **anestésicos locales** de tipo amida se metabolizan a velocidades y extensiones variables mediante **enzimas microsómicas hepáticas**.

**4. Excreción**

**a.** Los anestésicos locales se convierten en metabolitos solubles en agua y se excretan en la orina.

  **(1)** La **acidificación** de la **orina** promueve la forma ionizada para una **eliminación más rápida**.

**E. Anestésicos locales específicos y sus indicaciones**

**1.** Las **amidas** incluyen **lidocaína** (prototipo), **mepivacaína**, **prilocaína** y **bupivacaína**.

**a.** La lidocaína y la mepivacaína tienen un inicio rápido y una duración de acción intermedia.

  **(1)** Ambas se usan para el bloqueo nervioso periférico y para la anestesia espinal. La lidocaína también se usa para el bloqueo de infiltración y para la anestesia epidural.

**b.** La prilocaína tiene un inicio y una duración de acción intermedios.

  **(1)** Se usa para la anestesia espinal y es frecuente que se utilice para la analgesia obstétrica.

**c.** La bupivacaína tiene un inicio lento y una larga duración de acción.

**2.** Se utiliza para infiltración y para anestesia regional, epidural y espinal. Los **ésteres** incluyen **procaína**, **cloroprocaína**, **cocaína** y **tetracaína**.

**a.** La cloroprocaína tiene un inicio de acción más rápido que la procaína y una acción de corta duración. Es metabolizada muy rápidamente por la colinesterasa plasmática.

  **(1)** Se usa para anestesia obstétrica.

**b.** En cuanto a la procaína, esta tiene un inicio medio y una corta duración de acción.

  **(1)** Se usa para la anestesia por infiltración.

**c.** La cocaína tiene un inicio y una duración de acción medios.

  **(1)** El uso clínico es limitado debido al potencial que tiene para provocar efectos adversos, como la estimulación del SNC, taquicardia, inquietud, temblores, convulsiones y arritmias.

**d.** La tetracaína tiene un inicio de acción muy lento (> 10 min) y es de acción prolongada.

  **(1)** En general se utiliza para la anestesia espinal y para uso oftalmológico.

**F. Efectos adversos y toxicidad**

**1.** Respecto a los efectos adversos de los anestésicos locales, en general son el resultado de una sobredosis o inyección involuntaria en el sistema vascular.

**2.** Los efectos sistémicos se presentan con mayor probabilidad debido a la administración de la clase amida.

**3. Efectos en el SNC**

**a.** Los efectos adversos en el SNC incluyen **mareo**, **vértigo**, agitación, acúfenos, temblor y alteraciones visuales.

  **(1)** La lidocaína y la procaína pueden causar sedación.

**b.** Si se tienen concentraciones sanguíneas altas, se pueden producir nistagmo, temblores, convulsiones tónico-clónicas, depresión respiratoria, coma y muerte.

**4. Efectos cardiovasculares**

**a.** Los efectos cardiovasculares adversos se desarrollan a concentraciones plasmáticas relativamente más altas en comparación con las del SNC.

**b.** La **bradicardia** se desarrolla como resultado del bloqueo de los canales cardíacos de sodio y la depresión de la actividad de marcapasos.

**c.** La hipotensión se desarrolla a partir de la dilatación arteriolar y la disminución de la contractilidad cardíaca.

# X. ANALGÉSICOS OPIÁCEOS Y ANTAGONISTAS DE OPIOIDES

**A. Mecanismo de acción**

1. Se cree que los opiáceos como la morfina imitan los efectos de los péptidos opioides endógenos mediante la interacción con uno o más receptores ($\mu$, $\delta$, $\kappa$) (tabla 5-9).

   **a.** La interacción con los **receptores $\mu$ (mu)** contribuye a la **analgesia** supraespinal y espinal, **depresión respiratoria, sedación, euforia, disminución del tránsito gastrointestinal** y **dependencia física**.

   **b.** En el caso de los **receptores $\delta$ (delta)**, la interacción contribuye a la **analgesia** supraespinal y espinal.

   **c.** Por otra parte, la importancia de la interacción con los **receptores $\kappa$ (kappa)** no está clara; podría contribuir a la analgesia y también a los **efectos psicomiméticos** (**disforia**) de algunos opiáceos.

   **d.** Algunos opiáceos son agonistas en todos los receptores de opioides, mientras que otros son agonistas-antagonistas parciales en los receptores de opioides.

2. Los opiáceos producen **analgesia** por una o más de las siguientes acciones (fig. 5-9).

   **a.** Todos los opiáceos activan las proteínas unidas a nucleótidos de guanina inhibitorios ($G_i$) (*véase* fig. 1-1C).

   **(1)** Activan el receptor opioide **presináptico.**

   **(a)** Inhiben **la actividad de la adenilato-ciclasa**, lo que ocasiona una reducción en el cAMP intracelular y una disminución de la fosforilación de las proteínas.

   **(b)** Cierran canales de calcio dependientes de voltaje para **inhibir la liberación de neurotransmisores excitatorios** como el glutamato y la sustancia P.

   **(2)** Activan el receptor opioide **postsináptico.**

   **(a)** Los opiáceos **promueven la apertura de los canales de potasio**, lo que hiperpolariza la membrana neuronal e inhibe a las neuronas postsinápticas.

   **b.** Los opiáceos **elevan el umbral del dolor al interrumpir la transmisión del dolor a través de las vías ascendentes** y activar las vías inhibitorias descendentes en el SNC. También aumentan el umbral del dolor por acción sobre las neuronas sensitivas periféricas.

   **c.** Los opiáceos pueden **disminuir la capacidad de reacción emocional al dolor** a través de acciones en las áreas límbicas del SNC. Disocian la percepción del dolor de la sensación.

**B. Indicaciones de los opiáceos**

1. **Analgesia**

   **a.** Los opiáceos se usan para el tratamiento del dolor moderado a intenso, incluido el dolor postoperatorio, el dolor por cáncer y el dolor debido a una lesión o traumatismo.

2. **Diarrea (difenoxilato y loperamida)**

| T a b l a 5-9 | Afinidad de unión al receptor de opioides |
|---|---|
| Fuertes agonistas de los receptores mu | Fentanilo <br> Hidromorfona <br> Meperidina (petidina) <br> Metadona <br> Morfina <br> Oximorfona |
| Agonistas de receptores mu leves a moderados | Codeína <br> Hidrocodona <br> Oxicodona |
| Acciones mixtas de receptor | Buprenorfina <br> ■ Agonista parcial en el receptor mu <br> ■ Antagonista débil en el receptor kappa <br><br> Butorfanol <br> ■ Agonista en el receptor kappa <br> ■ Agonista parcial en el receptor mu <br><br> Nalbufina <br> ■ Agonista en el receptor kappa <br> ■ Agonista parcial en el receptor mu <br><br> Pentazocina <br> ■ Agonista en el receptor kappa <br> ■ Agonista parcial en el receptor mu |

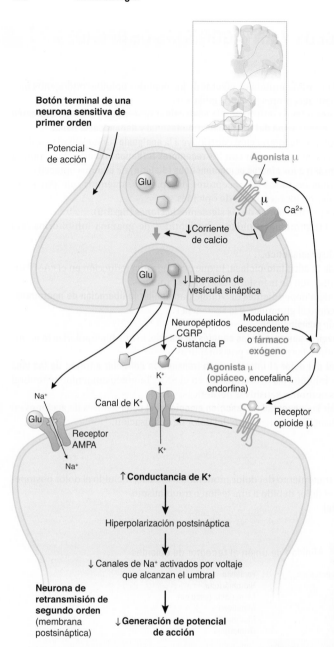

Botón terminal de una
neurona sensitiva de
primer orden

Potencial
de acción

Glu

Agonista μ

μ

Ca²⁺

↓Corriente
de calcio

Glu

↓Liberación de
vesícula sináptica

Neuropéptidos
CGRP
Sustancia P

Modulación
descendente
o fármaco
exógeno

Agonista μ
(opiáceo, encefalina,
endorfina)

K⁺

Na⁺

Canal de K⁺

Glu

Receptor
AMPA

K⁺

Receptor
opioide μ

Na⁺

↑ Conductancia de K⁺

Hiperpolarización postsináptica

↓ Canales de Na⁺ activados por voltaje
que alcanzan el umbral

Neurona de
retransmisión de
segundo orden
(membrana
postsináptica)

↓ Generación de potencial
de acción

**FIGURA 5-9.** Mecanismo de acción de
los opiáceos. AMPA-R, receptor de ácido
alfa-amino-3-hidroxi-5-metil-4-isoxazol-
propiónico (canales catiónicos activados
por glutamato); CGRP, péptido relacionado
con el gen de calcitonina; Glu, glutamato
(modificado de Golan D. Principles of Pharmacology. 4th ed. Philadelphia, PA: Wolters
Kluwer Health, 2016, Fig. 18.8).

**3. Tos (codeína)**
   **a.** Los opiáceos deprimen directamente el centro de la tos en la médula.
**4. Anestesia**
   **a.** Los opiáceos pueden usarse antes de la anestesia y la cirugía debido a sus propiedades sedantes,
   ansiolíticas y analgésicas.
   **b.** Se pueden usar como adyuvantes de los anestésicos.
**5. Escalofríos (meperidina)**
   **a.** Todos los agonistas opioides pueden reducir los temblores, pero la meperidina (petidina) tiene el
   efecto más pronunciado (a través de su acción en los subtipos del receptor adrenérgico $\alpha_2$).
**6. Dependencia física (metadona, buprenorfina)**
   **a.** Algunos opiáceos se usan para **mitigar los síntomas de la abstinencia** de la dependencia física causados por otros opiáceos, incluida la heroína.

C. **Efectos adversos de los opiáceos**
   1. **Cambios del estado de ánimo**
      a. La mayoría de los pacientes experimentan una **sensación de euforia** con disminución de la ansiedad y el estrés (receptor μ).
      b. Algunos pueden experimentar disforia, un estado desagradable caracterizado por inquietud y malestar (receptor κ).
   2. **Somnolencia**
      a. Los pacientes pueden experimentar **letargia**, somnolencia, apatía e **incapacidad para concentrarse**.
   3. **Náuseas y vómitos**
      a. Los opiáceos provocan la estimulación directa de la zona de activación del quimiorreceptor en el área postrema de la médula, lo que conduce a la activación del centro de vómitos.
   4. **Estreñimiento**
      a. Este efecto probablemente tenga lugar debido a los efectos sobre los receptores de opioides en el sistema nervioso entérico que conducen a una disminución del peristaltismo intestinal.
      b. No hay **ninguna tolerancia clínicamente significativa a este efecto**.
   5. **Depresión respiratoria**
      a. Se produce debido a la inhibición directa del centro respiratorio en el tronco encefálico y a la disminución de la sensibilidad del centro respiratorio al $CO_2$, con disminución del impulso hipóxico.
      b. Conduce a **disminuciones de la frecuencia respiratoria**, de la ventilación por minuto y del intercambio de volumen.
   6. **Miosis (pupilas puntiformes)**
      a. La constricción pupilar se produce con **todos los opiáceos excepto la meperidina** (que tiene una acción de bloqueo muscarínico).
      b. **No se desarrolla tolerancia a este efecto.**
   7. **Retención de orina**
      a. El tono ureteral y vesical aumenta con el uso de los opiáceos; el aumento del tono del esfínter puede precipitar la retención de orina.
      b. Este efecto puede ser **más frecuente** en los **ancianos y pacientes postoperatorios**.
      c. Los opiáceos deben usarse con precaución en pacientes con hipertrofia prostática o estenosis uretral.
   8. **Dolor por espasmo biliar**
      a. Los opiáceos causan la contracción del músculo liso del conducto biliar, lo que puede provocar cólicos o espasmos biliares (excepto la meperidina).
   9. **Prurito y rubefacción** (debido a la liberación de histamina)

D. **Tolerancia**
   1. Se produce debido a un efecto neuronal directo de los opiáceos en el SNC (tolerancia celular).
   2. Ocurre gradualmente con la administración repetida; se requiere una dosis de opiáceo **mayor para producir el mismo efecto inicial**.
      a. Inicia con la primera dosis de un opiáceo, pero puede no ser clínicamente evidente hasta después de 2-3 semanas de la administración constante de opiáceos.
   3. Se puede desarrollar un alto grado de tolerancia a los efectos analgésicos, sedantes y depresores respiratorios de los agonistas opioides. No se desarrolla miosis ni estreñimiento.
   4. La tolerancia puede conferirse de un agonista opioide a otro (tolerancia cruzada).

E. **Dependencia física**
   1. Tiene lugar cuando se desarrolla tolerancia a los opiáceos y se asocia de manera similar con cambios en las vías de señalización celular.
   2. Se produce con la terapia crónica, en la que **la interrupción abrupta del tratamiento da como resultado un síndrome de abstinencia**.
      a. La abstinencia también puede precipitarse mediante la administración de un antagonista opioide como la naloxona.
   3. Los síntomas de abstinencia de opiáceos pueden incluir **lagrimeo**, **rinorrea**, **bostezo**, escalofríos, **piloerección** (carne de gallina), dolor muscular, **diarrea**, ansiedad e **irritabilidad**.
      a. Los síntomas físicos a menudo se deben a **hiperexcitabilidad autónoma**.
      b. La administración de un opiáceo suprime los síntomas de abstinencia casi de inmediato.
      c. El uso de agonistas $\alpha_2$, como la clonidina o la lofexidina, puede ayudar con los síntomas de abstinencia al reducir la liberación de noradrenalina y disminuir el tono simpático.

**F. Dependencia psicológica y uso compulsivo de sustancias (adicción)**

1. La euforia y otras sensaciones placenteras producidas por los analgésicos opiáceos pueden inducir el desarrollo de adicciones.
2. La *adicción* es un trastorno médico de las vías de recompensa del cerebro que se caracteriza por la necesidad de consumo de sustancias y por la búsqueda patológica de recompensa.
    a. La adicción a los opiáceos (y a muchas otras sustancias de abuso) se debe a la **mayor liberación de dopamina en el núcleo *accumbens*** (fig. 5-10).
    b. Los avidez por el fármaco provoca repetidas recaídas en el uso de opiáceos, incluso en presencia de graves consecuencias y una gran motivación para abandonar la adicción.
    c. Con frecuencia ocasiona graves problemas emocionales y de comportamiento, así como conflictos sociales en el trabajo y en el hogar.

**G. Efectos adversos y contraindicaciones**

1. Los opiáceos están **contraindicados** si existe **disminución preexistente en la reserva respiratoria** (p. ej., enfisema) o secreciones respiratorias excesivas (p. ej., enfermedad pulmonar obstructiva).
2. Los opiáceos están relativamente contraindicados en pacientes con lesiones en la cabeza.
    a. El aumento de la presión parcial de $CO_2$ ($PCO_2$) puede causar dilatación cerebrovascular, lo que produce un incremento del flujo sanguíneo y una mayor presión intracraneal.
3. Los opiáceos deben usarse con precaución durante el embarazo porque pueden prolongar el parto y causar dependencia fetal.

**H. Interacciones farmacológicas**

1. Los **fármacos que deprimen el SNC** pueden incrementar o potenciar la depresión respiratoria causada por los opiáceos (p. ej., sedantes-hipnóticos).
    a. El uso concomitante de benzodiazepinas y opiáceos puede provocar sedación profunda, depresión respiratoria, coma y muerte.
2. Tanto los **antipsicóticos** como los **antidepresivos** con actividad sedante potencian la sedación producida por los opiáceos.
3. La meperidina y el tramadol pueden conducir al síndrome de serotonina cuando se combinan con otros serotoninérgicos.

**I. Consideraciones especiales con fármacos específicos**

1. La morfina es el estándar de referencia. En la mayoría de los casos, la dosis equivalente de morfina de 24 h se usa para comparar las concentraciones de diferentes regímenes de opiáceos, así como para calcular las dosis equianalgésicas de varias preparaciones.
2. **La codeína es metabolizada por CYP2D6 a morfina.**
    a. Se debe tener precaución en los individuos con **CYP2D6 metabolizadoras ultrarrápidas**, ya que pueden tener una conversión extensa a morfina y **efectos mediados por opioides aumentados.**

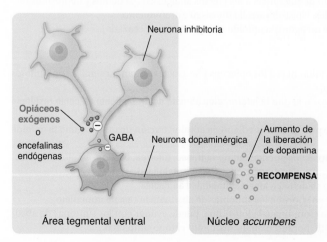

**FIGURA 5-10.** Vía de recompensa de los opioides (modificado de Golan D. Principles of Pharmacology. 4th ed. Philadelphia, PA: Wolters Kluwer Health, 2016, Fig. 18.7). GABA, ácido gamma-aminobutírico.

3. El **fentanilo** y otros subtipos sintéticos pueden causar **rigidez troncal grave** cuando se administran rápidamente a una dosis alta.

4. En dosis altas, la **meperidina** puede causar excitación del SNC (temblores, delírium, hiperreflexia) y **convulsiones** debido a la formación de un metabolito, la normeperidina.

5. El **tramadol** es un agonista débil de los **receptores opioides μ** que **también bloquea la recaptación de serotonina y noradrenalina**. Puede tener un uso especial para el dolor neuropático.
   **a.** Sus acciones son solo parcialmente revertidas por la naloxona.
   **b.** El tramadol y el tapentadol se asocian con mayor riesgo de convulsiones y están contraindicados en los pacientes con epilepsia.

6. La **metadona** es un opiáceo **de acción prolongada** que se asocia con un **síndrome de abstinencia menos grave** que el de la morfina; a menudo se sustituye por otros opiáceos como tratamiento para la dependencia física. También se usa para el tratamiento de mantenimiento de los pacientes dependientes de heroína.

7. Por otra parte, la **buprenorfina** es un agonista parcial de los receptores opioides μ y antagonista de los receptores κ. Debido a su **disociación lenta** de los **receptores μ** y a su larga duración de acción, se usa para el tratamiento de la dependencia de opiáceos, incluyendo los pacientes adictos a la heroína.
   **a. Dado que es un agonista parcial, puede precipitar la abstinencia si se administra a pacientes que ya reciben un agonista opioide completo.**

**J. Antagonistas de opioides**
   1. La **naloxona** y la **naltrexona** son inhibidores competitivos de las acciones de los opiáceos.
   2. La **naloxona** tiene una duración de acción relativamente corta de 1-2 h.
      **a.** Se usa para tratar **sobredosis agudas de opiáceos**. Debido a su corta duración de acción, puede ser necesario administrar dosis múltiples.
   3. La **naltrexona**, por el contrario, tiene una mayor duración de acción (hasta 48 h).
      **a.** Está aprobada para la **dependencia a los opiáceos y al alcohol** (los opioides endógenos están involucrados en la modulación de la expresión de los efectos de refuerzo del alcohol).
   4. Estos fármacos **precipitarán la abstinencia de opiáceos**.
   5. La metilnaltrexona y el alvimopán son antagonistas de los receptores de opioides aprobados para el estreñimiento inducido por opiáceos y el íleo postoperatorio, respectivamente (*véase* cap. 8).

**K. Antidiarreicos (*véase* cap. 8)**
   1. El **difenoxilato/atropina** y la **loperamida** están indicados para el tratamiento de la diarrea.
      **a.** La atropina se agrega al difenoxilato para evitar el abuso.
   2. Tienen **dependencia mínima** u otros efectos similares a los opiáceos mediados a nivel central, si se administran a dosis terapéuticas.
      **a.** La insolubilidad del difenoxilato limita su absorción a través del tubo digestivo.
      **b.** La loperamida no cruza la barrera hematoencefálica.

**L. Antitusivos (*véase* cap. 9)**
   1. El **dextrometorfano** es un medicamento de venta libre utilizado para tratar la tos; está estructuralmente relacionado con la codeína.
      **a.** Disminuye la sensibilidad de los receptores de la tos e interrumpe la transmisión del impulso de esta al deprimir el centro medular de la tos.
      **b. Tiene poca o ninguna propiedad analgésica o adictiva a dosis terapéuticas.**

# XI. DROGAS DE ABUSO

**A. Definiciones**
   1. El *trastorno por abuso de sustancias* o *adicción* se define como un patrón desadaptativo del uso de sustancias que conduce a un deterioro o angustia significativos (tabla 5-10).
      **a.** Las personas continúan con el consumo de la sustancia a pesar de los conflictos importantes que les produce, incluyendo la pérdida de control, problemas de salud, discapacidad y el incumplimiento de las responsabilidades en la escuela, el hogar o el trabajo.
   2. La *tolerancia* es la **intensidad disminuida de una respuesta a un fármaco después de su administración continua**; se necesita una dosis mayor para producir el mismo efecto.
      **a. Tolerancia metabólica** (tolerancia farmacocinética). La velocidad de eliminación de los fármacos aumenta con el uso a largo plazo por estimulación de su propio metabolismo.

| Tabla 5-10 | Acciones y efectos de las drogas de abuso | | |
|---|---|---|---|
| **Clase** | **Ejemplos** | **Acciones** | **Efectos** |
| Alcohol | Etanol | Antagonista del receptor NMDA Modulador del receptor GABA | Intoxicación, sedación, pérdida de la memoria |
| Barbitúricos | Fenobarbital | Agonista y modulador del receptor GABA | Sedación, depresión respiratoria |
| Benzodiazepinas | Diazepam, lorazepam | Modulador del receptor GABA | Sedación, depresión respiratoria |
| Canabinoides | Marihuana | Antagonista del receptor CB | Vértigo, hambre |
| Inhalados | Tolueno, óxido nitroso | Desconocido (puede afectar al GABA o al receptor de glutamato) | Vértigo, intoxicación |
| Nicotina | Cigarrillos, tabaco mascado | Agonista nicotínico del receptor de ACh | Estado de alerta, relajación muscular |
| Opiáceos | Heroína, oxicodona | Antagonista del receptor μ | Euforia, depresión respiratoria, sedación |
| Fenciclidina | PCP | Antagonista del receptor NMDA | Alucinaciones, comportamiento agresivo |
| Feniletilaminas | Éxtasis (MDMA) | Aumenta la liberación de serotonina, dopamina y noradrenalina | Estado vigilante, bienestar emocional, intimidad |
| Sustancias psicodélicas | LSD, psilocibina | Agonista parcial del receptor de ($5-HT_2$) | Alucinaciones, *flashbacks* |
| Psicoestimulantes | Anfetamina, cocaína | Inhibidor de la recaptación de dopamina-noradrenalina | Euforia, estado de alerta, hipertensión |

ACh, acetilcolina; CB, canabinoide; GABA, ácido γ-aminobutírico; 5-HT, serotonina; LSD, dietilamida del ácido lisérgico; MDMA, metilendioximetanfetamina; NMDA, *N*-metil-ᴅ-aspartato.

   **b. Tolerancia celular** (tolerancia farmacodinámica). Adaptación bioquímica o ajuste homeostático de las células ante la presencia continua de un fármaco.

   **c. Tolerancia cruzada**. La tolerancia a un fármaco confiere, al menos, tolerancia parcial a otras sustancias de la misma clase.

   **d.** La tolerancia a menudo se asocia con el desarrollo de la dependencia física.

**3.** La **sensibilización** (**tolerancia inversa**) tiene lugar cuando la administración repetida de un fármaco produce un efecto mayor con una dosis dada.

   **a.** Se requiere una dosis más baja para lograr el mismo efecto.

**4.** La *dependencia* se refiere a la **necesidad biológica de continuar** consumiendo una sustancia.

   **a. Dependencia física.** Es la hiperexcitabilidad latente que se revela cuando se suspende la administración de una droga de abuso (abstinencia) después de su uso a largo plazo. Es necesario el consumo continuo de la droga para evitar el síndrome de abstinencia.

     **(1)** Los síntomas de abstinencia en general son opuestos a los efectos a corto plazo de la droga de abuso.

     **(2)** El síndrome de abstinencia puede producirse debido al retiro de la sustancia o puede precipitarse después de la administración de un antagonista.

       **(a)** La gravedad del síndrome está directamente relacionada con la dosis de la droga, el tiempo de uso y su velocidad de eliminación.

       **(b)** La retirada precipitada tiene un inicio más explosivo y una duración de acción más corta en comparación con la retirada debida a la abstinencia.

     **(3)** El **síndrome de abstinencia neonatal** se produce cuando a un bebé se le retiran ciertas sustancias a las que estuvo expuesto en el útero antes del nacimiento (a menudo opiáceos).

   **b. Dependencia psicológica** (**adicción**). Se define como una necesidad compulsiva y abrumadora de tomar una droga (**conducta de búsqueda de sustancias**) para mantener una sensación de bienestar.

     **(1)** Es probable que se relacione con un aumento de **actividad de la dopamina** en el **núcleo *accumbens***.

   **c. Dependencia cruzada**. Se define como la capacidad de una sustancia de sustituir a otra farmacológicamente similar, para mantener un estado dependiente o para evitar la abstinencia (p. ej., diazepam para etanol; metadona para heroína).

**5.** El grado de tolerancia y dependencia física varía de manera considerable entre las diferentes clases de sustancias.

**B. Depresores generales del sistema nervioso central**

**1. Etanol**

   **a. *Mecanismo de acción.*** El mecanismo preciso del etanol en el SNC es desconocido. Se sabe que tiene un efecto directo sobre los receptores GABA$_A$ para **aumentar** de forma aguda **la acción inhibitoria de GABA** en el SNC; también tiene un **efecto inhibidor sobre la activación del glutamato** en los receptores NMDA.

   **b. *Propiedades farmacológicas***

     **(1)** El etanol se absorbe rápidamente desde el estómago y el intestino delgado para distribuirse rápidamente en el agua corporal total. La absorción se retrasa por la comida.

     **(2)** Es **oxidado** a bajas concentraciones plasmáticas **a acetaldehído** por la enzima citosólica hepática **alcohol-deshidrogenasa** (ADH) para la generación de dinucleótido de nicotinamida y adenina (NADH, *nicotinamide adenine dinucleotide*) (forma reducida) (fig. 5-11).

       **(a)** La producción excesiva de NADH puede contribuir a las alteraciones metabólicas asociadas con el alcoholismo crónico, así como a la acidosis láctica y a la hipoglucemia debido a la toxicidad aguda por alcohol.

       **(b)** El acetaldehído se oxida aún más por la **aldehído-deshidrogenasa mitocondrial a acetato**, que luego se metaboliza a $CO_2$ y $H_2O$ (*véase* fig. 5-11).

     **(3)** La tasa de oxidación a menudo sigue una **cinética de orden cero** (debido a una saturación funcional de la ADH) que es independiente del tiempo y de la concentración del fármaco.

   **c. *Efectos agudos***

     **(1) Depresión del SNC**

       **(a)** A **concentraciones de bajas a moderadas** (50-100 mg/dL), en individuos no tolerantes, se produce la inhabilitación de las vías inhibitorias del SNC (desinhibición), lo que ocasiona **disminución de la ansiedad y comportamiento desinhibido** con dificultad para hablar, ataxia y falta de juicio (embriaguez).

       **(b)** A **concentraciones de moderadas a tóxicas** (100-300 mg/dL), se produce una inhibición general dependiente de la dosis del SNC con aumento de la **sedación** y la **depresión respiratoria, así como disminución de la agudeza mental** y de la función motora.

       **(c)** A **concentraciones tóxicas** (> 300 mg/dL), la depresión del SNC puede provocar **coma**, depresión respiratoria profunda y muerte.

     **(2)** Otros efectos pueden incluir contractilidad miocárdica deprimida, vasodilatación, diuresis y efectos gastrointestinales (aumento de la salivación, disminución de la motilidad gastrointestinal, náuseas y vómitos).

       **(a)** Puede haber hipotermia debido a la vasodilatación y es significativa en casos de sobredosis grave o en ambientes fríos.

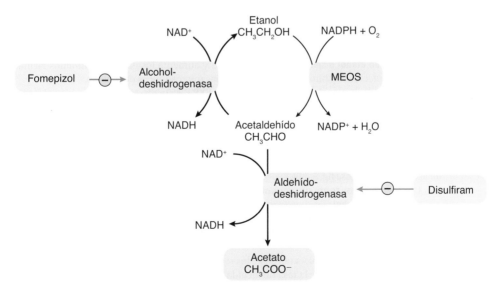

**FIGURA 5-11.** Metabolismo del etanol. MEOS, sistema microsómico de oxidación del etanol; NAD, dinucleótido de nicotinamida y adenina; NAD$^+$, NAD en su forma oxidada; NADH, NAD en su forma reducida; NADP$^+$, fosfato de dinucleótido de nicotinamida y adenina (forma oxidada); NADPH, NADP (forma reducida).

**d.** *Efectos a largo plazo*

**(1)** La **enfermedad hepática** se manifiesta por progresión del hígado graso reversible a hepatitis alcohólica, cirrosis irreversible e insuficiencia hepática.

  **(a)** Es el efecto adverso más frecuente del consumo de etanol a largo plazo.

  **(b)** Otros factores que contribuyen a la enfermedad hepática pueden incluir glutatión reducido (como un eliminador de radicales libres), daño a las mitocondrias y desnutrición.

**(2)** **Neuropatía periférica** con parestesias en manos y pies.

**(3)** **Encefalopatía de Wernicke**, con ataxia, confusión, movimientos oculares anómalos; y **psicosis de Korsakoff**, con deterioro de la memoria que a menudo es irreversible (**síndrome de Wernicke-Korsakoff**).

  **(a)** Esto está asociado con **deficiencia de tiamina** secundaria a desnutrición.

**(4)** **Pancreatitis y gastritis**, que pueden resultar del consumo crónico de alcohol.

**(5)** **Cardiopatía**

  **(a)** Puede desarrollarse **miocardiopatía** debido a la alteración de la membrana inducida por etanol con actividad mitocondrial disminuida, entre otros efectos.

  **(b)** Pueden desarrollarse **arritmias** (**y convulsiones**) durante el consumo excesivo de alcohol o durante el síndrome de abstinencia de etanol.

  **(c)** Puede producirse **hipertensión**, que puede ser reversible.

**(6)** **Trastorno del espectro alcohólico fetal**

  **(a)** Este trastorno resulta del abuso materno de etanol durante el embarazo.

  **(b)** Se caracteriza por **anomalías de crecimiento, microcefalia, coordinación poco desarrollada** y **subdesarrollo de la región media de la cara**.

    **i.** Los casos graves pueden provocar retraso mental y anomalías cardíacas congénitas.

**(7)** Otros efectos a largo plazo incluyen anemia leve, hipoglucemia, ginecomastia, atrofia testicular y cáncer del tubo digestivo.

**(8)** La **tolerancia** puede deberse a la adaptación del SNC, incluida la tolerancia cruzada a otras sustancias que facilitan la actividad del GABA, como los sedantes hipnóticos.

**(9)** Con el uso crónico se puede desarrollar **dependencia psicológica y física**.

  **(a)** El **síndrome de abstinencia de alcohol** puede producirse con la interrupción brusca del etanol en un individuo con dependencia física.

    **i.** Los primeros signos y síntomas pueden incluir **ansiedad**, insomnio, **temblor**, hipertensión, palpitaciones, náuseas y vómitos.

    **ii.** El *delirium tremens* puede producirse aproximadamente 48-96 h después de la interrupción del consumo de etanol. Se caracteriza por delírium (**agitación, desorientación,** consciencia alterada, alucinaciones visuales y auditivas) e **hiperexcitabilidad autónoma grave**, incluida la taquicardia.

  **(b)** En casos graves el tratamiento implica **sustituir** una **benzodiazepina de acción prolongada**, como clordiazepóxido o diazepam.

**e.** *Interacciones farmacológicas y contraindicaciones*

**(1)** El etanol tiene efectos aditivos cuando se consume con sustancias que tienen **propiedades depresoras del SNC** (benzodiazepinas, antipsicóticos, antidepresivos).

**(2)** El **uso agudo de etanol disminuye** el metabolismo y aumenta los efectos de muchos fármacos debido a sus efectos inhibitorios sobre las enzimas microsómicas del hígado.

**(3)** El **uso prolongado de etanol** puede **inducir enzimas CYP P-450** y disminuir los efectos del fármaco debido al aumento del metabolismo (fenitoína, warfarina, barbitúricos).

**(4)** El consumo de etanol está contraindicado durante el embarazo y en pacientes con úlceras, enfermedad hepática y trastornos convulsivos.

**f.** *Tratamiento del abuso de etanol*

**(1)** El **disulfiram inhibe la ADH**, lo que da como resultado la acumulación de concentraciones tóxicas de acetaldehído (*véase* fig. 5-11).

  **(a)** Desalienta el consumo de alcohol al causar **una reacción fisiológica desagradable cuando se consume alcohol.**

  **(b)** Los efectos incluyen **náuseas**, vómitos, **rubefacción**, cefalea e hipotensión.

  **(c)** Otros fármacos con actividad similar al disulfiram incluyen metronidazol, sulfonilureas y algunas cefalosporinas.

**(2)** La naltrexona es un antagonista eficaz de los receptores de opioides, por vía oral, que reduce la avidez por el etanol y reduce la tasa de recaída en el alcoholismo.

**(3)** El acamprosato actúa como un inhibidor competitivo en el receptor de NMDA tipo glutamato.

    **(a)** Reduce la incidencia de recaídas y prolonga la abstinencia del etanol.

**2. Metanol (alcohol de madera)**

    **a.** El metanol se puede encontrar en el líquido limpiaparabrisas y en solventes comerciales.

    **b.** Es **metabolizado a formaldehído** por la **alcohol-deshidrogenasa**, que luego es oxidada a ácido fórmico (un metabolito tóxico) por la aldehído-deshidrogenasa.

    **c.** La intoxicación puede provocar **alteraciones visuales**, incluida la visión borrosa y lo que los pacientes describen como "estar en una tormenta de nieve". Otros efectos incluyen bradicardia, acidosis, coma y convulsiones.

    **d.** El tratamiento de la toxicidad por metanol incluye la administración de **fomepizol**, un inhibidor de la ADH que reduce la tasa de acumulación de formaldehído (fig. 5-12).

**3. Polietilenglicol**

    **a.** El etilenglicol se puede encontrar en **formulaciones anticongelantes** y en solventes industriales.

    **b.** Debido a su sabor dulce, los animales y los niños pueden ingerirlo.

    **c.** Puede conducir al depósito de **cristales de oxalato** en los **túbulos renales** así como a la insuficiencia renal retardada.

    **d.** El tratamiento de la toxicidad del etilenglicol incluye la administración de **fomepizol** para reducir la acumulación de cristales de oxalato (*véase* fig. 5-12).

**4.** El **ácido γ-hidroxibutírico (GHB)** es un **agonista débil en los receptores GABA$_B$.**

    **a.** Puede producir euforia y mejores percepciones sensoriales, así como un sentimiento de cercanía social y **amnesia**.

**5. Inhalantes**

    **a.** Los inhalantes contienen sustancias volátiles con propiedades psicoactivas. Los **niños** y **adolescentes** a menudo abusan de ellos. Por lo general no son adictivos, pero su rápido efecto lleva al consumo repetitivo.

    **b.** Las sustancias pueden incluir **pinturas en aerosol**, marcadores, **pegamentos**, líquidos de limpieza y productos en aerosol. Los abusadores pueden olfatear, resoplar o rociar gases en su nariz o boca (conocido como *bolseo* o *esnifeo*).

    **c.** *Fármacos específicos.* Incluyen hidrocarburos volátiles, **óxido nitroso** y nitritos.

    **d.** *Mecanismo de acción.* Aunque se desconoce el mecanismo exacto, se cree que actúan como **depresores del SNC** a través de acciones en los receptores GABA o glutamato. Son liposolubles y se absorben rápidamente en el torrente sanguíneo.

        **(1)** Los nitritos producen sus efectos placenteros por la intensa vasodilatación que produce una sensación de calor y bienestar interior.

    **e.** *Efectos*

        **(1)** Los efectos en el SNC pueden incluir **dificultad para hablar**, falta de coordinación, **euforia**, vértigo y cefalea.

        **(2)** Los efectos cardíacos pueden incluir arritmias mortales.

            **(a)** **El síndrome de muerte súbita por inhalación o colapso cardiovascular** puede darse debido al aumento en la liberación de catecolaminas.

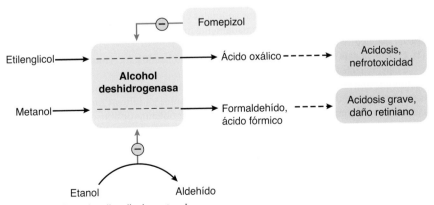

**FIGURA 5-12.** Metabolismo de etilenglicol y metanol.

**(3)** Los nitratos mejoran el placer sexual al dilatar y relajar los vasos sanguíneos.

**(4)** La exposición crónica a los **hidrocarburos aromáticos** (p. ej., **benceno, tolueno**) puede provocar **daños en varios sistemas de órganos** y provocar la depresión de la médula ósea, daño hepático o renal.

## C. Estimulantes del sistema nervioso central

### 1. Cocaína

**a. *Mecanismo de acción.*** La cocaína inhibe al transportador de dopamina (**DAT**, *dopamine transporter*) para disminuir la eliminación de dopamina de la hendidura sináptica y así causar una mayor concentración de la dopamina extracelular (fig. 5-13).

**(1)** Tiene efectos similares en las terminales de norepinefrina y de 5-HT; sin embargo, los efectos reforzadores de la cocaína se correlacionan mejor con su eficacia en el bloqueo del DAT.

**b. *Uso terapéutico***

**(1)** La cocaína se usa como **anestésico local** para cirugía de oído, nariz y garganta. Tiene actividad vasoconstrictora inherente.

**c. *Efectos***

**(1)** La exposición aguda provoca una sensación de **euforia** que incluye sensación de bienestar y optimismo, aumento de **energía** y **verborrea**. También puede causar **aumento** de la **frecuencia cardíaca** y de la **presión arterial**, así como disminución del apetito.

    **(a)** Los efectos eufóricos iniciales de la cocaína parecen más pronunciados que los de las anfetaminas, pero duran más en la intoxicación por anfetaminas.

**(2)** La toxicidad puede incluir **arritmias cardíacas, isquemia miocárdica, ictus** o convulsiones.

    **(a)** Se produce un mayor riesgo de **toxicidad cardíaca** cuando **la cocaína y el etanol se toman juntos y forman cocaetileno**.

**(3)** La **perforación del tabique nasal** se debe a los efectos vasoconstrictores al inhalar la cocaína.

**(4)** Los síntomas de abstinencia incluyen ansiedad, depresión, somnolencia y bradicardia.

**(5)** Es frecuente la dependencia psicológica extremadamente fuerte.

### 2. Anfetaminas y metanfetaminas

**a. *Mecanismo de acción.*** Estas sustancias **invierten la acción de los transportadores de aminas biogénicas (dopamina, norepinefrina, 5-HT). Interfieren con el transportador vesicular de monoaminas (VMAT,** *vesicular monoamine transporter*) para aumentar las vesículas sinápticas de sus neurotransmisores e incrementar las concentraciones en el citoplasma. También **invierten la acción del DAT y otros transportadores de aminas biogénicas** para aumentar las concentraciones extracelulares de neurotransmisores (*véase* fig. 5-13).

**b.** Los ***efectos*** son similares a los causados por la cocaína.

**(1)** Causan un mayor estado de alerta, **euforia** y confusión.

**(2)** Puede producirse bruxismo (**rechinar de dientes**) y rubefacción de la piel.

**(3)** El uso de metanfetaminas a largo plazo puede provocar **pérdida extrema de peso, problemas dentales** graves (**"boca de metanfetamina"**) y llagas en la piel causadas por rascarse.

**(4)** Las dosis más altas pueden producir aumento de la presión arterial y de la frecuencia cardíaca, así como causar crisis hipertensivas, arritmias y enfermedad cerebrovascular hemorrágica.

**(5)** A diferencia de muchas otras drogas de abuso, las anfetaminas son neurotóxicas. Los adictos pueden experimentar movimientos anómalos y episodios psicóticos (psicosis paranoide).

**(6)** La dependencia psicológica extremadamente fuerte es frecuente.

**c. *Uso terapéutico***

**(1)** El **metilfenidato** es un congénere de la anfetamina utilizado para el **trastorno por déficit de atención e hiperactividad** y la **narcolepsia**.

**d.** La atomoxetina es un inhibidor selectivo de la recaptación de noradrenalina que se usa para tratar el trastorno por déficit de atención en niños, adolescentes y adultos. Como no es un estimulante, se considera una buena alternativa para pacientes con problemas de abuso de sustancias o incapaces de tolerar los efectos secundarios de los estimulantes.

### 3. Metilendioximetanfetamina (MDMA, éxtasis)

**a. *Mecanismo de acción.*** Aumenta la actividad de la dopamina, noradrenalina y serotonina. Se diferencia de las anfetaminas tradicionales por ser estructuralmente similar a la serotonina. Por esta razón causa una mayor liberación de serotonina e inhibición de la recaptación de serotonina.

**b. *Efectos***

**(1)** Los efectos agudos incluyen una **sensación alterada del tiempo y experiencias sensoriales agradables** con una percepción mejorada. Aumenta los sentimientos de **intimidad** y comprensión.

    **(a)** El aumento de las concentraciones de serotonina probablemente explica la euforia, la cercanía emocional y la empatía que sienten los usuarios.

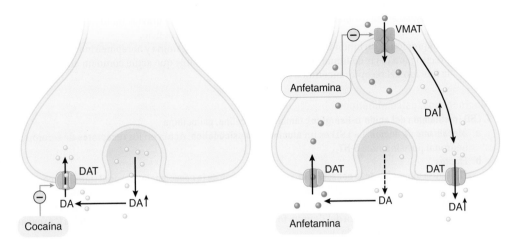

**FIGURA 5-13.** Mecanismos de acción de la cocaína y de las anfetaminas. DA, dopamina; DAT, transportador de dopamina; VMAT, transportador vesicular de monoaminas.

      **(2)** Puede causar ansiedad, insomnio, **deshidratación**, hipertermia, convulsiones y síndrome de serotonina. Estos efectos pueden tener lugar durante horas, días o semanas después del uso.

      **(3)** La abstinencia se asocia con depresión y agresión a largo plazo.

**4. Nicotina.** Es un componente del tabaco junto con varios gases y partículas.

   **a.** *Mecanismo de acción.* Es un agonista **para los receptores nicotínicos de acetilcolina** (nAChR). Imita la acción de la ACh en los receptores nicotínicos colinérgicos de los ganglios, en el músculo estriado y en el SNC. También activa la vía de recompensa cerebral dopaminérgica.

   **b.** *Propiedades farmacológicas*

      **(1)** Se absorbe bien desde el pulmón después de fumar y se distribuye rápidamente.

   **c.** *Efectos*

      **(1)** Puede causar náuseas y vómitos en las primeras etapas.

      **(2)** La actividad en el receptor nicotínico **central** puede incluir efectos **ansiolíticos**, aumento de la excitación, efectos sobre la actividad psicomotora y la función cognitiva, así como **falta de apetito**.

      **(3)** La actividad en los receptores nicotínicos **periféricos** puede producir **aumento de la presión arterial** y de **la frecuencia cardíaca** y estimular la contracción del músculo liso.

      **(4)** Fumar contribuye a los cánceres de pulmón, cavidad bucal, vejiga y páncreas, así como al desarrollo de enfermedad pulmonar obstructiva, coronariopatías y vasculopatías.

      **(5)** La tolerancia a los efectos subjetivos de la nicotina se desarrolla rápidamente.

      **(6)** Produce una fuerte dependencia psicológica al aumentar la actividad de la dopamina en el núcleo *accumbens*.

      **(7)** El síndrome de abstinencia indicativo de dependencia física se da dentro de un período de 24 h y persiste durante semanas o meses.

        **(a)** Los síntomas pueden incluir trastornos del sueño, dificultad para concentrarse, irritabilidad, impaciencia, inquietud, estado de ánimo disfórico o deprimido, disminución de la frecuencia cardíaca y aumento del apetito o del peso.

   **d.** **Dejar de fumar**

      **(1)** El objetivo es **reducir el deseo de nicotina e inhibir los efectos de refuerzo** de la nicotina.

      **(2)** La **terapia de reemplazo de nicotina** contiene pequeñas dosis de nicotina para combatir la ansiedad y la necesidad de fumar.

        **(a)** La cantidad de nicotina disminuye gradualmente con el tiempo hasta que ya no se necesita de su reemplazo.

        **(b)** La dosis de nicotina es mucho más baja de lo que una persona recibiría al fumar un cigarrillo (volverse adicto a esta es poco frecuente).

        **(c)** Las opciones incluyen goma de mascar, pastillas, parches, un inhalador oral y aerosol nasal.

      **(3)** La **vareniclina** es una **agonista nicotínico parcial** que previene la estimulación por nicotina del sistema de dopamina mesolímbico (y su asociación con la adicción a la nicotina).

        **(a)** Estimula la actividad de la dopamina, pero en menor grado que el de la nicotina, lo que produce **disminución de los síntomas de ansiedad y abstinencia**.

   (b) *Efectos adversos.* Pueden incluir insomnio y **sueños alterados**.
   (c) El uso se ha asociado con **episodios neuropsiquiátricos graves**, incluyendo depresión e ideación suicida; se debe sopesar el riesgo contra el beneficio.
 (4) El bupropión es un inhibidor débil de la recaptación de dopamina y norepinefrina. El mecanismo preciso para dejar de fumar no está claro, pero es probable que actúe como un antagonista de la función del receptor nicotínico de acetilcolina.

## D. Alucinógenos (psicomiméticos)

### 1. LSD (dietilamida del ácido D-lisérgico); también mezcalina, psilocibina
 a. *Mecanismo de acción.* La LSD es un **alucinógeno psicodélico**. Actúa en los **receptores** de serotonina neuronal postsináptica **5-HT$_{2A}$**.
 b. *Efectos*
   (1) Causa **alteración de la consciencia**, euforia, **aumento de la consciencia sensorial** (también conocida como "expansión mental"), **distorsiones perceptivas** y aumento de la introspección.
     (a) La experiencia puede durar hasta 12 h y causar **despersonalización**, alucinaciones, percepción distorsionada del tiempo, forma y color, así como **confusión de los sentidos** ("escuchar colores y ver sonido").
     (b) Una mala experiencia consiste en ansiedad o depresión intensas y pensamientos suicidas.
   (2) *Efectos.* Son **impredecibles**.
   (3) A **largo plazo** puede producir psicosis persistente, *flashbacks*, pérdida de la memoria, ansiedad y depresión.
 c. La actividad simpaticomimética de la LSD incluye miosis, aumento de la presión arterial y taquicardia. Se desarrolla rápidamente un alto grado de tolerancia a los efectos conductuales de la LSD.
 d. No produce dependencia ni abstinencia.

### 2. Fenciclidina (PCP, polvo de ángel)
 a. *Mecanismo de acción.* La fenciclidina (PCP, *phenylcyclohexylpiperidine*) es un **alucinógeno disociativo** que actúa como un **antagonista en los receptores NMDA de tipo glutamato**.
 b. *Efectos*
   (1) Las dosis bajas producen un estado parecido a la intoxicación por etanol.
   (2) Si se utilizan dosis altas ocasionan euforia, **alucinaciones**, cambios de la imagen corporal y una mayor sensación de aislamiento y soledad; también perjudica el juicio, causa **paranoia/hostilidad** y **aumenta la agresividad**.
     (a) Los usuarios pueden volverse intensamente desorientados, violentos o suicidas.
     (b) Es posible experimentar una percepción alterada del dolor y del ambiente.
   (3) Puede causar presión arterial alta, nistagmo, sudoración y taquicardia.
   (4) La exposición crónica puede conducir a una psicosis duradera que se parece mucho a la esquizofrenia.
     (a) El estado agitado/psicótico debe tratarse con benzodiazepinas de acción prolongada.
     (b) El comportamiento psicótico prolongado requiere medicación antipsicótica.
 c. La ketamina es un anestésico general utilizado principalmente en medicina veterinaria que también causa efectos disociativos (experiencias fuera del cuerpo) similares a la PCP.
 d. El dextrometorfano, un supresor de la tos de venta libre, puede tener estos efectos en dosis altas, pero es seguro en las dosis recomendadas.

## E. Marihuana (cannabis)

### 1. *Mecanismo de acción.* El **tetrahidrocanabinol Δ-9**, ingrediente activo de la marihuana, actúa a nivel presináptico como un agonista para inhibir la adenilato-ciclasa a través de los receptores de canabinoides unidos a la proteína G.
 a. Por medio de la desinhibición de las neuronas dopaminérgicas, inhibe la actividad de las neuronas GABAérgicas en el área del tegmento ventral (ATV).
 b. Los **receptores** de canabinol **CB$_1$**, que intervienen en la mayoría de los efectos del SNC, se localizan en áreas cognitivas y motoras del cerebro.
 c. Por otra parte, los **receptores** de canabinol **CB$_2$** se ubican en el sistema inmunitario y en otros órganos periféricos.
 d. La **anandamida** y el **2-araquidonoilglicerol** son ligandos naturales, derivados del ácido araquidónico, que actúan en los receptores CB$_1$ presinápticos para inhibir la liberación de GABA y de glutamato; su función fisiológica habitual no está clara.

**2.** La marihuana se consume principalmente fumada, aunque se puede ingerir por vía oral. Es muy liposoluble. Los efectos al fumarla son inmediatos y duran entre 2 y 3 h.

**3.** *Efectos*

  **a.** La **fase inicial** del consumo de marihuana (conocida como "el subidón") tiene lugar en minutos y consiste en **euforia**, **risa descontrolada**, pérdida del sentido del tiempo y un aumento de la introspección.

  **b.** La **fase de final** (conocida como "el bajón") se produce dentro de 1-2 h e incluye **relajación**, un estado de ensoñación, somnolencia y dificultad para concentrarse.

    **(1)** Las funciones cognitivas, incluida la memoria, el tiempo de reacción y la coordinación, a menudo se ven afectadas.

    **(2)** A dosis extremadamente altas se ha observado psicosis aguda con despersonalización.

  **c.** Los efectos fisiológicos incluyen incremento de la frecuencia del pulso y enrojecimiento de la conjuntiva. También puede causar **aumento del apetito**, **xerostomía** y resequedad de garganta.

  **d.** La tolerancia a la mayoría de los efectos se desarrolla después de algunas dosis, pero desaparece rápidamente.

  **e.** Los consumidores frecuentes pueden sufrir depresión.

**4.** *Uso terapéutico*

  **a.** El uso terapéutico de la marihuana es controvertido.

  **b.** El **dronabinol** y la **nabilona** son **análogos** sintéticos del 9-THCΔ (*véase* cap. 8).

    **(1)** Ambos se usan utilizan como terapia **antiemética** para las náuseas y los vómitos inducidos por la quimioterapia. El dronabinol también se usa como **estimulante del apetito** para pacientes con síndrome de inmunodeficiencia adquirida (sida).

## LISTA DE FÁRMACOS

**Fármacos sedantes e hipnóticos**
*Barbitúricos*
Amobarbital
Fenobarbital
Metohexital
Pentobarbital
Secobarbital
Tiopental
*Benzodiazepinas*
Alprazolam
Clonazepam
Clorazepato
Clordiazepóxido
Diazepam
Estazolam
Flurazepam
Lorazepam
Midazolam
Oxazepam
Quazepam
Temazepam
Triazolam
*No benzodiazepinas*
Buspirona
Eszopiclona
Zaleplón
Zolpidem

**Antagonista del receptor de benzodiazepinas**
Flumazenil

**Antagonista del receptor de melatonina**
Ramelteón

**Antipsicóticos**
*Típicos*
Clorpromazina
Flufenazina
Haloperidol
Loxapina
Molindona
Perfenazina
Pimozida
Tioridazina
Tiotixeno
Trifluoperazina
*Atípicos*
Aripiprazol
Asenapina
Clozapina
Olanzapina
Paliperidona
Quetiapina
Risperidona
Ziprasidona

**Antidepresivos**
*Inhibidores selectivos de la recaptación de serotonina*
Citalopram
Escitalopram
Fluoxetina
Fluvoxamina
Paroxetina
Sertralina
*Inhibidor selectivo de la recaptación de serotonina-noradrenalina*
Desvenlafaxina

Duloxetina
Milnaciprán
Venlafaxina
*Antidepresivos tricíclicos*
Amitriptilina
Amoxapina
Clomipramina
Desipramina
Doxepina
Imipramina
Nortriptilina
Protriptilina
Trimipramina
*Antagonistas de serotonina (5-HT2)*
Nefazodona
Trazodona
*Inhibidor de la recaptación de dopamina-noradrenalina*
Bupropión
*Fármacos atípicos heterocíclicos*
Maprotilina
Mirtazapina
*Inhibidores de la monoamino-oxidasa*
Fenelzina
Isocarboxazida
Selegilina
Tranilcipromina

**Fármacos utilizados para tratar el trastorno bipolar**
Carbamazepina
Lamotrigina
Litio
Topiramato
Valproato

*(continúa)*

# LISTA DE FÁRMACOS *(CONTINUACIÓN)*

**Antidiarreicos**
Difenoxina (con atropina)
Difenoxilato (con atropina)
Loperamida

**Antitusivos**
Dextrometorfano

**Fármacos antiparkinsonianos**
Amantadina
Benzatropina
Bromocriptina
Carbidopa
Carbidopa/levodopa/entacapona
Entacapona
Levodopa/carbidopa
Orfenadrina
Pramipexol
Rasagilina
Ropinirol
Selegilina
Tolcapona
Trihexifenidilo

**Fármacos utilizados para tratar
la enfermedad de Alzheimer**
Donepezilo
Galantamina
Memantina
Rivastigmina

**Antiepilépticos**
Carbamazepina
Clonazepam
Clorazepato
Diazepam
Etosuximida
Etotoína
Felbamato
Fenitoína

Fenobarbital
Fosfenitoína
Gabapentina
Lacosamida
Lamotrigina
Levetiracetam
Lorazepam
Metosuximida
Oxcarbazepina
Pregabalina
Primidona
Rufinamida
Tiagabina
Topiramato
Trimetadiona
Vigabatrina
Zonisamida

**Fármacos utilizados para la dependencia
de alcohol**
Acamprosato
Disulfiram
Naltrexona
Tiamina (vitamina $B_1$)

**Fármacos utilizados para la toxicidad
de metanol o etilenglicol**
Alcohol
Fomepizol

**Fármacos utilizados para la dependencia
de nicotina**
Bupropión
Reemplazo de nicotina
Vareniclina

**Anestésicos generales**
***Anestésicos generales inhalados***
Desflurano
Enflurano

Halotano
Isoflurano
Óxido nitroso
Sevoflurano

***Anestésicos generales intravenosos***
Etomidato
Ketamina
Metohexital
Midazolam
Propofol
Tiopental

***Fármacos adyuvantes***
Dexmedetomidina
Fentanilo
Remifentanilo
Sufentanilo

**Anestésicos locales**
***Amidas***
Bupivacaína
Lidocaína
Mepivacaína
Prilocaína

***Ésteres***
Cloroprocaína
Cocaína
Procaína
Tetracaína

# Autoevaluación

**Instrucciones:** seleccione la mejor respuesta para cada pregunta.

**1.** Un hombre de 42 años de edad es derivado a psiquiatría tras comentar a su médico familiar que a menudo siente necesidad de conducir de vuelta a casa para asegurarse de que la puerta de la cochera esté cerrada. En los últimos 6 meses comenzó a despertarse 2 h antes para llegar al trabajo a tiempo. ¿Cuál de los siguientes medicamentos puede ayudar a controlar la sintomatología del paciente?

**(A)** Atomoxetina
**(B)** Bupropión
**(C)** Imipramina
**(D)** Sertralina
**(E)** Fenelzina

**2.** Un hombre de 56 años de edad se presenta con su médico por lumbalgia persistente debido a una lesión producida al hacer una entrega hace 3 meses. El paciente refirió que es frecuente que sienta entumecimiento persistente y hormigueo en la espalda, así como dolor que baja por la pierna. ¿Cuál de los siguientes medicamentos puede ayudar a controlar los síntomas?

**(A)** Duloxetina
**(B)** Fluoxetina
**(C)** Fenelzina
**(D)** Prometazina
**(E)** Trazodona

**3.** Una mujer de 54 años de edad se presenta con su médico familiar y refiere dificultad para dormir. Ya no encuentra placer en sus pasatiempos, como el golf. Al médico le gustaría comenzar con un medicamento antidepresivo. Actualmente, la paciente se encuentra en tratamiento con tamoxifeno para el cáncer de mama y lisinopril para la hipertensión. ¿Cuál de los siguientes antidepresivos está contraindicado en esta paciente?

**(A)** Atomoxetina
**(B)** Escitalopram
**(C)** Fluoxetina
**(D)** Trazodona
**(E)** Venlafaxina

**4.** Un hombre de 56 años de edad regresa para un seguimiento de 6 meses después de comenzar sertralina para el tratamiento de la depresión. Al ser interrogado, aún no regresa a las actividades que alguna vez disfrutó; tampoco está durmiendo o comiendo bien. El psiquiatra recomienda aumentar la dosis de sertralina, pero el paciente admite de mala gana que no la ha estado tomando porque siente que causa disfunción sexual. ¿Cuál de los siguientes antidepresivos debería considerar recetar el médico para evitar este efecto secundario?

**(A)** Bupropión
**(B)** Citalopram
**(C)** Duloxetina
**(D)** Imipramina
**(E)** Venlafaxina

**5.** Un hombre de 36 años de edad se presenta con su médico de atención primaria y refiere haberse sentido deprimido durante los últimos 4 meses. Comenta que ha experimentado sentimientos de inutilidad casi a diario y, aunque siempre se siente cansado, nunca puede conciliar el sueño. Al paciente también le preocupa que su salud se deteriore. Actualmente fuma dos paquetes de cigarrillos por día y refiere tos persistente. Ha probado los parches de nicotina sin éxito y quiere saber si hay alguna píldora que pueda probar. ¿Cuál es el mecanismo de acción de un antidepresivo que también puede ayudar a dejar de fumar?

**(A)** Inhibidor de la recaptación de dopamina-noradrenalina
**(B)** Inhibidor de la monoamino-oxidasa
**(C)** Inhibidor selectivo de la recaptación de serotonina
**(D)** Inhibidor selectivo de la recaptación de serotonina-noradrenalina
**(E)** Antagonista del receptor de serotonina (5HT$_2$)

**6.** Un hombre de 23 años de edad es llevado a la sala de urgencias después de encontrarlo caminando por las calles desnudo mientras se proclama a sí mismo "el hijo de Dios". Su análisis de toxicología urinaria es negativo para drogas ilegales o alcohol. Durante la entrevista con el psiquiatra de guardia, el paciente muestra fuga de ideas mientras salta de un tema a otro. Se le diagnostica manía aguda y comienza a tomar un medicamento que inhibe la monofosfatasa de inositol. ¿Cuál de los siguientes efectos adversos es probable que el paciente experimente con este medicamento?

**(A)** Hipertensión
**(B)** Disfunción hepática
**(C)** Retención urinaria
**(D)** Temblor
**(E)** Pérdida de peso

**7.** Un hombre de 63 años de edad regresa con su oncólogo para consulta de seguimiento debido a una colectomía parcial como tratamiento de su cáncer de colon 2 meses antes. Actualmente está tomando morfina para reducir el dolor, pero le preocupan los posibles efectos adversos. ¿Cuál de los siguientes efectos es probable que permanezca después de comenzar la morfina?

**(A)** Euforia
**(B)** Miosis
**(C)** Náuseas y vómitos
**(D)** Depresión respiratoria
**(E)** Sedación

**8.** Una madre lleva a su hija de 7 años de edad para atención urgente debido a tos persistente que ocurre por períodos prolongados y desencadena vómitos. El cultivo laringofaríngeo es negativo. ¿Cuál de los siguientes medicamentos puede ser más apropiado para ayudar a controlar sus síntomas?

**(A)** Dextrometorfano
**(B)** Difenoxilato
**(C)** Loperamida
**(D)** Naloxona
**(E)** Tramadol

**9.** Una mujer de 48 años de edad ingresa a cirugía abdominal debido a una obstrucción intestinal. Los cirujanos preparan a la paciente y le preguntan a la enfermera anestesista si está lista para la incisión inicial. ¿Cuál de los siguientes signos debe buscar la enfermera anestesista para asegurarse de que se haya alcanzado la anestesia quirúrgica?

**(A)** Amnesia
**(B)** Analgesia
**(C)** Pérdida de consciencia
**(D)** Pérdida del reflejo de pestañas
**(E)** Depresión respiratoria

**10.** Un niño de 16 años de edad acude con su odontólogo para un chequeo de rutina, quien le comenta que sus muelas del juicio están gravemente dañadas y deben ser extraídas. Lo deriva con un cirujano maxilofacial que utilizó un anestésico con buenas propiedades analgésicas y sedantes, pero que no causa relajación del músculo estriado. ¿Cuál de los siguientes anestésicos se utilizó?

**(A)** Enflurano
**(B)** Halotano
**(C)** Isoflurano
**(D)** Óxido nitroso
**(E)** Tiopental

**11.** Un niño de 6 años de edad sufre quemaduras graves provocadas por un incendio. Padece quemaduras de espesor total en aproximadamente el 40% de su cuerpo. Durante los próximos meses, requiere múltiples procedimientos de injerto de piel y se le administra ketamina intravenosa para ayudar a reducir el dolor asociado con los cambios de apósito. ¿Cuál de las siguientes reacciones adversas debe controlar el equipo de atención médica después de la administración?

**(A)** Distorsión de la realidad y sueños terroríficos
**(B)** Hipertiroidismo
**(C)** Hipertermia maligna
**(D)** Infarto de miocardio
**(E)** Dificultad respiratoria

**12.** Un hombre de 38 años de edad tiene una cita con su otorrinolaringólogo para el tratamiento de sinusitis recurrente. Una semana después se le realiza un desbridamiento quirúrgico del tejido sinusal cicatrizado, en el que se utilizó un anestésico local con propiedades vasoconstrictoras. ¿Cuál de los siguientes fármacos es probable que haya sido administrado?

**(A)** Cocaína
**(B)** Lidocaína
**(C)** Mepivacaína
**(D)** Procaína
**(E)** Tetracaína

**13.** Una mujer de 28 años de edad con antecedentes de alcoholismo se percata de estar embarazada por amenorrea desde hace 2 meses. Durante su embarazo no asiste con frecuencia a las citas de control prenatal y continúa con episodios de alto consumo de alcohol. ¿Cuál de las siguientes anomalías congénitas podría afectar al feto?

**(A)** Desprendimiento de placenta
**(B)** Parálisis cerebral
**(C)** Hemorragia fetal
**(D)** Microcefalia
**(E)** Espina bífida

**14.** Un grupo de compañeros de clase lleva a un joven de 16 años de edad a la sala de urgencias por agitación, hiperactividad e hipersexualidad en una fiesta nocturna. El médico se percata que el paciente ingirió varias píldoras, y sus amigos sospechan que es éxtasis. ¿Cuál de los siguientes describe el mecanismo para esta droga de abuso?

**(A)** Agonista en el receptor de canabinoides
**(B)** Agonista de los receptores de dopamina
**(C)** Antagonista del receptor de NMDA
**(D)** Aumenta la concentración extracelular de ácido γ-aminobutírico
**(E)** Incrementa la concentración extracelular de serotonina

**15.** Un hombre de 31 años de edad es trasladado a la sala de urgencias después de referir dolor en el pecho y colapsar en una fiesta. Un electrocardiograma muestra fibrilación ventricular. La exploración física revela perforación del tabique nasal. Un acompañante del paciente cree que estaba usando una sustancia ilícita en la fiesta. ¿Cuál de las siguientes drogas es más probable que estuviera consumiendo?

**(A)** Cocaína
**(B)** Ácido γ-hidroxibutírico
**(C)** Dietilamida del ácido lisérgico
**(D)** Marihuana
**(E)** Fenciclidina

# Respuestas y explicaciones

1. **D.** El diagnóstico más probable es un trastorno obsesivo compulsivo (TOC). Los inhibidores selectivos de la recaptación de serotonina, como la sertralina, se usan para el tratamiento de esta enfermedad. La atomoxetina, el bupropión, la imipramina y la fenelzina no se utilizan en este caso.

2. **A.** La duloxetina, un IRSN, y algunos antidepresivos tricíclicos se usan para el tratamiento del dolor crónico. La prometazina es un bloqueador del receptor de dopamina utilizado para tratar las náuseas y los vómitos. La trazodona es un antidepresivo atípico altamente sedante y puede usarse para la depresión o las alteraciones del sueño. La fenelzina es un IMAO, por lo que no está indicado para el tratamiento del dolor. La fluoxetina es un ISRS; por este motivo no es eficaz para el control del dolor.

3. **C.** La fluoxetina, un ISRS, es un potente inhibidor de CYP2D6 y puede potenciar las acciones de otros fármacos metabolizados por las mismas enzimas. El tamoxifeno, un medicamento utilizado para el tratamiento del cáncer de mama, se metaboliza a través de CYP2D6 a su metabolito activo. Está contraindicado con estos dos ISRS debido a que puede disminuir su eficacia. Los otros antidepresivos no tienen esta interacción farmacológica y pueden administrarse simultáneamente con el tamoxifeno.

4. **A.** La disfunción sexual es una molestia frecuente de los ISRS (sertralina, citalopram); ocurre en hasta el 40% de los pacientes y es una de las principales causas para la falta de cumplimiento del tratamiento. Puede producir disfunción sexual como con los IRSN (duloxetina, venlafaxina) y los ATC (imipramina). El bupropión, un inhibidor de la recaptación de dopamina-noradrenalina, no causa disfunción sexual y puede usarse como alternativa en los pacientes con disfunción sexual inducida por ISRS.

5. **A.** El bupropión, un inhibidor de la recaptación de dopamina-noradrenalina, es un antidepresivo útil para dejar de fumar. El mecanismo preciso no está claro, pero puede actuar como un antagonista de la función del receptor nicotínico de la acetilcolina. Los otros fármacos no afectan a los receptores de nicotina y no están indicados para dejar de fumar.

6. **D.** El uso de litio se asocia con un temblor fino que a menudo se puede tratar exitosamente con bloqueadores β. El litio se asocia con polidipsia y poliuria, no con retención urinaria. Del mismo modo, también se asocia con el aumento de peso. No causa hipertensión ni disfunción hepática.

7. **B.** La miosis ocurre con la administración de opiáceos, excepto la meperidina (que tiene una acción de bloqueo muscarínico). No se desarrolla tolerancia a este efecto ni al estreñimiento. Por otra parte, los pacientes experimentarán tolerancia a otros efectos opiáceos, como euforia, náuseas, depresión respiratoria y sedación.

8. **A.** El dextrometorfano es un isómero opiáceo utilizado como remedio para la tos; es de venta libre. No tiene propiedades analgésicas y el potencial de abuso es limitado a las dosis recomendadas. El tramadol es un agonista débil del receptor opioide μ, que también bloquea la absorción de serotonina y noradrenalina; se usa para el dolor neuropático. El difenoxilato es un opiáceo que, administrado vía oral junto con la atropina, sirve para tratar la diarrea. La loperamida es un opiáceo que no atraviesa la barrera hematoencefálica y también se usa para el tratamiento de la diarrea. La naloxona es un antagonista de los opioides que se usa para revertir la sobredosis de opiáceos.

9. **D.** La pérdida del reflejo palpebral y un patrón de respiración regular y profundo son los indicadores más confiables de la etapa III de la anestesia quirúrgica. La analgesia y la amnesia son características de la anestesia en etapa I, en tanto la pérdida del estado de vigilia se relaciona con la etapa II. La anestesia en etapa IV es la etapa indeseable que se asocia con insuficiencia respiratoria y daño cardiovascular.

10. **D.** El óxido nitroso es un gas anestésico con buenas propiedades analgésicas y sedantes, pero sin los efectos relajantes del músculo estriado. Se puede usar junto con otros fármacos inhalados para disminuir sus concentraciones y, por lo tanto, sus efectos secundarios. El enflurano produce anestesia, hipnosis y relajación muscular, al igual que los demás, pero es muy irritante. El tiopental es un barbitúrico de acción demasiado corta para esta aplicación. El halotano tiene un olor placentero y produce

inducción suave y relativamente rápida, pero deprime el gasto cardíaco y puede causar una hepato-toxicidad impredecible. El isoflurano se relaciona con inducción y recuperación más rápidas que el halotano y puede tener algunos beneficios en pacientes con cardiopatía isquémica.

**11. A.** La ketamina es un anestésico disociativo relacionado con la fenciclidina (PCP) y se cree que bloquea los receptores de NMDA. Su uso se relaciona con percepción alterada de la realidad, sueños aterrorizantes y delírium; estos efectos son más frecuentes en los adultos. La hipertermia maligna se puede asociar con cualquiera de los anestésicos inhalados, como el halotano, en individuos con susceptibilidad genética. El halotano y el isoflurano no sensibilizan el corazón a las catecolaminas. El desflurano es especialmente irritante para las vías respiratorias y el enflurano puede disminuir el gasto cardíaco.

**12. A.** La cocaína es ideal para tales intervenciones quirúrgicas, pues por su actividad tópica no requiere la adición de epinefrina, ya que tiene actividad vasoconstrictora intrínseca que ayuda a la hemosta-sia. Similar a la cocaína, tanto procaína como tetracaína son compuestos de tipo éster; sin embargo, la procaína no tiene actividad tópica y la tetracaína se usa en particular para la anestesia raquídea y los procedimientos oftalmológicos. La lidocaína es un anestésico amídico preferido para bloqueos infiltrativos y para la anestesia epidural. La mepivacaína es otro anestésico local amídico, aunque sin actividad tópica, que también actúa bloqueando los canales del sodio.

**13. D.** El síndrome alcohólico fetal es la principal causa de anomalías congénitas, en especial microcefalia, retraso del crecimiento y defectos cardíacos congénitos. El desprendimiento prematuro de la placenta es más frecuente con el uso materno de cocaína durante el embarazo. La espina bífida se relaciona con el uso del ácido valproico durante el embarazo. La hemorragia fetal es consecuencia del uso de warfarina durante el embarazo. La parálisis cerebral es causada por una lesión traumática en el cerebro en desarrollo.

**14. E.** El éxtasis tiene afinidad preferencial por el transportador de recaptación de serotonina y aumenta la concentración extracelular de serotonina. Su uso a menudo se asocia con fiestas "rave". La PCP es un antagonista del receptor NMDA que causa euforia y alucinaciones. La marihuana causa euforia, risa incontrolable, pérdida de la percepción del tiempo y aumento de la introspección. Se une al receptor del canabinol $CB_1$. Las benzodiazepinas actúan sobre los receptores GABA. Las anfetaminas aumen-tan las concentraciones de dopamina y noradrenalina.

**15. A.** La cocaína es cardiotóxica y puede causar arritmias que ponen en peligro la vida. Es más probable que estos efectos ocurran con el consumo concomitante de alcohol. La cocaína causa vasoconstric-ción y su inhalación necrosis y eventual perforación del tabique nasal. El ácido γ-hidroxibutírico (GHB) se usa como un fármaco para perpetrar violaciones. La dietilamida del ácido lisérgico (LSD) causa mayor consciencia sensorial, distorsiones perceptivas y consciencia alterada. La PCP puede producir euforia, alucinaciones, mayor sensación de aislamiento y soledad, así como mayor agresivi-dad. La marihuana provoca euforia, risa incontrolable, pérdida de la percepción del tiempo y aumento de la introspección.

# Capítulo 6

# Autacoides, alcaloides del cornezuelo, antiinflamatorios e inmunosupresores

## I. HISTAMINA Y ANTIHISTAMÍNICOS

**A. Histamina**

**1. Biosíntesis y distribución**

**a.** La histamina se produce por descarboxilación del aminoácido histidina.

**(1)** Su **síntesis** ocurre en los **mastocitos** y los **basófilos** del sistema inmunitario, en las **células similares a enterocromafines** (CSE) de la mucosa gástrica y en diferentes neuronas del sistema nervioso central (SNC).

**(a)** Los mastocitos y los basófilos almacenan histamina en gránulos secretores. La secreción de histamina es inducida por la fijación de la inmunoglobulina E (IgE) a los mastocitos (sensibilización) y la exposición subsiguiente a un antígeno específico.

**i.** Los procesos alérgicos o la anafilaxia pueden desencadenar la desgranulación.

**(b)** Las CSE y las neuronas histaminérgicas liberan histamina continuamente, según la necesidad, para la secreción de ácido gástrico y para la neurotransmisión, respectivamente.

**2. Acciones fisiológicas de la histamina**

**a.** Los cuatro subtipos de receptores ($H_1$, $H_2$, $H_3$ y $H_4$) son receptores acoplados a la proteína G.

**b. Receptores de histamina $H_1$**

**(1)** Estos receptores se encuentran en el músculo liso, el endotelio vascular y el cerebro.

**(2)** Se acoplan a $G_q$ y activan los segundos mensajeros **trifosfato de inositol** (IP$_3$, *inositol triphosphate*) y **diacilglicerol** (DAG).

**(3)** Los receptores $H_1$ suelen mediar en reacciones inflamatorias y alérgicas. Su activación:

**(a)** En los **pulmones** puede producir **broncoconstricción** y síntomas de asma.

**(b)** En el **músculo liso vascular** puede causar vasodilatación del lecho de la vénula poscapilar, lo que provoca **eritema**.

**(c)** En el **endotelio vascular** puede dar lugar a **edema**.

**(d)** En los **nervios periféricos** produce **prurito** y **dolor**.

**c. Receptores de histamina $H_2$**

**(1)** Estos receptores se encuentran habitualmente en las **células parietales** y en el **músculo cardíaco**.

**(2)** Se acoplan a $G_s$, dan lugar a la activación de la **adenilato-ciclasa** y **aumentan la producción del monofosfato de adenosina cíclico** (**cAMP**, *cyclic adenosine monophosphate*).

**(3)** La activación de los receptores $H_2$:

**(a)** Aumenta la **producción de ácido gástrico**, lo cual puede llevar a un mayor riesgo de enfermedad de úlcera péptica o pirosis.

**(b)** También puede causar aumentos menores en la frecuencia cardíaca.

**d.** Los receptores $H_3$ y $H_4$ se encuentran en el cerebro, las células hematopoyéticas y el timo.

**(1)** No hay fármacos aprobados que actúen a través de estos receptores.

## B. Antagonistas del receptor H₁ de histamina

**1. Mecanismo de acción.** Estos fármacos son **inhibidores competitivos** en el receptor **H₁**.

   **a. Relajan la contracción del músculo liso bronquial inducida por la histamina** y pueden ayudar en caso de broncoespasmo alérgico.

   **b.** Bloquean la acción vasodilatadora de la histamina e inhiben los incrementos inducidos por esta en la permeabilidad capilar.

   **c.** No afectan la liberación de histamina de los gránulos secretores y son más eficaces cuando se administran antes de la liberación de histamina.

**2. Fármacos de primera generación**

   **a.** Los fármacos de esta clase son **liposolubles**, cruzan fácilmente la **barrera hematoencefálica** y tienen **acción significativa en el SNC**, mediada en buena parte por su actividad **anticolinérgica**.

      **(1)** Sus estructuras son similares a las de los antimuscarínicos.

   **b.** *Fármacos específicos.* Incluyen clorfeniramina, dimenhidrinato, **difenhidramina**, doxilamina, **meclizina** y prometazina.

   **c.** *Indicaciones.* Se utilizan habitualmente en el tratamiento de **síntomas alérgicos, insomnio, mareos, náuseas** y **vómitos**.

   **d.** *Efectos adversos.* Incluyen **sedación** (sinergismo con el alcohol y otros depresores), vértigo y pérdida del apetito. También producen efectos anticolinérgicos (**xerostomía, visión borrosa y retención urinaria**).

**3. Fármacos de segunda generación**

   **a.** Son **lipófobos** y fueron desarrollados para **evitar la sedación** y la actividad anticolinérgica de los fármacos de primera generación.

   **b.** *Fármacos específicos.* Incluyen **loratadina, cetirizina** y **clemastina**. Los metabolitos de los medicamentos de segunda generación a veces se denominan *fármacos de tercera generación*. Entre estos están la **fexofenadina** y la **desloratadina**.

   **c.** *Indicaciones.* Estos se prefieren a los fármacos de primera generación para el tratamiento de la **rinitis alérgica**, ya que tienen una eficacia similar y menos efectos sobre el SNC.

   **d.** *Efectos adversos.* Disminuyen significativamente con los fármacos de segunda generación.

## C. Antagonistas del receptor H₂ de histamina (*véase* cap. 8)

**1.** *Mecanismo de acción.* Son **antagonistas competitivos** en el **receptor H₂** de la célula parietal gástrica; **inhiben la secreción de ácido gástrico**.

**2.** *Fármacos específicos.* Algunos son **cimetidina, ranitidina, famotidina** y **nizatidina**.

**3.** *Indicaciones.* Se utilizan en el tratamiento de la **pirosis** y de la indigestión inducida por acidez. Promueven la cicatrización de las **úlceras gástricas** y **duodenales** y se usan para el tratamiento de la enfermedad por reflujo gastroesofágico (ERGE).

**4.** *Efectos adversos.* Los antagonistas H₂ son fármacos muy seguros y los efectos adversos son poco frecuentes.

   **a.** La **cimetidina** pertenece a los **antagonistas del receptor de andrógenos** y puede causar ginecomastia e impotencia.

**5.** *Interacciones farmacológicas.* La **cimetidina** también es un **inhibidor potente del citocromo P-450 (CYP450)** y puede causar diversas interacciones farmacológicas.

## D. Estabilizadores de mastocitos (*véase* cap. 9)

**1.** *Mecanismo de acción.* Estos fármacos **inhiben la liberación de histamina** y otros autacoides de mastocitos.

**2.** *Fármacos específicos.* Incluyen la **cromolina** (**cromoglicato disódico**) y el **nedocromilo**.

**3.** *Indicaciones*

   **a.** La **cromolina** está disponible en varias presentaciones:

      **(1)** Solución oral sistémica para mastocitosis.

      **(2)** Inhalación oral (nebulización) para el asma y prevención del broncoespasmo.

      **(3)** Aerosol nasal para la **rinitis alérgica**.

      **(4)** Solución oftálmica para la **conjuntivitis** y la queratitis.

   **b.** El **nedocromilo** está disponible como una solución oftálmica para **conjuntivitis alérgica**.

**4.** *Efectos adversos.* Incluyen cefalea, xerostomía y xeroftalmía.

## II. AGONISTAS Y ANTAGONISTAS DE LA SEROTONINA

A. Serotonina (5-hidroxitriptamina, 5-HT)

1. **Biosíntesis y distribución**
   a. La serotonina **se sintetiza a partir del aminoácido triptófano**, por hidroxilación y descarboxilación, mediante una vía que consta de dos pasos.
   b. La mayor parte de la serotonina se sintetiza en las **CSE** del tubo digestivo. También se encuentra en plaquetas y neuronas del SNC y del sistema nervioso entérico.
      (1) En el SNC, las células en los núcleos rafe del tronco encefálico sintetizan predominantemente la serotonina.
   c. La serotonina también es un precursor de la melatonina.

2. **Acciones fisiológicas de la serotonina**
   a. Existen múltiples subtipos de receptores 5-HT que regulan una amplia variedad de efectos fisiológicos.
   b. Los receptores **5-HT$_1$** se acoplan a la proteína $G_i$, inhiben la adenilato-ciclasa y **disminuyen el cAMP**.
      (1) Estos receptores se encuentran en el cerebro y en los tejidos del músculo liso.
   c. Los receptores **5-HT$_2$** se acoplan a proteínas $G_q$ y **aumentan la actividad de la fosfolipasa C**.
      (1) Estos receptores se localizan en el SNC y median los efectos alucinógenos.
      (2) La estimulación también puede causar la contracción del músculo liso vascular e intestinal, aumentar la microcirculación y la permeabilidad vascular y conducir a la agregación plaquetaria.
   d. Los receptores **5-HT$_3$** son **canales de iones de sodio y potasio activados por ligando**.
      (1) La estimulación en el área postrema provoca **náuseas** y **vómitos**.
      (2) La estimulación de las neuronas sensitivas periféricas causa **dolor**.
   e. Los receptores **5-HT$_4$** se acoplan a proteínas $G_s$, estimulan la adenilato-ciclasa y **aumentan el cAMP**.
      (1) En el tubo digestivo median un aumento en la **secreción** y el **peristaltismo**.

B. Agonistas de la serotonina (tabla 6-1)

1. **Buspirona** (*véase* cap. 5)
   a. *Mecanismo de acción.* La buspirona es un **agonista selectivo parcial de 5-HT$_{1A}$**. También tiene un antagonismo débil al receptor de dopamina.
   b. *Indicaciones.* Se utiliza en el control del **trastorno de ansiedad generalizada**.
      (1) Pueden pasar 2 semanas para que aparezcan los efectos beneficiosos.
      (2) No afecta a los receptores de ácido γ-aminobutírico (GABA); por lo tanto, **no es adictiva** y causa **menor sedación** que otros medicamentos contra la ansiedad, como las benzodiazepinas.
   c. *Efectos adversos.* Se incluyen **vértigo**, **somnolencia** y **náuseas**.

2. **Agonistas del receptor 5-HT$_{1B/1D}$ (triptanos)**
   a. *Mecanismo de acción.* Los triptanos son **agonistas del receptor** 5-HT$_{1B/1D}$. Causan **vasoconstricción** y disminuyen la inflamación en los **vasos sanguíneos intracraneales** y los nervios sensitivos del sistema trigémino.
   b. *Fármacos específicos.* Incluyen **sumatriptán**, rizatriptán, eletriptán, **zolmitriptán**, almotriptán, frovatriptán y **naratriptán**.
      (1) Todos están disponibles como medicamentos orales. Algunos también están disponibles como aerosoles nasales e inyección subcutánea.

**T a b l a   6-1**   Ejemplos de fármacos que interactúan con los receptores de serotonina

| Fármaco | Receptor | Acción |
|---------|----------|--------|
| Buspirona | Agonista 5-HT$_{1a}$ | Ansiolítica |
| Sumatriptán | Agonista 5-HT$_{1D,1B,1F}$ | Migraña aguda |
| Almotriptán | Agonista 5-HT$_{1D,1B,1F}$ | Migraña aguda |
| Dolasetrón | Antagonista 5-HT$_3$ | Antiemética |
| Granisetrón | Antagonista 5-HT$_3$ | Antiemética |
| Ondansetrón | Antagonista 5-HT$_3$ | Antiemética |
| Alosetrón | Antagonista 5-HT$_3$ | Síndrome del intestino irritable grave |

  **c.** *Indicaciones.* Se usan habitualmente para el tratamiento de la **migraña aguda** y la **cefalea en racimos**.

   **(1)** Alrededor del 50-80% de los pacientes informan alivio del dolor en 2 h.

  **d.** *Efectos adversos.* Incluyen **vértigo, somnolencia, rubefacción** y **dolor torácico**.

   **(1)** Es posible que **causen vasoespasmo coronario** y están **contraindicados** en pacientes con **coronariopatía** o **angina**.

**C.** Antagonistas de la serotonina (*véanse* tabla 6-1 y cap. 8)

 **1.** Antagonistas del receptor 5-HT$_3$

  **a.** *Mecanismo de acción.* Los **antagonistas del receptor 5-HT$_3$** bloquean la serotonina centralmente en la **zona de activación de quimiorreceptores** y periféricamente en terminales nerviosas vagales.

  **b.** *Fármacos específicos.* Incluyen **ondansetrón, granisetrón, dolasetrón** y **palonosetrón**.

  **c.** *Indicaciones.* Se usan para evitar **náuseas** y **vómitos** producidos por la **quimioterapia** y **radioterapia**. También se emplean para evitar las náuseas y vómitos **posquirúrgicos**.

  **d.** *Efectos adversos.* Puede haber **cefalea** y **estreñimiento**. También pueden causar **prolongación del intervalo QT** y arritmias.

  **e.** El **alosetrón** es un antagonista 5-HT$_3$ aprobado para el **síndrome de intestino irritable con diarrea predominante** en **mujeres**. Puede causar efectos secundarios gastrointestinales graves, que incluyen **colitis isquémica** y estreñimiento intenso.

**D.** Otros fármacos serotoninérgicos. Ciertos antidepresivos y antipsicóticos de segunda generación también actúan sobre los receptores de serotonina. Puede encontrar más información sobre estos fármacos en el capítulo 5.

# III. ALCALOIDES DEL CORNEZUELO

**A.** Efectos fisiológicos

 **1.** Los **alcaloides del cornezuelo** son producidos por *Claviceps purpurea*, un hongo que infecta a pastos y granos como el centeno. Son estructuralmente similares a los neurotransmisores noradrenalina, dopamina y serotonina.

  **a.** El cornezuelo exhibe **diversos grados** de **actividad agonista** o **antagonista** en tres tipos de receptores: **adrenérgicos** α, **dopaminérgicos** y **serotoninérgicos**.

   **(1)** Muchos fármacos tienen actividades agonistas parciales y, por lo tanto, pueden causar efectos estimulantes o inhibidores.

   **(2)** El uso farmacológico de los alcaloides del cornezuelo está determinado por la afinidad relativa y la eficacia de los fármacos individuales para estos sistemas receptores.

**B.** Indicaciones

 **1.** Hemorragia posparto

  **a.** La **metilergonovina** (metilergometrina) es un fármaco uterino selectivo. Produce **contracciones sostenidas** en el **músculo liso uterino** que acortan la tercera etapa del parto y disminuyen la pérdida de sangre. *No* debe usarse para inducir el parto.

 **2.** Migraña

  **a.** La **ergotamina** y la **dihidroergotamina** son **agonistas del receptor 5-HT$_{1B/1D}$**, que producen **vasoconstricción** de los vasos sanguíneos intracraneales.

  **b.** Son más eficaces cuando se administran en las primeras etapas (prodrómicas) de la migraña, para revertir la vasodilatación de rebote.

  **c.** Con frecuencia se combinan con cafeína, lo que puede aumentar la absorción.

  **d.** Entre los efectos adversos puede haber malestar gastrointestinal. Un efecto secundario más grave es el **vasoespasmo prolongado**.

   **(1)** Al igual que los triptanos, están **contraindicadas** en pacientes con **coronariopatía**.

  **e.** Puede producirse isquemia periférica grave y potencialmente mortal cuando se administran con inhibidores potentes del citocromo P-450 3A4 (CYP3A4).

 **3.** Hiperprolactinemia

  **a.** La **bromocriptina** y la **cabergolina** son agonistas dopaminérgicos que **inhiben la secreción de prolactina**.

   **(1)** La **elevada** secreción de **prolactina** puede inducir **infertilidad** y **amenorrea** en mujeres, **galactorrea** en hombres y mujeres, así como **ginecomastia** en hombres.

  **b.** Entre sus **efectos adversos** se incluyen cefalea, vértigo y náuseas.

# IV. EICOSANOIDES

## A. Biosíntesis (fig. 6-1)

**1.** Los eicosanoides son un gran grupo de autacoides con potentes efectos en numerosos tejidos del cuerpo. Los eicosanoides incluyen las prostaglandinas, los tromboxanos, los leucotrienos, los ácidos hidroperoxieicosatetraenoicos (HPETE) y los ácidos hidroxieicosatetraenoicos (HETE).

**2.** El **ácido araquidónico** es el precursor más frecuente de los eicosanoides. Se forma por dos vías:

   **a.** La producción mediada por la **fosfolipasa A₂**, a partir de los fosfolípidos de la membrana. Los glucocorticoides inhiben esta vía por acción de la anexina A1.

   **b.** La **fosfolipasa C**, en conjunto con la diglicérido-lipasa, también puede producir araquidonato libre.

**3.** Los **eicosanoides** son sintetizados por **dos vías**:

   **a. Vía de la ciclooxigenasa (COX)** (existen dos formas de COX)

      **(1)** La enzima **COX-1** se encuentra en el riñón, el tubo digestivo, las plaquetas y muchos otros lugares.

         **(a)** Se expresa a **concentraciones bastante constantes** y tiene **efectos protectores** en la mucosa gástrica, el endotelio y el riñón.

      **(2)** La enzima **COX-2** se encuentra en gran abundancia en los tejidos conjuntivos, el riñón y el endotelio. Es fácil de **inducir** mediante numerosos factores asociados con la **inflamación**.

      **(3)** La vía COX produce **tromboxano** (TXA₂), **prostaglandina E** (PGE), **prostaglandina F** (PGF), **prostaglandina D** (PGD) y **prostaciclina** (PGI₂).

   **b. Vía de la lipooxigenasa (LOX)**

      **(1)** La 5-LOX, en asociación con la proteína activadora de 5-LOX (FLAP, *five-lipoxygenase-activating protein*) produce 5-HPETE, que posteriormente se convierten en 5-HETE y posteriormente en leucotrienos.

**4.** Los eicosanoides se sintetizan en todo el cuerpo (a menudo asociados con tejidos específicos) y tienen varios efectos fisiológicos (tabla 6-2).

   **a.** La **PGI₂** se sintetiza en las células endoteliales y vasculares del músculo liso.

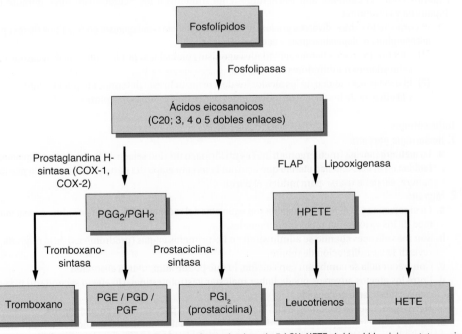

**FIGURA 6-1.** Biosíntesis de eicosanoides. FLAP, proteína activadora de 5-LOX; HETE, ácidos hidroxieicosatetraenoicos; HPETE, ácidos hidroperoxieicosatetraenoicos.

| T a b l a **6-2** | Localización y acciones fisiológicas de los eicosanoides | |
|---|---|---|
| **Localización** | **Eicosanoide** | **Acción** |
| Músculo liso vascular | TXA$_2$ | Vasoconstricción |
| | PGI$_2$ y PGE$_2$ | Vasodilatación |
| Músculo liso bronquial | PGF | Contracción del músculo liso |
| | PGE | Relajación del músculo liso |
| | TXA$_2$ y leucotrienos | Broncoconstricción potente |
| Músculo liso uterino | PGE$_2$ y PGF$_{2\alpha}$ | Contracción en mujeres embarazadas |
| Plaquetas | TXA$_2$ | Promueve la agregación |
| | PGI$_2$ | Inhibe la agregación |
| Tubo digestivo | PGE$_2$ | Aumenta la tasa de contracción longitudinal, incrementa la producción de moco y disminuye la secreción de ácido |
| Inflamación | PGI$_2$ y PGE$_2$ | Aumenta el flujo sanguíneo, promueve la formación de edema y mejora la infiltración de leucocitos |
| | HETE y leucotrienos | Ocasiona quimiotaxis de neutrófilos y eosinófilos |

HETE, ácidos hidroxieicosatetraenoicos; PG, prostaglandina; TXA, tromboxano.

    **b.** La síntesis del **tromboxano** se produce principalmente en las plaquetas.

    **c.** Los **HPETE**, **HETE** y **leucotrienos** se sintetizan predominantemente en mastocitos, leucocitos, epitelio de las vías respiratorias y plaquetas.

**B. Indicaciones**

    **1. Maduración cervical**

        **a.** La **dinoprostona** (**PGE$_2$**) disminuye la red de colágeno dentro del cuello uterino.

           **(1)** Suaviza el cuello uterino y relaja el músculo liso permitiendo la dilatación y el paso del feto a través del canal de parto.

    **2. Interrupción del embarazo**

        **a.** La **carboprost trometamina** (**PGF$_{2\alpha}$**) y la **dinoprostona** estimulan las contracciones uterinas similares a las producidas de forma natural.

        **b.** Actualmente, estas prostaglandinas se combinan con **mifepristona**, un antiprogestágeno que bloquea los efectos de la progesterona, para causar actividad inductora de contracción en el miometrio.

    **3. Mantenimiento del conducto arterioso**

        **a.** El **alprostadil** (**PGE$_1$**) mantiene la permeabilidad del conducto arterioso, un posible efecto deseable antes de la cirugía.

    **4. Úlceras inducidas por fármacos antiinflamatorios no esteroideos (AINE)**

        **a.** El **misoprostol** (análogo de **PGE$_1$**) reemplaza las prostaglandinas protectoras (mecanismos de defensa gastromucoso) consumidas con los tratamientos de inhibición de prostaglandinas, como los AINE.

    **5. Disfunción eréctil**

        **a.** El **alprostadil** (**PGE$_1$**) puede inyectarse directamente en el cuerpo cavernoso o administrarse como supositorio transuretral para causar vasodilatación y aliviar la tumescencia.

           **(1)** Relaja el músculo liso trabecular, permitiendo el flujo sanguíneo a los espacios lacunares del pene.

    **6. Glaucoma**

        **a.** El **latanoprost** (análogo de PGF$_{2\alpha}$) disminuye la presión intraocular al aumentar el flujo de salida del humor acuoso.

    **7. Hipertensión pulmonar**

        **a.** Los análogos de PGI$_2$ (**epoprostenol**, **treprostinilo** e **iloprost**) son vasodilatadores fuertes de los lechos vasculares pulmonares y sistémicos.

**C. Efectos adversos.** Incluyen dolor e irritación locales, broncoespasmo y alteraciones gastrointestinales como náuseas, vómitos, calambres y diarrea.

# V. SALICILATOS Y ANTIINFLAMATORIOS NO ESTEROIDEOS

### A. Mecanismo de acción

**1.** Los antiinflamatorios no esteroideos (AINE) se utilizan para **suprimir los síntomas de la inflamación** y para el **alivio del dolor** (acción analgésica) y la **fiebre** (acción antipirética).

**2. Efecto antiinflamatorio**

   **a.** La $PGE_2$ y la $PGI_2$ participan principalmente en la inflamación. Promueven el flujo sanguíneo hacia la región inflamada, reducen el edema y aumentan la infiltración de leucocitos.

   **b.** El efecto antiinflamatorio de los AINE se debe a la **inhibición de COX-1** y **COX-2**. La COX-2 desempeña un papel importante en el proceso inflamatorio, aunque el efecto de su inhibición sobre la inflamación no se comprende del todo.

   **(1)** El **ácido acetilsalicílico inactiva irreversiblemente** la COX-1 y la COX-2 por acetilación de un residuo de serina específico. Esto lo distingue de **otros AINE**, los cuales **inhiben de manera reversible** la COX-1 y la COX-2.

   **(2) Los fármacos selectivos de COX-2 inhiben esta ciclooxigenasa más que la COX-1**. Previenen la síntesis de prostaciclina mediada por COX-2 en el endotelio vascular.

   **(a)** Justificación del desarrollo: la inhibición de COX-2 **disminuiría la respuesta inflamatoria y el dolor sin inhibir la acción citoprotectora de las prostaglandinas** en el estómago. Por desgracia, esto produce mayor riesgo de episodios trombóticos cardiovasculares graves.

   **c.** Los AINE no tienen efecto sobre la lipooxigenasa y, por lo tanto, no inhiben la producción de leucotrienos.

**3. Efecto analgésico (disminución del dolor)**

   **a.** La $PGE_2$ y la $PGI_2$ son las prostaglandinas más importantes involucradas en el dolor. Son hiperalgésicas en la periferia y centralmente. La inhibición de su síntesis es un mecanismo primario de analgesia mediada por AINE.

**4. Efecto antipirético (disminución de la fiebre)**

   **a.** Se cree que el efecto antipirético de los AINE se relaciona con la inhibición de la producción de prostaglandinas inducida por las interleucinas 1 (IL-1) y 6 (IL-6) en el hipotálamo y con el "restablecimiento" del sistema termorregulador, lo que lleva a vasodilatación y aumento de la pérdida de calor.

### B. Indicaciones

**1.** Los AINE son fármacos de primera línea utilizados para **detener la inflamación y el dolor que la acompaña** en las enfermedades reumáticas y no reumáticas.

   **a.** Se usan en **artritis reumatoide**, artritis juvenil, **artrosis**, artritis psoriásica, **espondilitis anquilosante**, artritis reactiva (síndrome de Reiter), **dismenorrea**, bursitis y tendinitis.

   **(1)** Los AINE suprimen los signos de respuesta inflamatoria subyacente, pero pueden no revertir o resolver el proceso inflamatorio.

   **b.** El tratamiento de la inflamación crónica requiere dosis más altas que las utilizadas para analgesia y antipiresis; en consecuencia, aumenta la incidencia de efectos adversos del fármaco.

   **c.** En algunos casos, los efectos antiinflamatorios pueden desarrollarse después de varias semanas de tratamiento.

**2.** Los AINE se utilizan para **aliviar el dolor de leve a moderado**.

   **a.** Son más eficaces para el dolor asociado con estructuras tegumentarias (dolor de origen muscular y vascular, artritis y bursitis) que para el dolor asociado con las vísceras.

   **b.** Son menos eficaces que los opiáceos.

**3.** Los AINE se usan para **disminuir la temperatura corporal elevada**. Tienen poco efecto sobre la temperatura corporal normal.

**4. El ácido acetilsalicílico disminuye la formación de trombos.**

   **a.** En dosis bajas, el ácido acetilsalicílico es más selectivo para COX-1.

   **b.** Tiene una actividad antitrombótica significativamente mayor que otros AINE y es útil para prevenir o disminuir el riesgo de infarto de miocardio en los pacientes con antecedentes cardiovasculares, como infarto de miocardio, angina, cirugía cardíaca y enfermedad vascular cerebral o periférica.

   **c.** También se usa de manera profiláctica para disminuir la isquemia transitoria recurrente, la angina inestable y la incidencia de trombosis después de los injertos de derivación de la arteria coronaria.

**5.** Se usa ácido salicílico **tópicamente** para tratar **verrugas plantares, infecciones micóticas** y **callosidades**.

   **a.** Causa la destrucción de queratinocitos y epitelios dérmicos por el ácido libre.

## C. Efectos adversos

**1. Alteraciones gastrointestinales**

  **a.** Son los efectos adversos más frecuentes. Pueden incluir **náuseas**, **vómitos**, diarrea, estreñimiento, **dispepsia**, **dolor epigástrico**, sangrado y **ulceración** de las mucosas gástrica, duodenal e intestinal.

    **(1)** Los pacientes de edad avanzada y aquellos con antecedentes de hemorragia gastrointestinal o enfermedad de úlcera péptica tienen mayor riesgo.

    **(2)** Estos efectos probablemente se deban a la **disminución de la producción y actividad citoprotectora de las prostaglandinas**, así como a un efecto químico directo sobre las células gástricas.

    **(3)** La sustitución de preparaciones de liberación o recubrimiento entérico, así como el uso de salicilatos no acetilados, puede disminuir la irritación gástrica.

**2. Hipersensibilidad (intolerancia)** (también conocida como "enfermedad respiratoria exacerbada con ácido acetilsalicílico o AINE")

  **a.** La hipersensibilidad es relativamente **infrecuente** pero puede provocar sarpullido, broncoespasmo, rinitis, edema o una reacción anafiláctica con choque, que puede ser mortal.

    **(1)** La incidencia es más alta en pacientes con asma y pólipos nasales.

    **(2)** Puede presentarse **hipersensibilidad cruzada** entre el ácido acetilsalicílico y otros AINE.

    **(3)** Se cree que la inhibición de la vía COX desvía los metabolitos del ácido araquidónico a la vía de la lipooxigenasa, lo que lleva a una mayor síntesis de cisteinil leucotrienos (mediadores proinflamatorios que tienen un papel importante en la fisiopatología del asma).

      **(a)** Los modificadores de leucotrienos, como los antagonistas del receptor de leucotrienos (montelukast o zafirlukast), pueden ayudar a prevenir las exacerbaciones.

**3. Síndrome de Reye**

  **a.** Se trata de una enfermedad caracterizada por **vómitos**, **alteraciones hepáticas** y **encefalopatía**.

  **b.** Se produce cuando el **ácido acetilsalicílico** u otros **salicilatos** se usan para **controlar la fiebre en infecciones víricas** (influenza y varicela) en niños y adolescentes.

  **c.** El **paracetamol** se recomienda como sustituto para los niños con **fiebre de etiología desconocida**.

**4. Insuficiencia renal**

  **a.** Los AINE pueden **disminuir el flujo sanguíneo renal** y comprometer la función renal.

**5. Efectos cardiovasculares**

  **a.** Aunque el **ácido acetilsalicílico tiene propiedades cardioprotectoras**, **otros AINE** pueden causar un mayor riesgo de afecciones cardiovasculares trombóticas graves, como **infarto de miocardio** o **ictus**.

  **b.** En comparación con otros AINE no selectivos, **los inhibidores selectivos de COX-2 tienen mayor incidencia de ataque cardíaco e ictus**.

    **(1)** Una razón potencial del mayor riesgo de episodios trombóticos cardiovasculares adversos graves (y potencialmente mortales) es la inhibición de la producción del vasodilatador $PGI_2$ mediada por COX-2, por parte de las células endoteliales; aunque esto no afecta las acciones protrombóticas de COX-1 en las plaquetas, sí aumenta el riesgo de coágulos sanguíneos.

**6. Tiempo de sangría prolongado**

  **a.** Pueden disminuir la adhesión y agregación de las **plaquetas**. Los pacientes en tratamiento anticoagulante o con alteraciones de la coagulación deben ser vigilados de cerca.

  **b.** El **ácido acetilsalicílico** inhibe de forma **irreversible** las COX-1 y COX-2 plaquetarias y, por lo tanto, impide irreversiblemente la **producción de $TXA_2$**, suprimiendo la adhesión y agregación plaquetarias.

**7. Alergia a la sulfonamida**

  **a.** Los **inhibidores selectivos de la COX-2** contienen la estructura de sulfonamida; por lo tanto, se debe tener precaución en las personas con alergia a las "sulfas".

## D. Interacciones farmacológicas

**1. Anticoagulantes y antiplaquetarios**

  **a.** Las propiedades antiplaquetarias de los salicilatos y los AINE, en combinación con otros anticoagulantes o antiplaquetarios, pueden aumentar el riesgo de hemorragia.

**2. Sulfonilureas**

  **a.** La **acción hipoglucémica** de las sulfonilureas puede **aumentar** cuando se administran con ácido acetilsalicílico y ciertos AINE, debido al desplazamiento de sus sitios de unión a la albúmina sérica.

**3. Metotrexato**

  **a.** Los AINE y los salicilatos no deben administrarse en combinación con metotrexato debido al riesgo de toxicidad, que puede incluir **hematotoxicidad** (neutropenia, trombocitopenia), **nefrotoxicidad** y **hepatotoxicidad**.

  **b.** Existen varios mecanismos potenciales para esta interacción, incluida la disminución de la excreción renal de metotrexato.

**4. Alcohol**

  **a.** Se debe advertir a los pacientes que el consumo regular de alcohol, al tomar AINE o salicilatos, podría aumentar el **riesgo de hemorragia**.

**5. Interacción del ácido acetilsalicílico con AINE**

  **a.** Algunos AINE no selectivos pueden mostrar una mayor afinidad que el ácido acetilsalicílico por el sitio activo en la enzima COX, limitando la inhibición irreversible de la COX por el ácido acetilsalicílico.

  **b.** Los AINE selectivos de COX-2 tienen menor riesgo de este tipo de interacción.

## E. Toxicidad por ácido acetilsalicílico

**1. Mecanismo de la toxicidad**

  **a.** La intoxicación por salicilato causa **desacoplamiento de la fosforilación oxidativa** e interrupción del metabolismo celular normal, lo que da lugar a un **exceso de producción de ácido láctico** y calor.

   **(1)** La estimulación del centro respiratorio produce hiperventilación que conduce a la alcalosis respiratoria.

   **(2)** Posteriormente tiene lugar la acidosis metabólica, así como un aumento de la brecha aniónica como resultado de la acumulación de lactato y de la pérdida de bicarbonato.

**2. Presentación clínica de la intoxicación aguda**

  **a.** Los signos y síntomas incluyen **vómitos**, **hiperpnea**, **acúfenos** y letargia.

  **b.** En casos graves, los pacientes pueden presentar convulsiones, hipertermia y edema pulmonar.

  **c.** La gasometría arterial a menudo muestra **alcalosis** y **acidosis respiratoria mixta**.

**3.** El tratamiento puede incluir cuidados de sostén, depuración y descontaminación.

## F. Clasificación de los antiinflamatorios no esteroideos (fig. 6-2)

**1. Derivados del ácido propiónico**

  **a. Ibuprofeno**, **naproxeno**, fenoprofeno y ketoprofeno.

**2. Derivados del ácido acético**

  **a.** Indometacina, sulindaco, ketorolaco y diclofenaco.

  **b.** El **diclofenaco** se considera un potente fármaco **antiinflamatorio**.

  **c.** El **ketorolaco** es un **analgésico potente** y se usa para el tratamiento del dolor agudo moderadamente intenso que requiere analgesia a nivel de opiáceos.

   **(1)** Debido al potencial de **efectos adversos graves**, solo está indicado para **uso a corto plazo** (no debe exceder los 5 días).

**3. Derivados de oxicam**

  **a.** Piroxicam.

**4. Derivados de fenamato**

  **a.** Mefenamato y meclofenamato.

**5. Cetonas**

  **a.** Nabumetona.

**6. Fármacos selectivos de COX-2**

  **a.** Celecoxib.

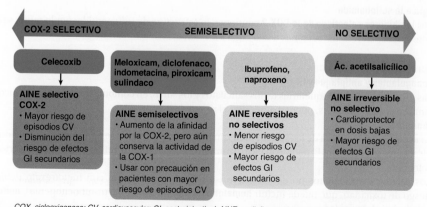

*COX, ciclooxigenasa; CV, cardiovascular; GI, gastrointestinal; AINE, antiinflamatorios no esteroideos.*

**FIGURA 6-2.** Selectividad de los AINE.

**G. Otros fármacos antiinflamatorios.** En las etapas más avanzadas de algunas enfermedades reumatoides se utilizan otros antiinflamatorios.

**1. Aurotiomalato sódico y auranofina**

**a.** Son **compuestos de oro** que pueden **retardar** la **destrucción de hueso y articulaciones** por un mecanismo desconocido.

**b.** Pueden producir **graves alteraciones gastrointestinales, dermatitis** y **lesiones de la membrana mucosa.** Los efectos menos frecuentes pueden incluir alteraciones hemáticas como anemia aplásica y proteinuria con presencia ocasional de síndrome nefrótico.

**H. Paracetamol (*N*-acetil-*p*-aminofenol, acetaminofeno)**

**1. *Mecanismo de acción***

**a.** El paracetamol es un **analgésico y antipirético de acción central** con mínima actividad **antiinflamatoria.**

**(1)** Las altas concentraciones de peróxidos que se producen en los sitios de inflamación disminuyen su actividad inhibidora de la COX.

**b. Reduce la fiebre** mediante la inhibición de la síntesis de prostaglandinas en el SNC y mediante la inhibición de pirógenos endógenos en el **hipotálamo.**

**2. *Indicaciones***

**a.** Se utiliza para el tratamiento de **dolor de leve a moderado** y para la reducción temporal de la fiebre.

**3. *Efectos adversos***

**a.** El paracetamol puede producir **ligero aumento de las enzimas hepáticas.**

**b.** En general, se tolera muy bien y no tiene efectos clínicamente relevantes en los sistemas cardiovascular y respiratorio, las plaquetas y el tubo digestivo.

**4. *Toxicidad***

**a.** Se puede producir daño hepático grave con una sobredosis debido a la acumulación de un metabolito tóxico menor, la *N*-acetil-*p*-benzoquinona imina (**NAPQI**).

**(1)** A dosis tóxicas, las enzimas responsables de la conjugación de glucurónido y sulfato se saturan; se deriva más paracetamol a las enzimas CYP450 y se metaboliza a NAPQI.

**(a)** Por lo general, la NAPQI se conjuga rápidamente con glutatión hepático (GSH) para formar productos no tóxicos.

**(b)** Cuando las reservas hepáticas de GSH se agotan, la NAPQI se acumula y causa daño hepático por interacción con proteínas celulares.

# VI. ANTIGOTOSOS

**A. Gota**

**1.** Es una enfermedad familiar caracterizada por hiperuricemia recurrente y artritis inflamatoria con dolor intenso.

**a.** La causa son los **depósitos de ácido úrico** (el producto final del metabolismo de las purinas) en las articulaciones, el cartílago y el riñón.

**b.** Un urato sérico mayor de 6 mg/dL está asociado con la gota.

**2.** Los episodios de gota aguda se tratan con glucocorticoides orales o AINE no salicilatos, particularmente **indometacina.** En algunos pacientes se puede usar también la **colchicina.**

**3.** La gota crónica se trata con un fármaco uricosúrico, **probenecid**, que aumenta la eliminación de ácido úrico. También se puede tratar con **febuxostat** o **alopurinol**, que inhiben la producción de ácido úrico.

**4.** La gota grave refractaria a los tratamientos anteriores se puede tratar con **pegloticasa**, una uricasa recombinante que se administra por infusión.

**B. Colchicina**

**1. *Mecanismo de acción.*** El mecanismo de acción de la colchicina no es claro. Es un antiinflamatorio que **evita la polimerización de la tubulina en los microtúbulos. Interfiere con la migración de los neutrófilos** a sitios asociados con la mediación de los síntomas de la gota.

**2. *Indicaciones.*** La colchicina se usa para **aliviar la inflamación y el dolor en la artritis gotosa aguda.** Es más eficaz cuando se toma dentro de las 24 h posteriores al brote agudo de gota.

**3. *Efectos adversos.*** Se presenta **malestar gastrointestinal** (náuseas, vómitos y diarrea).

**a.** Las dosis más altas pueden provocar insuficiencia hepática y discrasias sanguíneas.

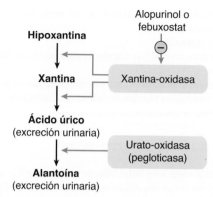

**FIGURA 6-3.** Mecanismo de acción de los fármacos utilizados para la gota.

### C. Probenecid

1. **Mecanismo de acción.** Es un ácido orgánico que **inhibe competitivamente la reabsorción de urato** en el **túbulo renal proximal**. Aumenta la excreción urinaria de ácido úrico.
2. **Indicaciones.** Estos fármacos se usan para la **gota crónica**, a menudo en combinación con colchicina.
3. **Efectos adversos.** El aumento de la concentración urinaria de ácido úrico puede dar lugar a la formación de cálculos de urato (**urolitiasis**).
4. **Interacciones farmacológicas.** Inhibe la excreción de otros fármacos que los túbulos renales secretan activamente, incluyendo **penicilinas**, cefalosporinas y metotrexato. La reducción de la dosis de estos fármacos puede estar justificada. Los salicilatos pueden disminuir el efecto terapéutico del probenecid.

### D. Alopurinol y febuxostat

1. **Mecanismo de acción.** Estos fármacos disminuyen la producción de ácido úrico a través de la **inhibición de la xantina-oxidasa**, la enzima responsable de la conversión de hipoxantina en xantina y luego en ácido úrico (fig. 6-3).
2. **Indicaciones.** Ambos fármacos se utilizan para el **tratamiento crónico** de la **hiperuricemia** causada por la **gota**. El alopurinol también está aprobado para la hiperuricemia debida al cáncer.
3. **Efectos adversos.** Incluyen **erupción cutánea**, **malestar digestivo** y aumento de enzimas hepáticas. El **febuxostat** tiene un mayor riesgo de **muerte de causa cardíaca** en comparación con el alopurinol.

### E. Pegloticasa

1. **Mecanismo de acción.** La uricasa (urato-oxidasa) es una enzima que **convierte el ácido úrico en alantoína hidrosoluble** para excreción renal; está ausente en humanos y primates superiores. La pegloticasa es una forma recombinante de la uricasa (*véase* fig. 6-3).
2. **Indicaciones.** La pegloticasa puede disminuir el urato sérico en cuestión de horas. Está aprobada para su uso en pacientes con **gota** que **no han respondido a otros tratamientos farmacológicos**.
3. **Efectos adversos.** La pegloticasa tiene el potencial de causar efectos secundarios graves como **anafilaxia** y reacciones a la infusión.
4. La rasburicasa también es una enzima uricasa recombinante. Está aprobada para la hiperuricemia asociada con malignidad.

## VII. INMUNOSUPRESORES

### A. Uso de inmunosupresores

1. Sirven para tratar síndromes o enfermedades que reflejan **desequilibrios en el sistema inmunitario**, incluyendo **artritis reumatoide, lupus eritematoso sistémico**, enfermedad intestinal inflamatoria, hepatitis activa crónica, síndrome de Goodpasture y anemia hemolítica autoinmunitaria.
2. Muchos inmunosupresores utilizados para el tratamiento de la artritis reumatoide se consideran fármacos antirreumáticos modificadores de la enfermedad (FARME).

**a.** Estos fármacos disminuyen el dolor y la inflamación, pero también se usan para **disminuir o evitar el daño articular** y para **preservar la estructura y función de las articulaciones**.

**b.** No están diseñados para el alivio inmediato de los síntomas y pueden requerir **varias semanas o meses para ejercer su efecto completo**.

**3.** La supresión del sistema inmunitario aumenta el riesgo de infecciones víricas, bacterianas y micóticas **oportunistas**, así como el riesgo de **malignidad**.

**B. Fármacos convencionales (no biológicos) (tabla 6-3)**

**1. Azatioprina** (un derivado de la mercaptopurina)

  **a. *Mecanismo de acción.*** Se desconoce el mecanismo exacto de la acción inmunosupresora de la azatioprina.

    **(1)** Es un fármaco citotóxico que **suprime la actividad de los linfocitos T** en mayor grado que la actividad de los linfocitos B.

    **(2)** Sus metabolitos son **incorporados durante la replicación del ADN para detener este proceso**.

    **(3)** También **bloquean las vías necesarias para la síntesis de las purinas**.

    **(4)** Se metaboliza a mercaptopurina, que también es inmunosupresora.

  **b. *Indicaciones.*** Incluyen profilaxis de rechazo para trasplante renal y artritis reumatoide. Se utiliza sin aprobación oficial para otros trasplantes de órganos sólidos.

  **c. *Efectos adversos.*** Incluyen náuseas, vómitos y **leucopenia**.

  **d. *Interacciones farmacológicas.*** La azatioprina es metabolizada a un metabolito inactivo por la **xantina-oxidasa**. Se requiere una **reducción de la dosis** cuando la azatioprina se administra con inhibidores de la xantina-oxidasa, como **alopurinol** o **febuxostat**.

**2. Leflunomida y micofenolato de mofetilo**

  **a. *Mecanismo de acción.*** La leflunomida y el micofenolato de mofetilo son profármacos que inhiben las respuestas de los linfocitos T y B mediante la inhibición de la síntesis de nucleótidos (fig. 6-4).

    **(1)** **La leflunomida inhibe la dihidrooratato-deshidrogenasa** (DHODH), que inhibe la **síntesis de pirimidina**.

    **(2)** **El micofenolato de mofetilo inhibe la inosina monofosfato-deshidrogenasa** (IMPDH) para impedir la **síntesis de purina**.

  **b. *Indicaciones.*** Incluyen artritis reumatoide y trasplante de órganos sólidos.

  **c. *Efectos adversos.*** Incluyen **malestar gastrointestinal** y **neutropenia reversible**.

**3. Ciclosporina y tacrólimus**

  **a. *Mecanismo de acción.*** Ambos fármacos son **inhibidores de la calcineurina**; se unen a sus respectivas inmunofilinas e inhiben la acción fosfatasa de la calcineurina, que luego no puede desfosforilar el factor nuclear de los linfocitos T activados (NFAT, *nuclear factor of activated T cells*) (*véase* fig. 6-4).

    **(1)** Evitan la translocación de NFAT al núcleo e inhiben la producción de interleucina 2 (IL-2) y la activación inducida por IL-2 de linfocitos T en reposo.

  **b. *Indicaciones.*** Incluyen psoriasis, artritis reumatoide, trasplante de órganos sólidos y enfermedad de injerto contra hospedero. Las emulsiones oftálmicas de ciclosporina se pueden usar para aumentar la producción de lágrimas. Se recomienda vigilar periódicamente las concentraciones mínimas durante el tratamiento.

**T a b l a  6-3**  Fármacos convencionales (no biológicos)

| Fármaco | Mecanismo | Efectos adversos |
| --- | --- | --- |
| Azatioprina | Sus metabolitos son incorporados en la replicación del ADN para detener la replicación | Náuseas, vómitos, leucopenia |
| Leflunomida | Inhibe la dihidroorotato-deshidrogenasa para inhibir la síntesis de pirimidina | Malestar gastrointestinal, neutropenia |
| Micofenolato de mofetilo | Inhibe la inosina monofosfato-deshidrogenasa para inhibir la síntesis de purina | Malestar gastrointestinal, neutropenia |
| Ciclosporina | Inhibidor de la calcineurina | Nefrotoxicidad, hipertensión, hiperplasia gingival |
| Tacrólimus | Inhibidor de la calcineurina | Nefrotoxicidad, hipertensión |
| Sirólimus | Inhibe la actividad de la diana de rapamicina en los mamíferos (mTOR) | Alteración de la cicatrización de heridas, aumento del colesterol, anemia |

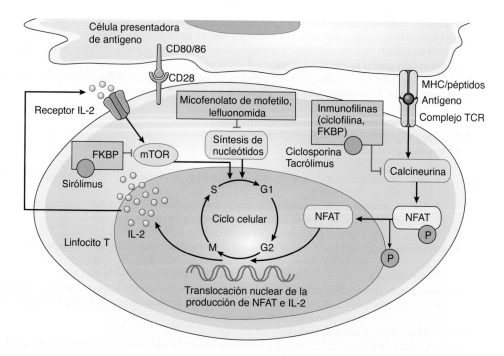

**FIGURA 6-4.** Mecanismo de acción de los fármacos convencionales (no biológicos). FKBP, proteína de unión a FK; IL-2, interleucina 2; MHC, complejo mayor de histocompatibilidad; mTOR, diana de la rapamicina en mamíferos (mecanicista); NFAT, factor nuclear de los linfocitos T activados; P, fosfato; TCR, receptor de linfocitos T.

    **c.** *Efectos adversos.* Pueden incluir **nefrotoxicidad**, **hipertensión**, cefalea, temblor, hirsutismo e hiper-calemia. La ciclosporina también puede causar **hiperplasia gingival**.

    **d.** *Interacciones farmacológicas.* Ambos fármacos son **sustratos** principales de las enzimas **CYP3A4**. Se deben reducir las dosis cuando se usan en combinación con inhibidores potentes de CYP3A4.

**4. Sirólimus**

    **a.** *Mecanismo de acción.* El sirólimus (también llamado *rapamicina*) **inhibe** la diana de la rapamicina en mamíferos (mTOR), que es un componente importante de varias vías de señalización (*véase* fig. 6-4).

        **(1)** La inhibición de la diana de la rapamicina en mamíferos interfiere con la biosíntesis de proteí-nas y retrasa la transición $G_1$-S, que **bloquea** la segunda fase de la **activación de los linfocitos T**.

        **(2)** También inhibe la diferenciación de los linfocitos B.

    **b.** *Indicaciones.* Incluyen profilaxis de rechazo para trasplante renal. Tiene uso no aprobado para otros trasplantes de órganos sólidos y enfermedad de injerto contra hospedero.

        **(1)** Se recomienda controlar las concentraciones de sirólimus en todos los pacientes.

    **c.** *Efectos adversos.* Incluyen **anemia** y trombocitopenia, **problemas de cicatrización** y efectos metabó-licos como **hipercolesterolemia** e hipertrigliceridemia.

**C. Productos biológicos (tabla 6-4)**

    **1.** Son proteínas genéticamente modificadas que se dirigen a objetivos específicos para bloquear la respuesta del sistema inmunitario.

    **2. Infliximab, adalimumab, certolizumab, golimumab y etanercept**

        **a.** El factor de necrosis tumoral α (TNF-α, *tumor necrosis factor α*) tiene un importante papel causal en la artritis reumatoide, al inducir IL-1, IL-6 y otras citocinas que promueven la enfermedad.

        **b.** *Mecanismo de acción.* Todos los fármacos interfieren con la actividad del TNF-α endógeno al **blo-quear el factor** y su interacción con los receptores de la superficie celular. La mayoría son anticuer-pos monoclonales. El etanercept es un dímero de receptor de TNF soluble recombinante.

        **c.** *Indicaciones.* Incluyen la artritis reumatoide, la psoriasis en placas así como otras enfermedades autoinmunitarias.

        **d.** *Efectos adversos.* Las infecciones en el sitio de inyección son frecuentes. Los efectos adversos más graves incluyen mayor riesgo de **tuberculosis** y **linfoma**.

| T a b l a  **6-4** | Productos biológicos | |
| --- | --- | --- |
| **Fármaco** | **Mecanismo** | **Efectos adversos** |
| Adalimumab | Inhibidores del TNF | En general, se sabe que los productos biológicos causan un mayor riesgo de infecciones graves y malignidad |
| Infliximab | | |
| Certolizumab | | |
| Golimumab | | |
| Etanercept | | |
| Anakinra | Antagonista del receptor IL-1 | |
| Basiliximab | Antagonista del receptor IL-2 | |
| Tocilizumab | Antagonista del receptor IL-6 | |
| Abatacept | Bloqueador de coestimulación selectiva de linfocitos T | |
| Globulina antitimocítica | Anticuerpo policlonal dirigido contra linfocitos T | |
| Natalizumab | Antiintegrina | |
| Rituximab | Anti-CD20 | |
| Tofacitinib | Inhibidor de la cinasa de Janus | |

**3. Anakinra**

  **a.** *Mecanismo de acción.* La anakinra es un **antagonista del receptor de IL-1** recombinante humano. Bloquea la actividad biológica de la IL-1 al inhibir competitivamente la unión de esta a su receptor, para disminuir la respuesta inmunitaria en enfermedades inflamatorias.

  **b.** *Indicaciones.* Se usa para la artritis reumatoide.

  **c.** *Efectos adversos.* Incluyen reacciones en el sitio de inyección y mayor riesgo de **infecciones**.

**4. Abatacept**

  **a.** *Mecanismo de acción.* La activación de linfocitos T requiere coestimulación por una célula presentadora de antígeno. El abatacept **bloquea la señal coestimuladora**. Es una proteína de fusión que consiste en una porción de CTLA4 humano y un fragmento del dominio Fc de IgG1 humana. El abatacept imita el CTLA4 endógeno y compite con CD28 por la unión de CD80 y CD86. Esto evita la activación completa de los linfocitos T y disminuye su proliferación; también reduce las concentraciones de citocinas en plasma (fig. 6-5).

  **b.** *Indicaciones.* El abatacept está aprobado para su uso en la artritis reumatoide.

  **c.** *Efectos adversos.* El efecto secundario más frecuente es la **infección**.

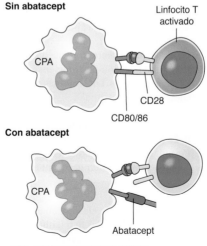

CPA, *célula presentadora de antígeno.*

**FIGURA 6-5.** Mecanismo de acción de abatacept.

**5. Tocilizumab**

**a.** *Mecanismo de acción.* El tocilizumab es un **anticuerpo monoclonal contra el receptor de IL-6 humano**. La IL-6 es una potente citocina inflamatoria implicada en la patogenia de varias enfermedades autoinmunitarias, incluida la artritis reumatoide, el mieloma múltiple y el cáncer de próstata.

**b.** *Indicaciones.* El tocilizumab está aprobado para su uso en la artritis reumatoide.

**c.** *Efectos adversos.* Incluye la hipercolesterolemia.

**6. Tofacitinib**

**a.** *Mecanismo de acción.* El tofacitinib inhibe selectivamente las cinasas de Janus y evita la fosforilación y activación de transductores de señal y activadores de transcripción. **Interrumpe la vía de señalización de los activadores de transcripción de las cinasas de Janus**, que normalmente influyen en los procesos celulares de hematopoyesis y la función de las células inmunitarias. Evita la expresión génica mediada por citocinas o factores de crecimiento y la actividad intracelular de las células inmunitarias.

**b.** *Indicaciones.* Actualmente está aprobado para la artritis reumatoide y la artritis psoriásica.

**c.** *Efectos adversos.* Incluye la hipercolesterolemia.

**7. Rituximab**

**a.** *Mecanismo de acción.* El rituximab es un **anticuerpo monoclonal dirigido contra CD20** en la superficie de los **linfocitos B**. Se une a la superficie de los linfocitos B y da como resultado su destrucción.

**b.** *Indicaciones.* Actualmente está aprobado para el tratamiento de la artritis reumatoide, la leucemia y el linfoma CD20 positivo.

**(1)** El rituximab, en combinación con metotrexato, está aprobado para su uso en la artritis reumatoide que no responde a otros tratamientos. También está aprobado para el tratamiento del linfoma no hodgkiniano refractario o el de linfocitos B grandes.

**c.** *Efectos adversos.* Los efectos adversos potencialmente graves incluyen **reacciones de infusión, reacciones mucocutáneas** y **reactivación de la hepatitis B**.

**8. Natalizumab**

**a.** *Mecanismo de acción.* El natalizumab es un **anticuerpo monoclonal contra la subunidad α4 de las moléculas de integrina**. Evita la transmigración de leucocitos a través del endotelio hacia el tejido inflamado.

**b.** *Indicaciones.* Incluyen esclerosis múltiple y enfermedad de Crohn.

**c.** *Efectos adversos.* Se ha asociado con el desarrollo de **leucoencefalopatía multifocal progresiva** (LMP), una enfermedad neurológica causada por una infección vírica oportunista que puede conducir a discapacidad o muerte.

**9. Globulina antitimocítica (ATG)**

**a.** *Mecanismo de acción.* La ATG es una inmunoglobulina purificada producida a partir de suero hiperinmune de caballos inmunizados con timocitos humanos. Está implicada en el **funcionamiento alterado o la eliminación de linfocitos T**, resultando en la disminución de la respuesta inmunitaria mediada por linfocitos T. También puede promover directamente el crecimiento de células madre hematopoyéticas.

**b.** *Indicaciones.* Actualmente está aprobada para la anemia aplásica. También se usa para la enfermedad aguda de injerto contra hospedero.

**c.** *Efectos adversos.* Incluyen **enfermedad del suero** y anafilaxia.

**(1)** La enfermedad del suero es una reacción de hipersensibilidad de tipo III debido a la administración de una proteína o suero extraños. Los síntomas pueden incluir fiebre, malestar, erupción cutánea, artralgias y malestar gastrointestinal.

**10. Basiliximab**

**a.** *Mecanismo de acción.* El basiliximab es un **anticuerpo monoclonal que funciona como antagonista del receptor de interleucina 2** (**IL-2**). Inhibe la activación de linfocitos mediada por IL-2.

**b.** *Indicaciones.* Se usa para prevenir el rechazo agudo en el trasplante renal.

**c.** *Efectos adversos.* Incluyen **hipertensión**, malestar gastrointestinal y mayor riesgo de infecciones de **vías urinarias** y **víricas**.

**D. Otros inmunosupresores.** Otros fármacos de esta clase se analizan con mayor detalle en el capítulo 8 sobre medicamentos que actúan sobre el tubo digestivo (sulfasalazina), el capítulo 11 sobre el tratamiento de enfermedades infecciosas (hidroxicloroquina) y el capítulo 12 sobre quimioterapia contra el cáncer (metotrexato, ciclofosfamida y talidomida).

## LISTA DE FÁRMACOS

**Antagonistas del receptor de histamina $H_1$**
Bromfeniramina
Cetirizina
Ciproheptadina
Clemastina
Clorfenamina
Desloratadina
Difenhidramina
Dimenhidrinato
Doxilamina
Fexofenadina
Levocetirizina
Loratadina
Meclizina
Prometazina

**Antagonistas del receptor de histamina $H_2$**
Cimetidina
Famotidina
Nizatidina
Ranitidina

**Cromonas**
Cromolina
Nedocromilo

**Alcaloides del cornezuelo**
Bromocriptina
Dihidroergotamina
Ergotamina
Metilergonovina

**Agonistas del receptor de serotonina**
Almotriptán
Buspirona
Eletriptán
Frovatriptán
Naratriptán

Rizatriptán
Sumatriptán
Trazodona
Zolmitriptán

**Antagonistas del receptor de serotonina**
Ciproheptadina
Dolasetrón
Granisetrón
Ondansetrón
Palonosetrón

**Eicosanoides**
Alprostadil
Carboprost trometamina
Dinoprostona
Epoprostenol
Iloprost
Latanoprost
Misoprostol
Treprostinilo

**AINE**
Ácido acetilsalicílico
Ácido mefenámico
Celecoxib
Diclofenaco
Etodolaco
Fenoprofeno
Flurbiprofeno
Ibuprofeno
Indometacina
Ketoprofeno
Ketorolaco
Meclofenamato
Nabumetona
Naproxeno
Piroxicam

Sulindaco
Tolmetina

**Analgésico no opiáceo**
Paracetamol

**Sales de oro**
Auranofina
Aurotiomalato de sodio

**Antigotosos**
Alopurinol
Colchicina
Febuxostat
Pegloticasa
Probenecid

**Inmunosupresores (incluidos DMARD y productos biológicos)**
Abatacept
Adalimumab
Anakinra
Azatioprina
Basiliximab
Ciclofosfamida
Ciclosporina
Etanercept
Globulina antitimocítica
Hidroxicloroquina
Infliximab
Metotrexato
Micofenolato de mofetilo
Micofenolato de sodio
Sirólimus
Tacrólimus
Talidomida

# Autoevaluación

**Instrucciones:** seleccione la mejor respuesta para cada pregunta.

**1.** Un hombre de 32 años de edad se presenta con su médico de atención primaria refiriendo ardor en los ojos, lagrimeo y estornudos constantes. Experimenta estos síntomas cada primavera durante aproximadamente 1 mes. El paciente es conductor de camión de larga distancia y está preocupado por los posibles efectos secundarios de cualquier medicamento nuevo. ¿Cuál de los siguientes fármacos bloqueadores sería el más apropiado para este paciente?

**(A)** Cimetidina
**(B)** Dimenhidrinato
**(C)** Fexofenadina
**(D)** Escopolamina

**2.** Un hombre de 30 años de edad es diagnosticado con cáncer testicular en estadio III. Se realiza una orquiectomía inguinal radical y posteriormente quimioterapia con etopósido y cisplatino. ¿Cuál de los siguientes medicamentos ayudaría a controlar las náuseas y los vómitos inducidos por la quimioterapia?

**(A)** Difenhidramina
**(B)** Ondansetrón
**(C)** Ranitidina
**(D)** Sumatriptán

**3.** Una mujer de 24 años de edad tiene antecedentes de migraña con aura acompañante. Durante su última crisis, la ergotamina fue menos eficaz; por lo tanto, el neurólogo decide utilizar un tratamiento alternativo para la crisis actual. ¿La actividad agonista en cuál de los siguientes receptores sería el mejor objetivo para el nuevo tratamiento?

**(A)** Receptores adrenérgicos α
**(B)** Histamina $H_1$
**(C)** Prostaglandina FP
**(D)** Serotonina 5-$HT_{1B}$

**4.** Una mujer de 79 años de edad ingresa en el hospital con insuficiencia renal aguda. Tiene antecedentes de artritis reumatoide tratada con metotrexato, pero refiere que el dolor en sus manos ha empeorado mucho durante la última semana; por lo tanto, tomó analgésicos adicionales. ¿Cuál de los siguientes medicamentos es más probable que sea el responsable del efecto adverso renal?

**(A)** Paracetamol
**(B)** Colchicina
**(C)** Ibuprofeno
**(D)** Prednisona

**5.** Un recién nacido se diagnostica con un defecto septal auricular de origen congénito. Se requiere reparación quirúrgica y perfusión sistémica adecuada que mantenga la permeabilidad del conducto arterioso. ¿Cuál de los siguientes fármacos sería mejor para lograr este objetivo?

**(A)** Alprostadil
**(B)** Celecoxib
**(C)** Indometacina
**(D)** Treprostinilo

**6.** Un hombre de 65 años de edad se presenta con su médico familiar refiriendo dolor intenso y enrojecimiento en el dedo gordo del pie izquierdo. El análisis de sangre revela un valor de ácido úrico de 8.3 mg/dL (normal: 3.4-7 mg/dL), por lo que el médico le inicia un medicamento para el tratamiento crónico de esta afección. ¿Cuál es el mecanismo de acción de este nuevo tratamiento?

**(A)** Bloquea el metabolismo de la xantina en el ácido úrico
**(B)** Cataliza la oxidación del ácido úrico a xantina
**(C)** Disminuye la oxidación de alantoína a ácido úrico
**(D)** Inhibe la función de la urato-oxidasa
**(E)** Estimula la función de la xantina-oxidasa

**7.** Un hombre de 35 años de edad se presenta a consulta refiriendo dolor epigástrico. El paciente tiene antecedente de dolor de espalda en la región lumbar que trata con ibuprofeno. Se le diagnostica gastritis. ¿Cuál de las siguientes opciones explica mejor la razón de los síntomas del paciente?

**(A)** Inhibición de la fosfolipasa A2
**(B)** Inhibición de la producción de COX-1 de $PGE_2$
**(C)** Inhibición de la producción de COX-2 de $PGE_2$
**(D)** Inhibición de la producción de COX-2 de $TXA_2$
**(E)** Inhibición de la producción de 5-lipooxigenasa de LTA4

**8.** Una mujer de 30 años de edad acude con su médico refiriendo cefalea asociada con sensibilidad a la luz. También experimenta náuseas durante las crisis. Se hace el diagnóstico de migraña y el médico le prescribe sumatriptán. ¿Cuál es el mecanismo de acción de este fármaco?

**(A)**  Agonista 5-HT$_{1A}$
**(B)**  Agonista 5-HT$_{1D}$
**(C)**  Antagonista 5-HT$_3$
**(D)**  Antagonista 5-HT$_{2A}$

**9.** Una mujer de 35 años de edad acude a consulta por cefalea y vómitos ocasionales durante varios meses. También refiere secreción lechosa de mamas y amenorrea durante los últimos 3 meses. Algunas pruebas adicionales revelan un adenoma hipofisario de gran tamaño. ¿Cuál es el mecanismo de acción del medicamento para esta afección?

**(A)**  Antagonista 5-HT$_3$
**(B)**  Agonista de receptor adrenérgico α
**(C)**  Agonista de dopamina
**(D)**  Antagonista IL-1

**10.** Una mujer de 24 años de edad, que tiene 42 semanas de embarazo, ingresa en el hospital por inducción del parto. El monitor cardíaco fetal muestra que el feto no presenta signos de sufrimiento fetal. El tacto revela dilatación mínima del cuello uterino sin borramiento significativo. Debido a que el cuello uterino es desfavorable para el parto, se le administra un fármaco para la maduración cervical antes de la administración de oxitocina. ¿Qué medicamento es más probable que se le haya administrado?

**(A)**  Carboprost
**(B)**  Dinoprostona
**(C)**  Epoprostenol
**(D)**  Latanoprost
**(E)**  Treprostinilo

**11.** Una niña de 7 años de edad es diagnosticada con varicela; sus síntomas incluyen exantema eritematoso, prurito y fiebre. Dos días después, la llevan a la sala de urgencias debido a la presencia de vómitos persistentes y alteraciones de la consciencia. Su análisis de sangre revela enzimas hepáticas elevadas. ¿Cuál de los siguientes medicamentos, cuando se administran en una dosis adecuada, puede causar estos síntomas?

**(A)**  Paracetamol
**(B)**  Ácido acetilsalicílico
**(C)**  Celecoxib
**(D)**  Ibuprofeno
**(E)**  Naproxeno

**12.** Un hombre de 24 años de edad ingresó en un hospital para trasplante de riñón. Lo inducen a inmunosupresión apropiada para evitar el rechazo. Alrededor de 48 h después de iniciar el nuevo régimen de tratamiento, el paciente refiere cefalea y temblores. Su presión arterial es de 140/82 mm Hg. ¿Cuál de los siguientes medicamentos pudo causar el cuadro clínico referido?

**(A)**  Azitromicina
**(B)**  Ciclosporina
**(C)**  Leflunomida
**(D)**  Micofenolato de mofetilo
**(E)**  Sirólimus

**13.** Una mujer de 42 años de edad está comenzando un nuevo medicamento para el tratamiento de la artritis reumatoide. Su reumatólogo explica los posibles efectos adversos y programa su seguimiento en 6 semanas para evaluar los parámetros lipídicos. ¿Cuál de los siguientes medicamentos es más probable que haya sido recetado?

**(A)**  Anakinra
**(B)**  Abatacept
**(C)**  Etanercept
**(D)**  Rituximab
**(E)**  Tocilizumab

# Respuestas y explicaciones

**1. C.** La fexofenadina es un potente antagonista del receptor de histamina $H_1$; su escasa penetración en el SNC disminuye los efectos sedantes. El dimenhidrinato es un antagonista del receptor $H_1$ de primera generación, utilizado para náuseas y vómitos; los efectos adversos incluyen sedación. La ranitidina es un antagonista del receptor de histamina $H_2$.

**2. B.** El ondansetrón es un antagonista del receptor $5\text{-}HT_3$ aprobado para la prevención de náuseas y vómitos inducidos por quimioterapia. La difenhidramina, la buspirona y la ranitidina no se usan para el tratamiento de las náuseas y los vómitos.

**3. D.** Los triptanos son eficaces contra las crisis agudas de migraña; actúan como agonistas de los receptores de la serotonina $5\text{-}HT_{1B}$ y $5\text{-}HT_{1D}$. Los agonistas de los receptores adrenérgicos $\alpha$, como la epinefrina, causan vasoconstricción, pero no son eficaces para las migrañas. Los antihistamínicos y los fármacos que interfieren con el receptor de prostaglandina FP tampoco serían eficaces.

**4. C.** Los AINE, como el ibuprofeno, están asociados con toxicidad renal. Cuando se toma con metotrexato, el riesgo de nefrotoxicidad aumenta debido a una interacción entre fármacos. La prednisona es eficaz para aliviar la inflamación en la artritis reumatoide, pero no está asociada con efectos adversos renales. La colchicina se usa para tratar la gota, no la artritis reumatoide.

**5. A.** Las prostaglandinas de la serie E, como el alprostadil, son responsables del mantenimiento del conducto arterioso. Los inhibidores de la biosíntesis de prostaglandinas, como la indometacina y el celecoxib, provocan el cierre del conducto.

**6. A.** Lo más probable es que el paciente tenga gota, que por lo general se presenta con hinchazón, inflamación y enrojecimiento en la base del dedo gordo del pie. Las concentraciones altas de ácido úrico también son frecuentes. El alopurinol y el febuxostat son inhibidores de la xantina-oxidasa que impiden el metabolismo de la hipoxantina y la xantina a ácido úrico. Se pueden usar para el tratamiento crónico de la gota.

**7. B.** La inhibición de COX-1 (por el ibuprofeno) en las células epiteliales gástricas deprime las prostaglandinas citoprotectoras de la mucosa, especialmente $PGE_2$. Esto puede provocar síntomas gastrointestinales como gastritis o úlceras gástricas. La inhibición de la síntesis de prostaglandinas por COX-2 inducida en los sitios de inflamación no afecta la acción de la isoenzima de mantenimiento constitutivamente activa COX-1, encontrada en el tubo digestivo. El ibuprofeno no inhibe la 5-lipooxgenasa o la fosfolipasa $A_2$.

**8. B.** El sumatriptán es un agonista de $5\text{-}HT_{1D}$. La buspirona, un medicamento contra la ansiedad, es un agonista de $5\text{-}HT_{1A}$. El ondansetrón, medicamento contra las náuseas, es un antagonista de $5\text{-}HT_3$. Muchos medicamentos antipsicóticos son antagonistas de $5\text{-}HT_{2A}$.

**9. C.** La secreción elevada de prolactina puede inducir galactorrea, amenorrea e infertilidad en las mujeres. Los agonistas dopaminérgicos, como la bromocriptina y la cabergolina, inhiben la secreción de prolactina. Se pueden usar para tratar la hiperprolactinemia, como con los adenomas pituitarios, o para la supresión de la lactancia normal.

**10. B.** La dinoprostona ($PGE_2$) disminuye la red de colágeno dentro del cuello uterino y se usa para la maduración cervical. El carboprost ($PGF_{2\alpha}$) estimula las contracciones uterinas similares a las contracciones de parto naturales y actualmente está aprobado para la interrupción del embarazo. El latanoprost (análogo de $PGF_2$) disminuye la presión intraocular al aumentar el flujo de salida del humor acuoso y se usa para el glaucoma. El epoprostenol y el treprostinilo (análogos de $PGI_2$) son vasodilatadores fuertes utilizados para la hipertensión pulmonar.

**11. B.** La paciente tiene síndrome de Reye, una afección caracterizada por encefalopatía hepática y esteatosis hepática. Los síntomas pueden incluir cambios en el estado mental y aumento de las enzimas hepáticas. Puede ocurrir en niños pequeños que reciben ácido acetilsalicílico durante una infección vírica febril (como la varicela).

**12. B.** Los inhibidores de la calcineurina, como la ciclosporina y el tacrólimus, pueden causar dolor de cabeza, temblor e hipertensión. Estos efectos adversos pueden deberse al aumento de las concentraciones del fármaco; por lo tanto, disminuir la dosis del medicamento puede ayudar a aliviar los síntomas. Los otros medicamentos mencionados generalmente no causan este perfil de efectos secundarios.

**13. E.** El tocilizumab, un antagonista del receptor de IL-6, se asocia con incremento en los parámetros lipídicos, incluido el colesterol total. Los parámetros lipídicos deben evaluarse aproximadamente 4-8 semanas después del inicio del tratamiento y aproximadamente cada 24 semanas a partir de entonces.

# Capítulo 7

# Fármacos utilizados en anemias y en alteraciones de la hemostasia

## I. FÁRMACOS PARA EL TRATAMIENTO DE LAS ANEMIAS

**A. Hierro**

1. **Estructura y almacenamiento del hierro** (fig. 7-1)

   **a.** El hierro es un componente integral del grupo hemo. Casi el **70% del hierro corporal total** se encuentra en la **hemoglobina**. El hierro hemo también es un componente esencial de la **mioglobina del músculo** y de varias enzimas, como catalasas, peroxidasas, citocromos, entre otras.

   **b.** Se **almacena** en células reticuloendoteliales, hepatocitos y células intestinales como **ferritina** (es una partícula con un centro de hidróxido férrico y una capa superficial de la proteína apoferritina) y hemosiderina (agregado de ferritina-apoferritina).

2. **Absorción y transporte**

   **a.** El hierro hemo es más fácil de absorberse a través del intestino que el hierro inorgánico.

   **b.** Además, el hierro inorgánico **en la forma ferrosa ($Fe^{2+}$) se absorbe con mayor facilidad** que en su **forma férrica ($Fe^{3+}$)**.

   **(1)** Los ácidos gástrico y ascórbico promueven la absorción del hierro ferroso.

   **c.** El hierro se transporta de forma activa a través de la pared intestinal; después, se oxida a hierro férrico y se almacena como ferritina o se transporta a otros tejidos.

   **d.** En el plasma, el hierro se **transporta** unido a la glucoproteína **transferrina**.

   **(1)** Receptores específicos de la superficie celular se unen al complejo transferrina-hierro y este se libera hacia la célula receptora por endocitosis.

3. **Regulación**

   **a.** El almacenamiento de hierro es regulado a nivel de su absorción.

   **(1)** Exceptuando la menstruación y las alteraciones hemorrágicas, muy poco hierro del cuerpo se pierde y no hay mecanismo alguno para aumentar su excreción.

   **b.** Cuando la concentración de hierro plasmático es **baja**:

   **(1)** **Aumenta** el número de **receptores de transferrina** (lo que facilita su absorción celular).

   **(2)** **Disminuye** la síntesis de **ferritina** con decremento de las reservas de hierro tisulares.

   **c.** Cuando las reservas de hierro son **altas**:

   **(1)** Su **absorción intestinal decrece**.

   **(2)** La síntesis de receptores de **transferrina disminuye** (lo que inhibe la captación celular adicional).

   **(3)** La síntesis de **ferritina aumenta**.

4. **Causas de la anemia ferropénica**

   **a. Hemorragia** (se pierden aproximadamente 30 mg de hierro en un ciclo menstrual normal)

   **b.** Deficiencias alimentarias

   **c.** Síndromes de malabsorción (enfermedad celíaca, enfermedad de Whipple)

   **d.** Aumento de las demandas de hierro (como el embarazo o la lactancia)

5. **Suplementos de sales de hierro**

   **a.** *Fármacos orales (fumarato ferroso, gluconato ferroso, sulfato ferroso, complejo de polisacárido de hierro)*

   **(1)** Todas las opciones son esencialmente equivalentes desde el punto de vista terapéutico si se ajustan las dosis al contenido de hierro.

   **(2)** Cerca de **25%** del hierro administrado por vía oral **se absorbe**.

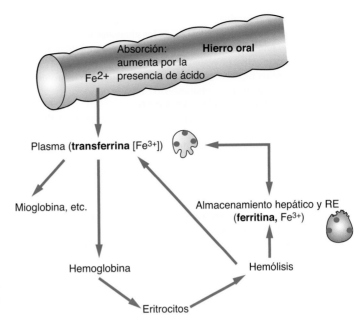

**FIGURA 7-1.** Absorción y circulación de hierro dentro del cuerpo. RE, reticuloendotelial.

**(3)** El tratamiento con hierro oral requiere **3-6 meses para reponer las reservas corporales**.

**(4) Efectos adversos**

    **(a) Malestar gastrointestinal** (**náuseas**, cólicos, flatulencias, **estreñimiento** y **diarrea**) frecuente.

    **(b)** Otros efectos pueden ser **heces alquitranadas negras** y un gusto metálico.

**(5) Interacciones con alimentos**

    **(a)** Los medicamentos que **disminuyen el ácido gástrico** (antiácidos, bloqueadores de los receptores de histamina e inhibidores de la bomba de protones [IBP]) pueden **disminuir la absorción de hierro**.

    **(b)** Los alimentos y bebidas que contienen **calcio pueden afectar la absorción del hierro**.

**b.** *Fármacos parenterales (carboximaltosa férrica, gluconato férrico, ferumoxitol, hierro-sacarosa, hierro-dextrano)*

    **(1)** El hierro intravenoso puede preferirse al hierro oral en pacientes con:

        **(a)** Efectos secundarios por intolerancia al hierro oral.

        **(b)** Alteraciones en la absorción del hierro causadas por enfermedad intestinal inflamatoria, cirugía gástrica o defectos hereditarios de la absorción.

        **(c)** Afecciones anémicas graves (cuando se desea una corrección rápida).

    **(2) Efectos adversos y tóxicos**

        **(a)** Pueden presentarse **reacciones alérgicas o de infusión** con la administración intravenosa, las que incluyen urticaria, broncoespasmo y anafilaxia.

        **i.** Se puede premedicar a pacientes con antecedentes de asma o alergias a diversos medicamentos.

    **(3)** En la toxicidad aguda por hierro, potencialmente mortal en niños, se puede utilizar **deferoxamina**, un quelante de hierro. Esta **se une al hierro** y facilita su excreción.

**B. Vitamina B$_{12}$**

    **1.** *Estructura*

    **a.** La **vitamina B$_{12}$** es un **cofactor** esencial en el que varios grupos están unidos covalentemente al átomo de cobalto, formando las cobalaminas.

        **(1)** La **metilcobalamina** es de gran importancia, por ser una coenzima indispensable para la producción de metionina y *S*-adenosilmetionina a partir de la homocisteína y para la producción de tetrahidrofolato a partir de metiltetrahidrofolato.

        **(2)** La **desoxiadenosilcobalamina** participa en la reacción mitocondrial que produce succinil-CoA a partir de la metilmalonil-CoA.

        **(a)** La deficiencia de vitamina B$_{12}$ lleva a la producción de ácidos grasos anómalos.

**2.** *Transporte y absorción*

   **a.** En el estómago, la **vitamina $B_{12}$ de los alimentos** forma un complejo con el **factor intrínseco**, un péptido secretado por las células parietales. El complejo factor intrínseco-vitamina $B_{12}$ se absorbe por transporte activo en el íleon distal.

   **b.** La vitamina $B_{12}$ se transporta en el plasma unida a la proteína transcobalamina II y es captada para posteriormente almacenarse en los hepatocitos.

**3.** *Efectos de la insuficiencia de vitamina $B_{12}$*

   **a.** La vitamina $B_{12}$ es **esencial** para la **síntesis normal del ADN y el metabolismo de los ácidos grasos**.

   **b.** No es sintetizada por las células eucariotas y se obtiene de la síntesis microbiana.

   **c.** La pérdida de vitamina $B_{12}$ del cuerpo es muy lenta (2 µg/día) y las reservas hepáticas son suficientes hasta por 5 años.

   **d.** La **insuficiencia** da como resultado una **replicación deteriorada del ADN** que es más evidente en los tejidos que están en proceso de división activa, como en el tubo digestivo y los precursores eritroides.

   **e.** La aparición de **eritrocitos grandes** (**megaloblásticos**) o **macrocíticos** en la sangre es una característica de la insuficiencia.

   **f.** Su insuficiencia también puede causar **alteraciones neurológicas irreversibles**.

   **g.** La vitamina $B_{12}$ (junto con la vitamina $B_6$ y el ácido fólico) participa en el metabolismo de la homocisteína a cisteína. El aumento de homocisteína se asocia con una aceleración de la ateroesclerosis.

**4.** *Fármacos específicos*. Incluye a la **cianocobalamina** y la **hidroxicobalamina**.

**5.** *Propiedades farmacológicas*

   **a.** La **administración parenteral** de vitamina $B_{12}$ es el estándar, porque la mayoría de las situaciones que requieren restitución se deben a **malabsorción**.

     **(1)** La absorción deficiente incorregible requiere administrar la vitamina de por vida.

     **(2)** Se observa mayor concentración de hemoglobina a los 7 días y se normaliza en 1-2 meses.

**6.** *Indicaciones*

   **a.** Tratamiento de la **anemia perniciosa** (secreción inadecuada del factor intrínseco con la consiguiente reducción de la absorción de la vitamina $B_{12}$).

   **b.** Después de la **gastrectomía** parcial o total, para mitigar la pérdida o disminución de la síntesis del factor intrínseco.

   **c.** Para la insuficiencia de vitamina $B_{12}$ causada por **disfunción del íleon distal**, con absorción defectuosa o nula del complejo factor intrínseco-vitamina $B_{12}$.

   **d.** Para pacientes con ingesta insuficiente de esta a través de los alimentos (se observa en ocasiones en los vegetarianos estrictos).

**7.** *Efectos adversos*. Son poco frecuentes, incluso en grandes dosis.

## C. Ácido fólico (vitamina $B_9$)

**1.** *Estructura*

   **a.** El ácido fólico se compone de tres subunidades: pteridina, ácido *para*-aminobenzoico (PABA) y uno a cinco residuos de ácido glutámico.

**2.** *Propiedades farmacológicas*

   **a.** La mayor parte del folato se absorbe en las porciones proximales del intestino delgado y se transporta a los tejidos unido a proteínas plasmáticas transportadoras.

   **b.** Requiere de **reducción por la dihidrofolato-reductasa** a su **metabolito activo metiltetrahidrofolato**.

   **c.** Los cofactores proporcionan grupos de carbono individuales para la transferencia a varios aceptadores y son **esenciales para la biosíntesis de purinas** y del desoxitimidilato de pirimidina.

   **d.** El catabolismo y la excreción de la vitamina $B_9$ son más rápidos que los de la vitamina $B_{12}$, las reservas hepáticas son suficientes para solo 1-3 meses.

**3.** *Efectos de la deficiencia de ácido fólico*

   **a.** La **insuficiencia** de ácido fólico **inhibe la síntesis de ADN**; los tejidos mitóticamente activos, como los tejidos eritroides, se ven notablemente afectados.

**4.** *Indicaciones*

   **a.** La anemia debida a la falta de ácido fólico es causada generalmente por insuficiencia dietética o malabsorción y puede tratarse con suplementos orales.

   **b.** La **insuficiencia de ácido fólico en mujeres embarazadas** se asocia con un aumento de **riesgo de defectos del tubo neural** en el feto; por lo tanto, se recomienda la complementación.

   **c.** Se puede usar en casos de renovación celular rápida como la anemia hemolítica.

   **d.** La **deficiencia de vitamina $B_{12}$ debe descartarse antes de usar ácido fólico** como tratamiento único de la anemia, porque los déficits neurológicos de esta deficiencia pueden ser irreversibles.

**5.** *Efectos adversos*. La complementación con ácido fólico habitualmente **no produce efectos**.

**D. Piridoxina (vitamina B₆)**

**1.** Las anemias sideroblásticas se caracterizan por una disminución de la síntesis de hemoglobina y la acumulación intracelular de hierro en las células precursoras eritroides.

**a.** El hierro está disponible pero no se incorpora a la hemoglobina de manera normal.

**b.** Los fármacos que antagonizan o agotan el fosfato de piridoxal pueden causar este tipo de anemia.

**c.** La anemia sideroblástica hereditaria es un rasgo ligado al cromosoma X.

**2.** La **piridoxina (vitamina B₆)** puede ser usada para **tratar la anemia sideroblástica**, aunque tiene **eficacia variable** con las formas hereditarias de la enfermedad.

**E. Hidroxiurea (hidroxicarbamida)**

**1.** *Mecanismo de acción (en la anemia de células falciformes)*

**a.** La **enfermedad de células falciformes** (ECF) se refiere a alteraciones genéticas resultantes de la presencia de una **forma mutada de hemoglobina**, conocida como **hemoglobina S (HbS)**.

**(1)** A bajas concentraciones de oxígeno, la hemoglobina mutada deforma los eritrocitos a una forma de media luna. Las células falciformes no son flexibles y muchas se rompen o se adhieren a las paredes de los vasos, causando un bloqueo o disminuyendo el flujo sanguíneo.

**b.** La **hidroxiurea** aumenta la producción de **hemoglobina fetal**, lo que hace que los **eritrocitos sean resistentes a la anemia falciforme** y disminuye la expresión de las moléculas de adhesión.

**2.** *Indicaciones*

**a.** Se ha demostrado que la **hidroxiurea** disminuye o evita varias complicaciones debido a la ECF, es eficaz en la **disminución de episodios de dolor** y reduce la necesidad de transfusiones de sangre.

**3.** *Efectos adversos.* Incluyen malestar gastrointestinal y cambios en la piel, el cabello y las uñas. La **mielosupresión** es la principal toxicidad limitante de la dosis.

**F. Fármacos que actúan sobre las células precursoras eritroides**

**1.** La eritropoyetina (EPO) es producida por el riñón y es esencial para la producción normal de reticulocitos. La síntesis es estimulada por la hipoxia.

**2.** Estimulantes de la eritropoyesis (ESA)

**a.** *Fármacos específicos.* Están la *epoetina α* y la *darbepoetina α*.

**b.** *Mecanismo de acción*

**(1)** Los ESA incitan la **proliferación y diferenciación** de las **células precursoras eritroides** en la médula ósea.

**(2)** Inducen la **liberación de reticulocitos** desde la médula ósea hacia el torrente sanguíneo, donde **maduran hasta convertirse en eritrocitos**.

**(3)** Los **aumentos de hemoglobina y hematócrito** son posteriores a los del recuento de reticulocitos.

**(4)** La acción de los ESA **requiere reservas adecuadas de hierro**.

**c.** *Administración*

**(1)** La epoetina α tiene una vida media más corta y se administra por vía subcutánea tres veces por semana, en comparación con la darbepoetina, que se administra semanalmente.

**d.** *Indicaciones*

**(1)** Ambos fármacos están aprobados para pacientes con anemia por **enfermedad renal crónica** o anemia por **quimioterapia**, en el caso de los pacientes con cáncer.

**(2)** La epoetina α también está aprobada para la anemia debida a zidovudina en pacientes infectados por el virus de inmunodeficiencia humana (VIH).

**(3)** En algunas situaciones pueden usarse para reducir la necesidad de transfusiones.

**(a)** Cuando se necesita un aumento rápido en el hematócrito, las transfusiones de eritrocitos son eficaces en 1-3 h, mientras que los ESA pueden tomar 2-6 semanas.

**e.** *Efectos adversos.* Pueden incluir **hipertensión** y cefalea, que probablemente se deben a la rápida expansión del volumen sanguíneo. También pueden causar **trombosis**.

**f.** *Precauciones*

**(1)** La concentración sérica de **hemoglobina** de los pacientes tratados con un ESA **no debe superar los 12 g/dL**.

**(a)** Se ha demostrado que las concentraciones de hemoglobina por encima de este valor aumentan la **mortalidad** y el riesgo de que se presenten **episodios tromboembólicos y cardiovasculares graves**, incluidos el infarto de miocardio (IM) y el ictus.

**(2)** Los ESA pueden incrementar el riesgo de **progresión tumoral** o acortar la supervivencia en pacientes con cáncer de mama, de pulmón no microcítico, en cabeza y cuello, linfoides y cervicouterino.

**(3)** Se debe usar la dosis más baja necesaria de ESA para evitar la transfusión de eritrocitos y prevenir los efectos adversos graves.

## II. FÁRMACOS QUE ACTÚAN SOBRE LAS CÉLULAS MIELOIDES

A. **Factores de crecimiento mieloide**
  1. **Filgrastim y pegfilgrastim (G-CSF, *granulocyte colony-stimulating factor*)**
     a. *Mecanismo de acción*
        **(1)** Los G-CSF **estimulan la producción de médula ósea** y la **maduración** y **activación** de los **neutrófilos** para aumentar su migración y citotoxicidad.
        **(2)** No incrementan el número de basófilos, eosinófilos o monocitos.
     b. *Administración*
        **(1)** El pegfilgrastim está pegilado, lo que le confiere una vida media más larga y permite que solo se requiera una dosis subcutánea, en comparación con filgrastim, que debe administrarse a diario.
     c. *Indicaciones*
        **(1)** Pueden usarse **después** de la administración de **quimioterapia**, anticipando la **neutropenia** (profilaxis primaria).
        **(2)** También pueden utilizarse como **tratamiento después de un ciclo de quimioterapia** que haya producido **fiebre neutropénica** (profilaxis secundaria).
        **(3)** Los G-CSF se usan para acortar la duración de la neutropenia inducida por quimioterapia después de un trasplante de médula ósea.
     d. *Efectos adversos.* Pueden incluir náuseas y **dolor óseo**.
  2. **Sargramostim (GM-CSF, *granulocyte-macrophage colony-stimulating factor*)**
     a. *Mecanismo de acción*
        **(1)** El sargramostim estimula la **proliferación**, diferenciación y **actividad de neutrófilos, eosinófilos, monocitos y macrófagos**.
     b. *Indicaciones*
        **(1)** **Disminuye la duración de la neutropenia** y la incidencia de infección en pacientes que reciben quimioterapia mielosupresora o trasplante de médula ósea.
        **(2)** **Moviliza las células madre de la sangre periférica** antes de la recolección.
        **(3)** Es útil para el rechazo de un injerto de médula ósea.
     c. *Efectos adversos.* Pueden incluir **dolor óseo**, fiebre, náuseas y erupción cutánea.
  3. **Romiplostim**
     a. *Mecanismo de acción*
        **(1)** El romiplostim **se une al receptor de trombopoyetina (TPO)**. Produce un aumento **de las plaquetas dependiente de dosis**.
     b. *Indicaciones.* Está aprobado para la **trombocitopenia inmunitaria crónica**.
     c. *Reacciones adversas.* Incluyen cefaleas y artralgias.

## III. FÁRMACOS PARA LAS ALTERACIONES HEMOSTÁTICAS

A. **Anticoagulantes parenterales**
  1. **Heparina (heparina no fraccionada, HNF)**
     a. *Estructura*
        **(1)** La heparina es un gran polímero de polisacárido sulfatado que se obtiene de los intestinos porcino o bovino.
        **(2)** Cada lote es una mezcla de polisacáridos de diferente longitud, con un peso molecular promedio de 15 000-20 000 Da.
     b. *Mecanismo de acción*
        **(1)** La heparina potencia la acción de la antitrombina III (ATIII). **Se une a la ATIII** mediante una secuencia clave de pentasacáridos e **inactiva irreversiblemente el factor IIa (trombina) y el factor Xa**. También inactiva los factores de coagulación IXa, XIa y XIIa. Al disminuir los acontecimientos mediados por la trombina en la coagulación, incluida la conversión de fibrinógeno en fibrina, se inhibe la formación de coágulos mediada por esta última (fig. 7-2).
           **(a)** No tiene actividad anticoagulante por sí sola, se requiere la unión a ATIII. Causa un cambio conformacional que convierte a la ATIII de un inhibidor de coagulación lento a uno rápido.

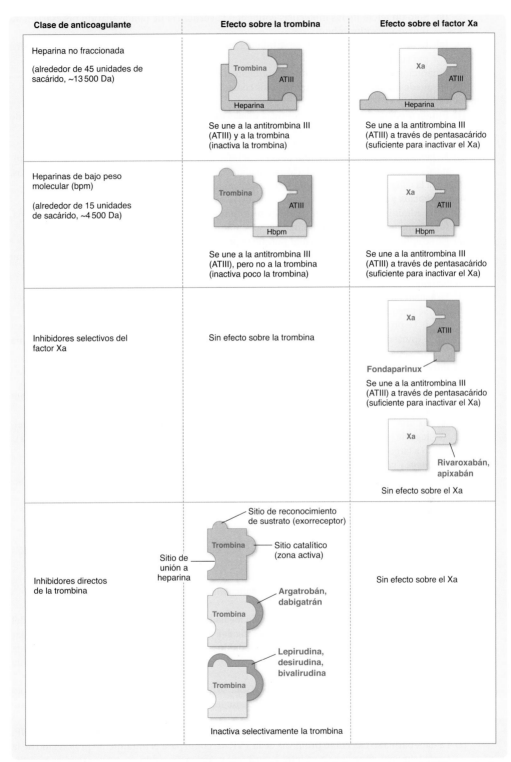

| Clase de anticoagulante | Efecto sobre la trombina | Efecto sobre el factor Xa |
|---|---|---|
| Heparina no fraccionada (alrededor de 45 unidades de sacárido, ~13 500 Da) | Se une a la antitrombina III (ATIII) y a la trombina (inactiva la trombina) | Se une a la antitrombina III (ATIII) a través de pentasacárido (suficiente para inactivar el Xa) |
| Heparinas de bajo peso molecular (bpm) (alrededor de 15 unidades de sacárido, ~4 500 Da) | Se une a la antitrombina III (ATIII), pero no a la trombina (inactiva poco la trombina) | Se une a la antitrombina III (ATIII) a través de pentasacárido (suficiente para inactivar el Xa) |
| Inhibidores selectivos del factor Xa | Sin efecto sobre la trombina | Fondaparinux Se une a la antitrombina III (ATIII) a través de pentasacárido (suficiente para inactivar el Xa) Rivaroxabán, apixabán Sin efecto sobre el Xa |
| Inhibidores directos de la trombina | Sitio de reconocimiento de sustrato (exorreceptor) Sitio catalítico (zona activa) Sitio de unión a heparina Argatrobán, dabigatrán Lepirudina, desirudina, bivalirudina Inactiva selectivamente la trombina | Sin efecto sobre el Xa |

**FIGURA 7-2.** Mecanismo de acción de la heparina no fraccionada, heparina de bajo peso molecular, inhibidores selectivos del factor Xa e inhibidores directos de la trombina (reimpreso con autorización de Golan D. Principles of Pharmacology. 4th ed. Philadelphia, PA: Wolters Kluwer Health, 2016, Fig. 23.15; Adaptado de Lefkovits J, Topol EJ. Direct thrombin inhibitors in cardiovascular medicine. Circulation 1994;90:1522–1536, Fig. 1). Da, dalton.

      **(b)** Solo un tercio de las moléculas contienen la secuencia de pentasacárido necesaria para unirse a la antitrombina.

      **(c)** La actividad anticoagulante se ve influida por la longitud de la cadena (necesita 18 sacáridos para unirse a la trombina).

  **(2)** Proporciona anticoagulación inmediatamente después de la administración.

  **(3)** No puede inhibir los factores unidos a los coágulos IIa o Xa.

**c.** *Indicaciones*

  **(1)** Brinda profilaxis preoperatoria contra la **trombosis venosa profunda** (TVP) y reduce el riesgo de **embolia pulmonar** (EP) en los pacientes con trombosis establecida.

  **(2)** Se utiliza para el tratamiento del **síndrome coronario agudo** (SCA), la TVP o la EP.

  **(3)** La heparina se puede administrar para evitar infartos cerebrales o tromboembolia arterial sistémica en los pacientes con fibrilación auricular o con válvulas cardíacas mecánicas o protésicas.

  **(4)** Evita la coagulación en dispositivos de circulación extracorpórea.

**d.** *Administración y seguimiento*

  **(1)** Debe administrarse mediante infusión intravenosa o con una inyección profunda subcutánea.

      **(a)** Tiene menor biodisponibilidad vía subcutánea en comparación con la vía intravenosa.

  **(2)** No se aplica por vía intramuscular porque es posible se puede producir un hematoma.

  **(3)** El **tiempo de tromboplastina parcial activado (TTPa)** es la prueba utilizada para vigilar el tratamiento con heparina. Alcanzar y mantener su concentración terapéutica puede ser difícil.

**e.** *Efectos adversos*

  **(1)** La **hemorragia** es un efecto adverso frecuente y potencialmente peligroso.

      **(a)** Se puede administrar sulfato de **protamina** para revertir el efecto de la **heparina**.

         **i.** La protamina es una proteína alcalina cargada positivamente. Cuando se administra en presencia de heparina, que es fuertemente ácida y cargada negativamente, se forma una sal y se detiene la actividad anticoagulante de la heparina.

  **(2)** Puede ocurrir trombocitopenia moderada.

  **(3)** En raras ocasiones puede suceder una **trombocitopenia inducida por heparina** (**TIH**).

      **(a)** La TIH es una anomalía protrombótica causada por **anticuerpos contra complejos de factor plaquetario 4** (PF4, *platelet factor 4*) y heparina.

      **(b)** Es una complicación potencialmente mortal en la que los anticuerpos causan **trombocitopenia** (por consumo de plaquetas periféricas) y **trombosis** (por activación de plaquetas).

  **(4)** El uso a largo plazo puede estar asociado con osteoporosis.

**f.** *Precauciones y contraindicaciones*

  **(1)** La heparina está contraindicada en pacientes los con hemorragia activa y en aquellos con hemofilia, trombocitopenia, hipertensión o púrpura.

  **(2)** No debe usarse antes o después de una cirugía cerebral, de médula espinal o de ojos.

  **(3)** Se recomienda tener extrema precaución en el tratamiento de las mujeres embarazadas.

**g.** *Interacciones farmacológicas*

  **(1)** No debe usarse en combinación con otros medicamentos que interfieran con la agregación plaquetaria.

**2. Heparina de bajo peso molecular (HBPM)**

**a.** *Fármacos específicos.* Incluyen **enoxaparina y dalteparina**.

**b.** *Mecanismo de acción*

  **(1)** La HBPM actúa al **incrementar la inhibición mediada por ATIII** de la formación y actividad del **factor Xa**. Tiene una proporción **mayor de actividad de antifactor Xa que de antifactor IIa**. Similar a la HNF, disminuye los acontecimientos mediados por trombina en la coagulación, incluida la conversión de fibrinógeno en fibrina; por lo tanto, se inhibe la formación de coágulos mediada por esta última (*véase* fig. 7-2).

      **(a)** No tiene actividad anticoagulante por sí sola, se requiere la unión con ATIII. Causa un cambio conformacional que convierte a ATIII de un inhibidor de coagulación lento a uno rápido.

**c.** *Indicaciones*

  **(1)** La enoxaparina está aprobada para el tratamiento del **SCA** y para **profilaxis y tratamiento de la TVP**.

  **(2)** La dalteparina se usa como profilaxis de la TVP, así como para el tratamiento prolongado de la tromboembolia venosa en pacientes con cáncer y angina inestable.

**d.** *Administración y seguimiento*

  **(1)** La HBPM ofrece **mayor predictibilidad farmacocinética** que la HNF, lo que permite una dosificación subcutánea de una o dos veces al día sin la necesidad de solicitar un seguimiento del TTPa.

**(2)** Al igual que a la HNF, no debe administrarse por vía intramuscular.

**e.** Los efectos adversos, las precauciones, las contraindicaciones y las interacciones farmacológicas son similares a las de la heparina.

**(1)** La protamina solo revertirá parcialmente el efecto anticoagulante de la HBPM.

**3. Inhibidor indirecto del factor Xa**

**a.** *Fármaco específico.* Fondaparinux.

**b.** *Mecanismo de acción*

**(1) Causa inhibición selectiva, mediada por ATIII, del factor Xa**. Interrumpe la cascada de coagulación e inhibe la formación de trombina y el desarrollo de trombos (*véase* fig. 7-2).

**(a)** No tiene actividad anticoagulante por sí solo, se requiere unión a ATIII. Causan un cambio conformacional que convierte a ATIII de un inhibidor de coagulación lento a uno rápido.

**c.** *Indicaciones*

**(1)** El fondaparinux está aprobado como **profilaxis para la formación de trombos** en pacientes con cirugía de cadera o de rodilla, así como en aquellos que cuenten con tratamiento para **EP** y **TVP**.

**(2)** No cuenta con aprobación para su uso en el tratamiento de la TIH.

**d.** *Administración y seguimiento*

**(1)** Tiene una vida media larga, lo que permite la administración subcutánea una vez al día.

**e.** Los efectos adversos, las precauciones, las contraindicaciones y las interacciones farmacológicas son similares a las de la heparina.

**(1)** La protamina no revertirá la actividad del fondaparinux.

**4. Inhibidores directos de la trombina (IDT) parenterales**

**a.** *Fármacos específicos.* Incluyen **bivalirudina**, desirudina y **argatrobán**.

**b.** *Mecanismo de acción*

**(1) Se unen** directamente al sitio activo de la **trombina** e inhiben sus efectos posteriores (*véase* fig. 7-2).

**c.** *Indicaciones*

**(1)** La **bivalirudina** está aprobada para la **intervención coronaria percutánea** (ICP) y la angioplastia coronaria transluminal percutánea, junto con ácido acetilsalicílico. También se puede usar en **TIH**.

**(2)** La desirudina se usa como profilaxis de la TVP en pacientes con cirugía de reemplazo de cadera.

**(3)** El **argatrobán** está aprobado como profilaxis o para el tratamiento de la trombosis en adultos con TIH. También se puede usar para la ICP en adultos que tienen o están en riesgo de padecer **TIH**.

**d.** *Efectos adversos*

**(1)** Al igual que otros anticoagulantes, los IDT parenterales pueden ocasionar hemorragia. No hay ningún fármaco de reversión disponible.

## B. Anticoagulantes orales

**1. Inhibidores directos del factor Xa**

**a.** *Fármacos específicos.* Incluyen **rivaroxabán**, **apixabán**, edoxabán y betrixabán.

**b.** *Mecanismo de acción.* De manera similar al fondaparinux, estos fármacos inhiben el factor Xa en las vías de coagulación intrínseca y extrínseca (*véase* fig. 7-2).

**c.** *Indicaciones*

**(1)** El rivaroxabán se usa para prevenir el ictus embólico en pacientes con fibrilación auricular no valvular y para la prevención de tromboembolia venosa posterior a una cirugía de cadera o rodilla; también es útil como tratamiento de la tromboembolia venosa (TEV).

**(2)** El apixabán se emplea para prevenir el ictus en la fibrilación auricular no valvular y para la prevención de la TEV posterior a una cirugía de cadera o rodilla; también como tratamiento y prevención a largo plazo.

**(3)** El edoxabán se utiliza para la prevención del ictus en la fibrilación auricular no valvular y para tratar la TEV después del tratamiento con HNF o HBPM.

**(4)** El betrixabán está aprobado para la profilaxis de la TEV en adultos hospitalizados por una alteración médica aguda que corren riesgo de complicaciones tromboembólicas debido a la movilidad restringida (moderada o grave) u otros factores de riesgo.

**d.** *Administración y seguimiento*

**(1)** En comparación con la warfarina, estos fármacos tienen un inicio de acción rápido y vidas medias más cortas.

**(2)** Se pueden administrar como una dosis oral fija y no requieren una vigilancia estrecha del efecto terapéutico.

**e.** *Efectos adversos.* Incluyen hemorragia. El **andexanet α** es una forma catalíticamente inactiva del factor Xa que actúa como "señuelo" para unir y secuestrar el anticoagulante. Fue aprobado para utilizarlo como **anticoagulación inversa** ante apixabán y rivaroxabán.

**f.** *Precauciones y contraindicaciones.* Son similares a las de otros anticoagulantes.

**g.** *Interacciones farmacológicas*

**(1)** Los fármacos que inhiben las enzimas CYP3A4 aumentan el efecto de **rivaroxabán** y **apixabán**.

**2. Inhibidores orales directos de trombina**

**a.** *Fármaco específico.* **Dabigatrán.**

**b.** *Mecanismo de acción.* Este es un IDT oral. Similar a los IDT parenterales, **inhibe tanto a la trombina libre como a la unida con fibrina**; por lo tanto, inhibe la coagulación de forma reversible (*véase* fig. 7-2).

**(1)** Evita la división del fibrinógeno en fibrina, previene y activa los factores V, VIII, XI y XIII e inhibe la agregación plaquetaria inducida por la trombina.

**c.** *Indicaciones.* Se usa como **profilaxis y tratamiento de la TVP y la EP**. También se utiliza para reducir el riesgo de ictus y tromboembolia sistémica en pacientes con fibrilación auricular no valvular.

**d.** *Efectos adversos.* El principal efecto secundario del dabigatrán es la **hemorragia**. El **idarucizumab** es un fragmento Fab de anticuerpo monoclonal humanizado que se une al dabigatrán para **revertir** su efecto anticoagulante.

**e.** *Precauciones y contraindicaciones.* Similares a las de otros anticoagulantes. En pacientes con insuficiencia renal se administran con precaución porque conducen a un aclaramiento prolongado.

**3. Warfarina**

**a.** *Mecanismo de acción*

**(1)** La vitamina K es necesaria para la síntesis de varios factores de coagulación en el hígado.

**(2)** La warfarina es un **antagonista de la vitamina K**. Bloquea la regeneración del epóxido de la vitamina K **al inhibir la síntesis** de los factores de coagulación dependientes de esta (**II, VII, IX y X**), así como las **proteínas anticoagulantes C y S**.

**(a)** Los factores de coagulación requieren de la carboxilación de un residuo de glutamato para activarse. Esta carboxilación necesita la forma reducida de la vitamina K; sin embargo, la **warfarina inhibe la enzima vitamina K epóxido-reductasa**.

**(3)** Los factores de coagulación producidos antes del tratamiento con warfarina disminuyen su concentración en función de la vida media del factor.

**(a)** El **factor VII** tiene la vida media **más corta** (4-6 h). El **factor II** tiene la vida media **más larga** (42-72 h). Similar al factor VII, la **proteína C** tiene una vida media **corta**.

**(b)** La warfarina **inicialmente disminuye las concentraciones de proteína C** (un anticoagulante) más rápido que los factores de coagulación. Esto puede crear un **estado hipercoagulable transitorio**.

**(c)** No afecta a los trombos ya formados.

**b.** *Indicaciones*

**(1)** Se usa para **prevenir y el tratar las tromboembolias venosa y pulmonar**, así como las complicaciones embólicas causadas por la **fibrilación auricular** o el reemplazo de una válvula cardíaca.

**(2)** También se puede utilizar como adyuvante para reducir la embolia sistémica, como un IM recurrente o una isquemia cerebral posterior a un IM.

**c.** *Administración y seguimiento*

**(1)** Debido al **potencial de un estado hipercoagulable inicial**, se puede utilizar **un tratamiento inicial en conjunto** con HNF o HBPM para **lograr la anticoagulación inmediata**.

**(a)** El tratamiento de superposición a menudo se usa durante 5-7 días (para asegurarse de que la warfarina haya agotado adecuadamente los factores de coagulación).

**(2)** El **índice normalizado internacional** (**INR**, *international normalized ratio*), una medida estandarizada del tiempo de protrombina (TP), se utiliza para supervisar el tratamiento con warfarina.

**(a)** La warfarina debe vigilarse estrechamente, ya que tiene un **rango terapéutico estrecho**. Las concentraciones pueden verse afectadas por numerosas interacciones entre medicamentos o alimentos, así como por diferentes estadios de la enfermedad, como la disfunción hepática.

**d.** *Efectos adversos*

**(1)** La **hemorragia** es un efecto adverso frecuente y potencialmente peligroso.

**(a)** En algunos casos de hemorragia se puede administrar **fitomenadiona** (**vitamina K₁**) para **revertir** el efecto anticoagulante de la warfarina.

**e.** *Precauciones y contraindicaciones*

**(1)** La mayoría de las precauciones y contraindicaciones de la warfarina son similares a las de la HNF y la HBPM.

**(2)** Además, la warfarina está **contraindicada durante el embarazo** debido a que puede atravesar fácilmente la placenta y causar hemorragia en el feto.

**f.** *Interacciones farmacológicas*

**(1)** Los fármacos que **inhiben los genes** *CYP2C9* (amiodarona, fluconazol y trimetoprima-sulfametoxazol) y *CYP3A4* (claritromicina y ketoconazol) pueden **aumentar el INR** y, de esta manera, incrementar el riesgo de **hemorragia**.

**(2)** Los medicamentos que **inducen el** *CYP2C9* (rifampicina, carbamazepina y fenobarbital) y el *CYP3A4* (rifampicina, carbamazepina y fenitoína) pueden **disminuir el INR y la eficacia** del tratamiento con warfarina.

**(3)** El ácido acetilsalicílico y los salicilatos aumentan la acción de la warfarina al inhibir la función plaquetaria y al desplazar a la warfarina de los sitios de unión al plasma.

**(4)** Ciertos antibióticos pueden disminuir la producción microbiana de vitamina K en el intestino (inhiben los gérmenes responsables de la producción de sus precursores).

**(a)** Esto puede provocar hipoprotrombinemia, incluso sin warfarina.

**(5)** Los anticonceptivos orales disminuyen la eficacia de la warfarina al aumentar los factores de coagulación del plasma y disminuir la ATIII.

**g.** *Interacciones con alimentos*

**(1)** Los alimentos que contienen vitamina K, por ejemplo los **vegetales de hoja verde** como las espinacas, pueden disminuir la eficacia de la warfarina. Una dieta equilibrada con la ingesta constante de vitamina K es esencial.

**(2)** El consumo agudo de **alcohol** puede inhibir *CYP2C9* e incrementar el INR. La ingesta crónica puede inducir al gen *CYP2C9* y disminuir el INR.

## C. Hemostáticos

**1. Vitamina K₁ (fitomenadiona)**

**a.** La vitamina $K_1$ se encuentra en ciertos alimentos y está disponible para uso por vía oral o parenteral. Se requiere para la modificación postraduccional de los factores de la coagulación II, VII, IX y X.

**b.** La administración de vitamina K en **recién nacidos** reduce la incidencia de **hipoprotrombinemia**, que es especialmente frecuente en los prematuros.

**c.** La administración intravenosa es utilizada en los pacientes con deficiencias dietéticas, así como para la reposición de las concentraciones normales reducidas por tratamiento antimicrobiano o procedimiento quirúrgico.

**d.** Es eficaz para revertir **episodios hemorrágicos inducidos por warfarina**.

**2.** Las preparaciones de proteínas plasmáticas incluyen lo siguiente:

**a.** *Fármacos específicos*

**(1)** Concentrado de factor VIII liofilizado y factor VIII recombinante

**(2)** Crioprecipitado (fracción de proteína plasmática obtenida de sangre completa)

**(3)** Concentrados de plasma (cantidades variables de factores II, IX, X y VII)

**(4)** Concentrados liofilizados de factor IX, factor recombinante IX

**(5)** Factor recombinante VIIa

**(6)** Trombina recombinante

**(7)** Antitrombina

**(8)** Complejo coagulante antiinhibidor (factor de coagulación activado)

**b.** *Indicaciones*

**(1)** **Hemofilia A** (hemofilia clásica, debida a una deficiencia en el factor VIII).

**(2)** **Hemofilia B** (enfermedad de Christmas, debida a una deficiencia en el factor IX).

**(3)** Deficiencia hereditaria de ATIII.

**(4)** En algunos casos, el plasma humano puede salvar la vida del paciente (traumatismo, transfusión masiva, coagulación intravascular diseminada).

**3.** El **acetato de desmopresina** aumenta la síntesis de **factor VIII** y puede utilizarse antes de una cirugía menor en pacientes con **hemofilia A leve**.

**4. Inhibidores de la fibrinólisis**

**a.** El **ácido aminocaproico** es un fármaco sintético similar en estructura a la lisina. Inhibe competitivamente la activación del plasminógeno (fig. 7-3).

**(1)** Se utiliza como adyuvante en el tratamiento de la hemofilia, para la hemorragia posquirúrgica y en pacientes con hiperfibrinólisis.

**(2)** El **ácido tranexámico** es el análogo más potente del ácido aminocaproico.

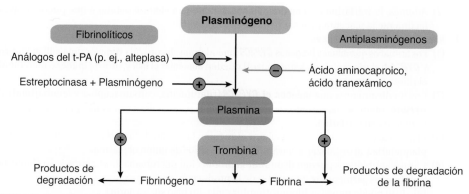

**FIGURA 7-3.** Mecanismo de acción de fibrinolíticos y antifibrinolíticos. t-PA, activador tisular del plasminógeno.

## D. Antitrombóticos (antiplaquetarios)

**1. Ácido acetilsalicílico** (*véase* cap. 6)

  **a. *Mecanismo de acción*.** Las dosis bajas (81 mg) producen un efecto antiplaquetario clínicamente relevante a través de la **inhibición irreversible de la ciclooxigenasa 1** (COX-1), misma que se requiere para la producción del tromboxano A2 (promotor de la agregación plaquetaria) (fig. 7-4).

    **(1)** La inhibición irreversible significa que su efecto antiplaquetario tiene **duración para toda la vida útil de las plaquetas** (7-10 días). La recuperación de la función plaquetaria puede tardar de 2-3 días.

    **(2)** Dosis más altas (> 325 mg) pueden inhibir también a la ciclooxigenasa-2 (COX-2) y bloquear la síntesis de prostaglandinas por sus efectos analgésicos y antipiréticos.

    **(3)** Otros antiinflamatorios no esteroideos (AINE) no tienen una actividad antitrombótica comparable.

  **b. *Indicaciones*.** Tiene muchas indicaciones: enfermedad de la arteria coronaria, SCA, ictus, prevención de TEV, procedimientos de revascularización y colocación de endoprótesis.

  **c. *Efectos adversos*.** Su principal efecto adverso es la **hemorragia** y ocurre con mayor frecuencia en el tubo digestivo.

**2. Dipiridamol**

  **a. *Mecanismo de acción*.** Promueve la **vasodilatación** y la **inhibición de la agregación plaquetaria. Inhibe la degradación de la fosfodiesterasa** del monofosfato de adenosina cíclico (cAMP, *cyclic adenosine monophosphate*) e inhibe la recaptación. Ambas cosas incrementan el cAMP, lo que inhibe la activación y la agregación plaquetaria (*véase* fig. 7-4).

  **b. *Indicaciones***

    **(1)** Se utiliza con la warfarina para disminuir la trombosis en pacientes después de un reemplazo de válvula cardíaca artificial.

    **(2)** Con el ácido acetilsalicílico se usa para reducir el riesgo de ictus en pacientes con antecedentes de isquemia cerebral transitoria o ictus isquémico completo por trombosis.

  **c. *Efectos adversos*.** Puede incluir malestar abdominal, cefalea y vértigo. Similar a otros antiplaquetarios, puede aumentar el riesgo de hemorragia.

  **d.** El **cilostazol** también es un inhibidor de la fosfodiesterasa que aumenta el cAMP y conduce a la inhibición plaquetaria y a la vasodilatación. Se utiliza para el control de la claudicación intermitente.

**3. Inhibidores del receptor P2Y$_{12}$**

  **a. *Fármacos específicos*.** Incluyen **clopidogrel**, prasugrel y **ticagrelor** como fármacos orales y **cangrelor**, disponible para la vía intravenosa.

  **b. *Mecanismo de acción***

    **(1)** Los receptores P2Y$_{12}$ se encuentran en la superficie de las plaquetas. El difosfato de adenosina (ADP, *adenosine diphosphate*) actúa como un agonista en el receptor P2Y$_{12}$, que inhibe la adenililo-ciclasa y permite la activación plaquetaria (*véase* fig. 7-4).

    **(2)** Estos fármacos **se unen al receptor del ADP P2Y$_{12}$ en la superficie de las plaquetas**, lo que evita la activación mediada por ADP del complejo del receptor GPIIb/IIIa; por lo tanto, se **reduce la agregación plaquetaria**.

  **c. *Indicaciones***

    **(1)** El clopidogrel está aprobado para reducir la tasa de IM y el ictus en casos de SCA que han experimentado estas afecciones recientemente. Se utiliza sin una indicación oficial para evitar trombosis de la endoprótesis coronaria.

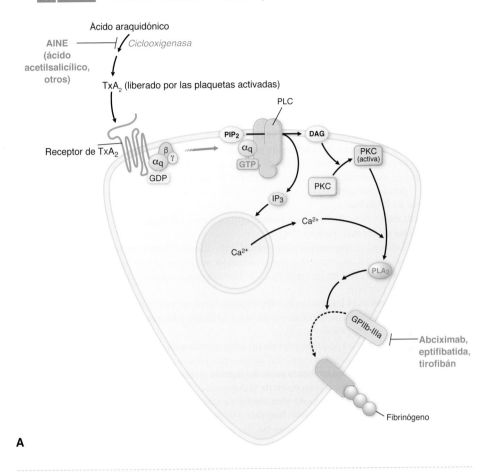

**A**

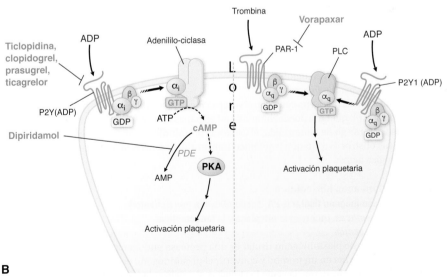

**B**

**FIGURA 7-4.** Mecanismo de acción de los antiplaquetarios (reimpreso con autorización de Golan D. Principles of Pharmacology. 4th ed. Philadelphia, PA: Wolters Kluwer Health, 2016, Figura 23.13). ADP, difosfato de adenosina; AINE, antiinflamatorio no esteroideo; AMP, monofosfato de adenosina; ATP, trifosfato de adenosina; DAG, diglicérido; GDP, difosfato de guanosina; GPIIb/IIIa, glucoproteínas IIb y IIIa; GTP, trifosfato de guanosina; IP$_3$, trifosfato de inositol; PAR, receptor de proteasas activado; PDE, fosfodiesterasa; PIP$_2$, difosfato de fosfatidilinositol; PKA, proteína cinasa A; PKC, proteína cinasa C; PLA$_2$, fosfolipasa A$_2$; PLC, fosfolipasa C; PY2, quimiorreceptor de ADP; TxA$_2$, tromboxano A$_2$.

**(2)** El ticagrelor está aprobado para reducir el IM, el ictus en pacientes con SCA o con antecedentes de IM. También reduce la tasa de trombosis en pacientes con colocación de endoprótesis para el tratamiento de SCA.

**(3)** El prasugrel se usa para el SCA administrado con ICP. También se usa cangrelor para ICP.

**d.** *Efectos adversos*

**(1)** Estos fármacos pueden aumentar el riesgo de **hemorragia**.

**e.** *Interacciones farmacológicas*

**(1)** El **clopidogrel** es un **profármaco** y su eficacia depende de su conversión a un metabolito activo por la enzima citocromo P-450 **CYP2C19**.

**(a)** Los **inhibidores de la bomba de protones**, como el pantoprazol, **inhiben la enzima CYP2C19 y pueden evitar el metabolismo** de clopidogrel **a su metabolito activo**.

**(b)** Los metabolizadores lentos del CYP2C19 también pueden tener una eficacia disminuida del clopidogrel.

**4. Inhibidores de GPIIb/IIIa**

**a.** *Fármacos específicos.* Incluyen **abciximab**, eptifibatida y tirofibán.

**b.** *Mecanismo de acción* (*véase* fig. 7-4)

**(1)** La abundante glucoproteína plaquetaria GPIIb/IIIa desempeña un papel crítico en la agregación plaquetaria. Es una integrina que, cuando se activa, se une al fibrinógeno. Hay dos sitios de unión a GPIIb/IIIa en una molécula de fibrinógeno, lo que permite la agregación plaquetaria mediada por este.

**(2)** El **abciximab** es el fragmento Fab de un anticuerpo monoclonal quimérico que contiene componentes IgG humanos y de ratón. **Se une a GPIIb/IIIa y bloquea la unión de fibrinógeno**. También se une al receptor de vitronectina.

**(3)** La **eptifibatida** es un pequeño péptido sintético que **compite por la unión del fibrinógeno** a GPIIb/IIIa. El **tirofibán** es un péptido mimético de bajo peso molecular que se une al receptor GPIIb/IIIa.

**(a)** Ambos fármacos **inhiben la unión del ligando al receptor IIb/IIIa** por su ocupación del receptor, pero no bloquean el receptor de vitronectina.

**c.** *Administración.* Debido a su corta vida media, se administran por infusión intravenosa continua.

**d.** *Indicaciones.* Estos medicamentos han sido aprobados para su uso en pacientes tratados con **ICP**, para angina inestable y posterior a un IM. Su uso ha disminuido con los nuevos antiplaquetarios.

**e.** *Efectos adversos.* El efecto adverso más frecuente es la **hemorragia**, específicamente si se utiliza en combinación con heparina.

**5. Antagonista del receptor de trombina**

**a.** *Fármaco específico.* Vorapaxar.

**b.** *Mecanismo de acción* (*véase* fig. 7-4)

**(1)** El vorapaxar es un antagonista del receptor activado por proteasa 1 (PAR-1), que se expresa en las plaquetas. Inhibe la agregación plaquetaria inducida por trombina.

**c.** *Indicaciones.* Está indicado junto con ácido acetilsalicílico o clopidogrel para reducir los eventos cardiovasculares en pacientes con antecedentes de IM o enfermedad arterial periférica.

**d.** *Efectos adversos.* Incluyen hemorragia.

**e.** *Precauciones y contraindicaciones*

**(1)** Debido a la vida media prolongada, el vorapaxar es irreversible; por este motivo la inhibición de la agregación plaquetaria puede durar hasta 4 semanas después de la interrupción del tratamiento.

**(2)** Por su alto riesgo de hemorragia, el uso está contraindicado en los pacientes con antecedentes de ictus obstructivo, ataque isquémico transitorio, hemorragia intracraneal o con hemorragia patológica activa.

**E. Trombolíticos (fármacos fibrinolíticos)**

**1. Activador de plasminógeno tisular (t-PA,** *tissue plasminogen activator***)**

**a.** *Fármacos específicos.* Incluyen la **alteplasa** y la **tenecteplasa**.

**b.** *Mecanismo de acción*

**(1)** El activador de plasminógeno tisular es una proteasa endógena que causa fibrinólisis local al unirse a la fibrina en un trombo y convertir el plasminógeno en plasmina (*véase* fig. 7-3).

**(2)** Estos fármacos **lisan rápidamente los trombos al catalizar la formación de la plasmina** a partir de su precursor, el plasminógeno.

**c.** *Propiedades farmacológicas*

**(1)** La alteplasa es una proteína humana recombinante producida en las células cultivadas.

**(2)** La tenecteplasa es una forma genéticamente modificada del tPA que tiene una vida media más prolongada, mayor especificidad para la fibrina y más resistencia al inhibidor del activador de plasminógeno 1, en comparación con el t-PA humano.

    **(a)** El incremento de la vida media permite que se administre en bolo intravenoso y no por infusión continua.

**d. *Indicaciones***

    **(1)** Los antitrombóticos se utilizan en pacientes con **trombosis arterial aguda**, que incluye IM e **ictus obstructivo**.

        **(a)** El uso de trombolíticos ha reducido la morbilidad y la mortalidad asociadas con el ictus isquémico y el IM.

        **(b)** El pronóstico **mejora si la administración se produce inmediatamente después del episodio** (dentro de las primeras 3-6 h).

    **(2)** El t-PA también se ha utilizado en el tratamiento de la EP y la TVP.

**e. *Efectos adversos***

    **(1)** El más frecuente de todos los trombolíticos es la **hemorragia**.

        **(a)** Los sitios de sangrado son internos (intracraneales, retroperitoneales, gastrointestinales, genitourinarios, respiratorios) y superficiales (cortes venosos, punciones arteriales, sitios de intervención quirúrgica reciente).

## LISTA DE FÁRMACOS

**Fármacos para anemia**
Ácido fólico (vitamina $B_9$)
Carboximaltosa férrica
Cianocobalamina (vitamina $B_{12}$)
Complejo de hierro polisacárido
Darbepoetina α
Dextrano de hierro
Epoetina α
Ferumoxitol
Fumarato ferroso
Gluconato férrico
Gluconato ferroso
Hidroxiurea
Hidroxocobalamina (suplemento de
    vitamina $B_{12}$ y antídoto de cianuro)
Piridoxina (vitamina $B_6$)
Sacarosa férrica
Sulfato de hierro

**Estimuladores del crecimiento mieloide**
Filgrastim
Pegfilgrastim
Romiplostim
Sargramostim

**Anticoagulantes**
Argatrobán

Apixabán
Betrixabán
Bivalirudina
Dabigatrán
Dalteparina
Desirudina
Edoxabán
Enoxaparina
Fondaparinux
Heparina (no fraccionada)
Rivaroxabán
Warfarina

**Procoagulantes**
Andexanet α
Fitomenadiona
Idarucizumab
Sulfato de protamina

**Hemostáticos**
Concentrado de complejo de protrombi-
    na (plasma humano)
Concentrado de complejo de protrom-
    bina, activado, a partir de plasma
    humano (actividad de omisión del
    inhibidor del factor VIII)
Desmopresina

Factor VIIa (recombinante humano)
Factor VIII (recombinante humano)
Factor IX (derivado de plasma humano)
Fitomenadiona (vitamina $K_1$)
Trombina (humana y bovina)

**Antifibrinolíticos**
Ácido aminocaproico
Ácido tranexámico

**Antitrombóticos**
Abciximab
Ácido acetilsalicílico
Anagrelida
Cilostazol
Clopidogrel
Dipiridamol
Eptifibatida
Prasugrel
Ticagrelor
Tirofibán
Vorapaxar

**Trombolíticos**
Alteplasa
Reteplasa
Tenecteplasa

# Autoevaluación

**Instrucciones:** seleccione la mejor respuesta para cada pregunta.

**1.** Una mujer de 48 años de edad ingresa en el hospital refiriendo fatiga, además de heces oscuras y alquitranadas. Una hora después de la admisión comienza a vomitar lo que parecen posos de café. Los resultados de laboratorio revelan un INR de 8.1. Tiene antecedentes de trombosis venosa profunda, por lo que está tomando warfarina. ¿Cuál de los siguientes medicamentos es el tratamiento más apropiado para esta paciente?

**(A)** Andexanet α
**(B)** Desmopresina
**(C)** Idarucizumab
**(D)** Fitomenadiona
**(E)** Protamina

**2.** Un hombre de 66 años de edad se presenta con su oncólogo refiriendo falta de aliento, especialmente a la actividad física como subir escaleras. También refiere fatiga constante. El electrocardiograma es normal pero el valor de hematócrito es de 8.1. Actualmente está en tratamiento con quimioterapia por cáncer de pulmón en estadio IV. ¿Cuál de los siguientes medicamentos se puede usar para controlar los síntomas de este paciente?

**(A)** Epoetina α
**(B)** Sulfato de hierro
**(C)** Filgrastim
**(D)** Piridoxina
**(E)** Romiplostim

**3.** Una mujer de 56 años de edad se presenta con su médico refiriendo pérdida temporal de la visión periférica y de la coordinación, con vértigo en los últimos 2 días. Aún persiste la alteración de la coordinación. Sus antecedentes familiares revelan que su madre presentó un derrame cerebral a los 61 años de edad. En este momento, ¿cuál de los siguientes medicamentos sería el mejor como profilaxis para esta paciente?

**(A)** Abciximab
**(B)** Ácido aminocaproico
**(C)** Clopidogrel
**(D)** Enoxaparina
**(E)** Reteplasa

**4.** Una mujer de 53 años de edad es llevada a la sala de urgencias por su esposo aproximadamente 1 h después de referir dolor abdominal constante, náuseas y falta de aliento. Se realiza un electrocardiograma y una prueba de enzimas cardíacas que orientan a un diagnóstico de infarto de miocardio moderado debido a la oclusión de la arteria coronaria descendente izquierda. ¿Cuál de los siguientes medicamentos es el tratamiento más apropiado para esta paciente?

**(A)** Alteplasa
**(B)** Darbepoetina α
**(C)** Fondaparinux
**(D)** Fitomenadiona
**(E)** Rivaroxabán

**5.** Una mujer de 28 años de edad se presenta con su obstetra para su primera cita prenatal. Tiene 8 semanas de embarazo. Después de una ecografía y otras pruebas de rutina, su médico le informa respecto a lo que debe hacer y no hacer para tener un embarazo más seguro, incluida la complementación con ácido fólico. Si la paciente ignora las recomendaciones para la complementación con ácido fólico, ¿cuál es el riesgo para el feto?

**(A)** Paladar hendido
**(B)** Cardiopatía congénita
**(C)** Síndrome de Down
**(D)** Defectos del tubo neural
**(E)** Fenilcetonuria

**6.** Un hombre de 65 años de edad se presenta con su nefrólogo para el tratamiento de una enfermedad renal en etapa terminal. Su tasa de filtración glomerular es muy baja, por lo que requiere diálisis. Además de este tratamiento, su nefrólogo también le prescribe inyecciones semanales de epoetina α. ¿Cuál es el mecanismo de acción que beneficiará al paciente?

**(A)** Disminuye la liberación de reticulocitos de la médula ósea
**(B)** Reduce la diferenciación de reticulocitos de la médula ósea
**(C)** Disminuye la cantidad de hierro almacenado en el cuerpo
**(D)** Aumenta las reacciones mitocondriales que producen succinil-CoA
**(E)** Incrementa la proliferación de las células precursoras eritroides en la médula ósea

**7.** Una mujer de 37 años de edad se presenta con su médico familiar para una cita de rutina. Tiene antecedentes de pirosis, hipertensión, anemia ferropénica y migraña. Tiene como tratamiento pantoprazol, lisinopril, hidroclorotiazida, propranolol, sumatriptán y gluconato ferroso. La paciente refiere fatiga y aturdimiento. Las pruebas de laboratorio revelan concentraciones bajas de hemoglobina y ferritina. Al médico le inquietan otros fármacos que afecten la absorción del hierro. ¿Cuál de los medicamentos puede estar causando esta interacción farmacológica?

**(A)** Carbonato de calcio
**(B)** Hidroclorotiazida
**(C)** Lisinopril
**(D)** Propranolol
**(E)** Sumatriptán

**8.** Un hombre de 78 años de edad se presenta con su hematólogo para el tratamiento de una anemia perniciosa. El médico le receta un medicamento para evitar el desarrollo de alteraciones neurológicas irreversibles. Su concentración de hemoglobina mejora después de 1 semana. ¿Cuál de los siguientes medicamentos fue recetado?

**(A)** Cianocobalamina
**(B)** Factor VIII
**(C)** Sulfato de hierro
**(D)** Hidroxiurea
**(E)** Piridoxina

**9.** Un hombre de 56 años de edad se presentó en la sala de urgencias con eritema y edema en la pantorrilla derecha. Se realizó una ecografía indicativa de trombosis venosa profunda. Se decide ingresarlo para iniciar tratamiento con warfarina. El médico también comienza a tratar con heparina para lograr la anticoagulación inmediata. ¿La administración de heparina se hace necesaria en caso de disminución inicial de cuál de las siguientes opciones?

**(A)** Factor II
**(B)** Factor VII
**(C)** Factor X
**(D)** Proteína C
**(E)** Proteína S

**10.** Un hombre de 29 años de edad se presenta en urgencias con dolor intenso en sus brazos y piernas. Tiene antecedentes de anemia falciforme pero, debido a un problema con su seguro, no pudo continuar con el medicamento que ayuda a evitar los episodios dolorosos y la necesidad

de transfusiones de sangre. ¿Cuál de los siguientes medicamentos es más probable que haya sido recetado?

**(A)** Clopidogrel
**(B)** Cianocobalamina
**(C)** Darbepoetina α
**(D)** Deferoxamina
**(E)** Hidroxiurea

**11.** Una mujer de 74 años de edad se presenta en el centro de infusión para su próximo ciclo de quimioterapia debido a cáncer de pulmón avanzado. Después de su terapia anterior fue ingresada en el hospital con neutropenia febril y se trató con vancomicina por bacteriemia por *Staphylococcus aureus*. Para evitar complicaciones similares con este ciclo, ¿qué medicamento debe administrarse?

**(A)** Epoetina α
**(B)** Filgrastim
**(C)** Hidroxiurea
**(D)** Leucovorina
**(E)** Fitomenadiona

**12.** A una mujer de 55 años de edad se le realizó una colecistectomía abierta. Es ingresada para observación postoperatoria y se le inicia tratamiento con heparina subcutánea para evitar la formación de trombosis venosa profunda, un factor de riesgo importante para la embolia pulmonar. ¿Cómo evita la heparina estas posibles complicaciones?

**(A)** Aumenta la actividad de antitrombina III
**(B)** Aumenta los factores de actividad II y X
**(C)** Aumenta la conversión de fibrinógeno a fibrina
**(D)** Inhibe la coagulación IX y XII
**(E)** Inhibe las lipoproteínas unidas a los coágulos

**13.** Un hombre de 63 años de edad se presenta con su cardiólogo para el tratamiento de la fibrilación auricular. Con el fin de reducir su riesgo de ictus obstructivo, el médico le inicia un nuevo anticoagulante. Se recomienda al paciente no ingerir alcohol y evitar el consumo de vegetales de hoja verde. Se le pide regresar en 1 semana para tomar control de su índice internacional normalizado (INR). ¿Cuál es el mecanismo de acción del anticoagulante que le recetaron al paciente?

**(A)** Activador de antitrombina III
**(B)** Inhibidor directo de trombina
**(C)** Inhibidor de receptor P2Y$_{12}$
**(D)** Inhibidor de la fosfodiesterasa
**(E)** Antagonista de la vitamina K

**14.** Un hombre de 75 años de edad es llevado en ambulancia a urgencias después de ser encontrado en el suelo por su esposa. Ella comenta al médico que previamente ha tenido dos ictus hemorrágicos, para lo cual toma clopidogrel. El paciente también toma otros medicamentos para el tratamiento de la enfermedad por reflujo gastroesofágico, hipertensión e hipercolesterolemia. Después de revisar el registro de medicamentos del paciente, al médico le inquieta que alguna interacción con clopidogrel haya provocado el cuadro. ¿Cuál de los siguientes fármacos podría causar esa interacción?

**(A)** Atorvastatina
**(B)** Enalapril
**(C)** Losartán
**(D)** Ácidos grasos omega-3
**(E)** Pantoprazol

# Respuestas y explicaciones

1. **D.** La fitomenadiona (vitamina K) se puede usar para revertir los efectos de la warfarina, un antagonista de la vitamina K. Esta vitamina promueve la síntesis hepática de factores de coagulación (II, VII, IX, X). Los otros fármacos no se usan para revertir los efectos de la warfarina. El andexanet α está aprobado para revertir la anticoagulación producida con apixabán y rivaroxabán. El idarucizumab se une al dabigatrán para revertir su efecto anticoagulante. La protamina se utiliza para revertir los efectos de la heparina. La desmopresina se puede usar para los pacientes con hemofilia.

2. **A.** La epoetina α estimula la producción de eritrocitos, que a menudo disminuyen como consecuencia del tratamiento con quimioterapia. Ayudará a corregir la concentración de hemoglobina. El filgrastim se usa para estimular la producción de médula ósea, después de la administración de quimioterapia, porque incrementa los neutrófilos y ayuda a evitar infecciones. Aunque se administra a pacientes con cáncer que reciben quimioterapia, no es útil para el control de la fatiga. En algunos casos la piridoxina (vitamina $B_6$) puede usarse para controlar la anemia sideroblástica. El romiplostim es útil para aumentar las plaquetas en los pacientes con trombocitopenia inmunitaria crónica.

3. **C.** Los síntomas coinciden con un derrame cerebral o ataque isquémico transitorio (AIT). La terapia antiplaquetaria profiláctica debe instituirse una vez que se confirma el diagnóstico. El clopidogrel es un inhibidor del receptor $P2Y_{12}$ aprobado para evitar el ictus en los pacientes que han padecido uno recientemente. Aunque la enoxaparina se puede usar para tratamiento ambulatorio, no está indicada para él. La reteplasa es un trombolítico que puede usarse en las horas posteriores a un ictus, pero no 2 días después de un posible AIT. El ácido aminocaproico se usa como complemento para el tratamiento de la hemofilia o para el sangrado posquirúrgico. El abciximab es utilizado en los pacientes tratados con una ICP o para angina inestable.

4. **A.** Los trombolíticos como la alteplasa, un activador recombinante tisular del plasminógeno (t-PA), reducen la morbilidad y la mortalidad si se usan poco después de un infarto agudo de miocardio (IAM). Lisan rápidamente los trombos catalizando la formación de la plasmina a partir de su precursor, el plasminógeno. La darbepoetina α es un estimulante de la eritropoyesis utilizado para aumentar la producción de reticulocitos. El fondaparinux y el rivaroxabán son inhibidores del factor Xa empleados en la profilaxis de la TVP. La fitomenadiona es vitamina K y no se usa para esta indicación.

5. **D.** Se ha demostrado que la suplementación con ácido fólico disminuye la incidencia de defectos del tubo neural. Este último es la parte del embrión a partir de la cual se desarrolla la columna vertebral y el cerebro de un bebé. La suplementación con ácido fólico ayuda a prevenir defectos congénitos graves en la médula espinal (como la espina bífida) y del cerebro (como la anencefalia). Dado que estos efectos pueden tener lugar en las primeras etapas del embarazo, las mujeres deben comenzar a tomar ácido fólico antes de intentar concebir, siempre que sea posible.

6. **E.** La epoetina α aumenta las tasas de proliferación y de diferenciación de las células precursoras eritroides en la médula ósea. Incrementa la liberación de reticulocitos y la síntesis de hemoglobina. La acción de la eritropoyetina requiere reservas adecuadas de hierro, aunque no las disminuye. La participación en la reacción mitocondrial que produce succinil-CoA remite al mecanismo de acción de una de las cobalaminas naturales, la desoxiadenosilcobalamina.

7. **A.** El carbonato de calcio es un antiácido utilizado con frecuencia para controlar los síntomas leves de la pirosis. El calcio puede afectar la absorción del hierro; por lo tanto, es importante vigilar la disminución debida a los efectos terapéuticos de preparaciones orales de hierro cuando se administran conjuntamente con antiácidos como el carbonato de calcio. Los otros medicamentos de la lista no afectan la absorción del hierro.

8. **A.** La cianocobalamina, o vitamina $B_{12}$, se usa para el tratamiento de la anemia perniciosa (secreción inadecuada de factor intrínseco con la consiguiente reducción de la absorción de vitamina $B_{12}$). El sulfato ferroso se usa para la anemia ferropénica. La piridoxina (vitamina $B_6$) puede utilizarse para controlar la anemia sideroblástica. La hidroxiurea se usa para la anemia falciforme.

9. **D.** Los factores de coagulación producidos antes del tratamiento con warfarina disminuyen en la concentración en función de la vida media del factor. El factor VII tiene la vida media más corta (4-6 h). El factor II tiene la vida media más larga (42-72 h). Similar al factor VII, la proteína C tiene una vida media corta. La warfarina inicialmente disminuye las concentraciones de proteína C (un anticoagulante) más rápido que los factores de coagulación. Esto puede crear un estado hipercoagulable transitorio. Se requiere heparina para la anticoagulación debido al estado hipercoagulable inicial producido por el tratamiento con warfarina.

10. **E.** La hidroxiurea aumenta la producción de hemoglobina fetal y ha demostrado ser eficaz para disminuir los episodios dolorosos de la crisis drepanocítica. La epoetina α aumenta la tasa de proliferación y de diferenciación de las células precursoras eritroides en la médula ósea. Aunque se usa para disminuir la necesidad de transfusiones en pacientes con enfermedad renal crónica, o que reciben quimioterapia, no está indicado para la anemia falciforme. La deferoxamina, la cianocobalamina (vitamina $B_{12}$) y el clopidogrel no se usan para estos casos.

11. **B.** El filgrastim es utilizado para estimular la producción de médula ósea y para la maduración y activación de los neutrófilos, para aumentar su migración y citotoxicidad. Puede usarse como profilaxis secundaria después de un ciclo previo de quimioterapia que desencadenó fiebre neutropénica (profilaxis secundaria). Los otros medicamentos no se usan para este caso.

12. **A.** La heparina aumenta la actividad de la antitrombina hasta 1000 veces. Se une a la antitrombina III a través de una secuencia clave de pentasacárido e inactiva irreversiblemente los factores IIa (trombina) y Xa. También inactiva los factores de coagulación IXa, XIa y XIIa. Al disminuir los acontecimientos mediados por la trombina en la coagulación, incluida la conversión de fibrinógeno en fibrina, se inhibe la formación de coágulos mediada por esta última. No puede inhibir los factores unidos a coágulos IIa o Xa.

13. **E.** Lo más probable es que se prescriba warfarina, que es un antagonista de la vitamina K. El índice normalizado internacional (INR), una medida estandarizada del tiempo de protrombina (TP), se utiliza para vigilar el tratamiento con warfarina. Este fármaco debe supervisarse regularmente, ya que tiene un índice terapéutico estrecho. Los alimentos que contienen vitamina K, como las espinacas y otros vegetales de hoja verde, pueden disminuir la eficacia de la warfarina. La ingesta aguda de alcohol también puede afectar las concentraciones de warfarina.

14. **E.** Es probable que el paciente haya presentado otro ictus obstructivo debido a la disminución de la eficacia del clopidogrel, que es un profármaco con una eficacia dependiente de su conversión a metabolito activo por la enzima CYP2C19. Los inhibidores de la bomba de protones, como el pantoprazol, inhiben la enzima CYP2C19 y pueden evitar el metabolismo del clopidogrel a su metabolito activo, para así disminuir su eficacia. Los otros medicamentos no interactúan con el clopidogrel.

# Capítulo 8

# Fármacos que actúan sobre el tubo digestivo

## I. ANTIEMÉTICOS

### A. Fisiopatología de las náuseas y el vómito

**1.** Las náuseas y el vómito constan de tres etapas:

**a. Etapa 1. Náuseas**, sensaciones subjetivas y desagradables de la necesidad de vomitar. Pueden ir acompañadas de taquicardia, diaforesis y salivación.

**b. Etapa 2. Arcadas**, contracciones violentas y repetidas de la musculatura epigástrica (estómago y esófago) sin la presencia de vómito.

**c. Etapa 3. Vómito**, expulsión forzada de contenido gástrico debido a contracciones potentes y sostenidas de los músculos del abdomen y el tórax.

**2.** El vómito ocurre cuando se estimulan los centros del vómito (presentes en la formación reticular lateral de la médula).

**a.** Existen cuatro importantes entradas aferentes al centro del vómito:

**(1)** La **zona emetógena de quimiorreceptores** (**ZEQ**) (área postrema), ubicada fuera de la barrera hematoencefálica (BHE). Algunos fármacos como los quimioterápicos, opiáceos y anestésicos estimulan la ZEQ, así como ciertos estados patológicos como la uremia. Contiene receptores de **dopamina** (**D$_2$**), **serotonina** (**5-HT$_3$**, 5-hidroxitriptamina), opioides y **neurocinina** (**NK$_1$**, *neurokinin*).

**(2)** El **centro vestibular** es importante para la información sensorial respecto al movimiento, el equilibrio y la orientación espacial. Su función en la cinetosis puede ser importante. Tiene abundantes receptores **muscarínicos** (**M$_1$**) e **histamínicos** (**H$_1$**).

**(3)** Los **nervios aferentes vagales y espinales** provenientes del **tubo digestivo** contienen abundantes receptores **5-HT$_3$**. Una irritación producida por quimioterapia, radioterapia, distensión o gastroenteritis infecciosa aguda, puede dar lugar a la liberación de serotonina en la mucosa y a la activación de estos receptores, lo que estimula la entrada aferente vagal al centro del vómito y la ZEQ.

**(4)** Los **centros corticales superiores** participan en el vómito a causa del olor, la vista, el pensamiento e incluso el **vómito anticipatorio** previo a la quimioterapia.

**b.** Estas entradas aferentes conducirán a la activación del centro del vómito en la médula, que tiene receptores M$_1$, 5-HT$_3$ y H$_1$.

### B. Antieméticos

**1. Antagonistas del receptor colinérgico muscarínico M$_1$**

**a.** *Fármaco específico.* Escopolamina.

**b.** *Mecanismo de acción.* Estos fármacos bloquean la acción de la acetilcolina en los núcleos vestibulares. **Disminuyen la excitabilidad de los receptores laberínticos** y deprimen la conducción del aparato vestibular hacia el centro del vómito.

**c.** *Indicaciones.* La escopolamina se puede usar para el mareo y la recuperación de la anestesia y la cirugía.

**d.** *Administración.* Está disponible como parche transdérmico que administra el medicamento durante un período de 3 días. Cuando se usa después de una cirugía, el parche debe retirarse 24 h después de esta.

**e.** *Efectos adversos.* Somnolencia, xerostomía y visión borrosa.

**2. Antagonistas de los receptores de histamina H₁**

a. *Fármacos específicos.* Incluyen **meclizina y dimenhidrinato**.

b. *Mecanismo de acción.* Estos fármacos actúan inhibiendo la histamina y las vías colinérgicas del aparato vestibular. Bloquean la ZEQ, disminuyen la estimulación vestibular y deprimen la función laberíntica a través de la actividad anticolinérgica central.

c. *Indicaciones.* Se utilizan para tratar la **cinetosis** y el **vértigo**.

d. *Efectos adversos.* Causan diversos grados de sedación y sequedad de la boca. También pueden tener otros efectos secundarios anticolinérgicos.

**3. Antagonistas del receptor de dopamina**

a. *Fármacos específicos.* Incluyen **proclorperazina, prometazina**, droperidol y **metoclopramida**.

b. *Mecanismo de acción.* Estos fármacos **bloquean** los receptores **dopaminérgicos** en el cerebro, incluyendo la **ZEQ**, e inhiben la transmisión periférica al centro del vómito.

   (1) La **proclorperazina** y la **prometazina** bloquean también los receptores **adrenérgicos α₁** y tienen actividad **anticolinérgica y antihistamínica**.

   (2) La **metoclopramida** también bloquea los receptores de serotonina en la ZEQ. Además, mejora la respuesta del tejido a la acetilcolina en el tubo digestivo superior, causando **aumento en la motilidad y el vaciamiento gástrico acelerado**.

c. *Indicaciones*

   (1) La prometazina se usa para evitar y controlar las náuseas y los vómitos asociados con la anestesia y la cirugía, como los postoperatorios; también para la cinetosis.

   (2) La proclorperazina se usa para el tratamiento de las náuseas y los vómitos intensos.

   (3) El droperidol está aprobado para tratar náuseas y vómitos postoperatorios (NVPO).

   (4) La **metoclopramida** se usa para la prevención de NVPO y para las náuseas y vómitos inducidos por quimioterapia (NVIQ). También está indicado para la **gastroparesia diabética** y el **reflujo gastroesofágico**, debido a su capacidad para estimular el vaciamiento gástrico.

d. *Efectos adversos*

   (1) Las reacciones adversas incluyen efectos anticolinérgicos como somnolencia, xerostomía y visión borrosa (menos pronunciada con droperidol); también pueden presentarse **efectos extrapiramidales** (debido al bloqueo del receptor de dopamina) e hipotensión ortostática (debida al bloqueo del receptor α₁). El uso de **droperidol** está asociado con la **prolongación del intervalo QT** y con *torsade de pointes*.

e. *Contraindicaciones.* Se incluye la **enfermedad de Parkinson** debido al gran potencial para que se presenten efectos extrapiramidales.

**4. Antagonistas del receptor selectivo 5-HT₃**

a. *Fármacos específicos.* Están **ondansetrón**, dolasetrón, **granisetrón** y palonosetrón.

b. *Mecanismo de acción.* **Bloquean** los efectos de la serotonina en los **receptores 5-HT₃**, tanto periféricamente a través de las terminales de los **nervios vagales**, como centralmente en la **ZEQ**.

c. *Indicaciones.* Son muy eficaces en caso de **NVIQ** y **NVPO**. Algunos también están aprobados para las náuseas y los vómitos inducidos por la radiación (**NVIR**).

d. *Efectos adversos.* Puede presentarse cefalea y estreñimiento.

**5. Canabinoides**

a. *Fármacos específicos.* Incluyen **dronabinol** y **nabilona**.

b. *Mecanismo de acción.* Estos fármacos son preparados de **Δ-9-tetrahidrocanabinol**, el canabinoide activo en la marihuana. Actúan inhibiendo el centro del vómito a través de **la estimulación de un subtipo CB₁** de los receptores canabinoides.

c. *Indicaciones.* Ambos pueden usarse para las **NVIQ**. El dronabinol también se usa para la **anorexia** en pacientes con síndrome de inmunodeficiencia adquirida (**sida**).

d. *Efectos adversos.* Puede presentarse sedación, taquicardia e hipotensión.

**6. Benzodiazepinas** (*véase* cap. 5)

a. *Fármaco específico.* **Lorazepam**.

b. *Mecanismo de acción.* Brinda un aumento de los efectos inhibidores del ácido γ-aminobutírico (**GABA**, *γ-aminobutyric acid*). El mecanismo antiemético se relaciona con una combinación de efectos que incluyen sedación, disminución de la ansiedad y posible depresión del centro del vómito.

c. *Indicaciones.* Se utiliza sin indicación oficial como complemento de otros fármacos para **NVIQ** o para las **náuseas** y los **vómitos anticipatorios** asociados con la quimioterapia.

d. *Efectos adversos.* Pueden incluir sedación y amnesia.

7. **Antagonistas de los receptores de neurocinina (NK₁)**

   a. *Fármacos específicos.* Incluyen **aprepitant** y fosaprepitant (profármaco intravenoso de aprepitant).

   b. *Mecanismo de acción.* El aprepitant inhibe el receptor de la **sustancia P/neurocinina 1 (NK₁)**. **Aumenta la actividad antiemética de los antagonistas del receptor de 5-HT₃ y de los corticoesteroides** para inhibir las fases agudas y retardadas de la emesis inducida por quimioterapia.

   c. *Indicaciones.* Se usan para el tratamiento de **NVIQ, tanto agudos como retardados**, habitualmente en **combinación con antagonistas de 5-HT₃ y corticoesteroides**. El aprepitant también se usa en NVPO.

   d. *Efectos adversos.* Incluyen fatiga. El aprepitant también puede causar hipo.

   e. *Interacciones farmacológicas.* Son metabolizados por las enzimas CYP3A4 y también las inhiben moderadamente. Se requiere precaución al emplearse con otros fármacos que usan la misma vía.

# II. FÁRMACOS PARA CONTROLAR LA OBESIDAD

A. **Adrenérgicos**

   1. *Fármacos específicos.* Incluyen **fentermina**, dietilpropión, benzfetamina y fendimetrazina.

   2. *Mecanismo de acción.* Estos medicamentos disminuyen la ingesta de alimentos al provocar saciedad temprana. Estimulan el hipotálamo para **liberar noradrenalina**.

   3. *Indicaciones.* Están indicados como **terapia complementaria para la obesidad** (además del ejercicio, la restricción calórica y la modificación del comportamiento). Solo están aprobados para uso a corto plazo debido a posibles efectos secundarios y posibles abusos.

   4. *Efectos adversos.* Pueden incluir **taquicardia**, **hipertensión**, insomnio, estreñimiento y nerviosismo. Tienen un alto riesgo de **dependencia**.

   5. *Contraindicaciones*

      a. Estos fármacos no deben usarse en pacientes con hipertensión, **enfermedad de la arteria coronaria** e hipertiroidismo.

      b. Están contraindicados en los pacientes con antecedentes de **abuso de sustancias**.

B. **Inhibidor de la lipasa**

   1. *Fármaco específico.* Orlistat.

   2. *Mecanismo de acción.* El orlistat es un **inhibidor** reversible de **lipasas** gástricas y pancreáticas. Inactiva estas enzimas para que **no estén disponibles para digerir las grasas de la dieta**. De esta forma, inhibe la absorción de grasas en aproximadamente un 30%.

   3. *Indicaciones.* Se puede usar para la **pérdida de peso** y el control de la obesidad junto con una dieta baja en calorías y en grasas.

   4. *Efectos adversos*

      a. Los principales efectos secundarios están relacionados con el tubo digestivo; incluyen **secreción rectal aceitosa** (manchado fecal), flatulencias y **diarrea**.

      b. **Evita la absorción de vitaminas liposolubles** (A, D, E, K); por lo tanto, la suplementación puede ser necesaria.

   5. *Contraindicaciones*

      a. No debe usarse en pacientes con **colestasis** y **síndromes de malabsorción**.

C. **Agonista del receptor del péptido similar al glucagón 1**

   1. *Fármaco específico.* Liraglutida.

   2. *Mecanismo de acción.* Es un análogo del péptido humano similar al **glucagón 1 (GLP-1**, *glucagon-like peptide-1*). Aumenta **la secreción de insulina dependiente de glucosa**, disminuye la secreción inapropiada de glucagón, aumenta el crecimiento y replicación de las células B, **lentifica el vaciado gástrico** y disminuye la ingesta de alimentos.

   3. *Indicación.* Puede usarse para **control de peso crónico**, además de la ingesta disminuida de calorías y el ejercicio. También está indicado para el tratamiento de la **diabetes mellitus tipo 2**.

   4. *Efectos adversos.* Pueden incluir taquicardia, cefalea y malestar gastrointestinal.

D. **Agonista de la serotonina**

   1. *Fármaco específico.* Lorcaserina.

2. *Mecanismo de acción.* Es un **agonista** en los receptores de serotonina **5-HT$_{2C}$**. Los efectos posteriores eventualmente llevan a la saciedad y disminución de la ingesta de alimentos.

3. *Indicación.* Se utiliza como complemento del **control crónico del peso**, además de la ingesta disminuida de calorías y el ejercicio.

4. *Efectos adversos.* Incluyen cefalea e infecciones de las vías respiratorias superiores.

## III. ESTIMULANTES DEL APETITO

El **megestrol** es un **progestágeno** que estimula el apetito al antagonizar los efectos metabólicos de las citocinas catabólicas. Se puede usar para el tratamiento de **anorexia**, **caquexia** o pérdida de peso inexplicable en los pacientes con sida. El dronabinol es un agonista del receptor canabinoide (CB$_1$), que también se puede usar para la anorexia en las personas con sida.

## IV. FÁRMACOS PARA AFECCIONES DEL TUBO DIGESTIVO SUPERIOR

A. Neutralización de ácidos (antiácidos)

1. *Características generales*

   a. La capacidad de neutralización ácida de los antiácidos es muy variable y depende de varios factores que incluyen la velocidad de disolución (tableta contra líquido), la solubilidad en agua, la velocidad de reacción con el ácido y la velocidad del vaciado gástrico.

2. *Mecanismo de acción* (fig. 8-1)

   a. Los antiácidos son bases débiles que reaccionan con el ácido clorhídrico (HCl) gástrico para formar sal y agua (H$_2$O). Disminuyen rápidamente la acidez intragástrica.

   b. Ejemplo de reacción: $CaCO_3 + 2HCl \rightarrow CaCl_2 + H_2O + CO_2$

3. *Efectos adversos y otras características para fármacos específicos*

   a. Bicarbonato de sodio

      (1) *Efectos adversos*

         (a) El dióxido de carbono puede producir **distensión gástrica** y **eructos**.

         (b) El cloruro de sodio puede causar **retención de líquidos**.

         (c) Los restos de bicarbonato de sodio sin reaccionar son absorbidos sistémicamente y pueden causar **alcalosis metabólica**. No debe usarse para el tratamiento a largo plazo.

      (2) *Contraindicaciones.* No deben administrarse en los pacientes con hipertensión, insuficiencia cardíaca e insuficiencia renal.

   b. Carbonato de calcio

      (1) *Efectos adversos.* Pueden incluir **náuseas** y **eructos**. El carbonato de calcio se absorbe parcialmente del tubo digestivo y puede causar efectos sistémicos como **alcalosis metabólica**. No debe usarse como tratamiento a largo plazo.

   c. Hidróxido de magnesio

      (1) El hidróxido de magnesio no se absorbe en el tubo digestivo y, por lo tanto, no produce **ningún efecto sistémico**. Puede usarse como **tratamiento a largo plazo**.

      (2) El efecto adverso más frecuente asociado con el hidróxido de magnesio es la **diarrea**.

   d. El **hidróxido de aluminio** puede producir **estreñimiento**.

   e. Muchos productos consisten en una **combinación de hidróxido de magnesio e hidróxido de aluminio** para alcanzar un **equilibrio de contraste** entre los **efectos adversos** de cada fármaco **en el intestino**.

   f. El bicarbonato de sodio y el carbonato de calcio tienen el potencial de causar el síndrome de leche y alcalinos, que se caracteriza por hipercalcemia y alcalosis metabólica.

4. *Interacciones farmacológicas.* Los antiácidos alteran la biodisponibilidad de muchos medicamentos:

   a. El **aumento en el pH gástrico** producido por los antiácidos disminuye la absorción de fármacos ácidos y aumenta la absorción de fármacos básicos.

   b. El **ion metálico** en algunos productos puede **quelar otras sustancias** (p. ej., **digoxina y tetraciclina**) y **evitar su absorción**.

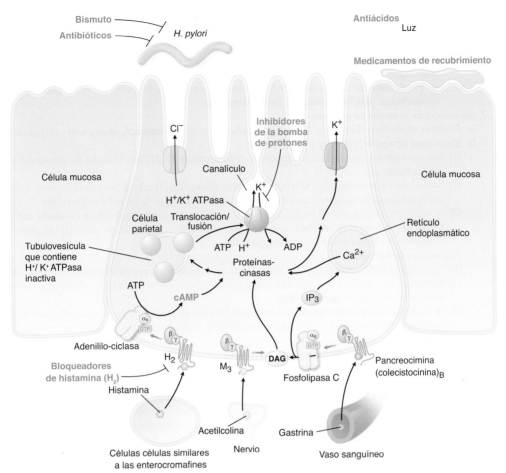

**FIGURA 8-1.** Mecanismo de acción de los fármacos utilizados para controlar la pirosis (reimpreso con autorización de Golan D. Principles of Pharmacology. 4th ed. Philadelphia, PA: Wolters Kluwer Health, 2016, Fig. 47.4). ADP, difosfato de adenosina; ATP, trifosfato de adenosina; cAMP, monofosfato de adenosina cíclico; DAG, diglicérido; GTP, trifosfato de guanosina; $H_2$, receptor histamínico; $IP_3$, trifosfato de inositol; $M_3$, receptor muscarínico.

## B. Inhibidores de la producción de ácido gástrico

1. **Antagonistas del receptor de histamina $H_2$**
   a. **_Fármacos específicos._** Incluyen **ranitidina**, **famotidina**, nizatidina y cimetidina.
   b. **_Mecanismo de acción_** (_véase_ fig. 8-1)
      (1) Los antagonistas del receptor $H_2$ actúan como **inhibidores competitivos** del **receptor de la histamina $H_2$** en la célula parietal.
      (2) Esto ocasiona **disminución** en la **secreción de ácido gástrico** estimulada por la histamina.
      (3) Aunque otras sustancias como la gastrina y la acetilcolina pueden inducir la secreción de ácido, la **histamina** es el mediador final predominante que **estimula la secreción de ácido parietal**.
   c. **_Propiedades farmacológicas_**
      (1) Estos fármacos se absorben rápidamente y sus efectos se observan en **minutos** u **horas**.
      (2) Aunque son **menos potentes que los inhibidores de la bomba de protones** (IBP), suprimen la secreción de ácido gástrico de 24 h en aproximadamente un 70%.
   d. Inhiben predominantemente la **secreción de ácido basal**, lo que explica su eficacia en la supresión de la secreción nocturna de ácido.
   e. **_Indicaciones._** Incluyen **enfermedad por úlcera péptica** (**EUP**), **reflujo gastroesofágico** (**ERGE**), gastritis relacionada con el estrés (en áreas de cuidados intensivos) y dispepsia no relacionada con úlceras.
   f. **_Efectos adversos_**
      (1) A estos fármacos se les asocia con **somnolencia**.
      (2) Se puede ver confusión con la administración intravenosa, especialmente en ancianos.

**(3)** Otro **antagonista del receptor de andrógenos** es la **cimetidina** y puede inducir galactorrea, **ginecomastia** e impotencia.

**g.** *Interacciones farmacológicas*

**(1)** La **cimetidina** también es un inhibidor del **citocromo P-450**. Afecta a varias vías, incluidas las catalizadas por CYP1A2, CYP2C9, CYP2D6 y CYP3A4.

**(a)** Puede **aumentar la vida media** de los fármacos que son metabolizados por este sistema, como **warfarina, teofilina, fenitoína** y **benzodiazepinas**.

**2. Inhibidores de la bomba de protones**

**a.** *Fármacos específicos.* **Omeprazol, lansoprazol**, dexlansoprazol, **esomeprazol, pantoprazol** y rabeprazol.

**b.** *Mecanismo de acción* (*véase* fig. 8-1)

**(1)** Son inhibidores covalentes, **irreversibles** de la **bomba $H^+/K^+$-ATPasa** (bomba de protones) en células parietales.

**(2)** Como bases débiles lipófilas, son **profármacos** de liberación retardada (así evitan ser destruidos por el ácido gástrico), activados en los compartimentos ácidos de las células parietales.

**(3)** Se convierten rápidamente en un catión activo que forma un **enlace disulfuro covalente con la bomba de protones $H^+/K^+$-ATPasa**; esto da como resultado su inactivación, para así bloquear el transporte del ácido desde la célula hacia la luz.

**c.** *Propiedades farmacológicas*

**(1)** Estos fármacos **disminuyen** tanto la **secreción de ácido estimulada por los alimentos** como la **basal**.

**(2)** No todas las bombas de protones se inhiben con la primera dosis; por lo tanto, el alivio completo de los síntomas puede **tardar 3-4 días**.

**(3)** **La secreción ácida se reanuda exclusivamente después de la síntesis de nuevas moléculas de la bomba** que se insertan en la membrana luminal; así, se proporciona una supresión prolongada (24-48 h) de la secreción de ácido.

**(4)** Dado que **bloquean la etapa final en la producción del ácido**, los IBP son eficaces para la supresión de ácidos independientemente de otros factores estimulantes.

**(5)** Su biodisponibilidad disminuye significativamente debido a los alimentos; por lo tanto, es ideal administrarlos aproximadamente 1 h antes de cualquier comida.

**d.** *Indicaciones.* Incluyen la ERGE, la EUP, el síndrome de Zollinger-Ellison, las úlceras inducidas por *Helicobacter pylori* y aquellas inducidas por antiinflamatorios no esteroideos (AINE). Son **más eficaces que los antagonistas de $H_2$**.

**(1)** Los IBP se usan en combinación con antibióticos y, en algunos casos, con subsalicilato de bismuto para el tratamiento de las úlceras inducidas por *H. pylori*. Los posibles regímenes de tratamiento incluyen:

**(a)** Terapia cuádruple: bismuto, metronidazol, tetraciclina y un IBP.

**(b)** Terapia triple: claritromicina, amoxicilina y un IBP.

**(c)** Terapia triple: claritromicina, metronidazol y un IBP.

**e.** *Efectos adversos.* Incluyen náuseas, dolor abdominal, cefalea e **hipomagnesemia**.

**f.** *Precauciones.* Existe mayor riesgo de diarrea asociada con *Clostridium difficile*, especialmente en los **pacientes hospitalizados**.

**(1)** La disminución del ácido gástrico podría facilitar la supervivencia de estas bacterias en el tubo digestivo superior.

**g.** *Interacciones farmacológicas*

**(1)** Los IBP como el pantoprazol inhiben la enzima CYP2C19 y pueden evitar el metabolismo del clopidogrel a su metabolito activo, disminuyendo así su eficacia.

**(2)** Pueden disminuir la biodisponibilidad de la vitamina $B_{12}$ y de otros fármacos que requieren acidez para su absorción en el tubo digestivo, como la digoxina y el ketoconazol.

## C. Fármacos que promueven la defensa de la mucosa

**1. Sucralfato**

**a.** *Mecanismo de acción.* Es una sal compleja de **sulfato de sacarosa** e **hidróxido de aluminio**. Forma un **gel viscoso** que se une a las proteínas cargadas positivamente y **se adhiere a las células epiteliales gástricas**, incluyendo las áreas de ulceración. **Protege** la superficie del estómago de la **degradación por ácido y pepsina**.

**b.** *Indicaciones.* Incluyen el tratamiento de la **úlcera duodenal** (*véase* fig. 8-1).

**c.** *Efectos adversos.* Pueden ocurrir **estreñimiento** y náuseas.

**d.** *Interacciones farmacológicas.* Es posible que se unan y afecten la absorción de ciertos fármacos, incluyendo quinolonas, fenitoína y warfarina.

**2. Misoprostol**
   **a.** *Mecanismo de acción.* El misoprostol es un análogo de la **prostaglandina E₁** que actúa en el tubo digestivo para **estimular la producción de bicarbonato y moco**. Reemplaza a las prostaglandinas protectoras consumidas con tratamientos inhibidores de las prostaglandinas, como los AINE (*véase* fig. 8-1).
   **b.** *Indicación.* Se utiliza para la prevención de las **úlceras gástricas inducidas por AINE**.
   **c.** *Efectos adversos.* Puede haber diarrea y dolor abdominal.
   **d.** *Precauciones.* Puede causar un **aborto**; por lo tanto, debe usarse con precaución en las mujeres en edad fértil. Está contraindicado en las mujeres embarazadas.

## V. FÁRMACOS PARA DISOLVER LOS CÁLCULOS BILIARES

**A. Ursodiol**
   **1.** *Mecanismo de acción.* La forma conjugada de este fármaco **disminuye la síntesis hepática y la secreción de colesterol en la bilis**, así como su reabsorción por el intestino. **Disuelve de manera eficaz los cálculos biliares de colesterol**.
   **2.** *Indicaciones.* Las cápsulas se usan para el tratamiento de los **cálculos en la vesícula biliar no calcificada** y para la prevención de cálculos biliares en los pacientes con obesidad que experimentan una pérdida de peso rápida. Las tabletas se pueden usar para **cirrosis biliar primaria**. Requiere de administración durante **meses para alcanzar el efecto completo**.
   **3.** *Efectos adversos.* Puede provocar diarrea.

## VI. ENZIMAS DIGESTIVAS DE RESTITUCIÓN

**A. Lipasa pancreática**
   **1.** *Mecanismo de acción.* La lipasa pancreática es un **preparado de reemplazo enzimático digestivo** de enzimas semipurificadas que contienen varias mezclas de lipasa y enzimas proteolíticas como la tripsina y la amilasa. Los productos se disuelven en el duodeno y actúan localmente para **descomponer grasas, proteínas y almidón**.
   **2.** *Indicaciones.* Se usa para tratar la **insuficiencia pancreática exocrina** asociada con **fibrosis quística y pancreatitis**.
   **3.** *Efectos adversos.* Son mínimas las reacciones adversas que se presentan, pero pueden incluir malestar gastrointestinal ocasional e hiperuricosuria.

## VII. FÁRMACOS PARA AFECCIONES DEL TUBO DIGESTIVO INFERIOR

**A. Fármacos utilizados para el estreñimiento**
   **1. Características generales**
      **a.** Los laxantes actúan principalmente en el intestino grueso al promover el **aumento en la acumulación de líquido**, para posteriormente **disminuir su absorción neta** y, de esta forma, **alterar la motilidad intestinal**. Estas acciones facilitan la evacuación de la materia fecal.
      **b.** No deben usarse crónicamente, ya que pueden inducir "**dependencia al laxante**".
      **c.** Muchos están contraindicados en la obstrucción intestinal.
   **2. Laxantes formadores de masa**
      **a.** *Fármacos específicos.* Incluyen **salvado**, *Psyllium*, metilcelulosa y policarbofilo.
      **b.** *Mecanismo de acción.* Los laxantes formadores de masa absorben agua en el intestino para formar un gel emoliente voluminoso, que promueve el peristaltismo y disminuye el tiempo de tránsito.
         **(1)** Producen un efecto laxante después de 2-4 días y requieren una **hidratación adecuada**.
      **c.** *Indicaciones.* Estos fármacos son el tratamiento de elección para el **estreñimiento crónico**.
      **d.** *Efectos adversos.* Pueden causar calambres abdominales, hinchazón y flatulencias.

**3. Laxantes osmóticos**

   **a. *Fármacos específicos***

     **(1)** Los laxantes que en su composición contienen sal incluyen el **citrato de magnesio**, el hidróxido de magnesio y el **fosfato de sodio**.

     **(2)** Aquellos sin contenido de sal son la **lactulosa** y **soluciones de electrólitos de polietilenglicol** (**PEG**).

   **b. *Mecanismo de acción.*** Llevan a cabo la **retención de agua** en la zona luminal por el mecanismo de **ósmosis**. **Distienden el colon** y provocan un aumento reflejo en el **peristaltismo** para promover la evacuación intestinal.

     **(1)** El inicio de la acción generalmente se produce en 3-6 h si la administración es por vía oral y en 5-15 min si es por vía rectal.

     **(2)** Requieren una hidratación adecuada para lograr su efecto.

   **c. *Indicaciones.*** Estos fármacos se usan para el estreñimiento agudo o crónico.

     **(1)** Las soluciones de PEG se pueden utilizar para la limpieza intestinal antes del examen rectal.

     **(2)** También se puede usar lactulosa para la encefalopatía hepática. Su degradación bacteriana produce un pH ácido, haciendo que el amoníaco ($NH_3$) se convierta en amonio ($NH_4^+$), el cual queda atrapado en el colon para su eliminación y así disminuir las concentraciones de amoníaco en sangre.

   **d. *Efectos adversos***

     **(1)** Se pueden presentar calambres abdominales, hinchazón, flatulencias y diarrea.

     **(2)** El fosfato de sodio puede causar hipernatremia e hiperfosfatemia, especialmente en los pacientes con insuficiencia renal.

**4. Irritantes (estimulantes) laxantes (purgantes)**

   **a. *Fármacos específicos.*** Incluyen el **bisacodilo** y el **sen**.

   **b. *Mecanismo de acción.*** Sus mecanismos han sido poco esclarecidos. **Estimulan las contracciones del músculo liso** como resultado de su acción irritante en la mucosa intestinal. La **inflamación** intestinal local **también promueve la acumulación de agua y electrólitos**. El contenido luminal aumentado estimula el peristaltismo reflejo y la acción irritante estimula el peristaltismo directamente.

     **(1)** El inicio de la acción se produce en 6-12 h.

     **(2)** Requieren una hidratación adecuada.

   **c. *Indicaciones.*** Ambos fármacos pueden usarse para el alivio temporal del estreñimiento ocasional. El bisacodilo también está aprobado para la limpieza intestinal antes del examen rectal.

   **d. *Efectos adversos.*** Pueden incluir calambres abdominales y alteraciones electrolíticas.

   **e. *Precauciones.*** El uso crónico puede causar **colon catártico** (atónico), una afección con distensión colónica y el desarrollo de dependencia a laxantes.

**5. Ablandador de heces**

   **a. *Fármaco específico.*** **Docusato de sodio.**

   **b. *Mecanismo de acción***

     **(1)** El docusato tiene una **acción detergente** que facilita la **mezcla de agua y sustancias grasas** para **aumentar la masa luminal**.

       **(a)** Es un surfactante (tensoactivo) aniónico que disminuye la tensión superficial de la interfase aceite-agua de las heces para su mejor incorporación, lo que permite el ablandamiento.

       **(b)** El inicio de la acción se produce en 12-72 h.

   **c. *Indicaciones.*** Está aprobado para el estreñimiento ocasional con heces duras y secas. Puede usarse para **evitar el esfuerzo** durante la defecación.

   **d. *Efectos adversos.*** Pueden incluir gusto extraño, calambres abdominales y diarrea.

   **e. *Precaución.*** El uso prolongado o frecuente puede provocar dependencia.

**6. Lubricantes**

   **a. *Fármaco específico.*** **Aceite mineral.**

   **b. *Mecanismo de acción.*** **Recubre el contenido fecal** e inhibe la absorción de agua; asimismo, suaviza y lubrica las heces duras para permitir un paso más fácil sin irritar la mucosa.

   **c. *Indicaciones.*** Se puede usar para aliviar el estreñimiento ocasional. El uso por vía rectal también puede ayudar en casos de fecaloma (compactación fecal).

   **d. *Efectos adversos.*** Es posible que se presenten calambres abdominales y **secreción rectal**.

   **e. *Precauciones y contraindicaciones***

     **(1)** El aceite mineral **disminuye la absorción de vitaminas liposolubles** (A, D, E, K).

     **(2)** La broncoaspiración de aceite mineral puede conducir a **neumonía lipídica**.

**(a)** Por esta razón, está contraindicado en pacientes postrados o con dificultades para la deglución.

**7. Antagonistas de los receptores de opioides**

    **a.** *Fármacos específicos.* Incluyen **metilnaltrexona**, naloxegol, naldemedina y alvimopán.

    **b.** *Mecanismo de acción.* **Bloquean** la unión de los **opioides al receptor μ en los tejidos periféricos**, como el **tubo digestivo**. Inhiben la disminución de la motilidad y retrasan el tiempo de tránsito gastrointestinal.

        **(1)** Estos fármacos **no afectan los efectos analgésicos de los opiáceos**.

    **c.** *Indicaciones.* Se utilizan para el **estreñimiento inducido por opiáceos**. El alvimopán solo está aprobado para el íleo postoperatorio.

    **d.** *Efectos adversos.* Pueden incluir dolor abdominal, flatulencias y náuseas.

    **e.** *Precauciones*

        **(1)** Se han observado **perforaciones gastrointestinales** en pacientes con deterioro estructural de la pared gastrointestinal, como EUP, enfermedad diverticular o neoplasias infiltrativas del tubo digestivo.

        **(2)** Se asocian con síntomas de abstinencia a opiáceos, como ansiedad, escalofríos, diarrea y bostezos.

        **(3)** El alvimopán tiene una mayor incidencia de infarto de miocardio.

**B. Antidiarreicos**

**1. Características generales**

    **a.** Pueden administrarse de manera segura en los pacientes con diarrea aguda de leve a moderada.

    **b.** No utilizar en los pacientes con diarrea con sangre, fiebre alta o toxicidad sistémica, debido al riesgo de empeoramiento de la afección subyacente.

    **c.** Deben suspenderse en aquellos cuya diarrea empeore a pesar del tratamiento.

**2. Agonistas opioides**

    **a.** *Fármacos específicos.* Incluyen **loperamida, difenoxilato más atropina** y difenoxina más atropina.

    **b.** *Mecanismo de acción.* Estos fármacos actúan sobre el **receptor opioide** en los **músculos** circulares y longitudinales **intestinales. Inhiben el peristaltismo** y prolongan el tiempo de tránsito.

    **c.** *Administración*

        **(1)** El difenoxilato y la difenoxina son agonistas opioides que requieren prescripción médica.

        **(a)** La difenoxina es el metabolito activo del difenoxilato.

        **(b)** A dosis terapéuticas no tienen propiedades analgésicas, pero a dosis más altas pueden causar efectos en el sistema nervioso central.

            **i.** Se combinan con pequeñas cantidades de **atropina** para **disminuir el riesgo de sobredosis** (debido al potencial de **efectos secundarios anticolinérgicos**).

                **(i)** Las propiedades anticolinérgicas de la atropina también pueden contribuir a la acción astringente.

            **ii.** El uso prolongado puede conducir a la dependencia de opiáceos.

        **(2)** La **loperamida** es un medicamento de venta libre que no cruza la barrera hematoencefálica. **No** posee **propiedades analgésicas ni potencial de adicción**.

    **d.** *Indicaciones*

        **(1)** El difenoxilato está aprobado para el tratamiento complementario de la diarrea.

        **(2)** La difenoxina se usa para el tratamiento de la diarrea aguda inespecífica y las exacerbaciones agudas de la diarrea funcional crónica.

        **(3)** La loperamida es utilizada para la diarrea crónica asociada con la enfermedad intestinal inflamatoria (EII) en adultos y la diarrea aguda inespecífica, y para disminuir el volumen de descarga de la ileostomía. También tiene utilidad como tratamiento de la diarrea del viajero.

    **e.** *Efectos adversos.* Pueden incluir mareos, somnolencia y molestias abdominales.

    **f.** *Precauciones.* A dosis altas pueden causar estreñimiento grave o íleo paralítico.

**3. Subsalicilato de bismuto**

    **a.** *Mecanismo de acción.* Tiene propiedades **antisecretoras** (por el salicilato) y **antimicrobianas** (por el bismuto) (*véase* fig. 8-1).

        **(1)** Puede estimular la absorción de líquidos y electrólitos a través de la pared intestinal.

        **(2)** Puede inhibir la síntesis de una prostaglandina responsable de la inflamación intestinal y la hipermotilidad.

        **(3)** Exhibe actividad antimicrobiana directamente contra patógenos gastrointestinales bacterianos y víricos.

        **(a)** **Se une a las toxinas** producidas por diferentes microbios, por ejemplo, a *Escherichia coli*.

**b.** *Indicaciones.* Incluyen diarrea y dispepsia. Es eficaz para el tratamiento y la profilaxis de la **diarrea del viajero**. Se utiliza sin una indicación oficial para la erradicación de *H. pylori*.

**c.** *Efectos adversos.* Incluyen **decoloración fecal** y oscurecimiento de la **lengua**. También pueden presentarse acúfenos.

**4. Octreotida**

**a.** *Mecanismo de acción.* Se trata de un **análogo de la somatostatina**. Disminuye la diarrea a través de diferentes mecanismos.

**(1)** Actúa de manera directa sobre las células epiteliales para **disminuir la secreción** de diversas **hormonas pancreáticas y gastrointestinales**, que incluyen el **polipéptido intestinal vasoactivo** (**VIP**, *vasoactive intestinal polypeptide*), la serotonina, la gastrina, la secretina y el polipéptido pancreático.

**(2)** También puede prolongar el tiempo de tránsito intestinal, promover la absorción intestinal y disminuir la secreción de líquidos y electrólitos.

**b.** *Indicaciones*

**(1)** Se usa en casos de **diarrea intensa** causada por **síndrome carcinoide** o por **liberación excesiva de hormonas del tubo digestivo**, incluyendo la gastrina y el VIP.

**(2)** Puede utilizarse sin indicación oficial para el tratamiento de la diarrea causada por quimioterapia, enfermedad de injerto contra hospedero, síndrome de intestino corto y síndrome de vaciamiento rápido.

**(3)** Se puede usar como tratamiento de tumores neuroendocrinos del tubo digestivo.

**c.** *Efectos adversos.* Puede haber malestar gastrointestinal leve y cefalea. El fármaco también puede causar la formación de cálculos biliares, debido a que se presenta una alteración en la absorción de la grasa.

## C. Fármacos antiflatulencia

**1. Simeticona**

**a.** *Mecanismo de acción.* La simeticona tiene la capacidad de colapsar las burbujas de gas formando una capa delgada en su superficie. **Altera la tensión superficial de las burbujas de gas y moco**, lo cual les permite **fusionarse** o formarse juntas. De esta manera **acelera el paso del gas** a través del tubo digestivo por medio de eructos, flatulencias o aumento de la absorción de gas en el torrente sanguíneo.

**b.** *Indicaciones.* Está indicada para el tratamiento de la **retención de gases**, incluido el alivio de la presión, **distensión**, plenitud y las molestias debidas a gases gastrointestinales.

**c.** *Efectos adversos.* Son mínimos pero pueden incluir diarrea leve, náuseas y regurgitación.

## D. Fármacos utilizados para el tratamiento del síndrome del intestino irritable

**1. Antiespasmódicos (anticolinérgicos)**

**a.** *Fármacos específicos.* Incluyen la **diciclomina** (dicicloverida) y la **hiosciamina**.

**b.** *Mecanismo de acción.* Estos fármacos **bloquean la acción de la acetilcolina** en el **plexo entérico** y en el músculo liso para aliviar los síntomas de los espasmos intestinales.

**c.** *Indicaciones.* Pueden utilizarse para el tratamiento del síndrome del intestino irritable (SII) u otros problemas gastrointestinales funcionales.

**d.** *Efectos adversos.* Incluyen vértigo, xerostomía y visión borrosa.

**2. Antagonista del receptor de serotonina (5-HT$_3$)**

**a.** *Fármaco específico.* Alosetrón.

**b.** *Mecanismo de acción.* **Bloquea los receptores de 5-HT$_3$** en las **neuronas entéricas** del tubo digestivo para disminuir el dolor, las molestias abdominales, la urgencia y la diarrea.

**c.** *Indicación.* Está aprobado para el tratamiento de las **mujeres** con **SII grave** en quienes la **diarrea** es el síntoma predominante. Debido al riesgo de reacciones adversas gastrointestinales graves, solo debe usarse en mujeres que no han respondido al tratamiento convencional.

**d.** *Efectos adversos.* Puede haber cefalea y estreñimiento.

**e.** *Precaución.* Debido al riesgo de **colitis isquémica**, debe suspenderse inmediatamente en pacientes que experimentan rectorragia, diarrea con sangre o empeoramiento repentino del dolor abdominal (hasta una evaluación adicional).

**3. Activadores de canales de cloro**

**a.** Los canales de cloro tipo 2 (CCl-2) ayudan a mantener el equilibrio de líquidos en el intestino.

**(1)** La activación aumenta el líquido en el intestino para ayudar con el paso de las heces.

**b. Lubiprostona**

**(1)** *Mecanismo de acción.* Este fármaco **estimula los CCl-2 en el intestino delgado**, aumentando así la secreción de líquidos y la motilidad intestinal. Incrementa la cantidad de líquido en los intestinos para ayudar al paso de las heces.

**(2)** *Indicaciones.* Está aprobado para el **SII con estreñimiento** (**solo mujeres**), el estreñimiento idiopático crónico y el inducido por opiáceos.

**(3)** *Efectos adversos.* Puede incluir cefalea y náuseas. También puede haber **disnea**, que a menudo se describe como opresión en el pecho; generalmente tiene lugar poco después de tomar la primera dosis y se resuelve en unas pocas horas.

**c. Linaclotida**

**(1)** *Mecanismo de acción.* **Aumenta** las concentraciones de monofosfato de guanosina cíclico (**cGMP**, *cyclic guanosine monophosphate*), lo que ocasiona la **secreción de cloro** y bicarbonato en el **lumen intestinal**. El líquido intestinal aumenta y el tiempo de tránsito gastrointestinal disminuye.

**(2)** *Indicaciones.* Está aprobado para el estreñimiento en el SII y en el idiopático crónico.

**(3)** *Efectos adversos.* Incluyen diarrea, cefalea e infecciones de las vías respiratorias superiores.

**d.** Ambos fármacos están contraindicados en la obstrucción intestinal conocida o bajo sospecha.

**E. Fármacos utilizados en la enfermedad intestinal inflamatoria**

**1. Características generales de la enfermedad intestinal inflamatoria**

**a.** La EII es un espectro de afecciones intestinales crónicas, idiopáticas e inflamatorias.

**b.** Causa síntomas gastrointestinales significativos que pueden incluir diarrea, dolor abdominal, sangrado, anemia y pérdida de peso.

**c.** La EII consta de dos alteraciones distintas: colitis ulcerosa y enfermedad de Crohn.

**(1)** La **colitis ulcerosa** se caracteriza por la **inflamación de la mucosa confluente** del colon que comienza en el **borde anal** y se extiende proximalmente.

**(2)** La **enfermedad de Crohn** se caracteriza por la **inflamación transmural de cualquier parte** del tubo digestivo, pero por lo general el área adyacente a la válvula ileocecal.

**(a)** La inflamación no es necesariamente confluente; por lo tanto, las áreas de inflamación pueden ser áreas intermedias de mucosa relativamente normal.

**d.** Dado que la etiología y la patogenia de estas afecciones siguen siendo desconocidas, los medicamentos se utilizan para **aminorar la respuesta inflamatoria generalizada**.

**(1)** Los objetivos específicos de los fármacos incluyen el control de las exacerbaciones agudas, el mantenimiento de la remisión y el tratamiento de complicaciones específicas, como las fístulas.

**2. 5-Aminosalicilatos (5-ASA)**

**a.** *Fármacos específicos.* Incluyen sulfasalazina, olsalazina, balsalazida y varias formas de mesalazina.

**b.** *Mecanismo de acción*

**(1)** El mecanismo específico es desconocido.

**(2)** Pueden disminuir la inflamación al inhibir la ciclooxigenasa y la lipooxigenasa para **reducir la síntesis de prostaglandinas y leucotrienos**.

**(3)** Pueden **inhibir** las funciones de los **linfocitos citolíticos naturales** (**NK**, *natural killer*), linfocitos de la mucosa y macrófagos.

**(4)** Pueden **eliminar los radicales libres derivados del oxígeno**.

**c.** *Formulaciones*

**(1)** La eficacia del tratamiento depende de lograr una alta concentración de fármaco en el sitio de la enfermedad activa.

**(2)** Se cree que funcionan de forma **tópica** (no sistémicamente) en áreas de mucosa gastrointestinal enferma.

**(3)** Para **sobrepasar la rápida absorción** de los 5-ASA del intestino delgado próximo, se han **diseñado** una serie de formulaciones **para administrarlas a varios segmentos distales** del intestino delgado o el colon, como cápsulas de liberación retardada y de liberación dependiente del pH.

**d.** *Indicaciones.* Estos fármacos son más eficaces para el tratamiento de la colitis ulcerosa de leve a moderada. También pueden usarse en la enfermedad de Crohn.

**e.** *Efectos adversos.* Están relacionados principalmente con la **fracción "sulfa"**. Pueden incluir cefalea, dispepsia y **erupción cutánea**. La sulfasalazina también puede causar oligospermia (reversible) y afectar la absorción del folato.

**3.** *Se pueden usar muchos otros fármacos para el tratamiento de la EII, incluidos los glucocorticoides, los antimetabolitos (azatioprina y metotrexato) y los inhibidores del factor de necrosis tumoral (infliximab, adalimumab, certolizumab y natalizumab). Estos fármacos se analizan con mayor detalle en otros capítulos.*

## LISTA DE FÁRMACOS

**Antieméticos**
*Benzodiazepina*
Lorazepam
*Canabinoides*
Dronabinol
Nabilona
*Antagonistas del receptor de dopamina*
Droperidol
Metoclopramida
Proclorperazina
Prometazina
*Antagonistas de los receptores
de histamina H₁*
Difenhidramina
Dimenhidrinato
Meclizina
*Antagonista del receptor muscarínico M₁*
Escopolamina
*Antagonistas del receptor
de neurocinina 1*
Aprepitant
Fosaprepitant
*Antagonistas del receptor selectivo
5-HT₃*
Dolasetrón
Granisetrón
Ondansetrón
Palonosetrón

**Fármacos para controlar la obesidad**
*Antagonista del receptor GLP-1*
Liraglutida
*Inhibidor de la lipasa*
Orlistat
*Agonista de la serotonina*
Lorcaserina
*Fármacos adrenérgicos*
Benzfetamina
Dietilpropión
Fendimetrazina
Fentermina
**Estimulantes del apetito**
Dronabinol
Megestrol

**Fármacos para neutralizar o inhibir
la producción de ácido**
*Antiácidos*
Bicarbonato de sodio
Carbonato de calcio
Hidróxido de magnesio
Hidróxido de magnesio más hidróxido
de aluminio

*Antagonistas del receptor
de histamina H₂*
Cimetidina
Famotidina
Nizatidina
Ranitidina
*Inhibidores de la bomba de protones*
Dexlansoprazol
Esomeprazol
Lansoprazol
Omeprazol
Pantoprazol
Rabeprazol

**Medicamentos protectores
de la mucosa**
Misoprostol
Sucralfato

**Fármacos utilizados para
el estreñimiento**
*Laxantes formadores de masa*
Metilcelulosa
Policarbofilo
*Psyllium*
*Irritantes (estimulantes) laxantes
(purgantes)*
Bisacodilo
Sen (*Cassia acutifolia*)
*Lubricantes*
Aceite mineral
*Laxantes osmóticos*
Citrato de magnesio
Fosfato de sodio
Hidróxido de magnesio
Lactulosa
Solución electrolítica de polietilenglicol
(PEG)
*Antagonistas de los receptores opioides*
Alvimopán
Metilnaltrexona
Naldemedina
Naloxegol
*Ablandador de heces*
Docusato

**Fármacos utilizados para la diarrea
y las flatulencias**
Difenoxina (con atropina)
Difenoxilato (con atropina)
Loperamida
Octreotida

Simeticona
Subsalicilato de bismuto

**Fármacos utilizados en la enfermedad
intestinal inflamatoria (EII)**
*Derivados del ácido 5-aminosalicílico*
Balsalazida
Mesalazina
Olsalazina
Sulfasalazina
*Antimetabolitos*
Azatioprina
6-Mercaptopurina
Metotrexato
*Corticoesteroides*
Budesonida
Prednisolona
Metilprednisolona
*Bloqueadores del factor de necrosis
tumoral (TNF)*
Adalimumab
Certolizumab
Infliximab
Natalizumab

**Síndrome del intestino irritable (SII)**
*Antiespasmódicos (anticolinérgicos)*
Diciclomina
Hiosciamina
*Activadores de canales de cloro*
Linaclotida
Lubiprostona
*Antagonista del receptor de serotonina
(5-HT₃)*
Alosetrón

**Procinéticos**
Metoclopramida

**Fármacos usados para disolver
los cálculos biliares**
Ácido ursodesoxicólico

**Enzimas digestivas de restitución**
Lipasa pancreática

# Autoevaluación

**Instrucciones:** seleccione la mejor respuesta para cada pregunta.

**1.** Un hombre de 74 años de edad se presenta con su oncólogo para el tratamiento de su cáncer de páncreas en estadio IV. Debido a su edad, el oncólogo elige un régimen de quimioterapia menos tóxico que incluirá gemcitabina más paclitaxel unido a albúmina. También prescribe un fármaco para prevenir las náuseas y los vómitos inducidos por la quimioterapia. ¿Cuál es el mecanismo de acción probable del medicamento prescrito?

**(A)** Antagonista de los receptores de canabinoide (CB₁)
**(B)** Agonista del receptor de dopamina (D₂)
**(C)** Agonista del receptor del péptido similar al glucagón 1 (GLP-1)
**(D)** Antagonista del receptor H₁ de histamina
**(E)** Antagonista del receptor de serotonina (5-HT₃)

**2.** Una mujer de 65 años de edad se presenta en el centro de infusión para su primer ciclo de quimioterapia por cáncer de mama en etapa III. Comenzó con doxorrubicina más ciclofosfamida. El oncólogo prescribe ondansetrón y dexametasona para evitar las náuseas y los vómitos. Además, escribe una receta para un medicamento que evitará las náuseas y los vómitos diferidos y aumentará el efecto de los otros medicamentos contra las náuseas. ¿Qué medicamento es más probable que haya indicado?

**(A)** Aprepitant
**(B)** Dronabinol
**(C)** Lorazepam
**(D)** Meclizina
**(E)** Metoclopramida

**3.** Un hombre de 57 años de edad refiere a su médico inquietudes sobre un historial de cinetosis. Tiene planeado ir a un crucero para celebrar su 25 aniversario y no quiere estar enfermo durante su viaje. El médico receta un medicamento para ayudar a evitar las náuseas y los vómitos mientras se encuentra en el crucero. ¿Cuál es con mayor probabilidad el mecanismo de acción del medicamento que se recetó?

**(A)** Agonista del receptor de canabinoide (CB₁)
**(B)** Antagonista del receptor de dopamina (D₂)
**(C)** Antagonista del receptor muscarínico (M₁)
**(D)** Antagonista del receptor de neurocinina (NK₁)
**(E)** Antagonista del receptor de serotonina (5-HT₃)

**4.** Una mujer de 53 años de edad se presenta a consulta por diarrea con sangre y dolor abdominal intenso. Tiene antecedentes de síndrome del intestino irritable (SII), en el cual la diarrea es el síntoma predominante. Su médico le pide que suspenda inmediatamente la medicación que toma para el tratamiento del SII, hasta que se completen más pruebas para descartar colitis isquémica. ¿Cuál es más probable que se haya recetado de los siguientes medicamentos para SII?

**(A)** Alosetrón
**(B)** Diciclomina
**(C)** Linaclotida
**(D)** Lubiprostona
**(E)** Simeticona

**5.** Una mujer de 35 años de edad se presenta con su médico familiar para una cita de rutina. La paciente es obesa, con un índice de masa corporal de 31 kg/m². Actualmente toma lisinopril para hipertensión y pravastatina para dislipidemia. La paciente comenta que quiere tomar un medicamento de venta libre para bajar de peso, pero duda en comenzar debido a los efectos secundarios que pueden incluir rectorrea, gases y diarrea. ¿Cuál de los siguientes medicamentos es más probable que la paciente desee tomar?

**(A)** Liraglutida
**(B)** Lorcaserina
**(C)** Megestrol
**(D)** Orlistat
**(E)** Fentermina

**6.** Un hombre de 43 años de edad ingresó en un hospital por sangrado digestivo. El paciente tiene antecedentes de fibrilación auricular, por lo que actualmente está siendo tratado con warfarina. Los resultados de laboratorio muestran que su hemoglobina es de 9.4 g/dL y su índice internacional normalizado (INR) de 7.1. El médico descubre que el paciente recientemente comenzó un nuevo medicamento de venta libre para la acidez estomacal y le inquieta la posible interacción farmacológica con la warfarina. ¿Cuál de los siguientes medicamentos fue el que consumió el paciente para la acidez?

**(A)** Hidróxido de aluminio
**(B)** Carbonato de calcio
**(C)** Cimetidina
**(D)** Pantoprazol
**(E)** Sucralfato

**7.** Un hombre de 34 años de edad se presenta con su gastroenterólogo por dolor de estómago persistente, acidez y náuseas. En el pasado ha sido tratado con ranitidina para la enfermedad de úlcera péptica. Sus resultados de laboratorio muestran gastrina aumentada. Una colonoscopia revela úlceras que involucran el yeyuno. Al paciente se le diagnostica el síndrome de Zollinger-Ellison y se le inicia un nuevo medicamento que inhibe la producción de ácido gástrico. ¿Qué riesgo tiene el paciente con el medicamento que le recetaron?

**(A)** Diarrea asociada con *C. difficile*
**(B)** Perforación gastrointestinal
**(C)** Colitis isquémica
**(D)** Neumonitis lipídica
**(E)** Síndrome de leche y alcalinos

**8.** Una mujer de 63 años de edad ingresa en el hospital por plenitud temprana después de comidas muy pequeñas y vómitos de alimentos no digeridos. Tiene antecedentes de diabetes mal controlada. El médico está preocupado por la gastroparesia diabética y la inicia con un medicamento contra las náuseas que también ayudará a aumentar la motilidad gástrica. ¿Qué medicamento probablemente se prescribió?

**(A)** Dimenhidrinato
**(B)** Droperidol
**(C)** Proclorperazina
**(D)** Metoclopramida
**(E)** Ondansetrón

**9.** Una mujer de 61 años de edad ingresa en el hospital por estreñimiento grave que no responde a los laxantes estimulantes ni a los ablandadores de heces. Tiene antecedentes de cáncer de mama en etapa IV que hizo metástasis a la columna vertebral. Tiene colocado un parche de fentanilo para controlar el dolor intenso debido a la metástasis. Además, toma una combinación de hidrocodona-paracetamol por razón necesaria para el dolor de espalda. Teniendo en cuenta sus antecedentes y los medicamentos actuales, ¿cuál de los siguientes fármacos sería el más apropiado para controlar el estreñimiento?

**(A)** Difenoxilato
**(B)** Metilcelulosa
**(C)** Aceite mineral
**(D)** Naldemedina
**(E)** Policarbofilo

**10.** Un hombre de 33 años de edad se presenta con su médico de atención primaria para una evaluación clínica de rutina. El paciente refiere que viajará a México de vacaciones el mes siguiente y le preocupa padecer diarrea del viajero. ¿Cuál de los siguientes fármacos puede recetar el médico como profilaxis contra esta afección?

**(A)** Subsalicilato de bismuto
**(B)** Liraglutida
**(C)** Lorcaserina
**(D)** Octreotida
**(E)** Simeticona

**11.** Un hombre de 45 años de edad se presenta con un infectólogo para el tratamiento del síndrome de inmunodeficiencia adquirida (sida). El paciente refiere que tiene náuseas y disminución del apetito. Al médico le preocupa que ha perdido alrededor de 7 kg en los últimos 2 meses. ¿Cuál de los siguientes medicamentos puede ayudar a controlar estos síntomas?

**(A)** Dimenhidrinato
**(B)** Dronabinol
**(C)** Metoclopramida
**(D)** Ondansetrón
**(E)** Fentermina

**12.** Un hombre de 65 años de edad se presenta con el gastroenterólogo con historial de diarrea acuosa de 3 meses de evolución. Pruebas adicionales revelan que el paciente tiene hipocalemia con ausencia de ácido clorhídrico en sus secreciones gástricas. También tiene una concentración sérica elevada de péptido intestinal vasoactivo. El paciente es diagnosticado con un tumor de células de los islotes pancreáticos (VIPoma). ¿Qué fármaco sería el más apropiado para tratar los síntomas del paciente?

**(A)** Subsalicilato de bismuto
**(B)** Gastrina
**(C)** Glucagón
**(D)** Octreotida
**(E)** Sulfasalazina

# Respuestas y explicaciones

1. **E.** Los antagonistas del receptor 5-HT$_3$, tales como ondansetrón, son altamente eficaces en el tratamiento de náuseas y vómitos inducidos por quimioterapia. Las otras opciones no son apropiadas para el tratamiento del cuadro clínico. Los antagonistas de los receptores de histamina y dopamina pueden ayudar con estos síntomas, pero los agonistas no tendrán este efecto. Los agonistas de los receptores de canabinoides pueden ayudar a controlar las náuseas, pero los antagonistas de este receptor no tendrán este efecto. Los agonistas del receptor del péptido similar al glucagón 1 se usan para controlar el peso, no para las náuseas y los vómitos.

2. **A.** El aprepitant es el primer antagonista de la sustancia P disponible, utilizado para la prevención de náuseas y vómitos inducidos por la quimioterapia, tanto los repentinos como los diferidos. Se puede usar sinérgicamente con antagonistas de serotonina 5-HT$_3$, como ondansetrón, y corticoesteroides, como dexametasona. Si bien los otros medicamentos se usan para controlar las náuseas y los vómitos, no necesariamente aumentan el efecto del ondansetrón y de la dexametasona. Además, no están aprobados para ayudar con náuseas y vómitos diferidos.

3. **C.** La paciente probablemente recibió prescripción de escopolamina, un antagonista del receptor muscarínico (M$_1$) que bloquea la acción de la acetilcolina en los núcleos vestibulares. El centro vestibular es importante para la información sensitiva sobre el movimiento, el equilibrio y la orientación espacial. Su función en la cinetosis puede ser importante. La escopolamina disminuye la excitabilidad de los receptores laberínticos y deprime la conducción del aparato vestibular al centro del vómito. También está aprobado para la cinetosis. Los otros mecanismos son para medicamentos útiles en presencia de náuseas, pero no actúan en el centro vestibular y no están aprobados para la cinetosis.

4. **A.** El alosetrón, un antagonista del receptor 5-HT$_3$ que ha demostrado proporcionar cierto alivio en el síndrome del intestino irritable (SII). Está aprobado para el tratamiento de las mujeres con SII grave, en quienes la diarrea es el síntoma predominante. Debido al riesgo de colitis isquémica, debe suspenderse inmediatamente en pacientes que experimentan sangrado rectal, diarrea con sangre o empeoramiento repentino del dolor abdominal (hasta una evaluación adicional). La diciclomina es un antiespasmódico utilizado en el SII. La lubiprostona y la linaclotida son activadores de los canales de cloro utilizados para el SII. La simeticona se usa para las flatulencias. Estos fármacos no conllevan el mismo riesgo de colitis isquémica.

5. **D.** La paciente está interesada en tomar orlistat, un inhibidor reversible de las lipasas gástricas y pancreáticas. Inactiva las enzimas volviéndolas no disponibles para digerir las grasas de la dieta. Se puede usar para la pérdida de peso y el control de la obesidad junto con una dieta baja en calorías y baja en grasas. Los principales efectos secundarios están relacionados con el tubo digestivo, incluyendo fuga rectal aceitosa (manchado fecal), flatulencias y diarrea. Evita la absorción de vitaminas liposolubles (A, D, E, K); por lo tanto, la suplementación puede ser necesaria. La liraglutida, la lorcaserina y la fentermina se usan para bajar de peso, pero no tienen estos efectos adversos. El megestrol estimula el apetito.

6. **C.** La cimetidina, un antagonista H$_2$, es un inhibidor competitivo del sistema P-450, lo que aumenta la vida media de la warfarina. Esto puede dar lugar a un exceso de fármaco (por encima de la dosis terapéutica) y a un mayor riesgo de sangrado. Los otros medicamentos no tienen esta interacción entre fármacos.

7. **A.** El medicamento prescrito probablemente sea un inhibidor de la bomba de protones (IBP). En comparación con los antiácidos y los antagonistas H$_2$, los IBP son supresores de ácido más potentes. Se usan para el tratamiento del síndrome de Zollinger-Ellison. Los IBP conllevan el riesgo de causar diarrea asociada con *C. difficile*. Las otras alteraciones no son tratables con una terapia con IBP. Los antiácidos, antagonistas H$_2$ y fármacos protectores de la mucosa no están indicados para el síndrome de Zollinger-Ellison.

8. **D.** El vaciamiento gástrico deficiente es una manifestación de la neuropatía que acompaña a la diabetes de larga evolución. La metoclopramida es un fármaco procinético utilizado para el tratamiento de la gastroparesia diabética. Es un antagonista del receptor de dopamina empleado para las náuseas

y los vómitos, pero también mejora la respuesta a la acetilcolina del tejido en el tubo digestivo superior, lo que provoca una mayor motilidad y un vaciado gástrico acelerado. Los otros fármacos pueden ayudar con el control de las náuseas y los vómitos, pero no mejoran la motilidad gástrica.

9. **D.** Lo más probable es que el estreñimiento se deba a los opiáceos. La naldemedina es un antagonista del receptor de opioides de acción periférica que está indicado para el estreñimiento inducido por opiáceos. La metilcelulosa y el policarbofilo son laxantes formadores de masa; lo más probable es que no sean lo suficientemente fuertes como para tratar el estreñimiento en este caso. La naldemedina también sería una mejor opción que el aceite mineral, un lubricante. El difenoxilato es un agonista del receptor de opioides y se usa para el tratamiento de la diarrea; empeoraría el estreñimiento.

10. **A.** El subsalicilato de bismuto es eficaz tanto para el tratamiento como para la profilaxis de la diarrea del viajero, la mayoría de las veces debido a agua contaminada con *Escherichia coli*. La octreotida se utiliza para la diarrea intensa asociada con el síndrome carcinoide o la liberación excesiva de hormonas del tubo digestivo. La liraglutida y la lorcaserina tienen utilidad para bajar de peso. Por otra parte, la simeticona se usa para las flatulencias.

11. **B.** El dronabinol contiene Δ-9-tetrahidrocanabinol, el canabinoide activo de la marihuana. Actúa inhibiendo el centro del vómito a través de la estimulación de un subtipo $CB_1$ de los receptores canabinoides. También puede aumentar el apetito al actuar sobre estos mismos receptores. Puede ayudar con las náuseas y también está aprobado para la anorexia en los pacientes con síndrome de inmunodeficiencia adquirida. El dimenhidrinato, la metoclopramida y el ondansetrón también se usan para el tratamiento de las náuseas, pero no ayudan a aumentar el apetito del paciente. La fentermina es un adrenérgico utilizado para bajar de peso.

12. **D.** La octreotida se usa en el tratamiento de tumores endocrinos como gastrinomas, glucagonomas y VIPomas, para ayudar a aliviar la diarrea. El subsalicilato de bismuto se utiliza como tratamiento de la diarrea del viajero y la sulfasalazina para la enfermedad intestinal inflamatoria, como la enfermedad de Crohn. La gastrina es una hormona gastrointestinal.

# Capítulo 9

# Fármacos que actúan sobre el sistema respiratorio

## I. INTRODUCCIÓN A LAS ALTERACIONES PULMONARES

### A. Asma

1. El *asma* consiste en episodios agudos de broncoconstricción causados por la inflamación subyacente de las vías respiratorias.
   a. Se caracteriza por la hiperreactividad bronquial a numerosos tipos de estímulos tanto endógenos como exógenos.
   b. En los pacientes con asma, la respuesta a diversos estímulos es amplificada por la inflamación persistente.

2. Fase de respuesta temprana. **Los estímulos antigénicos desencadenan la secreción de mediadores** (leucotrienos, histamina, prostaglandina $D_2$ [$PGD_2$] y muchos otros) que causan una respuesta broncoespástica con **contracción del músculo liso**, **secreción de moco** y **reclutamiento de células inflamatorias**, como eosinófilos, neutrófilos y macrófagos.

3. La fase de respuesta tardía (que puede tener lugar en horas o días) es inflamatoria; la concentración de histamina y otros mediadores liberados por las células inflamatorias aumenta de nuevo y pueden inducir broncoespasmo. En un momento dado se presentan depósitos de colágeno y destrucción tisular. En el asma crónica se produce hipertrofia del músculo liso.

4. Los estímulos no antigénicos (aire frío, ejercicio y contaminantes no oxidantes) pueden desencadenar broncoconstricción inespecífica después de la sensibilización de fase temprana.

5. La **prueba de reto con metacolina** se usa con frecuencia para el diagnóstico del asma.
   a. La metacolina es un agonista colinérgico muscarínico.
   b. Los no asmáticos tienen una respuesta de bajo nivel a la metacolina, mientras que los asmáticos tienen hiperreactividad (broncoconstricción exagerada).

### B. Enfermedad pulmonar obstructiva crónica (EPOC)

1. **Bronquitis crónica**
   a. La bronquitis crónica se caracteriza por la **obstrucción pulmonar** causada por producción excesiva de **moco** debida a hiperplasia e hiperfunción de las células caliciformes secretoras de moco; esto provoca tos crónica (> 2 meses).
   b. El consumo de tabaco o los irritantes ambientales habitualmente inducen bronquitis crónica.

2. **Enfisema**
   a. El enfisema es un tipo de EPOC caracterizado por **pérdida irreversible de los alvéolos** por destrucción de las paredes celulares, lo que disminuye la superficie disponible para el intercambio de gases.

## II.  FÁRMACOS PARA EL ASMA Y OTROS PROBLEMAS BRONQUIALES

A.  **Categorías de fármacos**

1.  Los fármacos utilizados para tratar el asma a menudo se dividen en dos grandes categorías.

   a.  **Los de alivio rápido** (**de rescate**; **sintomáticos**), que se administran **por razón necesaria** para el alivio de los síntomas a corto plazo.

      **(1)** Los agonistas de acción corta $\beta_2$ son un ejemplo.

   b.  **Los medicamentos de control a largo plazo**, que están indicados para **controlar los síntomas crónicos** y evitar las crisis de asma.

      **(1)** Los agonistas de acción prolongada $\beta_2$ y los corticoesteroides inhalados son algunos ejemplos.

B.  **Agonistas adrenérgicos**

1.  *Mecanismo de acción*

   a.  Los agonistas adrenérgicos **estimulan los receptores adrenérgicos $\beta_2$** causando un aumento en las concentraciones del monofosfato de adenosina cíclico (cAMP, *cyclic adenosine monophosphate*), lo que produce la **relajación del músculo liso bronquial** (fig. 9-1).

2.  *Agonistas de receptores adrenérgicos $\beta_2$ de acción corta (SABA, short-acting $\beta_2$-adrenoceptor agonists)*

   a.  *Fármacos específicos.* Incluyen **albuterol**, **levalbuterol**, **terbutalina** y **metaproterenol**.

      **(1)** Han **mejorado la selectividad del receptor $\beta_2$** y son preferidos porque producen **menos estimulación cardíaca** (excepto el metaproterenol, que no es selectivo).

      **(2)** Generalmente se administran por inhalación y su inicio de acción es de 1-5 min.

   b.  *Indicaciones.* Se utilizan para el **alivio rápido de los síntomas agudos del asma**, como disnea, sibilancias y opresión en el pecho.

   c.  Los SABA se prescriben solo por razón necesaria y **no se deben usar de forma rutinaria**.

      **(1)** El uso frecuente puede ser señal de que el asma no se controla de manera adecuada.

      **(2)** La utilización a largo plazo de estos fármacos para el tratamiento del asma crónica se asocia con un descontrol, probablemente debido a la regulación descendente del receptor $\beta$.

3.  *Agonistas de receptores adrenérgicos $\beta_2$ de acción prolongada (LABA, long-acting $\beta_2$-adrenoceptor agonists)*

   a.  *Fármacos específicos.* Incluyen **salmeterol**, **formoterol** y vilanterol.

      **(1)** Estos fármacos se administran inhalados pero tienen un inicio de acción más lento y una duración de acción más larga que los preparados de acción corta.

      **(a)** Tienen cadenas laterales muy lipófilas que lentifican la difusión fuera de las vías respiratorias.

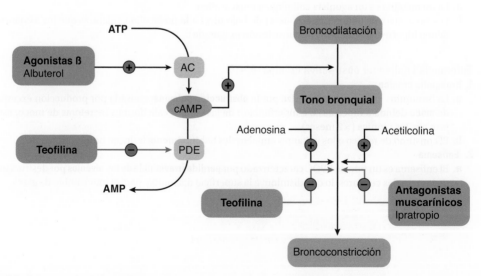

**FIGURA 9-1.** Mecanismo de acción para agonistas $\beta$, antagonistas muscarínicos y metilxantinas. AC, adenililo-ciclasa; cAMP, monofosfato de adenosina cíclico; PDE, fosfodiesterasa.

**b.** *Indicaciones.* Los LABA se utilizan **en combinación con glucocorticoides inhalados** en los pacientes con asma de moderada a grave.

**(1)** Nunca deben prescribirse como monoterapia.

**(2)** Son muy eficaces para **el control a largo plazo del asma**, pero **no deben usarse como tratamiento de la crisis aguda**.

**c.** El albuterol y la terbutalina se pueden administrar por vía oral para el control a largo plazo.

**4. Efectos adversos**

**a.** Las reacciones adversas se basan en la ocupación del receptor.

**b.** Se limitan mediante la administración de inhalados directamente a las vías respiratorias.

**(1)** El efecto adverso más frecuente es el **temblor** del músculo estriado.

**(2)** **Puede producirse un aumento de la frecuencia cardíaca y palpitaciones**, especialmente con los fármacos no selectivos como el metaproterenol (orciprenalina).

**(3)** Los agonistas de receptores $\beta_2$ pueden **disminuir las concentraciones séricas de potasio**.

## C. Metilxantinas

**1. Fármacos específicos.** Incluyen la **teofilina**.

**2. Mecanismo de acción** (*véase* fig. 9-1)

**a.** **Este fármaco inhibe las enzimas fosfodiesterasas** (PDE, *phosphodiesterase*), principalmente PDE3 y PDE4, lo que evita la degradación de monofosfato de adenosina cíclico (cAMP, *cyclic adenosine monophosphate*) y causa la **relajación del músculo liso bronquial**.

**b.** También es un **antagonista del receptor adenosina**.

**(1)** La adenosina causa broncoconstricción y promueve la liberación de histamina de los mastocitos.

**c.** Puede aumentar la absorción de calcio a través de los canales mediados por adenosina, lo que lleva a una mayor fuerza de contracción de los músculos diafragmáticos.

**3. Propiedades farmacológicas**

**a.** La teofilina tiene un **índice terapéutico estrecho**, la concentración en sangre debe vigilarse para evitar la intoxicación. El rango terapéutico es de 5-15 mg/L.

**b.** El aclaramiento de la teofilina tiene una gran variabilidad y se ve afectado por la dieta, los medicamentos y la función hepática.

**c.** Se metaboliza en el hígado y se excreta por el riñón.

**4. Indicaciones**

**a.** La teofilina se puede usar como **tratamiento complementario** cuando los corticoesteroides inhalados o los agonistas del receptor adrenérgico $\beta$ no controlan los síntomas del asma.

**b.** Se puede usar para tratar la bronquitis crónica y el enfisema.

**c.** La cafeína, otra metilxantina, puede usarse como tratamiento de la apnea en los recién nacidos prematuros (según la estimulación del centro respiratorio central).

**5. Efectos adversos e interacciones farmacológicas**

**a.** A dosis terapéuticas, la teofilina puede causar **insomnio**, inquietud y empeoramiento de la dispepsia.

**b.** La intoxicación leve puede causar **náuseas** y **vómitos** (efecto emético central), cefalea, taquicardia y temblores.

**c.** Es posible que la intoxicación grave produzca **arritmias** y **convulsiones**.

**d.** Puede interactuar con los inductores e inhibidores del citocromo P-450 1A2 (CYP1A2).

**e.** Algunos antibióticos macrólidos y fluoroquinolonas aumentan la concentración de la teofilina.

## D. Antagonistas muscarínicos

**1. Mecanismo de acción**

**a.** Los antagonistas muscarínicos son **antagonistas competitivos de la acetilcolina** (**ACh**, *acetylcholine*) en el receptor muscarínico. Inhiben la constricción mediada por ACh de las vías respiratorias bronquiales. Los anticolinérgicos también disminuyen la secreción de moco estimulada por el nervio vago (*véase* fig. 9-1).

**b.** La mayoría de los fármacos actúan preferentemente sobre el **receptor $M_3$ muscarínico**.

**2. Fármacos específicos**

**a.** El fármaco de **acción corta** de uso más frecuente es el **bromuro de ipratropio**.

**b.** Respecto a los antagonistas de **acción prolongada** se incluyen **tiotropio**, umeclidinio y glicopirronio.

**3. Indicaciones**

**a.** Es posible utilizar todos estos fármacos como **tratamiento de mantenimiento de la EPOC**.

**b.** El **ipratropio** puede usarse (fuera de indicación oficial) para las **exacerbaciones agudas del asma**.

**c.** Por otra parte, el **tiotropio** tiene utilidad para la **terapia de mantenimiento en el asma**.

**4.** *Efectos adversos*

**a.** Estos fármacos son **administrados por inhalación**. La **absorción sistémica es baja**, aunque puede ocurrir un poco de absorción por el pulmón.

**b.** Los bromuros de ipratropio y tiotropio son **compuestos de amonio cuaternario**; por lo tanto, son **mal absorbidos y no cruzan la barrera hematoencefálica**.

**(1)** Por dicha razón, estos fármacos tienen menos efectos adversos.

**c.** Pueden producir **xerostomía** y alteración del gusto. Se observa retención urinaria en algunos pacientes de edad avanzada.

## E. Glucocorticoides

**1.** *Mecanismo de acción* (fig. 9-2)

**a.** Estos fármacos **se unen a los receptores de glucocorticoides intracelulares**. Forman un complejo esteroide-receptor que se transloca al núcleo y se une a los elementos de respuesta a glucocorticoides en el ADN.

**(1)** Esto **altera la transcripción de varios genes**, incluyendo los que codifican para el receptor adrenérgico $\beta_2$ y para proteínas antiinflamatorias.

**b.** Pueden **disminuir las células inflamatorias**, la **permeabilidad vascular** y la **producción de moco**.

**(1)** Si bien no afectan directamente la función contráctil del músculo liso de las vías respiratorias, llegan a producir un aumento significativo en su diámetro.

**(a)** Es probable que esto dependa de las síntesis atenuada de prostaglandinas y leucotrienos a través de la anexina 1 a y de la inhibición de la respuesta inmunitaria, incluida la producción de citocinas y factores quimiotácticos.

**2.** *Fármacos específicos.* Incluyen **beclometasona**, **acetato de triamcinolona**, **budesonida**, flunisolida y **propionato de fluticasona**.

**a.** Los glucocorticoides están disponibles en formulaciones orales, tópicas e inhaladas.

**3.** *Indicaciones*

**a.** Son **fármacos de primera línea para el tratamiento del asma persistente**.

**(1)** Los glucocorticoides inhalados son útiles para el tratamiento inicial del asma, con fármacos adicionales según la necesidad.

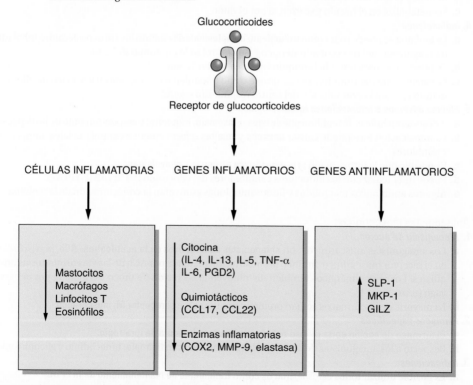

**FIGURA 9-2.** Efectos de los glucocorticoides en el asma. CCL, citocina ligando; COX-2, ciclooxigenasa 2; GILZ, cremallera de leucina inducida por glucocorticoides; IL, interleucina; MKP-1, proteína-cinasa activada por mitógeno; MMP-9, metaloproteinasa de matriz 9; PGD$_2$, prostaglandina D$_2$; SLP-1, inhibidor de la leucoproteasa secretora 1; TNF, factor de necrosis tumoral.

**(2)** Se usan como profilaxis en vez de revertir la crisis aguda.

**(3)** Debido a sus efectos adversos sistémicos, los **glucocorticoides orales** (*véase* cap. 10) en general se reservan para los pacientes con asma grave persistente.

**b.** Los glucocorticoides inhalados son poco eficaces en la EPOC.

**4.** *Efectos adversos*

**a.** Disminuyen cuando se administran por inhalación.

**b.** Los efectos adversos más frecuentes de los glucocorticoides inhalados incluyen ronquera y **candidosis oral**; por este motivo, los pacientes deben realizar enjuagues bucales con agua (sin tragar) después de cada uso para prevenir esta complicación.

**c.** Entre los efectos adversos graves de los glucocorticoides sistémicos se incluyen la supresión suprarrenal y la osteoporosis.

**F. Inhibidores de la vía de leucotrienos**

**1. Antagonistas de los receptores de leucotrienos**

**a.** *Fármacos específicos.* Incluyen **zafirlukast** y **montelukast**.

**b.** *Mecanismo de acción* (fig. 9-3)

**(1)** Los eosinófilos y los mastocitos sintetizan cisteinil-leucotrienos (CysLT), que son prominentes en la inflamación asmática. También se liberan de la mucosa nasal después de la exposición a un alérgeno, lo que conduce a los síntomas de la rinitis alérgica.

**(2)** Los CysLT incluyen leucotrienos $C_4$, $D_4$ y $E_4$ ($LTC_4$, $LTD_4$, $LTE_4$, respectivamente).

**(3)** Montelukast y zafirlukast son antagonistas de los receptores de cisteinil-**leucotrienos de tipo 1**.

**(4) Disminuyen el edema de las vías respiratorias y la broncoconstricción, así como la infiltración inflamatoria celular.**

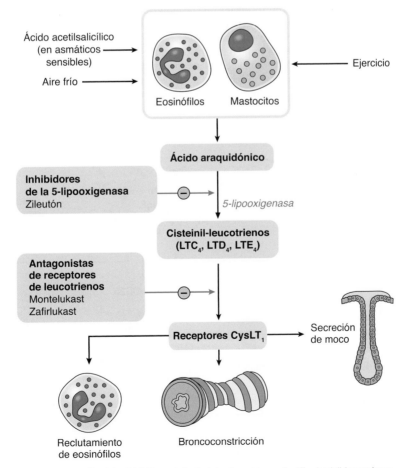

**FIGURA 9-3.** Mecanismo de acción de los inhibidores de la vía de los leucotrienos. $CysLT_1$, cisteinil-leucotrienos.

  c. **Indicaciones.** El montelukast y el zafirlukast pueden usarse como profilaxis y como tratamiento crónico del asma. El primero también sirve para aliviar los síntomas asociados con la rinitis alérgica. Ambos se administran por vía oral.

  d. **Efectos adversos.** Para el zafirlukast incluyen cefalea y elevación de las enzimas hepáticas.

  e. **Interacciones farmacológicas.** El zafirlukast puede aumentar la concentración sérica de warfarina.

**2. Inhibición de la 5-lipooxigenasa**

  a. **Fármaco específico.** Zileutón.

  b. **Mecanismo de acción.** El zileutón **inhibe la 5-lipooxigenasa**, enzima limitante de la velocidad en la biosíntesis de leucotrienos. La inhibición de la formación de leucotrienos puede ayudar a **disminuir** la **inflamación**, la **secreción mucosa** y la **broncoconstricción** asociada con el asma (*véase* fig. 9-3).

  c. **Indicaciones.** Está aprobado su uso como **profilaxis** y **tratamiento crónico del asma** en adultos y niños de 12 años o mayores. Ambos se administran por vía oral.

  d. **Efectos adversos.** El zileutón puede causar cefaleas y **hepatotoxicidad**; por lo tanto, las enzimas hepáticas deben mantenerse en estrecha vigilancia. Las mujeres de edad avanzada presentan mayor riesgo.

**3.** Es importante considerar que la vía de los leucotrienos es solo una de las rutas asociadas con los síntomas inflamatorios en el asma. Por eso los inhibidores de la **vía de los leucotrienos son menos eficaces que los corticoesteroides inhalados**, que sí inciden en varios procesos relacionados con la inflamación.

## G. Anticuerpo anti-IgE

**1. Fármaco específico.** Omalizumab.

**2. Mecanismo de acción.** El omalizumab es un **anticuerpo monoclonal que se une al receptor Fc de alta afinidad de la IgE humana, bloqueando la unión de la IgE a mastocitos**, basófilos y otras células asociadas con la respuesta alérgica (fig. 9-4).

  a. También disminuye las concentraciones de IgE sérica libre hasta en un 90%. Dado que no bloquea la reacción alérgeno-anticuerpo, da lugar a una disminución en las concentraciones de alérgenos.

  b. Estas actividades disminuyen tanto la reacción de desgranulación de fase inicial de los mastocitos como la liberación de mediadores en la fase tardía.

**3. Indicaciones.** El omalizumab se usa como tratamiento complementario para el **asma** en los pacientes mayores de 6 años cuya afección está **mal controlada con glucocorticoides inhalados y LABA**, así como en asmáticos con **alergias** (mediante pruebas cutáneas de alergia o mediciones *in vitro* de IgE específica para alérgenos). Se administra por inyección subcutánea cada 2-4 semanas.

**4. Efectos adversos.** Incluyen reacciones en el lugar de la inyección y artralgias. También puede causar **anafilaxia**; por lo tanto, los pacientes deben ser vigilados después de la administración.

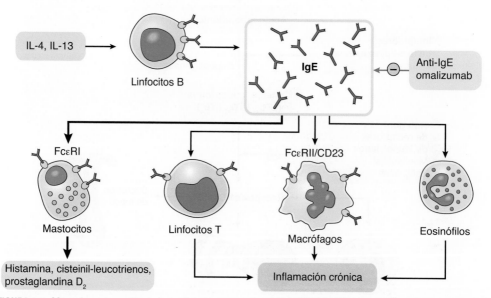

**FIGURA 9-4.** Mecanismo de acción de los anticuerpos monoclonales anti-IgE. FcεRI, receptor de alta afinidad para IgE; FcεRII/CD23, receptor de baja afinidad para IgE; IgE, inmunoglobulina E; IL, interleucina.

**H. Inhibidor de la enzima fosfodiesterasa 4**

**1.** *Fármaco específico.* **Roflumilast.**

**2.** *Mecanismo de acción.* El roflumilast es un inhibidor de la fosfodiesterasa tipo 4 (PDE4, *phosphodiesterase type 4*) que conduce a **mayores concentraciones de cAMP y broncodilatación**. También puede tener actividad antiinflamatoria a través de la inhibición de la liberación de citocinas y disminución de los neutrófilos.

**3.** *Indicación.* Está aprobado para **disminuir el riesgo de exacerbaciones de la EPOC**.

**4.** *Efectos adversos.* Incluyen náuseas, diarrea y pérdida de peso. Puede estar asociado con reacciones neuropsiquiátricas y debe usarse con precaución en pacientes con antecedentes de depresión o pensamientos y comportamientos suicidas.

**I. Cromonas (*véase* cap. 6)**

**1.** *Fármaco específico.* **Cromoglicato disódico.**

**2.** *Mecanismo de acción.* El cromoglicato disódico es un **estabilizador de mastocitos**. Impide la liberación de histamina y la sustancia de reacción lenta de anafilaxia (SRS-A, *slow-reacting substance of anaphylaxis*) de los mastocitos sensibilizados. No afecta el tono del músculo liso de las vías respiratorias.

**3.** *Indicación.* Se puede administrar por nebulización para **control crónico del asma**.

**4.** *Efectos adversos.* Son poco frecuentes pero pueden incluir **xerostomía, irritación de garganta** y **tos**.

# III. MUCOLÍTICOS Y ANTITUSÍGENOS

**A. Rinitis**

**1.** La rinitis implica inflamación e hinchazón de la membrana mucosa de la nariz, caracterizada por uno o más de los siguientes síntomas: congestión nasal, rinorrea, picazón nasal y estornudos.

   **a.** Los mediadores inflamatorios (histamina, leucotrienos, prostaglandinas, cininas) dan lugar a la producción de moco, vasodilatación, estimulación parasimpática y ensanchamiento de las vías respiratorias.

**2.** Puede ser causada por alergias, virus, anomalías vasomotoras o rinitis medicamentosa (congestión nasal de rebote debido al uso prolongado de descongestivos tópicos).

**B. Fármacos para tratar la rinitis**

**1. Antihistamínicos** (*véase* cap. 6)

   **a.** *Fármacos específicos.* Los fármacos de primera generación incluyen **difenhidramina, hidroxizina**, bromfeniramina y clorfeniramina. Los fármacos de segunda generación incluyen **loratadina, cetirizina** y **fexofenadina**.

   **b.** *Mecanismo de acción.* Antagonistas de los receptores de **histamina H₁**. No bloquean la liberación de histamina. También disminuyen las secreciones a través de su actividad anticolinérgica.

   **c.** *Indicaciones.* Los antihistamínicos pueden disminuir los estornudos, la picazón y la rinorrea.

   **(1)** En comparación con los glucocorticoides intranasales, son menos eficaces para la congestión nasal.

   **d.** *Efectos adversos.* Los **antihistamínicos de primera generación** causan **sedación**, ya que son lipófilos y atraviesan la barrera hematoencefálica. También pueden causar **efectos anticolinérgicos** como xerostomía y xeroftalmía. Los fármacos de **segunda generación son menos sedantes**.

**2. Agonistas del receptor adrenérgico α**

   **a.** *Fármacos específicos.* La **oximetazolina** y la **fenilefrina** están disponibles como aerosoles intranasales. La fenilefrina y la **seudoefedrina** pueden administrarse por vía oral.

   **(1)** Si bien la administración **intranasal** permite un inicio rápido y tiene pocos efectos sistémicos, también tienen un mayor riesgo de **congestión nasal de rebote**.

   **(2)** La administración oral permite una mayor duración de la acción, pero tiene un mayor riesgo de causar efectos sistémicos.

   **b.** *Mecanismo de acción.* Los agonistas del receptor adrenérgico α disminuyen la resistencia de las vías aéreas **al contraer las arteriolas dilatadas en la mucosa nasal**.

   **c.** *Indicación.* Se usan para el tratamiento de la congestión nasal.

   **d.** *Efectos adversos.* Puede haber nerviosismo, temblor, insomnio, vértigo y rinitis medicamentosa (inflamación crónica de la mucosa debido al uso prolongado de vasoconstrictores tópicos, caracterizada por congestión de rebote, taquifilaxia, dependencia y eventual necrosis de la mucosa).

### 3. Corticoesteroides inhalados
a. *Fármacos específicos.* Incluyen **beclometasona**, budesonida, flunisolida, **fluticasona** y **mometasona**.
b. *Mecanismo de acción.* Los glucocorticoides inhalados ejercen su acción antiinflamatoria a través de una amplia gama de efectos sobre diversas células inflamatorias y mediadores, incluidos los mastocitos y la histamina.
c. *Indicaciones.* Estos fármacos son eficaces para el tratamiento de la congestión nasal y la terapia de mantenimiento para la rinitis alérgica. Requieren 1-2 semanas para un efecto completo.
d. *Efectos adversos.* Incluyen **candidosis oral**. Los pacientes deben realizar enjuagues bucales con agua (sin tragar) después de cada uso para prevenir esta complicación.

**4.** Los anticolinérgicos pueden ser más eficaces en la rinitis, pero las dosis requeridas producen efectos adversos sistémicos.
a. El **ipratropio**, un antagonista de la acetilcolina mal absorbido, administrado por aerosol nasal, está aprobado para la rinorrea asociada con el resfriado común o con rinitis estacional alérgica o no alérgica.

## C. Tos
### 1. *Características de la tos*
a. **La tos es producida por el reflejo de la tos, que está integrado en el centro de la tos en la médula.**
(1) El estímulo inicial para la tos probablemente se origine en la mucosa bronquial, donde la irritación produce broncoconstricción.
(2) Los receptores para la tos, receptores de estiramiento especializados en la tráquea y el árbol bronquial, envían aferentes vagales al centro de la tos y desencadenan el reflejo (fig. 9-5).

## D. Fármacos para tratar la tos
### 1. Antitusivos
a. **Opiáceos (codeína, hidrocodona e hidromorfona)**
(1) Estos fármacos disminuyen la sensibilidad del centro de la tos a los estímulos periféricos y reducen las secreciones de la mucosa.
(2) Las acciones antitusivas se producen con dosis inferiores a las requeridas para la analgesia.
(3) Estos fármacos producen estreñimiento, náuseas y depresión respiratoria.
b. **Dextrometorfano**
(1) El dextrometorfano es el isómero-L de un opiáceo. Tiene actividad antitusiva, pero menor efecto analgésico. También cuenta con menos susceptibilidad adictiva en comparación con la codeína.
(2) El dextrometorfano produce menos estreñimiento que la **codeína**.
c. **Benzonatato**
(1) El benzonatato es un derivado del glicerol químicamente similar a la procaína y otros anestésicos de tipo éster.
(2) Disminuye la actividad de los receptores de tos periféricos y también parece reducir el umbral del centro de la tos.

**2.** Los expectorantes estimulan la producción de moco acuoso y menos viscoso, como la **guaifenesina**.
(1) Actúa directamente a través del tubo digestivo para estimular el reflejo vagal.
(2) Se requieren dosis casi eméticas de guaifenesina para obtener resultados beneficiosos, pero dichas dosis no se pueden alcanzar con los medicamentos de venta libre.

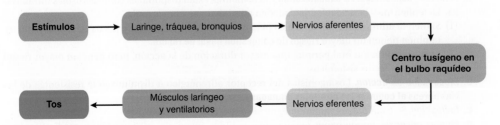

**FIGURA 9-5.** Mecanismo de la tos.

### 3. Mucolíticos (*N*-acetilcisteína)

**(1)** La *N*-acetilcisteína disminuye la viscosidad del moco y el esputo al **escindir los enlaces disulfuro**.

**(2)** Se administra inhalada y disminuye moderadamente las tasas de exacerbación de la EPOC en aproximadamente un 30%.

**(3)** La *N*-acetilcisteína intravenosa se utiliza como antídoto para la intoxicación por paracetamol (no relacionada con su actividad mucolítica).

## LISTA DE FÁRMACOS

**Agonistas de receptores adrenérgicos β₂ de acción corta**
Albuterol
Levalbuterol
Metaproterenol
Terbutalina

**Agonistas de receptores adrenérgicos β₂ de acción prolongada**
Formoterol
Salmeterol
Terbutalina

**Metilxantinas**
Teofilina

**Antagonistas muscarínicos**
Bromuro de aclidinio
Glicopirronio
Ipratropio
Tiotropio
Umeclidinio

**Inhibidores de la PDE4**
Roflumilast

**Glucocorticoides inhalados**
Beclometasona
Budesonida
Ciclesonida
Flunisolida
Fluticasona
Mometasona
Triamcinolona

**Inhibidores de leucotrienos**
Montelukast
Zafirlukast
Zileutón

**Anticuerpo anti-IgE**
Omalizumab

**Antihistamínicos (antagonistas seleccionados del receptor H₁, *véase* cap. 6)**
Bromfeniramina
Clorfeniramina
Difenhidramina
Fexofenadina
Loratadina

**Agonistas del receptor adrenérgico α (seleccionados, *véase* cap. 2)**
Fenilefrina
Oximetazolina
Seudoefedrina

**Antitusivos**
Benzonatato
Codeína
Dextrometorfano
Hidrocodona
Hidromorfona

**Expectorantes**
Guaifenesina

**Mucolíticos**
*N*-Acetilcisteína

**Cromona**
Cromoglicato disódico

# Autoevaluación

**Instrucciones:** seleccione la mejor respuesta para cada pregunta.

**1.** Un paciente de 17 años de edad es llevado con el alergólogo por tos crónica que se exacerba en diferentes momentos del día. Sus síntomas aparecen dos veces por semana y comienzan a interferir con sus estudios. ¿Cuál de los siguientes medicamentos es el tratamiento más apropiado para este paciente?

**(A)** Budesonida
**(B)** Difenhidramina
**(C)** Omalizumab
**(D)** Prednisona
**(E)** Teofilina

**2.** Una mujer de 52 años de edad llega a sala de urgencias con crisis de asma grave. Una semana antes había sido dada de alta del hospital después de ser atendida por infarto de miocardio. Tiene como tratamiento ácido acetilsalicílico cada 24 h y lisinopril. Se diagnostica hipersensibilidad al fármaco tras una evaluación adicional. ¿Qué medicamento se debe recetar para tratar la hipersensibilidad a los medicamentos?

**(A)** Albuterol
**(B)** Budesonida
**(C)** Ipratropio
**(D)** Teofilina
**(E)** Zafirlukast

**3.** Un hombre de 20 años de edad se presenta con el médico de atención primaria refiriendo ardor en los ojos, lagrimeo y estornudos constantes. Asiste a la universidad y participa en varios programas deportivos intramuros, pero en el último mes ha usado su inhalador de albuterol al menos 20 veces después de la práctica de béisbol. No ha tenido episodios nocturnos que le impidan dormir. Durante los últimos 5 años el paciente se ha controlado bien con glucocorticoides inhalados. ¿Cuál de los siguientes medicamentos es el tratamiento más apropiado para este paciente?

**(A)** Etanercept
**(B)** Salmeterol
**(C)** Triamcinolona
**(D)** Zileutón

**4.** Un hombre de 62 años de edad se presenta en la sala de urgencias con disnea y aturdimiento. Un estudio adicional revela una taquiarritmia. Recientemente, el paciente comenzó tratamiento con moxifloxacino por una infección de las vías respiratorias superiores. Al médico le preocupa que sus síntomas se deban a una interacción farmacológica con su medicamento para el asma. ¿Cuál es el medicamento que más probablemente esté tomando el paciente para controlar su asma?

**(A)** Albuterol
**(B)** Budesonida
**(C)** Omalizumab
**(D)** Prednisona
**(E)** Teofilina

**5.** Actualmente, una mujer de 51 años de edad está tomando teofilina para el tratamiento del asma crónica. ¿Cuál de las siguientes afirmaciones describe correctamente la acción de este medicamento?

**(A)** Antagonista del receptor de adenosina
**(B)** Agonista del receptor β
**(C)** Agonista del receptor de histamina
**(D)** Antagonista del receptor muscarínico

**6.** Una mujer de 24 años de edad se presenta en la farmacia para recoger una receta para el tratamiento de tos persistente. Inició con un medicamento que disminuye la sensibilidad del centro de la tos a los estímulos periféricos y también las secreciones de la mucosa. ¿Cuál de los siguientes medicamentos pudo haber sido recetado?

**(A)** Benzonatato
**(B)** Codeína
**(C)** Difenhidramina
**(D)** Guaifenesina
**(E)** *N*-acetilcisteína

**7.** Una mujer de 74 años de edad se presenta con su médico refiriendo retención urinaria y xerostomía durante las últimas 2 semanas. Recientemente comenzó tratamiento con un nuevo fármaco para tratar la EPOC. ¿Cuál de los siguientes medicamentos probablemente causó este efecto adverso?

**(A)** Budesonida
**(B)** Montelukast
**(C)** Salmeterol
**(D)** Teofilina
**(E)** Tiotropio

**8.** Un hombre de 33 años de edad se presenta con su médico familiar por empeoramiento de la disnea debida al asma. Se inicia con zileutón y se le pide que regrese a la clínica en 3 meses para tomar un control de las enzimas hepáticas. ¿Cuál es el mecanismo de acción de este fármaco?

**(A)** Inhibe la biosíntesis de prostaglandinas
**(B)** Inhibe la síntesis de leucotrienos
**(C)** Inhibe los receptores de leucotrienos
**(D)** Inhibe la 12-lipooxigenasa

**9.** Un hombre de 49 años de edad se presenta con su médico de atención primaria refiriendo palpitaciones leves. Tiene antecedentes de 15 años de tabaquismo. En la exploración física se detectan sibilancias. Se llevan a cabo pruebas de función y de difusión pulmonar y se diagnostica EPOC. Le recetan tiotropio dos veces al día. Seis meses después, regresa a la clínica. Aunque dejó de fumar, tiene quejas de un episodio de disnea grave cada día. ¿Cuál de los siguientes fármacos se debe agregar al régimen de tratamiento del paciente?

**(A)** Beclometasona
**(B)** Dexametasona
**(C)** Roflumilast
**(D)** Zileutón

# Respuestas y explicaciones

1. **A.** Esta es una presentación bastante clásica del asma, que debe confirmarse con más pruebas pulmonares. El asma leve persistente se puede tratar de distintas maneras, pero los glucocorticoides inhalados, como la budesonida, son muy eficaces. La prednisona oral tiene muchos efectos secundarios, especialmente en una persona joven. El omalizumab es para pacientes refractarios a otros tratamientos y aquellos con alergias. Los antihistamínicos, como la difenhidramina, son poco eficaces como tratamiento del asma y la teofilina solo es moderadamente eficaz.

2. **E.** En este caso la hipersensibilidad a medicamentos se debe al ácido acetilsalicílico. La inhibición de la ciclooxigenasa probablemente causó un cambio en el metabolismo del ácido araquidónico hacia la vía del leucotrieno, lo que condujo a la broncoconstricción. El zafirlukast, un antagonista del receptor de leucotrienos, puede ayudar con el control del asma inducida por ácido acetilsalicílico.

3. **B.** El asma se exacerba en respuesta al ejercicio o al aumento de la exposición a alérgenos; el exceso en el uso de agonistas $\beta_2$ de acción corta requiere un cambio en el esquema de tratamiento. La mejor opción sería un agonista $\beta_2$ de acción prolongada como el salmeterol. Los glucocorticoides orales, como la triamcinolona, tienen muchos efectos adversos y es poco probable que el zileutón sea lo suficientemente eficaz en las exacerbaciones del asma. El etanercept es un antiinflamatorio utilizado en la artritis reumatoide.

4. **E.** La teofilina tiene un índice terapéutico estrecho y las concentraciones en sangre deben ser controladas para evitar la intoxicación medicamentosa. El aclaramiento de la teofilina tiene una gran variabilidad y se ve afectado por la dieta, los medicamentos y la función hepática. A dosis terapéuticas, la teofilina puede causar insomnio, inquietud y empeoramiento de la dispepsia. La intoxicación grave puede provocar arritmias y convulsiones. Las fluoroquinolonas, como el moxifloxacino, pueden aumentar las concentraciones de la teofilina y provocar toxicidad.

5. **A.** La teofilina puede tener varios mecanismos de acción, pero su actividad antagonista del receptor de adenosina y la inhibición de la fosfodiesterasa son los más conocidos.

6. **B.** Los opiáceos como la codeína disminuyen la sensibilidad del centro de la tos a los estímulos periféricos y reducen las secreciones de la mucosa. Las acciones antitusivas se producen a dosis inferiores a las requeridas para la analgesia. El benzonatato reduce la actividad de los receptores de tos periféricos. La guaifenesina es un expectorante que estimula la producción de moco acuoso y menos viscoso. La N-acetilcisteína es un mucolítico que disminuye la viscosidad del moco y el esputo al escindir los enlaces disulfuro.

7. **E.** El tiotropio es un antagonista del receptor muscarínico de acetilcolina (ACh). Se utiliza para el mantenimiento de la enfermedad pulmonar obstructiva crónica (EPOC). Aunque se administra por inhalación y su absorción sistémica es baja, los pacientes de edad avanzada pueden estar en riesgo de sufrir efectos adversos como retención urinaria y xerostomía debido a la actividad anticolinérgica. Los otros medicamentos no causan el cuadro clínico del caso.

8. **B.** Al inhibir la 5-lipooxigenasa, el zileutón reduce la biosíntesis de leucotrienos; no inhibe (por el contrario, puede aumentar) la síntesis de prostaglandinas.

9. **C.** El roflumilast es un inhibidor de PDE4 bastante específico, útil para disminuir las exacerbaciones en los pacientes con EPOC. Los glucocorticoides orales, como la dexametasona, implican riesgos graves cuando se utilizan de manera crónica; por otra parte, los glucocorticoides inhalados, como la beclometasona, no se recomiendan en los estadios tempranos de la EPOC. El zileutón es ineficaz para esta enfermedad.

# Capítulo 10

# Fármacos que actúan sobre el sistema endocrino

## I. RECEPTORES DE HORMONAS

Todas las hormonas conocidas, y los fármacos que las simulan, actúan a través de uno de los **dos sistemas básicos de receptores:** los asociados con la membrana y los intracelulares (*véase* cap. 1).

**A. Receptores asociados con la membrana**

1. Los receptores asociados con la membrana enlazan las hormonas **hidrófilas** (que tienen poca penetración de la membrana plasmática) fuera de la célula; por ejemplo: la insulina, la hormona adrenocorticotrópica o corticotropina (ACTH, *adrenocorticotrophic hormone*) y la adrenalina.
2. Los receptores relacionados con la membrana transmiten señales al interior de la célula por medio de diversos mecanismos, "segundos mensajeros", que incluyen los siguientes:
   a. Cambios en el monofosfato de adenosina cíclico (cAMP, *cyclic adenosine monophosphate*) o en el monofosfato de guanosina cíclico (cGMP, *cyclic guanosine monophosphate*) causados por modificación de la actividad de sus respectivas ciclasas.
   b. Aumento del recambio de fosfoinosítidos por mayor actividad de la fosfoinosítido-cinasa.
   c. Cambios en el calcio ($Ca^{2+}$) intracelular por su acción sobre la reservas intracelulares o sobre los canales de $Ca^{2+}$ de la membrana.
   d. Cambios en los iones intracelulares por su acción sobre canales específicos que incluyen a los de sodio ($Na^+$), calcio ($Ca^{2+}$), potasio ($K^+$) y cloro ($Cl^-$).
   e. Incremento de la fosforilación de la tirosina sobre proteínas específicas mediante la acción de las tirosina-cinasas.

**B. Receptores intracelulares**

1. Los receptores intracelulares se unen a hormonas **hidrófobas** (que penetran con facilidad la membrana plasmática) dentro de la célula, ya sea en el citoplasma o en el núcleo; por ejemplo: cortisol, retinol y estrógenos.
2. Los receptores intracelulares regulan la velocidad de transcripción de genes diana específicos que cambian las concentraciones de las proteínas celulares.

## II. HIPOTÁLAMO

**A. Medicamentos que afectan a la hormona de crecimiento**

1. Hormona liberadora de la hormona del crecimiento o somatoliberina (GHRH, *growth hormone-releasing hormone*).
   a. Es producida por el hipotálamo dentro del núcleo arqueado.
   b. Se une a receptores de membrana específicos de la GHRH en los somatótropos hipofisarios y produce el rápido incremento de la hormona de crecimiento o somatotropina (GH, *growth hormone*).
2. Hormona inhibidora de la liberación de somatotropina, también denominada *somatostatina* (GHIH, *growth hormone-inhibiting hormone*).
   a. La GHIH se produce en el hipotálamo, las células D del páncreas y otras zonas del tubo digestivo.
   b. La GHIH se enlaza con receptores de somatostatina en la membrana plasmática de tejidos diana.

**c.** La GHIH **inhibe** muchas funciones del organismo:

**(1)** La secreción tanto de la **GH** como de la **hormona estimulante de la tiroides** o **tirotropina** (**TSH**, *thyroid-stimulating hormone*) **por la hipófisis**.

**(2)** La liberación de **glucagón** y de **insulina** por el páncreas.

**(3)** La secreción de varios péptidos intestinales como el **péptido intestinal vasoactivo** (VIP, *vasoactive intestinal peptide*) y la **gastrina**.

**(4)** Dentro del intestino, la secreción de hormonas vasodilatadoras.

**(5)** El crecimiento y la proliferación de muchos tipos celulares.

**3.** Análogos de la GHIH

  **a. Octreotida** (*véase* cap. 8)

    **(1)** *Mecanismo de acción.* La octreotida simula a la **GHIH** natural. Entre sus diversos efectos se encuentran los siguientes:

      **(a)** Inhibición de la secreción de serotonina.

      **(b)** Inhibición de la secreción de gastrina, VIP, insulina, glucagón, secretina, motilina y polipéptido pancreático.

      **(c)** Disminución de la secreción de TSH.

      **(d)** Supresión de la respuesta de la hormona luteinizante (LH, *luteinizing hormone*), conocida como *lutropina*, a la hormona liberadora de gonadotropina (GnRH, *gonadotropin-releasing hormone*), también llamada *gonadoliberina*.

      **(e)** Reducción de la GH y del factor de crecimiento insulínico 1 (IGF-1, *insulin-like growth factor-1*).

      **(f)** Disminución del riego sanguíneo esplácnico.

      **(g)** En algunos casos es más potente que la GHIH endógena; por ejemplo, proporciona una inhibición más intensa de la GH, el glucagón y la insulina.

    **(2)** *Indicaciones*

      **(a)** Se usa para tratar la **acromegalia**.

      **(b)** También se utiliza como tratamiento de la **diarrea** intensa asociada con estados hipersecretores, como en los tumores secretores de VIP (**VIPomas**).

      **(c)** Otras indicaciones incluyen gastrinomas, glucagonomas, **sangrado de várices y del tubo digestivo superior**, así como adenomas secretores de TSH.

    **(3)** *Efectos adversos.* Las reacciones adversas que se presentan con mayor frecuencia son las **náuseas**, los cólicos y el aumento en la formación de **cálculos biliares**. También es posible que cause hiperglucemia.

  **b. Lanreotida**

    **(1)** *Mecanismo de acción*. La lanreotida es un **análogo de la GHIH de acción prolongada**. De manera similar a la GHIH y a la octreotida, inhibe múltiples funciones endocrinas, neuroendocrinas y exocrinas. También ocasiona disminución de la secreción de la GH y disminución de la concentración del IGF-1.

    **(2)** *Indicaciones*

      **(a)** Está aprobada para el tratamiento a largo plazo de la **acromegalia**, en pacientes con respuesta subóptima a la cirugía o a la radioterapia.

      **(b)** También es utilizada como tratamiento de carcinoides y de tumores neuroendocrinos gastroenteropancreáticos.

    **(3)** *Efectos adversos.* Pueden incluir bradicardia, hipertensión y malestares gastrointestinales, incluidos dolor abdominal, náuseas y diarrea.

**B. Agonistas de la hormona liberadora de gonadotropina** (*véase* cap. 12)

**1.** La GnRH endógena se secreta desde el área preóptica del hipotálamo. Se une a receptores específicos en los gonadótrofos hipofisarios.

**2.** *Fármacos específicos.* Incluyen **leuprorelina**, triptorelina, **goserelina**, nafarelina e histrelina.

**3.** *Mecanismo de acción* (fig. 10-1)

  **a.** Los agonistas de la GnRH modulan la función del eje hipotalámico-hipofisario-gonadal.

  **b.** La **administración** a corto plazo o **pulsátil aumenta** la síntesis y la secreción de **LH** y de la hormona foliculoestimulante o folitropina (**FSH**, *follicle-stimulating hormone*).

  **c.** La **administración crónica inhibe** la secreción de **LH** y **FSH**, al causar una disminución en el número de receptores de GnRH.

    **(1)** Esto da lugar a una **disminución** posterior en la concentración de **testosterona, dihidrotestosterona** y **estrógenos**.

    **(2)** El uso de estos fármacos produce **testosterona en concentraciones de castración** en el caso de los hombres, y en las mujeres, **estrógenos en concentraciones posmenopáusicas**.

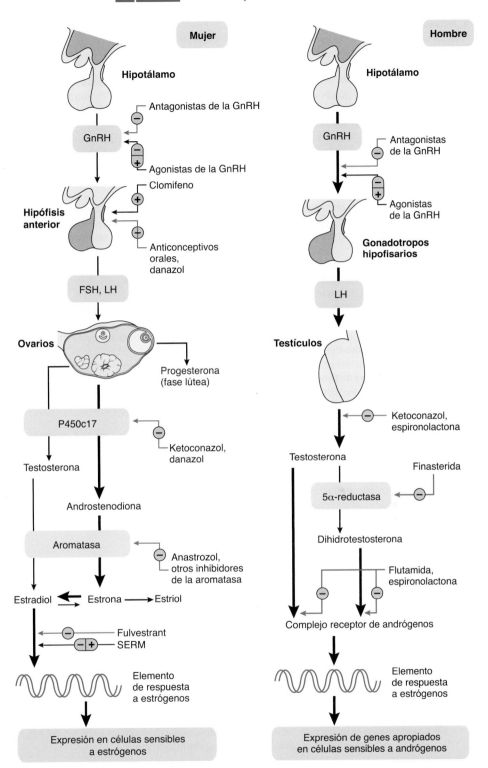

**FIGURA 10-1.** Eje hipotalámico-hipofisario. La hipófisis secreta hormonas tróficas, como la hormona foliculoestimulante (FSH) y la hormona luteinizante (LH), en respuesta a la liberación de hormonas producidas en el hipotálamo. También secreta corticotropina (ACTH), que aquí no se muestra. Las hormonas tróficas actúan sobre órganos periféricos como el ovario o los testículos para aumentar la producción de esteroides gonadales. Los esteroides gonadales, a su vez, ejercen retroalimentación negativa sobre el hipotálamo y la hipófisis. GnRH, gonadoliberina; SERM, modulador selectivo de los receptores de estrógenos.

**4.** *Indicaciones*

**a.** La administración crónica (disminución de LH y FSH) es útil en el tratamiento de la **hiperplasia** y el **cáncer dependiente de hormonas**, incluyendo cáncer de próstata, cáncer de mama, endometriosis y miomas.

**(1)** Todos los fármacos se usan en el tratamiento del **cáncer de próstata avanzado**.

**(2)** La goserelina se puede usar para el tratamiento del cáncer de mama en estadios avanzados.

**(3)** La leuprorelina, nafarelina y goserelina están indicadas para la endometriosis; la leuprorelina también está aprobada para el tratamiento de fibromas uterinos.

**b.** La administración pulsátil (aumento de LH y FSH) se utiliza para el tratamiento de la **infertilidad**.

**c.** La leuprorelina, triptorelina, nafarelina e histrelina pueden usarse para la pubertad precoz central.

**5.** *Efectos adversos.* Pueden incluir **bochornos** (sofocos), **ginecomastia**, disfunción sexual y **disminución de la densidad mineral ósea**.

**6.** *Precauciones*

**a.** Puede observarse un **crecimiento tumoral transitorio** durante las **primeras semanas** del tratamiento debido a los aumentos iniciales de testosterona (en hombres con cáncer de próstata) y de estrógenos (en mujeres con cáncer de mama). Lo anterior ocurre conforme **empeoran los síntomas de la enfermedad**.

**C.** Agonistas de la hormona liberadora de gonadotropina (*véase* cap. 12)

**1.** *Fármacos específicos.* Son **cetrorelix**, **ganirelix** y **degarelix**.

**2.** *Mecanismo de acción.* El mecanismo de acción de estos fármacos consiste en **bloquear los receptores de GnRH** y **disminuir** la secreción de **LH** y **FSH**.

**a.** Cuando se utilizan para la estimulación ovárica, retrasan el aumento de LH y así evitan la ovulación hasta que los folículos tienen un tamaño adecuado.

**b.** En el cáncer de próstata provocan una rápida carencia de andrógenos al disminuir la producción y las concentraciones de testosterona.

**(1)** A diferencia de los agonistas de GnRH, estos fármacos no causan un aumento de testosterona o estradiol al inicio del tratamiento.

**3.** *Indicaciones*

**a.** El cetrorelix y el ganirelix son utilizados para la **estimulación ovárica controlada** junto con las gonadotropinas.

**b.** El degarelix se usa para el tratamiento del **cáncer de próstata avanzado**.

**4.** *Efectos adversos*

**a.** El degarelix puede producir **bochornos** e incremento de las transaminasas, mientras cetrorelix y ganirelix pueden causar cefalea.

**D.** Factor liberador de prolactina y factor inhibidor de prolactina

**1.** Factor liberador de prolactina (PRF, *prolactin-releasing factor*)

**a.** Varias hormonas estimulan la secreción de prolactina, incluida la hormona liberadora de tirotropina o tiroliberina (TRH, *thyrotropin-releasing hormone*), la testosterona, los estrógenos y el VIP.

**b.** Los **antagonistas de la dopamina** y otros fármacos que disminuyen la actividad dopaminérgica causan un **aumento en la secreción de prolactina**, que incluye los siguientes:

**(1)** **Antipsicóticos** (p. ej., clorpromazina, haloperidol)

**(2)** **Antidepresivos** (p. ej., imipramina)

**c.** *Indicaciones.* Los medicamentos que promueven la secreción de prolactina se usan como tratamiento para el fracaso de la lactancia.

**2.** Factor inhibidor de prolactina (PIF, *prolactin-inhibiting factor*)

**a.** Los **agonistas de dopamina** inhiben la secreción de **prolactina**.

**(1)** La **bromocriptina** activa los receptores de dopamina ($D_2$) en la **vía tuberoinfundibular**, que **inhibe la secreción de prolactina hipofisaria**.

**(2)** La **cabergolina** es un potente agonista $D_2$ con mayor selectividad para estos receptores. Es más eficaz que la bromocriptina para disminuir la hiperprolactinemia.

**b.** *Indicaciones*

**(1)** Inhibición de la secreción de prolactina en **amenorrea**, **galactorrea** y tumores secretores de prolactina.

**(2)** Corrección de la **infertilidad** femenina secundaria a hiperprolactinemia.

**(3)** La bromocriptina se puede usar para el tratamiento de la enfermedad de Parkinson.

**E. Hormona liberadora de corticotropina**
1. La hormona liberadora de corticotropina o corticoliberina (CRH, *corticotropin-releasing hormone*) estimula la síntesis y liberación de ACTH en los corticotropos hipofisarios.
2. La corticorelina es un análogo de la CRH humana. Se utiliza de forma diagnóstica para definir si la fuente de producción de ACTH es hipofisaria o ectópica, así como para diferenciar entre la enfermedad hipotalámico-hipofisaria y la suprarrenal primaria.

**F. Hormona liberadora de tirotropina.** La TRH estimula la secreción de TSH de la hipófisis e induce la secreción de prolactina.

## III. HIPÓFISIS ANTERIOR

**A. Agonistas y antagonistas de la hormona del crecimiento**
1. La GH es importante para el **crecimiento del músculo estriado, huesos lineales** y **órganos**.
2. Tiene acciones directas e indirectas mediadas por la síntesis y secreción de IGF-1 del hígado y el riñón.
   a. Las acciones directas incluyen el antagonismo de la acción de la insulina, la estimulación de la hidrólisis de triglicéridos en el tejido adiposo, el aumento de la producción de glucosa hepática, el equilibrio positivo del calcio, la reabsorción renal de sodio y potasio, así como la producción de somatomedinas o IGF en el hígado y otros tejidos.
   b. Las acciones indirectas de la GH, mediadas por IGF-1, incluyen el crecimiento longitudinal de los huesos y el crecimiento de los tejidos blandos, el aumento del transporte de aminoácidos, la síntesis de ADN y ARN, la proliferación de muchos tejidos y el aumento de la síntesis de proteínas, así como el balance positivo de nitrógeno.
3. **Hormona del crecimiento humana recombinante**
   a. *Fármaco específico.* Somatropina.
   b. *Mecanismo de acción.* La somatropina se une a los receptores diméricos de GH que conducen a la transcripción y traducción de proteínas dependientes de GH, incluido el IGF-1.
   c. *Indicaciones*
      (1) Se utiliza para el tratamiento de la **insuficiencia de crecimiento, en pacientes pediátricos**, que incluye lo siguiente:
         (a) Terapia de reemplazo en niños con deficiencia de GH.
         (b) Baja estatura asociada con el síndrome de Turner.
         (c) Síndrome de Prader-Willi.
      (2) Otros usos aprobados incluyen el reemplazo a largo plazo de la **insuficiencia de GH** en adultos, el tratamiento de la **caquexia** en pacientes con emaciación debida al síndrome de inmunodeficiencia adquirida (sida) y el síndrome de intestino corto.
   d. *Efectos adversos y contraindicaciones*
      (1) Se han presentado edema, alteraciones metabólicas y reacciones en el sitio de inyección en el tratamiento con GH.
      (2) La administración está contraindicada en casos de obesidad, epífisis cerradas sin deficiencia de GH y enfermedad neoplásica.
4. **Antagonista del receptor de GH**
   a. *Fármaco específico.* Pegvisomant.
   b. *Mecanismo de acción.* El pegvisomant es una GH recombinante que se une selectivamente a los receptores de GH y **bloquea la unión de la GH** endógena; esto conduce a una disminución de las concentraciones de GF-1 y de otras proteínas sensibles a GH.
   c. *Indicación.* Se utiliza para el tratamiento de la **acromegalia**.
   d. *Efectos adversos.* Pueden incluir náuseas y diarrea.

**B. Gonadotropinas**
1. **LH y FSH**
   a. *Estructura*
      (1) La LH y la FSH son glucoproteínas que se encuentran en la hipófisis anterior.
      (2) **LH, FSH y TSH están compuestas por una subunidad α idéntica** y por una subunidad β única para cada hormona.

**b.** *Acciones y propiedades farmacológicas* (*véase* fig. 10-1)

   **(1)** La actividad de LH y FSH está mediada por receptores de membrana específicos que causan un aumento del cAMP intracelular.

   **(2)** **En las mujeres:**

   **(a)** La LH aumenta la **producción de estrógenos** en los ovarios y es necesaria para que el cuerpo lúteo genere **progesterona** después de la ovulación.

   **(b)** Se requiere FSH para el desarrollo normal y para la **maduración de los folículos ováricos**.

   **(3)** **En los hombres:**

   **(a)** La LH induce la **producción de testosterona** por las células intersticiales de Leydig de los testículos.

   **(b)** La FSH actúa sobre los testículos para estimular la **espermatogénesis** y la síntesis de la proteína de unión a andrógenos.

**c.** *Fármacos específicos*

   **(1)** **Urofolitropina** (FSH humana purificada)

   **(2)** **Folitropina** α o β (FSH humana recombinante)

   **(3)** **Menotropinas** (combinación purificada de FSH y LH humana)

**d.** *Mecanismo de acción*

   **(1)** Mujeres: estos fármacos reemplazan las concentraciones séricas de FSH que se encuentran deficientes o alteradas en pacientes que experimentan un deterioro de la función ovulatoria. **Imitan las acciones de la FSH** endógena y estimulan directamente el **reclutamiento**, el **crecimiento** y la **maduración del folículo**.

   **(2)** Hombres: **estimulan la espermatogénesis** en pacientes con hipogonadismo hipogonadotrópico.

**e.** *Indicaciones*

   **(1)** Mujeres: se utilizan en la **estimulación ovárica controlada** como preparación para aplicar una tecnología de reproducción asistida (fertilización *in vitro*).

   **(2)** Hombres: se usan para la inducción de la **espermatogénesis**.

**f.** *Efectos adversos.* Pueden incluir cefalea y cólicos abdominales. Los hombres también pueden experimentar dolor en las mamas y acné.

**g.** *Precauciones.* Existe mayor riesgo de presentar **eventos tromboembólicos**. En las mujeres se incrementan el riesgo de **síndrome de hiperestimulación ovárica** (SHO) y los **embarazos múltiples**.

   **(1)** El SHO ocurre aproximadamente 10 días después de usar medicamentos inyectables para estimular la ovulación. Los síntomas pueden incluir dolor abdominal, edema, aumento de peso, náuseas, vómitos y disnea.

**2.** *Gonadotropina coriónica humana*

**a.** La **gonadotropina coriónica humana** (**hCG**, *human chorionic gonadotropin*) se **produce en la placenta**; es posible aislarla y purificarla de la orina de mujeres embarazadas. La actividad de la hCG es casi idéntica a la de la LH, pero difiere en secuencia y contenido de hidratos de carbono.

**b.** *Fármacos específicos.* Incluyen a la hCG derivada de la orina o la recombinante.

**c.** *Mecanismo de acción*

   **(1)** Mujeres: estos fármacos **simulan el aumento normal de LH** y estimulan la ovulación. Hacen que el **folículo dominante libere su óvulo**.

   **(2)** Hombres: actúan como LH para **estimular la producción de testosterona** de las células de Leydig. La estimulación de la producción de andrógenos provoca el **desarrollo de los caracteres sexuales secundarios**.

**d.** *Indicaciones*

   **(1)** Mujeres: están aprobados para la **inducción de la ovulación** con tecnología de reproducción asistida. Generalmente se administran después de la FSH para estimular las etapas finales de maduración de los folículos. La ovulación tendrá lugar 36-72 h después de la administración.

   **(2)** Hombres: se utilizan para el tratamiento del **hipogonadismo hipogonadotrópico** y la **criptorquidia prepuberal**.

**e.** *Efectos adversos*

   **(1)** Estos fármacos pueden causar edema y cefalea. Los hombres también pueden experimentar ginecomastia y pubertad precoz.

**f.** *Precauciones.* Existe mayor riesgo de **eventos tromboembólicos**. En las mujeres se incrementa el riesgo de **SHO** y de **embarazos múltiples**.

**C. Hormona estimulante de la tiroides**

**1.** *Estructura y función*

**a.** La TSH es secretada por la hipófisis anterior.

**b.** Estimula la **producción** y la liberación de **triyodotironina (T₃)** y **tiroxina (T₄)** de la glándula tiroides. El efecto está mediado por la estimulación de receptores específicos de TSH en la membrana plasmática, aumentando así el cAMP intracelular.

**2. *Fármaco específico*. Tirotropina α.**

**3. *Mecanismo de acción*.** Se une a los receptores de TSH, lo cual estimula la absorción de yodo y la organización, síntesis y secreción de tiroglobulina (Tg), T₃ y T₄.

**4. *Indicaciones***

**a.** Se utiliza para el seguimiento (**diagnóstico por imagen**) en los pacientes con cáncer de tiroides bien diferenciado, que se han sometido previamente a tiroidectomía.

**(1)** Cuando se usa como herramienta diagnóstica, la cantidad de Tg detectada después de la administración puede revelar si la tiroidectomía o la ablación fue exitosa.

**b.** También se puede emplear para la ablación del tejido tiroideo remanente.

**(1)** Cuando se utiliza para el cáncer, ayuda a estimular la absorción de yodo radiomarcado para destruir el tejido canceroso.

**5. *Efectos adversos*.** Pueden incluir náuseas, cefalea y parestesias.

**D. Hormona adrenocorticotrópica y tetracosactida (cosintropina)**

**1. *Acciones y propiedades farmacológicas***

**a.** La ACTH es secretada por la hipófisis anterior. **Estimula la secreción corticosuprarrenal de glucocorticoides** y, en menor medida, de mineralocorticoides y andrógenos.

**b.** Los efectos están mediados por receptores de ACTH específicos unidos a la membrana acoplados para incrementar el cAMP intracelular.

**c.** La secuencia terminal de la ACTH es idéntica a la de la hormona estimulante de los melanocitos α o melanotropina (α-MSH, *α-melanocyte-stimulating hormone*); la concentración excesiva de ACTH puede producir hiperpigmentación.

**2. *Fármacos específicos*.** Incluyen la inyección de corticotropina y de tetracosactida.

**3. *Indicaciones***

**a.** La ACTH se utiliza en la evaluación de la insuficiencia suprarrenal primaria o secundaria. También es útil para **detectar la insuficiencia corticosuprarrenal**.

**b.** De igual forma, esta hormona puede usarse en circunstancias específicas cuando se desea aumentar los glucocorticoides. Sin embargo, generalmente se prefiere la administración directa de esteroides.

**4. *Efectos adversos y contraindicaciones***

**a.** Los efectos adversos asociados con la ACTH son similares a los de los glucocorticoides.

**b.** Se han presentado reacciones alérgicas, acné, hirsutismo y amenorrea.

# IV. HIPÓFISIS POSTERIOR

**A. Hormona antidiurética**

**1. Propiedades y acciones de la ADH**

**a.** La hormona antidiurética o vasopresina (ADH, *antidiuretic hormone*) se sintetiza en el hipotálamo y se almacena en la hipófisis posterior. Se libera en respuesta al aumento de la osmolaridad plasmática o a la disminución súbita de la presión arterial.

**b.** Tres tipos de receptores median las acciones de la ADH:

**(1)** Los receptores $V_1$ se acoplan para incrementar el recambio de fosfoinosítidos y para aumentar el calcio intracelular.

**(a)** El $V_{1a}$ se localiza en el músculo liso vascular, en el miometrio y en el riñón.

**(b)** El $V_{1b}$ se encuentra en el SNC y en la médula suprarrenal.

**(2)** Los receptores $V_2$ se acoplan para incrementar el cAMP.

**(a)** El $V_2$ se localiza en los túbulos renales.

**c.** Funciones de la ADH:

**(1)** En los túbulos renales, la ADH aumenta la **permeabilidad al agua** mediante de la inserción de canales de agua **acuaporina 2** en las membranas apicales y basolaterales.

**(2)** También incrementa el transporte de la urea en el conducto colector medular interno, lo que aumenta la capacidad del riñón para concentrar la orina.

**(3)** A dosis altas, la ADH causa **vasoconstricción** (a través de los receptores $V_{1a}$).

**(4)** Estimula la síntesis hepática del factor de coagulación VIII y del factor von Willebrand.

**2. Análogos de la ADH** (*véase* cap. 3)

   **a.** *Fármacos específicos.* Incluyen vasopresina y desmopresina (DDAVP).

   **b.** *Mecanismo de acción*

   **(1)** Durante el estado de choque, la vasopresina estimula al **receptor V₁ para aumentar la resistencia vascular sistémica y la presión arterial media**.

   **(2)** En el caso de la diabetes insípida central, la estimulación del **receptor V₂** incrementa el cAMP, lo que **aumenta la permeabilidad al agua** en el túbulo renal; esto da como resultado la **disminución del volumen de orina y el aumento de la osmolalidad**.

   **(3)** En la enfermedad de von Willebrand y en la hemofilia A, la desmopresina aumenta la concentración plasmática del factor de von Willebrand, factor VIII, y del activador de plasminógeno tisular (t-PA, *tissue plasminogen activator*); esto conduce a tiempos activados de tromboplastina parcial y de sangrado acortados.

   **c.** *Indicaciones*

   **(1)** La vasopresina sintética está aprobada para el tratamiento de la **diabetes insípida central** y para aumentar la presión arterial en adultos que presentan **estado de choque**.

   **(2)** La actividad $V_2$ de la desmopresina es 3 000 veces mayor que su actividad $V_1$; es eficaz para el tratamiento de la diabetes insípida central. También se usa para el tratamiento de la nicturia, la enfermedad de von Willebrand (tipo 1) y la hemofilia A.

   **d.** *Efectos adversos.* Incluyen **hiponatremia**.

**3. Antagonistas selectivos del receptor de vasopresina o acuaréticos** (*véase* cap. 3)

   **a.** *Fármacos específicos.* Incluyen **tolvaptán** (oral) y **conivaptán** (intravenoso).

   **b.** *Mecanismo de acción*

   **(1)** Estos fármacos son **antagonistas del receptor V₂**.

   **(2)** Promueven la **excreción de agua libre sin pérdida de electrólitos**, lo que permite una reducción neta de líquido. El efecto final es el incremento en la producción de orina, la disminución de la osmolalidad de la orina y el **aumento** de las concentraciones de **sodio sérico**.

   **(3)** El tolvaptán es selectivo para el receptor $V_2$ y el conivaptán bloquea los receptores $V_{1a}$ y $V_2$.

   **c.** *Indicaciones.* Estos fármacos están aprobados para el tratamiento de la **hiponatremia euvolémica** o **hipervolémica**, incluido el síndrome de secreción inapropiada de hormona antidiurética (**SIADH**, *syndrome of inappropriate secretion of antidiuretic hormone*).

   **d.** *Efectos adversos y precauciones.* Pueden causar hipernatremia. La corrección rápida de la hiponatremia (> 12 mEq/L/24 h) puede ocasionar **síndrome de desmielinización osmótica**.

   **(1)** Los síntomas de la desmielinización osmótica incluyen paresia, trastornos del comportamiento, convulsiones, letargia, confusión y coma. En muchos casos, son reversibles o solo parcialmente reversibles.

**4. Antagonista no selectivo del receptor de vasopresina**

   **a.** *Fármaco específico.* Demeclociclina.

   **b.** *Mecanismo de acción.* Es un antibiótico de tetraciclina que también **inhibe la acción de la ADH**.

   **c.** *Indicación.* Se utiliza para el tratamiento del SIADH.

   **d.** *Efectos adversos.* Puede incluir fotosensibilidad y diabetes insípida nefrogénica.

   **e.** *Precauciones.* Su administración debe evitarse **en los niños pequeños** (< 8 años de edad), ya que puede causar hiperpigmentación tisular y **decoloración dental**.

**B. Oxitocina**

**1.** *Acciones y propiedades farmacológicas*

**2.** La oxitocina se sintetiza en el hipotálamo y es secretada por la hipófisis posterior. Se diferencia de la ADH solo por dos aminoácidos.

   **a.** **Provoca la expulsión de leche de la mama y estimula la contracción del músculo liso uterino.**

   **b.** Se ha asociado con conductas parentales, de apareamiento y sociales.

**3.** *Fármaco específico.* Oxitocina.

**4.** *Mecanismo de acción.* Actúa por medio de la activación de los receptores acoplados a la proteína G y desencadena un **incremento en la concentración de calcio intracelular en las miofibrillas uterinas**. También aumenta la producción local de prostaglandinas, estimulando aún más la contracción uterina.

**5.** *Indicaciones.* Se puede utilizar para la **inducción del parto** y su mantenimiento. También tiene utilidad para el control del **sangrado** o **hemorragia posparto**.

**6.** *Efectos adversos y precauciones*

   **a.** La oxitocina puede producir **inestabilidad cardiovascular**, incluyendo hipotensión y **taquicardia**.

**b.** Debido a su similitud estructural con la ADH, las dosis altas pueden tener **efectos antidiuréticos**.

**c.** Puede causar rotura uterina y por ello no debe usarse después de una cirugía uterina o si existen signos de sufrimiento fetal.

# V. FÁRMACOS QUE ACTÚAN SOBRE LAS GÓNADAS Y SOBRE EL APARATO REPRODUCTOR

## A. Estrógenos

### 1. *Estructura y propiedades*

**a.** Estrógenos naturales

**(1)** Los estrógenos naturales incluyen estradiol 17β (E2), estrona (E1) y estriol (E3).

**(a)** El **estradiol** es el principal producto secretado por el **ovario** y es el estrógeno natural más potente.

**(b)** La estrona es la principal fuente de estrógenos en las mujeres posmenopáusicas.

**(c)** El estriol es un estrógeno placentario y solo se observa durante el embarazo.

**(2)** Los estrógenos naturales son producidos por el metabolismo del colesterol (fig. 10-2).

**(a)** La testosterona es el precursor inmediato del estradiol. **La conversión de testosterona a estradiol 17β es catalizada por la enzima aromatasa**.

**(b)** La estrona y el estriol se producen en el hígado y en otros tejidos periféricos a partir de estradiol 17β.

**b.** Estrógenos sintéticos

**(1)** Se ha creado una variedad de estrógenos sintéticos.

**(2)** Los que son de uso frecuente incluyen el **etinilestradiol** y el **mestranol**.

**(3)** Se pueden administrar por vía oral, tópica, transdérmica o por inyección.

### 2. *Metabolismo*

**a.** El estradiol 17β se une ampliamente a la globulina fijadora de esteroides sexuales (SSBG, *sex steroid-binding globulin*) y a la albúmina sérica.

**b.** Los estrógenos naturales están sujetos a un gran efecto de primer paso hepático.

### 3. *Mecanismo de acción* (*véase* fig. 10-1)

**a.** Los estrógenos se unen a receptores de estrógenos intracelulares específicos (ER-α y ER-β).

**(1)** En general, el ER-α (*estrogen receptor alpha*) tiene muchas propiedades promotoras del crecimiento, mientras que ER-β (*estrogen receptor beta*) tiene efectos anticrecimiento.

**b.** El complejo hormona-receptor interactúa con secuencias de ADN específicas y altera las tasas de transcripción de genes diana (*véase* fig. 1-1F) al reclutar coactivadores y correpresores.

**(1)** Esto conduce a un cambio en la síntesis de proteínas específicas dentro de una célula diana.

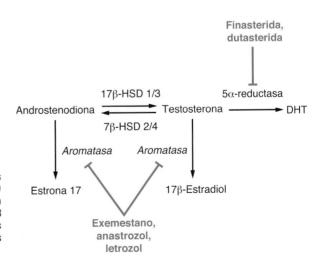

**FIGURA 10-2.** Conversión enzimática de andrógenos en estrógenos y dihidrotestosterona. 17β-HSD es la hidroxiesteroide-deshidrogenasa. Existen múltiples isoformas de esta enzima: los tipos 1 y 3 catalizan reacciones que producen esteroides más activos; los tipos 2 y 4 producen metabolitos menos activos. DHT, dihidrotestosterona.

**4.** *Efectos*
  **a.** Crecimiento y desarrollo
    **(1)** Los estrógenos son necesarios para favorecer el desarrollo y la maduración de los **genitales internos y externos femeninos**, el **crecimiento de las mamas**, el **crecimiento óseo lineal** en la pubertad y el cierre de las epífisis.
    **(2)** Influyen en la distribución femenina típica de la grasa subcutánea y el vello púbico y axilar.
    **(3)** Son necesarios en el útero para el crecimiento del **miometrio** y para el crecimiento y desarrollo del **revestimiento endometrial**.
      **(a)** La exposición continua puede provocar **hiperplasia endometrial** y sangrado.
  **b.** Ciclo menstrual
    **(1)** Se requiere de los estrógenos para facilitar el **desarrollo folicular** ovárico y la regulación del **ciclo menstrual**.
  **c.** Metabolismo sistémico
    **(1)** **Aumentan los triglicéridos plasmáticos** y tienden a **disminuir el colesterol sérico**, al reducir las lipoproteínas de baja densidad (LDL, *low-density lipoprotein*) y aumentar las concentraciones de lipoproteínas de alta densidad (HDL, *high-density lipoprotein*).
    **(2)** Incrementan las concentraciones de transferrina, globulinas fijadoras de esteroides y de tiroxina (TBG, *thyroid-binding globulins*), plasminógeno, fibrinógeno y factores de coagulación II, VII, VIII, IX y X. Disminuyen la antitrombina III, la proteína C y la proteína S.
      **(a)** **En general, los estrógenos aumentan la coagulabilidad de la sangre.**
    **(3)** También **disminuyen la resorción ósea**, pero con poco efecto sobre la formación del hueso.
    **(4)** Intensifican la liberación de leptina del tejido adiposo.
  **d.** Los estrógenos también influyen en la libido y el estado de ánimo.
**5.** *Indicaciones*
  **a.** Tienen utilidad para la **terapia estrogénica de reemplazo** en la insuficiencia ovárica.
  **b.** También se usan en el **tratamiento de la menopausia**.
    **(1)** La terapia hormonal menopáusica (THM) se puede lograr con estrógenos orales, parenterales, tópicos (intravaginales) o transdérmicos, con o sin progestágenos.
      **(a)** Los estrógenos por lo general se administran de **manera cíclica** para evitar los largos períodos de exposición continua.
      **(b)** El uso concomitante de **terapia con estrógenos y progestágeno reduce la incidencia de carcinoma endometrial**.
    **(2)** La terapia posmenopáusica con estrógenos **alivia los bochornos, la sudoración y la vaginitis atrófica**. También disminuye la tasa de pérdida ósea.
  **c.** De igual manera se utilizan como tratamiento para alteraciones menstruales y anticoncepción oral.
**6.** *Efectos adversos y contraindicaciones*
  **a.** Los estrógenos pueden ocasionar **náuseas, cefaleas**, colestasis e hipertensión.
  **b.** Implican mayor riesgo de **cáncer de endometrio** que depende de la dosis y de la duración.
    **(1)** El riesgo **disminuye con la interrupción periódica** de la terapia con estrógenos y el **reemplazo por progestágeno**, o mediante el tratamiento concomitante con ambos fármacos.
  **c.** La terapia con estrógenos es la causa principal de **sangrado posmenopáusico** y puede enmascarar un sangrado debido a cáncer de endometrio.
  **d.** Están contraindicados en presencia de carcinoma dependiente de o sensible a estrógenos, enfermedad hepática o enfermedad tromboembólica.

**B. Fármacos con actividad antiestrogénica**
  **1. Modulador selectivo de los receptores de estrógenos (SERM)**
    **a.** Los SERM (*selective estrogen receptor modulator*) son ligandos para el receptor de estrógenos con actividad agonista en tejido; pueden tener actividad antagonista o no tener actividad en otro tejido.
      **(1)** La actividad **agonista** es **preferida** en el **hueso**, cerebro e hígado.
      **(2)** La actividad **antagonista** es **preferida** en **mamas** y **endometrio** para prevenir el desarrollo de cáncer.
    **b.** *Fármaco específico.* Clomifeno.
    **c.** *Mecanismo de acción* (*véase* fig. 10-1)
      **(1)** Este fármaco es un SERM con **potente actividad antiestrogénica**.

**(2)** El clomifeno compite con los estrógenos por los sitios de unión a receptores estrogénicos y retrasa la reposición de esos receptores en las células. Inhibe los efectos de retroalimentación negativa de los estrógenos hipotalámicos e hipofisarios y así **aumenta la secreción de gonadotropinas (FSH, LH)**.

**(3)** Esto da lugar a una **maduración folicular mejorada y a la estimulación de la ovulación**.

**d.** *Indicaciones*. Se utiliza para el tratamiento de la **infertilidad femenina en mujeres con disfunción ovulatoria**. No es eficaz en mujeres con insuficiencia ovárica o hipofisaria.

**e.** *Efectos adversos*. Ocurren **bochornos y agrandamiento ovárico**.

**f.** *Precauciones*. Incluyen un mayor riesgo de SHO y de cáncer ovárico. También puede aumentar el riesgo de embarazos múltiples.

**2. Andrógeno sintético**

**a.** *Fármaco específico*. **Danazol**.

**b.** *Mecanismo de acción* (*véase* fig. 10-1)

**(1)** El danazol es un derivado de la testosterona con **propiedades antiandrogénicas, antiestrogénicas y antiprogestágenas**.

**(2)** Inhibe varias de las enzimas implicadas en la esteroidogénesis, pero no inhibe la aromatasa.

**(3)** También puede unirse a los receptores de estrógenos y andrógenos, así como evitar la liberación de gonadotropina tanto en hombres como en mujeres.

**(4)** El danazol **disminuye la producción hipofisaria de FSH y LH**. Causa regresión y atrofia del tejido endometrial normal y ectópico.

**c.** *Indicaciones*. Se usa para tratar la **endometriosis** y la **enfermedad fibroquística de la mama**.

**d.** *Efectos adversos*. Pueden incluir **aumento de peso, acné** e **incremento en el crecimiento del cabello**.

**e.** *Precauciones*. Tiene el potencial de causar varios efectos peligrosos, incluyendo **enfermedad hepatocelular**, hipertensión intracraneal y tromboembolia.

**f.** *Contraindicaciones*. No debe usarse en mujeres embarazadas ni en pacientes con hepatopatía.

**3.** *Los fármacos con actividad antiestrogénica que se usan en el tratamiento del cáncer de mama se incluyen en el capítulo 12, que trata sobre la quimioterapia contra el cáncer. Pueden incluirse los siguientes:*

**a.** *Antagonista del receptor de estrógenos (fulvestrant)*

**b.** *SERM (tamoxifeno, raloxifeno, toremifeno)*

**c.** *Inhibidores de aromatasa (anastrozol, letrozol, exemestano)*

## C. Progestágenos

**1.** *Estructura y actividad*

**a.** El progestágeno natural más importante es la progesterona sintetizada por los ovarios, los testículos y las glándulas suprarrenales.

**b.** Los progestágenos sintéticos incluyen los compuestos 19-nor, como **noretindrona**, norgestrel y **levonorgestrel**.

**(1)** Todos estos fármacos son potentes progestágenos orales derivados de la testosterona, algunos con actividad androgénica.

**c.** Varios derivados sintéticos de la progesterona tienen actividad de progestágeno, incluyendo **megestrol, acetato de medroxiprogesterona** y caproato de hidroxiprogesterona.

**d.** Los gonanos incluyen norgestimato y desogestrel, con actividad androgénica disminuida.

**e.** **La drospirenona es un análogo de la espironolactona** con actividad antimineralocorticoide, antiandrogénica y progestágena.

**2.** *Mecanismo de acción y propiedades farmacológicas* (*véase* fig.10-1)

**a.** Los progestágenos se unen a receptores de progesterona (PR-A y PR-B, *progesterone receptors*) intranucleares que alteran la transcripción de los genes diana.

**b.** La progesterona se une de manera amplia a la globulina fijadora de corticoesteroides (CBG, *corticosteroid-binding globulin*) plasmática y no se administra por vía oral debido al rápido metabolismo hepático.

**c.** En cuanto a los progestágenos, estos se eliminan por medio de su hidroxilación a pregnanediol y por conjugación con ácido glucurónico para su posterior excreción urinaria.

**d.** Los progestágenos tienen múltiples acciones. Disminuyen la actividad mitótica estimulada por estrógenos del útero, causan vascularización del endometrio e inducen una apariencia y función más glandulares.

**e.** Los progestágenos pueden disminuir los triglicéridos y las HDL; por otra parte, es posible que aumenten ligeramente las LDL, lo que depende de la preparación y la dosis. También incrementan la lipoproteína-lipasa.

**f.** Los progestágenos aumentan la secreción de insulina (basal y estimulada) y también estimulan el apetito.

**3.** *Indicaciones*

**a.** Los progestágenos se administran por vía oral, inyección de depósito, gel vaginal o dispositivo intrauterino de liberación lenta.

**b.** Para la anticoncepción se usan solos o en combinación con estrógenos.

**c.** Se pueden utilizar en el tratamiento del **cáncer de endometrio** y de la **hiperplasia endometrial**.

**d.** Los progestágenos controlan el **sangrado uterino anormal** y también pueden ser útiles para **retrasar la menstruación** por razones quirúrgicas o postoperatorias.

**e.** Pueden usarse para evaluar la función endometrial en la amenorrea.

**D. Fármacos con actividad antiprogestágena**

**1.** *Fármaco específico.* **Mifepristona (RU-486).**

**2.** *Mecanismo de acción*

**a.** La mifepristona es un derivado de la noretindrona con potente actividad antiprogestágena y antiglucocorticoide.

**b.** Es un **antagonista competitivo de los receptores de progesterona** y de glucocorticoides.

**c.** Bloquea los efectos de la progesterona, lo que desencadena una **actividad inductora de contracción** en el miometrio.

**3.** *Indicaciones.* Se ha aprobado el uso de la mifepristona para inducir el **aborto médico** en el primer trimestre del embarazo (en combinación con misoprostol).

**4.** *Efectos adversos.* Incluyen náuseas, diarrea, **dolor abdominal** y **sangrado vaginal**.

**5.** *Precauciones.* Es posible que cause hemorragia e infecciones bacterianas.

**E. Anticonceptivos hormonales**

**1. Anticonceptivos orales combinados**

**a.** *Fármacos específicos.* Incluyen combinaciones de **estrógenos** y **progestágenos**.

   **(1)** El componente estrogénico es **etinilestradiol** o mestranol.

   **(2)** El componente progestágeno puede ser **noretindrona**, norgestrel, **levonorgestrel** o drospirenona.

**b.** *Mecanismo de acción* (*véase* fig. 10-1)

   **(1)** Inhiben la ovulación mediante retroalimentación negativa. Suprimen la producción de FSH para evitar la maduración del folículo y también el pico de LH para evitar la ovulación.

   **(2)** El **mecanismo anticonceptivo más importante** consiste en **inhibir el pico de LH a mitad del ciclo menstrual**, de modo que **no se produzca la ovulación**.

   **(3)** También causan alteraciones en el aparato genital al ocasionar que la mucosa cervical sea desfavorable para la penetración de los espermatozoides o produciendo un entorno desfavorable para la implantación del embrión.

**c.** *Indicaciones.* Aparte de su utilidad **anticonceptiva**, estos fármacos se usan para el tratamiento de **dismenorrea, síndrome de ovario poliquístico**, menorragia, **endometriosis**, acné e hirsutismo.

**d.** *Administración*

   **(1)** Los anticonceptivos combinados suelen tomarse de manera continua durante 21 días, seguidos por un período de 7 días de interrupción (en ocasiones con placebo) para inducir la menstruación.

   **(2)** Algunos anticonceptivos orales se administran en ciclos extendidos (en lugar de mensuales).

      **(a)** El número de episodios anuales de sangrado por interrupción es reducido y puede eliminarse por completo.

      **(b)** Además, acortar el intervalo libre de hormonas puede disminuir los síntomas asociados con la abstinencia hormonal, como la cefalea o el dolor pélvico.

   **(3)** La anticoncepción de respaldo generalmente es necesaria si se omiten dos o más píldoras hormonales consecutivas.

**e.** *Ventajas.* Incluyen la **disminución del riesgo de cánceres endometrial, de ovario** y de colon.

**f.** *Efectos adversos.* Entre las reacciones adversas se pueden incluir la hipertensión, la hipertrigliceridemia y aumento de sangrado por disrupción.

**g.** *Precauciones*

**(1)** Incrementan el riesgo de **tromboembolia.**

    **(a)** Los estrógenos aumentan las concentraciones de fibrinógeno y de los factores de la coagulación II, VII, VIII, IX y X, mientras que disminuyen las concentraciones de antitrombina III.

**(2)** Existe mayor riesgo de **cáncer de mama.**

**(3)** Están asociados con mayor morbilidad y mortalidad debido a **infarto de miocardio** (que puede estar relacionado con la edad).

    **(a)** El riesgo de complicaciones cardiovasculares se incrementa notablemente en las mujeres **mayores de 35 años con hábito tabáquico.**

**h.** *Contraindicaciones.* Están contraindicados en enfermedades cardiovasculares y tromboembólicas, cáncer dependiente de estrógenos, insuficiencia hepática, hemorragia no diagnosticada y migraña.

**i.** *Interacciones farmacológicas.* Cualquier medicamento que aumente la actividad de las enzimas microsómicas del hígado, como la rifampicina y ciertos anticonvulsivos, acelera el metabolismo de los anticonceptivos orales y puede disminuir su eficacia.

**2. Preparaciones de progestágeno solo**

**a.** *Fármacos específicos*

**(1)** La noretindrona (noretisterona) está disponible como "minipíldora" (oral) de uso diario.

**(2)** El acetato de medroxiprogesterona está disponible como inyección subcutánea o intramuscular y se administra cada 3 meses.

**(3)** El etonogestrel es un implante subcutáneo que proporciona anticoncepción hasta por 3 años.

**(4)** Respecto al levonorgestrel, se encuentra disponible como dispositivo intrauterino que proporciona anticoncepción hasta por 5 años.

**b.** *Mecanismo de acción.* El mecanismo principal para la anticoncepción con progestágenos consiste en **espesar el moco en el cuello uterino, lo que dificulta la entrada de los espermatozoides.** También suprimen la ovulación, aunque no de manera consistente, lo que puede provocar períodos irregulares de fertilidad (*véase* fig. 10-1).

**c.** *Indicaciones.* Estos anticonceptivos son los ideales para las mujeres que tienen **contraindicados los estrógenos** o con riesgos adicionales como ser pacientes **lactantes,** con antecedentes **de migraña** con aura o en presencia de **hábito tabáquico.**

**d.** *Administración*

**(1)** La "minipíldora" debe administrarse a la **misma hora cada día** para maximizar la eficacia anticonceptiva. Si se administra con más de 3 h de retraso, o se pierde la dosis, se debe utilizar un anticonceptivo de respaldo durante al menos 2 días.

**e.** *Ventajas.* Disminuyen el riesgo de cáncer de endometrio.

**f.** *Efectos adversos.* Pueden incluir sangrado irregular, **brotes de acné** y quistes foliculares.

**g.** *Precauciones.* **Pueden aumentar el riesgo de cáncer de mama.**

**h.** *Interacciones farmacológicas.* Cualquier medicamento que incremente la actividad de las enzimas microsómicas del hígado, como la rifampicina y ciertos anticonvulsivos, acelera el metabolismo de los anticonceptivos orales y puede disminuir su eficacia.

**3. Anticonceptivos orales poscoitales (de urgencia)**

**a.** *Fármaco específico.* **Levonorgestrel.**

**b.** *Mecanismo de acción.* El mecanismo no ha sido esclarecido. **Altera el transporte de espermatozoides, inhibe la ovulación y previene la implantación.** No afecta los embarazos consumados.

**c.** *Indicaciones.* Se utiliza para **evitar embarazos no deseados después de una relación sexual sin protección o del fracaso de un método anticonceptivo.** Es menos eficaz que los regímenes anticonceptivos orales estándar.

**d.** *Administración.* Se puede administrar **sin tener en cuenta el día del ciclo menstrual** debido a la incertidumbre sobre el momento de la ovulación. Debe tomarse dentro de las primeras 72 horas posteriores a la relación sexual sin protección.

**e.** *Efectos adversos.* Pueden incluir náuseas, vómitos y sangrado irregular.

**f.** Otro fármaco disponible para la anticoncepción de urgencia es el **acetato de ulipristal.** Es más eficaz que el levonorgestrel, pero solo está disponible con receta médica.

**(1)** Este fármaco es un **modulador del receptor de progestágeno.** Evita que el progestágeno se una al receptor de progesterona y pospone la rotura folicular cuando se administra antes de la ovulación; esto puede retrasar o inhibir la ovulación.

**F. Andrógenos y esteroides anabólicos**

1. ***Testosterona***

   **a.** Esta hormona androgénica se sintetiza principalmente en las **células de Leydig** de los testículos, bajo la influencia de la LH.

   **b.** La enzima **5α-reductasa metaboliza a la testosterona en 5α-dihidrotestosterona, que es el andrógeno más potente**.

   **c.** Se une ampliamente a la SSBG y a la albúmina.

   **d.** La testosterona natural puede administrarse por vía transdérmica o intramuscular.

2. ***Andrógeno sintético***

   **a.** Los ésteres de la testosterona sustituidos en la posición 17 (propionato de testosterona, enantato de testosterona y cipionato de testosterona) se administran mediante inyección.

   **b.** Los derivados de 17-alquiltestosterona incluyen metiltestosterona, fluoximesterona y oximetolona.

   **c.** La nandrolona y la oxandrolona son derivados de la testosterona que presentan una relación anabólica-androgénica más alta que la testosterona misma.

3. ***Mecanismo de acción*** (*véase* fig. 10-1)

   **a.** Los andrógenos forman un complejo con un receptor intracelular específico (un miembro de la familia de receptores nucleares) e interactúan con genes específicos para modular la diferenciación, el desarrollo y el crecimiento (*véase* fig. 1-1F).

   **b.** Acciones androgénicas

   **(1)** Los andrógenos estimulan la diferenciación y el desarrollo de las estructuras wolffianas, incluyendo **epidídimo**, **vesículas seminales**, **próstata** y **pene**.

   **(2)** Estimulan el desarrollo y el mantenimiento de los **caracteres sexuales secundarios masculinos**.

   **c.** Acciones anabólicas

   **(1)** Los esteroides anabólicos causan la aceleración del **cierre epifisario** y producen un crecimiento lineal en la pubertad.

   **(2)** También provocan un aumento en la masa muscular.

   **(3)** Sus efectos conductuales incluyen **agresividad** y aumento de la **libido**.

4. ***Indicaciones***

   **a.** Hipogonadismo

   **(1)** Promueven el crecimiento lineal y la maduración sexual; también mantienen los caracteres sexuales secundarios masculinos, la libido y la potencia.

   **b.** Cáncer de mama dependiente de estrógenos

   **c.** Alteraciones debilitantes debidas al sida o como tratamiento posterior a quemaduras graves

5. ***Efectos adversos y contraindicaciones***

   **a.** Los andrógenos y los esteroides anabólicos producen **disminución de la función testicular**, edema y alteración de los lípidos plasmáticos (aumento de las LDL y disminución de las HDL).

   **b.** Estos fármacos causan masculinización en las mujeres.

   **c.** Los andrógenos aumentan la actividad fibrinolítica plasmática causando hemorragia intensa con terapia anticoagulante concomitante.

   **d.** Los **andrógenos con alquilo sustituido en la posición 17** (no las preparaciones de éster de testosterona) están asociados con un **aumento de las enzimas hepáticas**, hiperbilirrubinemia y hepatitis colestásica que pueden provocar ictericia.

   **e.** Los andrógenos y los esteroides anabólicos están contraindicados en las mujeres embarazadas y en los pacientes con diagnóstico de carcinoma de próstata o enfermedad hepática, renal o cardiovascular.

6. ***Precauciones.*** Los atletas pueden usar estos fármacos de manera inapropiada; las dosis grandes de andrógenos aumentan el grado y la tasa de formación muscular, lo cual les permite incrementar la intensidad del entrenamiento.

**G. Fármacos con actividad antiandrogénica**

1. **Inhibidores de la 5α-reductasa**

   **a.** ***Fármacos específicos.*** Incluyen **finasterida y dutasterida**.

   **b.** ***Mecanismo de acción.*** Estos fármacos **inhiben la conversión de testosterona a dihidrotestosterona**, suprimen notablemente la concentración de dihidrotestosterona y **disminuyen el tamaño de la glándula prostática** (*véase* fig. 10-1).

   **c.** ***Indicaciones***

**(1)** Ambos están aprobados para el tratamiento de la **hiperplasia prostática benigna**.

   **(a)** Son más eficaces con próstatas más grandes.

   **(b)** Es posible que se requiera tratamiento durante 6-12 meses para disminuir suficientemente el tamaño de la próstata y aliviar los síntomas.

   **(c)** El antígeno prostático específico (PSA, *prostate-specific antigen*) disminuirá.

**(2)** La finasterida también está aprobada para el tratamiento de la **alopecia de patrón masculino**.

**d.** *Vigilancia*. Después de aproximadamente 3-6 meses de tratamiento, estos fármacos disminuyen las concentraciones de PSA. Es necesario establecer un nuevo PSA de referencia; cualquier paciente con aumento de este antígeno debe realizarse estudios de cáncer de próstata.

**e.** *Efectos adversos*. Pueden incluir **disfunción sexual**, incluyendo la disminución de la libido y la disfunción eyaculatoria o eréctil.

**f.** *Precauciones*

   **(1)** Aunque estos fármacos disminuyen la incidencia del cáncer de próstata en general, es posible que aumenten la **incidencia de cáncer de próstata de alto grado** en aquellos que sí desarrollan cáncer de próstata.

   **(2)** Estos fármacos **pueden afectar al feto en desarrollo**, lo que incluye anomalías de los genitales masculinos externos. Las mujeres embarazadas deben evitar el contacto con el medicamento, incluida la exposición al semen de una pareja masculina que estuvo expuesta.

**2.** *Los fármacos con actividad antiestrogénica que se usan para el tratamiento del cáncer de mama se incluyen en el capítulo 12, que trata sobre la quimioterapia contra el cáncer. Estos incluyen:*

   **a.** *Antiandrógenos: flutamida, bicalutamida, nilutamida.*

   **b.** *Inhibidores de la síntesis de andrógenos: abiraterona y ketoconazol.*

# VI. CORTEZA SUPRARRENAL

## A. Corticoesteroides

**1.** *Esteroides corticosuprarrenales naturales*

   **a.** Los glucocorticoides se sintetizan bajo el control de la ACTH.

   **b.** El **cortisol** (**hidrocortisona**) es el **glucocorticoide predominante** en los humanos (fig.10-3).

   **c.** La **aldosterona** es el principal **mineralocorticoide** de la corteza suprarrenal (*véase* fig. 10-3).

   **d.** Un precursor de la aldosterona, la 11-desoxicorticosterona, tiene actividad mineralocorticoide y glucocorticoide.

   **e.** Las glándulas suprarrenales también sintetizan varios andrógenos, predominantemente deshidroepiandrosterona y androstenodiona.

**2.** *Esteroides corticosuprarrenales sintéticos*

   **a.** Se ha sintetizado una amplia gama de compuestos esteroideos con diversas proporciones de propiedades de mineralocorticoides a glucocorticoides (tabla 10-1).

   **b.** Un doble enlace $C_1$-$C_2$, como en la prednisolona y en la prednisona, aumenta la actividad glucocorticoide sin incrementar la actividad mineralocorticoide.

   **c.** Cuando ocurre la adición de un grupo 9α-fluoro, la actividad se incrementa (dexametasona o fludrocortisona).

   **d.** La metilación o hidroxilación en la posición 16α elimina la actividad mineralocorticoide con poco efecto sobre la potencia glucocorticoide.

**3.** *Mecanismo de acción*. Los efectos de los mineralocorticoides y de los glucocorticoides están mediados por dos receptores intracelulares separados y específicos, el **receptor de mineralocorticoides** (**RM**) y el **receptor de glucocorticoides** (**RG**).

   **a.** Los esteroides naturales y sintéticos ingresan en las células rápidamente e interactúan con estos receptores intracelulares.

   **b.** Los complejos resultantes modulan la **tasa de transcripción de genes específicos** y conducen a un aumento o disminución de la concentración de proteínas específicas.

**4.** *Propiedades farmacológicas*

   **a.** La mayor parte del cortisol circulante está unido a CBG; una parte se une a la albúmina plasmática.

   **(1)** Algunos de los potentes glucocorticoides sintéticos, como la dexametasona, no se unen a la CBG, lo que deja todo el fármaco absorbido en estado libre.

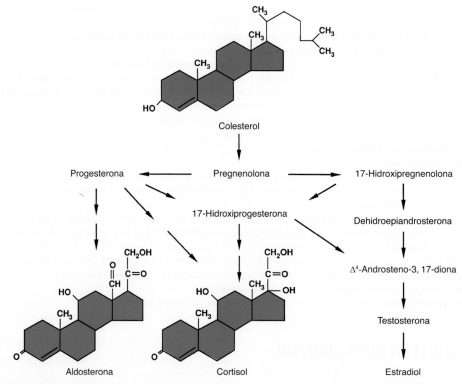

**FIGURA 10-3.** Biosíntesis de los esteroides suprarrenales.

| T a b l a   10-1 | Propiedades de los esteroides corticosuprarrenales | | | |

| Fármaco | Dosis equivalente (mg) | Potencia metabólica | Potencia antiinflamatoria | Potencia de retención de sodio |
|---|---|---|---|---|
| **Glucocorticoides orales** | | | | |
| Cortisol | 20 | 20 | 1 | 1 |
| Cortisona | 25 | 20 | 1 | 1 |
| Prednisona | 5 | 5 | 4 | 0.5 |
| Prednisolona | 5 | 5 | 4 | 0.5 |
| Dexametasona | 0.75 | 1 | 30 | 0.05 |
| Betametasona | 0.6 | 1.0-1.5 | 25-40 | 0.05 |
| Triamcinolona | 4 | 4 | 5 | 0.1 |
| Aldosterona | | 0.3 | | 3 000 |
| Fludrocortisona | 0.01 | 0.1 | | 125-250 |
| **Glucocorticoides tópicos** | | | | |
| Betametasona | Mayor potencia | | | |
| Clobetasol | Mayor potencia | | | |
| Halobetasol | Mayor potencia | | | |
| Amcinonida | Alta potencia | | | |
| Fluocinonida | Alta potencia | | | |
| Triamcinolona | Alta potencia | | | |
| Beclometasona | Potencia media | | | |
| Fluticasona | Potencia media | | | |
| Hidrocortisona | Potencia media | | | |
| Dexametasona | Potencia baja | | | |
| Desonida | Potencia baja | | | |

**b.** El riñón excreta esteroides naturales y sintéticos. Los fármacos con la vida media más larga tienden a ser los más potentes.

**(1)** Los fármacos de acción corta, como el cortisol, están activos durante 8-12 h.

**(2)** La actividad de los fármacos de acción intermedia, como la prednisolona, dura 12-36 h.

**(3)** Por último, los fármacos de acción prolongada, como la dexametasona, se encuentran activos durante 39-54 h.

**c.** Existe una variedad de formulaciones diferentes, que incluyen oral, intravenosa, intramuscular, subcutánea, inhalación, ótica, rectal y tópica.

**5.** *Administración*

**a.** En algunos casos, la administración de estos fármacos intenta simular el ritmo circadiano: se administra una dosis doble por la mañana y una dosis única por la tarde.

**b.** La administración del tratamiento en días alternados disminuye las manifestaciones clínicas de la enfermedad y causa menor supresión del eje suprarrenal-hipotalámico-hipofisario.

**c.** En los pacientes a los que se les retira un tratamiento con glucocorticoides a largo plazo, se les **debe ir reduciendo progresivamente la dosis del medicamento durante varios días** para permitir la recuperación de la respuesta suprarrenal.

**6.** *Glucocorticoides*

**a.** Los glucocorticoides intervienen prácticamente en todos los tejidos. Las acciones terapéuticas y los efectos adversos son extensiones de sus efectos fisiológicos.

**(1)** *Efectos fisiológicos*

**(a)** Están mediados por el aumento de la descomposición de las proteínas, lo que conduce a un **balance negativo de nitrógeno**.

**(b)** **Aumentan las concentraciones de glucosa en sangre por estimulación de la gluconeogénesis.**

**(c)** Estos fármacos intensifican la síntesis de varias enzimas clave, involucradas en el metabolismo de la glucosa y de los aminoácidos.

**(d)** Los glucocorticoides **incrementan los ácidos grasos plasmáticos** y **la formación de cetonas en el cuerpo** a través del aumento de la lipólisis, la disminución de la captación de glucosa en las células grasas y la **redistribución de la grasa corporal**.

**(e)** Estos fármacos aumentan la caliuria a través del aumento del riego sanguíneo renal y de la tasa de filtración glomerular; el aumento del metabolismo de las proteínas produce la secreción de potasio intracelular.

**(f)** Disminuyen la absorción intestinal de $Ca^{2+}$ e inhiben a los osteoblastos.

**(g)** **Promueven la retención de $Na^+$ y agua.**

**(2)** *Efectos antiinflamatorios.* Los glucocorticoides inhiben todos los signos clásicos de inflamación (eritema, edema, dolor y calor). Los efectos pueden incluir:

**(a)** Evitan la respuesta antigénica de macrófagos y leucocitos.

**(b)** Inhiben la permeabilidad vascular por disminución de la secreción de histamina y la acción de las cininas.

**(c)** **Detienen la producción de ácido araquidónico y de prostaglandina** por inhibición de la fosfolipasa $A_2$ (mediada por la anexina 1) y las enzimas ciclooxigenasas.

**(d)** **Evitan la producción de citocinas**, incluyendo IL-1, IL-2, IL-3, IL-6, factor de necrosis tumoral α y factor estimulante de colonias de granulocitos y macrófagos.

**(3)** *Efectos inmunológicos*

**(a)** **Disminuyen linfocitos**, monocitos, eosinófilos y basófilos circulantes.

**(b)** **Aumentan los neutrófilos circulantes.**

**(c)** El tratamiento a largo plazo produce involución y atrofia **de todos los tejidos linfáticos**.

**(4)** Otros efectos pueden incluir lo siguiente:

**(a)** Inhiben a la ACTH plasmática y causan posible atrofia suprarrenal.

**(b)** Evitan el crecimiento de los fibroblastos y la síntesis de colágeno.

**(c)** Estimulan la secreción de ácido y pepsina en el estómago.

**(d)** Causan respuestas alteradas del SNC que influyen en el estado de ánimo y en los patrones del sueño.

**(e)** Transmisión neuromuscular mejorada.

**(f)** Inducción de la producción de surfactante (tensoactivo) en el pulmón fetal de término.

**b.** *Indicaciones*

**(1)** Los glucocorticoides se utilizan como tratamiento en la **terapia de reemplazo** para la insuficiencia primaria o secundaria (**enfermedad de Addison**); esta generalmente requiere el uso de un mineralocorticoide y un glucocorticoide.

**(2) Inflamación e inmunosupresión**

**(a)** Los glucocorticoides se emplean como tratamiento para la artritis reumatoide, la bursitis, el lupus eritematoso y otras enfermedades autoinmunitarias; también son útiles para el asma, el síndrome nefrótico, la colitis ulcerosa y la inflamación ocular.

**(b)** Estos fármacos también se utilizan en caso de hipersensibilidad y reacciones alérgicas.

**(c)** Los glucocorticoides pueden disminuir el rechazo de órganos o injertos.

**(3) Diagnóstico del síndrome de Cushing (prueba de inhibición con dexametasona)**

**(a)** Esta prueba mide la inhibición del cortisol en plasma después de la administración de dexametasona que, por lo general, se une a los RG en la hipófisis e inhibe la producción de ACTH. El fracaso al inhibir el cortisol puede indicar síndrome de Cushing primario o producción de ACTH ectópica.

**(4)** Otras indicaciones para su uso incluyen sarcoidosis, alteraciones cutáneas, síndrome nefrótico idiopático en niños, trastornos neuromusculares (p. ej., parálisis de Bell), choque, hiperplasia corticosuprarrenal, estimulación de la producción de surfactante y aceleración de la maduración pulmonar en un feto prematuro, así como enfermedades neoplásicas (p. ej., leucemia en adultos y niños).

**c. *Efectos adversos y contraindicaciones***

**(1)** Los efectos adversos de los glucocorticoides incluyen:

**(a)** Supresión suprarrenal

**(b)** Hiperglucemia y otras alteraciones metabólicas (incluyendo diabetes mellitus inducida por esteroides y aumento de peso)

**(c)** Osteoporosis

**(d)** Úlceras pépticas

**(e)** Cataratas y aumento de la presión intraocular (conduce a glaucoma)

**(f)** Edema

**(g)** Hipertensión

**(h)** Mayor susceptibilidad a las infecciones

**(i)** Debilidad muscular y pérdida de tejido

**(j)** Mala cicatrización de heridas

**(2)** El uso prolongado puede conducir a enfermedad de Cushing iatrogénica.

**(3)** Algunos glucocorticoides tienen actividad mineralocorticoide que puede causar retención de sodio, pérdida de potasio y eventual alcalosis hipocalémica e hipoclorémica.

**7. *Mineralocorticoides***

**a. *Mecanismo de acción*.** Los mineralocorticoides afectan principalmente al riñón, regulan el equilibrio de sal y agua, e incrementan la **retención de sodio** y la **pérdida de potasio**.

**b. *Fármaco específico*.** La **fludrocortisona** es el fármaco de elección para la sustitución de mineralocorticoides a largo plazo.

**c. *Indicaciones*.** Se usan como tratamiento en la **terapia de reemplazo hormonal** para mantener el equilibrio de electrólitos y líquidos en la **insuficiencia suprarrenal**.

**d. *Efectos adversos*.** Incluyen **retención de sodio** e **hipocalemia**, edema e **hipertensión**.

**B. Antagonistas corticosuprarrenales**

**1. Mitotano**

**a. *Mecanismo de acción*.** Es un adrenolítico. Suprime la corteza suprarrenal y causa atrofia selectiva de las zonas fasciculada y reticular. Puede disminuir la concentración plasmática de cortisol en el síndrome de Cushing producido por el carcinoma suprarrenal.

**b. *Indicación*.** Se usa para el **carcinoma corticosuprarrenal**.

**c. *Efectos adversos*.** Pueden incluir malestar gastrointestinal, **confusión**, letargia y **exantema**.

**2.** La **metirapona** bloquea la actividad de la 11-hidroxilasa, por lo que **disminuye la producción de cortisol**. Se utiliza de forma diagnóstica para evaluar la función suprarrenal e hipofisaria.

**3.** El ketoconazol es un agente antimicótico que, en dosis altas, es un potente inhibidor de varias de las enzimas P-450 involucradas en la esteroidogénesis de las glándulas suprarrenales y las gónadas. Se puede usar para el síndrome de Cushing (*véase* fig. 10-1).

# VII. TIROIDES

## A. Agonistas del receptor de la hormona tiroidea

### 1. Síntesis de hormonas tiroideas naturales

**a.** Las hormonas tiroideas naturales **se forman por la yodación de residuos de tirosina** en la glucoproteína tiroglobulina.

**b.** Un residuo de tirosina se puede yodar en una posición (monoyodotirosina; MIT, *monoiodotyrosine*) o en dos posiciones (diyodotirosina; DIT, *diiodotyrosine*).

**c.** Posteriormente se unen dos tirosinas yodadas para sintetizar **triyodotironina ($T_3$, formada a partir de una molécula de MIT y una de DIT)** o tiroxina ($T_4$, **formada a partir de dos moléculas de DIT)**.

**d.** Las hormonas tiroideas que no están unidas en el plasma son transportadas a través de la membrana celular hacia el citoplasma.

**e.** $T_4$ **tiene una actividad hormonal mínima pero es más duradera y puede convertirse en $T_3$, la forma más activa, por la $5'$-desyodasa.**

**f.** La TSH, que actúa mediante un receptor acoplado a la proteína G asociado a la membrana, aumenta el cAMP de las células foliculares y estimula la biosíntesis.

**g.** I⁻ (anión yoduro) es un potente inhibidor de la secreción de hormona tiroidea.

### 2. Preparaciones de hormona tiroidea

**a. Levotiroxina ($T_4$ sintética)**

**(1)** Es la **preparación de elección**, aunque tarda 1-2 semanas en mostrar sus efectos.

**b. Liotironina ($T_3$ sintética)**

**(1)** Este fármaco es el mejor para la **supresión de la TSH a corto plazo**.

**(2)** Es eficaz para el tratamiento del **coma mixedematoso**.

**(3)** Dado que la $T_3$ es la forma más potente, tiene **mayor riesgo de cardiotoxicidad**.

**c. Liotrix** es una mezcla 4:1 de las preparaciones $T_4$ y $T_3$ mencionadas.

**d.** La **tiroides desecada** (**animal**) se prepara a partir de glándulas tiroides animales y contiene una mezcla de $T_4$, $T_3$, MIT y DIT.

**(1)** La potencia puede variar. También tiene el potencial de antigenicidad de proteínas.

**(2)** Dada la disponibilidad de sintéticos, no se recomienda como terapia inicial.

### 3. Mecanismo de acción

**a.** Las hormonas tiroideas interactúan con **proteínas específicas del receptor nuclear** ubicadas en el núcleo de las células diana. $T_3$ **es la forma más activa** en la unión al receptor.

**b.** Alteran la tasa de síntesis de ARNm específicos, lo que lleva a una mayor producción de proteínas específicas.

**c.** Las hormonas tiroideas son **responsables de muchas acciones que sostienen la vida**, incluyendo el **crecimiento, desarrollo, función y mantenimiento óptimos de los tejidos corporales**.

**(1)** El aumento de la hidrólisis de trifosfato de adenosina (ATP, *adenosine triphosphate*) y el consumo de oxígeno contribuyen a los efectos de las hormonas tiroideas en la tasa metabólica basal y la termogénesis.

### 4. Propiedades farmacológicas

**a.** Más del 99% de la $T_4$ circulante se une a proteínas plasmáticas; el 5-10% de la $T_3$ está unida a proteínas.

**b.** Gran parte de $T_3$ y $T_4$ se unen a la TBG.

### 5. Acciones

**a.** Las hormonas tiroideas son esenciales para **el desarrollo físico y mental normal** del feto, incluido el crecimiento lineal de los huesos largos, el crecimiento del cerebro y la mielinización normal.

**(1) El hipotiroidismo en los lactantes produce cretinismo** (mixedema con retraso físico y mental).

**b.** Las hormonas tiroideas aumentan la frecuencia cardíaca, la resistencia periférica, la tasa metabólica basal, las concentraciones de glucosa en la sangre y la síntesis de ácidos grasos.

**c. Disminuyen el colesterol plasmático** y las concentraciones de los triglicéridos.

**d.** Inhiben la secreción de TRH y TSH desde el hipotálamo y la hipófisis, respectivamente.

**e.** Las hormonas tiroideas ejercen **efectos de mantenimiento** sobre el SNC, el aparato reproductor, el tubo digestivo y la musculatura.

**6.** *Indicaciones*

    **a.** Para hipotiroidismo primario, secundario o terciario (que incluye el causado por la enfermedad de Hashimoto), coma mixedematoso, bocio simple o posterior a la ablación quirúrgica de la glándula tiroides.

        **(1)** Tiroiditis de Hashimoto (tiroiditis autoinmunitaria crónica): es la causa más frecuente de hipotiroidismo en áreas geográficas con suficiente yodo. Se caracteriza por insuficiencia tiroidea gradual debida a la destrucción autoinmunitaria de la glándula tiroides.

        **(2)** Coma mixedematoso: esta enfermedad es una urgencia médica; es una complicación potencialmente mortal debida a hipotiroidismo grave. Puede desencadenar hipotermia, deterioro de la función de los órganos y alteraciones en el estado mental.

    **b.** Los carcinomas de tiroides dependientes de TSH pueden tratarse con hormonas tiroideas si no son sensibles a otros tratamientos.

**7.** *Efectos adversos.* Están directamente relacionados con la concentración hormonal.

    **a.** Pueden incluir **nerviosismo**, ansiedad y cefalea.

    **b.** Las altas concentraciones hormonales pueden inducir **arritmias**, angina o **infarto** (cardíacos). Se debe tener precaución en los ancianos y en los pacientes con enfermedad cardiovascular subyacente.

    **c.** El tratamiento a largo plazo puede **disminuir la densidad mineral ósea** al causar un aumento en el recambio óseo.

**8.** *Interacciones farmacológicas.* Los medicamentos como el poliestireno de sodio, la colestiramina, el calcio, los multivitamínicos y el hidróxido de aluminio pueden disminuir la absorción de la hormona tiroidea.

## B. Antitiroideos

**1. Tionamidas**

    **a.** *Fármacos específicos.* Incluyen los siguientes:

        **(1) Propiltiouracilo (PTU)**

            **(a)** Debido a las múltiples dosis diarias y a la posibilidad de causar hepatitis grave, su uso está reservado para ciertas situaciones:

                **i.** Primer trimestre de **embarazo** (se une con más fuerza a las proteínas que el metimazol y tiene menos probabilidades de atravesar la placenta).

                **ii.** Crisis tiroidea (debido a que se absorbe rápidamente).

        **(2) Metimazol**

            **(a)** Este fármaco es aproximadamente 10 veces más potente que el PTU.

            **(b)** Es el **fármaco de elección** para el hipertiroidismo, ya que puede administrarse una vez al día y tiene un **menor riesgo de lesión hepática**.

    **b.** *Mecanismo de acción* (fig. 10-4)

        **(1)** Las tionamidas interfieren en la **organificación y el acoplamiento del yoduro al inhibir la enzima peroxidasa.**

        **(2)** El PTU también inhibe la conversión de $T_4$ a $T_3$.

    **c.** *Indicaciones.* Incluyen el tratamiento del **hipertiroidismo** por múltiples causas, que incluyen **enfermedad de Graves** y **bocio tóxico**. También se usan para controlar el hipertiroidismo antes de la cirugía de tiroides.

        **(1)** La enfermedad de Graves es la principal causa de hipertiroidismo. Es una alteración autoinmunitaria que resulta de la sobreproducción de hormonas tiroideas.

        **(2)** El bocio multinodular tóxico es el hipertiroidismo caracterizado por nódulos tiroideos que funcionan de manera autónoma.

        **(3)** La *crisis tiroidea* es una afección potencialmente mortal asociada con el hipertiroidismo mal controlado o sin tratamiento. Los pacientes pueden experimentar aumento de la temperatura corporal, palpitaciones, dolor en el pecho y ansiedad.

    **d.** *Efectos adversos.* Pueden incluir **erupción cutánea**, cefalea y náuseas.

    **e.** *Precauciones.* Tienen riesgo de causar **agranulocitosis**.

**2. Yoduro**

    **a.** *Fármacos específicos.* Incluyen **yoduro de potasio** y yodo más yoduro de potasio.

    **b.** *Mecanismo de acción* (*véase* fig. 10-4)

        **(1)** En altas concentraciones intracelulares, el yoduro **inhibe varios pasos en la biosíntesis de la hormona tiroidea**, incluyendo el transporte y la organificación del yoduro (efecto Wolff-Chaikoff).

            **(a)** El **efecto Wolff-Chaikoff** es una **regulación protectora a la baja** en la producción de **hormona tiroidea** en presencia de grandes cantidades de yodo.

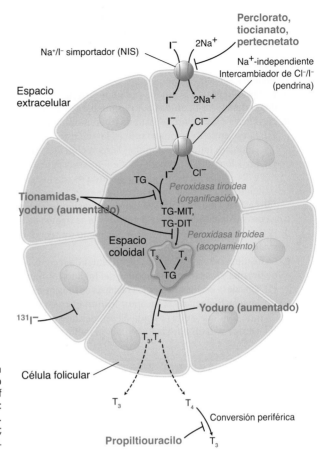

**FIGURA 10-4.** Medicamentos que afectan la síntesis de la hormona tiroidea (reimpreso con autorización de Golan D. Principles of Pharmacology. 4th ed. Philadelphia, PA: Wolters Kluwer Health, 2016, Fig. 28.5). DIT, diyodotirosina; MIT, monoyodotirosina; TG, tiroglobulina; $T_3$, triyodotironina ; $T_4$, tiroxina.

---

**(2)** El yoduro inhibe la secreción de la hormona tiroidea.

**(3) Disminuyen el tamaño y la vascularización de la glándula**.

**c. *Indicaciones***

   **(1)** Este compuesto se usa **antes de la cirugía tiroidea**, lo que inactiva los tejidos y disminuye la vascularización tiroidea.

   **(2)** También se puede usar como un complemento en la crisis tiroidea.

   **(3)** Solo está indicado para su **uso a corto plazo**.

   **(a)** El efecto de retroalimentación negativa de las concentraciones de yoduro intratiroideo es reversible y transitorio; por lo tanto, la síntesis y liberación de la hormona tiroidea volverá a la normalidad los días posteriores al aumento del yoduro plasmático.

   **(4)** El yoduro generalmente se combina con una tionamida; rara vez se usa como tratamiento único.

**d. *Efectos adversos*.** Pueden causar angioedema, erupción acneiforme, un sabor metálico a la administración y reacciones de hipersensibilidad.

**3. Yodo radioactivo $^{131}$I (yodo sódico I-131)**

   **a. *Mecanismo de acción*** (*véase* fig. 10-4)

   **(1)** El yodo radioactivo $^{131}$I se transporta y concentra en la tiroides como el isótopo no radiactivo. **Emite partículas β** que son tóxicas para las células foliculares, causando **destrucción selectiva y local de la glándula tiroides**.

   **b. *Indicaciones*.** Se usa como tratamiento para el **hipertiroidismo** y para algunos casos de **carcinoma de tiroides** mediante ablación no quirúrgica de la glándula tiroides o disminución de la glándula tiroides hiperactiva sin dañar el tejido circundante. Este fármaco también se utiliza para evaluar la función tiroidea.

   **c. *Efectos adversos*.** Incluyen **hipotiroidismo**.

## VIII. PÁNCREAS Y HOMEOSTASIS DE LA GLUCOSA

### A. Insulina

**1. *Estructura y síntesis***

**a.** La *insulina* es una hormona polipeptídica producida por la **célula pancreática β**. Se compone de dos cadenas, A y B, unidas por dos puentes disulfuro.

**b.** La síntesis y secreción de insulina están moduladas por lo siguiente:

**(1)** El estímulo más importante es la glucosa. Los aminoácidos, los ácidos grasos y los cuerpos cetónicos también estimulan la secreción de insulina.

**(2)** Los islotes de Langerhans contienen varios tipos de célula, además de las células β, que sintetizan y liberan agentes humorales peptídicos (incluyendo glucagón y somatostatina) que ayudan a modular la secreción de insulina.

**(3)** Las **vías adrenérgicas α inhiben la secreción de insulina**; este es el principal mecanismo inhibidor.

**c.** La **estimulación adrenérgica β aumenta la secreción de insulina**.

**d.** El $Ca^{2+}$ intracelular aumentado actúa como un secretagogo de insulina.

**2. *Mecanismo de acción*** (fig. 10-5)

**a.** La insulina se une al dominio extracelular de receptores específicos de alta afinidad (con actividad de tirosina-cinasa) en la superficie del hígado, los músculos y las células grasas.

**(1)** **Cuando la insulina se une, los residuos de tirosina específicos del receptor de la insulina se fosforilan (autofosforilación).** El receptor fosforilado a su vez fosforila otras proteínas de señalización, lo que conduce a una cascada de señales de transducción.

**(2)** Otros sustratos para la fosforilación incluyen el receptor de insulina de los sustratos 1-4.

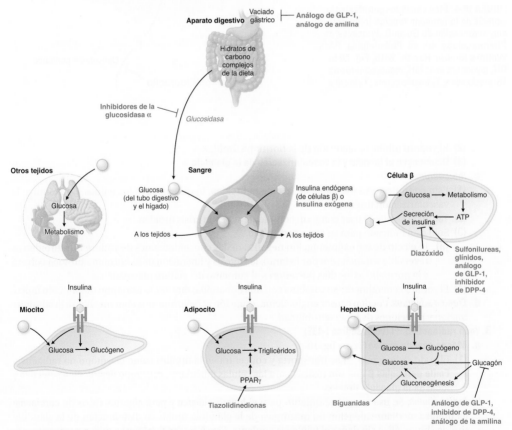

**FIGURA 10-5.** Regulación fisiológica y farmacológica de la homeostasis de la glucosa (reimpreso con permiso de Golan D. Principles of Pharmacology. 4th ed. Philadelphia, PA: Wolters Kluwer Health, 2016, Fig. 31.1). ATP, trifosfato de adenosina; DPP-4, dipeptidil-peptidasa 4; GLP-1, péptido similar al glucagón tipo 1; PPARγ, receptor gamma activado por proliferador de peroxisoma.

**(3)** El aumento en el transporte de la glucosa en el tejido muscular y adiposo está mediado por el reclutamiento de **transportadores de glucosa regulados por insulina** (GLUT-1 y GLUT-4) en la membrana plasmática.

    **(a)** El efecto de la insulina en la distribución del transportador de glucosa es reversible. Después de una hora de la extracción de insulina GLUT-4, se retira de la membrana y se restaura en vesículas intracelulares listas para ser reclutadas nuevamente en la superficie por la insulina.

**b.** La insulina altera el estado de fosforilación de las enzimas metabólicas clave, lo que conduce a la activación o inactivación enzimática.

**c. Induce la transcripción de varios genes implicados en el aumento del catabolismo de la glucosa** e inhibe específicamente la transcripción de otros genes implicados en la gluconeogénesis.

**3.** *Acciones fisiológicas de la insulina*

    **a.** La insulina promueve la **absorción** sistémica de **K⁺ celular**.

    **b.** Hígado:

        **(1) Inhibe la producción de glucosa y aumenta la glucólisis**.

        **(2) Evita la glucogenólisis y estimula la síntesis de glucógeno**.

        **(3)** Aumenta la síntesis de triglicéridos.

        **(4)** Incrementa la producción de proteínas.

    **c.** Músculo:

        **(1)** Aumenta el transporte de la glucosa y la glucólisis.

        **(2) Incrementa el almacenamiento de glucógeno**.

        **(3)** Intensifica la síntesis de proteínas.

    **d.** Tejido adiposo:

        **(1)** Incrementa el transporte de glucosa.

        **(2)** Aumenta la lipogénesis y la lipoproteína-lipasa

        **(3)** Disminuye la lipólisis intracelular.

**4.** *Preparaciones de insulina* (tabla 10-2)

    **a.** La insulina se clasifica por el momento de su acción en el organismo, incluido el inicio de la acción y su duración.

**T a b l a  10-2** Propiedades farmacológicas de la insulina

| | Inicio | Máximo | Duración | Instrucciones |
|---|---|---|---|---|
| **Insulina de acción rápida** | | | | |
| Insulina aspart<br>Insulina glulisina<br>Insulina lispro | 10-30 min | 30-90 min | 3-5 h | Por lo general, se toma inmediatamente antes de una comida para compensar la elevación de la glucosa en sangre al comer |
| | | | | A menudo se combina con insulina de acción prolongada |
| **Insulina de acción corta** | | | | |
| Insulina regular | 30-60 min | 2-4 h | 6-12 h | Por lo general, se toma alrededor de 30 min antes de una comida para compensar la elevación de la glucosa en sangre al comer |
| | | | | Con frecuencia se combina con insulina de acción prolongada |
| **Insulina de acción intermedia** | | | | |
| Insulina isófana (NPH) | 1-3 h | 4-8 h | 12-16 h | A menudo se combina con insulina de acción rápida o corta |
| **Insulina de acción prolongada** | | | | |
| Insulina detemir<br>Insulina glargina | 1-2 h | Mínimo | Hasta 24 h | Muchas veces se combina con insulina de acción rápida o corta |
| | | | | Disminuyen la concentración de glucosa en sangre cuando la insulina de acción rápida deja de funcionar |
| **Insulina de acción ultraprolongada** | | | | |
| Insulina degludec | No disponible | Mínimo | Hasta 42 h | Con frecuencia se combina con insulina de acción rápida o corta |
| | | | | Disminuyen la concentración de glucosa en sangre cuando la insulina de acción rápida deja de funcionar |

**b.** Preparaciones de insulina de **acción rápida**

   **(1)** *Fármacos específicos.* Incluyen insulina **lispro**, **aspart** y **glulisina**.

   **(2)** Estos fármacos se modifican con diferentes residuos de aminoácidos para hacerlos más solubles, lo que les permite disociarse rápidamente en monómeros.

   **(3)** Tienen un inicio rápido de acción (15-20 min), pero una duración de acción más corta (4–6 h).

   **(4)** Con frecuencia se inyectan minutos antes de una comida y proporcionan un mejor control posprandial de las concentraciones de glucosa que la insulina regular.

**c.** Preparaciones de insulina de **acción corta**

   **(1)** *Fármacos específicos.* Incluyen la **insulina regular**.

   **(2)** La insulina cristalina regular se agrega espontáneamente en una molécula hexagonal (seis moléculas de insulina) cuando se inyecta por vía subcutánea. Antes de ser absorbida debe disociarse a dímeros y luego a monómeros.

      **(a)** Este principio es la premisa para aditivos como la protamina y el zinc, así como las modificaciones de aminoácidos para los análogos de la insulina.

   **(3)** El inicio de la acción ocurre entre 30 min y 1 h; la actividad de esta insulina dura 6-8 h.

**d.** Insulina de **acción intermedia**

   **(1)** *Fármacos específicos.* Incluyen la insulina **isófana** (protamina neutra Hagedorn o NPH).

      **(a)** Esta insulina se modifica mediante la adición de protamina, lo que prolonga el tiempo requerido para la absorción y aumenta la duración de su acción.

   **(2)** El inicio de acción es, por lo regular, entre 1 y 2 h y con una duración de más de 12 h.

**e.** Insulina de **acción prolongada**

   **(1)** *Fármacos específicos.* Incluyen insulina **glargina**, **detemir** y **degludec**.

   **(2)** Estos fármacos se modificaron para **imitar la secreción basal de la insulina** y tienen una **secreción constante sin pico (de efecto) máximo**. La duración de acción es de hasta 24 h.

      **(a)** La insulina degludec se considera un fármaco de acción ultraprolongada con una duración de más de 40 h.

**5.** *Indicaciones*

**a.** La insulina se usa para tratar todas las manifestaciones de la hiperglucemia, en **diabetes mellitus tipo 1 (dependiente de insulina)** y también **tipo 2 (no dependiente de insulina)**.

   **(1)** La mayoría de los pacientes con diabetes tipo 2 son tratados con cambios en la dieta e hipoglucemiantes orales, aunque la insulina se puede usar como tratamiento de primera línea en los casos más graves.

**6.** *Consideraciones de dosificación*

**a.** Los pacientes que presentan diabetes tipo 2 pueden requerir dosis más altas debido a la resistencia a la insulina.

**b.** *Fase de "luna de miel"* (fase de remisión de la diabetes)

   **(1)** Puede ocurrir en pacientes con diagnóstico reciente de diabetes tipo 1.

   **(2)** Tiene lugar cuando las células β del páncreas aún pueden secretar suficiente insulina endógena para auxiliar en el control de la glucosa en la sangre, lo que da como resultado un requerimiento reducido de insulina exógena.

**c.** *Enfermedad aguda*

   **(1)** A menudo en presencia de una enfermedad aguda, existe un aumento en el cortisol, lo que provoca una elevación de la glucosa en sangre.

   **(2)** Los pacientes con enfermedad aguda pueden requerir dosis más altas de insulina.

**7.** *Efectos adversos*

**a.** **Puede producirse hipoglucemia.** Los síntomas incluyen **taquicardia**, temblor, **sudoración**, **confusión**, agitación y, en casos más graves, pérdida de consciencia o coma.

**b.** Otros efectos adversos pueden incluir **hipocalemia**, lipodistrofia o hipertrofia de la grasa subcutánea en el sitio de inyección, así como **aumento de peso**.

## B. Sulfonilureas

**1.** *Fármacos específicos*

**a.** Los fármacos de primera generación incluyen tolbutamida, **clorpropamida** y tolazamida.

**b.** Los fármacos de segunda generación incluyen **glibenclamida** (gliburida), **glipizida** y **glimepirida**.

**c.** Todos son igualmente eficaces para disminuir la glucosa en sangre.

**d.** Los fármacos de segunda generación se prescriben con mayor frecuencia; son más potentes y tienen menos efectos adversos e interacciones farmacológicas.

2. **Mecanismo de acción** (fig. 10-6; *véase también* fig. 10-5)

   a. Estos fármacos son **secretagogos de insulina** orales y promueven la liberación de insulina de las células pancreáticas β.

   b. Se unen al receptor de sulfonilurea (SUR₁) y **bloquean los canales de potasio (K⁺) sensibles al ATP**, lo que ocasiona despolarización. Los canales de calcio dependientes de voltaje (Ca²⁺) se abren y permiten la entrada de Ca²⁺, lo que desencadena la **secreción de insulina**.

   c. El uso a largo plazo disminuye el glucagón sérico, lo que puede contribuir a los efectos hipoglucémicos.

3. **Indicaciones**. Estos fármacos están aprobados para el tratamiento de adultos con **diabetes mellitus tipo 2** (diabetes mellitus no insulinodependiente).

   a. Debido a que se **requieren células pancreáticas β funcionales** para producir su efecto sobre la glucosa en sangre, no pueden usarse en pacientes con diabetes tipo 1.

4. **Efectos adversos.** Incluyen **hipoglucemia** y **aumento de peso**. Con algunos fármacos, como la clorpropamida, el consumo de alcohol produce una reacción similar al disulfiram.

5. **Precauciones**. Se debe tener precaución en los pacientes con disfunción hepática o renal; también en pacientes con **alergia a las "sulfas"**.

## C. Meglitinidas

1. **Fármacos específicos.** Incluyen **repaglinida** y **nateglinida**.

2. **Mecanismo de acción** (*véase* fig. 10-5)

   a. Estos fármacos son **secretagogos de insulina oral**.

   b. Tienen un mecanismo similar al de las sulfonilureas, pero se unen a regiones distintas en la molécula SUR₁.

   c. Al unirse, **bloquean los canales de potasio (K⁺) sensibles al ATP**, lo que causa despolarización. Los canales de calcio dependientes de voltaje (Ca²⁺) se abren, permiten la entrada de Ca²⁺ y desencadenan la secreción de la insulina.

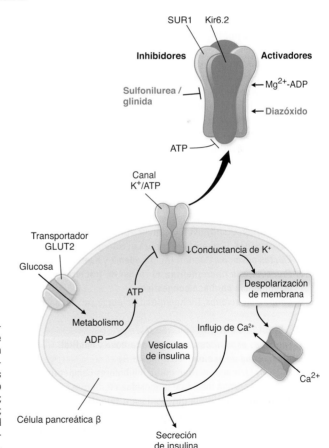

**FIGURA 10-6.** Regulación fisiológica y farmacológica de la liberación de insulina de las células β del páncreas (reimpreso con permiso de Golan D. Principles of Pharmacology. 4th ed. Philadelphia, PA: Wolters Kluwer Health, 2016, Fig. 31.3). ADP, difosfato de adenosina; ATP, trifosfato de adenosina; GLUT2, transportadora de glucosa familia 2; Kir6.2, subunidad rectificadora interna del canal de potasio; SUR1, receptor 1 de sulfonilureas (subunidad del canal de potasio).

**3.** *Indicaciones*

    **a.** Su uso está aprobado como tratamiento para la **diabetes mellitus tipo 2**.

    **b.** Dado que tienen un **inicio rápido** y una **corta duración** de acción, se recomiendan en los pacientes con **horarios de comida irregulares**, así como en quienes desarrollan hipoglucemia posprandial tardía con la administración de sulfonilureas.

    **c.** Se utilizan como tratamiento alternativo a las sulfonilureas en personas con antecedentes de alergia a las "sulfas".

**4.** *Efectos adversos.* La **hipoglucemia** es el principal. La repaglinida puede causar aumento de peso.

**D. Biguanidas**

**1.** *Fármaco específico.* **Metformina.**

**2.** *Mecanismo de acción* (*véase* fig. 10-5)

    **a. Disminuye la producción de glucosa hepática y la absorción intestinal de glucosa**; no altera la secreción de insulina. Se cree que estos efectos se deben a un incremento en la actividad de la **cinasa activada por trifosfato de adenosina (AMPK,** *AMP-activated protein kinase*), un regulador intracelular clave en la homeostasis de la energía. También **incrementa la sensibilidad periférica a la insulina**.

    **b.** Su acción para reducir la glucosa no depende de las células pancreáticas β funcionales.

**3.** *Indicaciones.* Está aprobada como tratamiento para la **diabetes mellitus tipo 2**.

**4.** *Beneficios.* Es poco frecuente que cause hipoglucemia o aumento de peso.

**5.** *Efectos adversos.* Incluyen **malestar gastrointestinal** y es posible que ocasione **acidosis láctica**.

    **a.** La acidosis láctica se caracteriza por síntomas inespecíficos que incluyen malestar gastrointestinal (náuseas, vómitos, dolor abdominal), letargia, hiperventilación e hipotensión.

**6.** *Contraindicaciones*

    **a.** Debido al mayor riesgo de ocasionar acidosis láctica, la metformina no debe usarse en pacientes con insuficiencia cardíaca congestiva, insuficiencia renal o gravemente enfermos.

    **b.** En algunos casos, la metformina debe suspenderse temporalmente antes del uso de contraste yodado, por la posibilidad de producir lesión renal aguda y riesgo aumentado de acidosis láctica.

**E. Tiazolidinedionas**

**1.** *Fármacos específicos.* Incluyen **pioglitazona** y **rosiglitazona**.

**2.** *Mecanismo de acción* (*véase* fig. 10-5)

    **a.** Estos fármacos son **sensibilizadores de insulina** y actúan **para disminuir la resistencia a la insulina**.

    **b.** Se unen a un receptor intracelular específico, **PPAR-γ** (receptor gamma activado por proliferador de peroxisoma), un miembro de la familia de los receptores nucleares.

    **c.** Afectan predominantemente al **hígado**, el **músculo esquelético** y el **tejido adiposo**.

        **(1) Reducen la producción de glucosa** y las concentraciones de insulina en el hígado.

        **(2) Incrementan la absorción de glucosa** en el músculo.

        **(3)** En el tejido adiposo, **aumentan la absorción de glucosa y disminuyen la liberación de ácidos grasos**. Pueden aumentar la liberación de hormonas como la adiponectina y la resistina.

    **d.** Para ejercer sus efectos, estos medicamentos requieren la presencia de insulina.

    **e.** También disminuyen la glucosa plasmática y los triglicéridos.

**3.** *Indicaciones.* Está aprobado para el tratamiento de la **diabetes mellitus tipo 2**.

**4.** *Efectos adversos.* Pueden incluir **edema** y **aumento de peso**.

**5.** *Precauciones.* Incrementan el riesgo de **fracturas** y cáncer de vejiga. Pueden causar o exacerbar la **insuficiencia cardíaca congestiva**.

**6.** *Contraindicaciones.* Incluyen insuficiencia cardíaca y hepatopatía.

**F. Inhibidores de la glucosidasa α**

**1.** *Fármacos específicos.* Incluyen **acarbosa** y **miglitol**.

**2.** *Mecanismo de acción* (*véase* fig. 10-5)

    **a.** Estos fármacos actúan como **inhibidores competitivos reversibles de la enzima pancreática amilasa α y de la enzima intestinal glucosidasa α**; tienen efecto en la luz del intestino.

    **b.** La inhibición de la glucosidasa α **retarda la digestión de los hidratos de carbono** y disminuye los picos máximos de glucosa en el plasma.

**3.** *Indicaciones.* Están aprobados como tratamiento para la **diabetes mellitus tipo 2**. Son útiles para disminuir la glucosa posprandial.

**4.** *Efectos adversos.* Pueden presentarse **malestares gastrointestinales** y flatulencias.

**5.** *Contraindicaciones.* Incluyen enfermedades intestinales asociadas con alteraciones de la digestión o la absorción, tales como obstrucción intestinal y enfermedad intestinal inflamatoria.

**G. Agonistas del péptido similar al glucagón tipo 1 (GLP-1)**

1. *Fármacos específicos.* Incluyen **exenatida**, **liraglutida**, lixisenatida, albiglutida y dulaglutida.
2. *Mecanismo de acción* (*véase* fig. 10-5)
   a. Estos fármacos son **análogos de la hormona incretina (GLP-1)**.
   b. **Aumentan la secreción de insulina dependiente de glucosa, disminuyen la secreción inapropiada de glucagón, producen vaciamiento gástrico lento**, reducen la ingesta de alimentos y promueven la proliferación de las células β.
3. *Indicación.* Están aprobados como tratamiento para la **diabetes tipo 2**. Estos fármacos también causan pérdida de peso; por lo tanto, la liraglutida también está aprobada para controlar el peso.
4. *Efectos adversos.* Pueden presentarse **malestares gastrointestinales**.
5. *Precauciones.* Aumentan el riesgo de **pancreatitis aguda** y de **tumores tiroideos**.

**H. Inhibidores de la dipeptidil-peptidasa 4 (DPP-4)**

1. *Fármacos específicos.* Incluyen **sitagliptina**, **saxagliptina** y **linagliptina**.
2. *Mecanismo de acción* (*véase* fig. 10-5)
   a. La **DPP-4 es responsable de la proteólisis de las incretinas, incluyendo el GLP-1** y el péptido insulino-trópico dependiente de glucosa.
   b. Estos fármacos **inhiben la DPP-4 para aumentar las incretinas activas**. Esto conduce a un incremento en la síntesis y la liberación de insulina, lo que suprime la producción de glucagón de una manera dependiente de la glucosa.
   c. También pueden mejorar el funcionamiento de las células β.
3. *Indicaciones.* Están aprobados para el tratamiento de la **diabetes tipo 2**.
4. *Efectos adversos.* Pueden incluir **rinitis** e infecciones de las vías respiratorias superiores. También pueden provocar **pancreatitis**.

**I. Análogos de la amilina**

1. *Fármaco específico.* **Pramlintida**.
2. *Mecanismo de acción* (*véase* fig. 10-5)
   a. La amilina es un polipéptido almacenado y secretado por las células β del páncreas; se libera de manera simultánea con la insulina para disminuir la glucosa en sangre. Las concentraciones son anormalmente bajas en los pacientes con diabetes.
   b. La pramlintida puede disminuir la glucosa posprandial por medio de la prolongación del vaciamiento gástrico, la reducción de la secreción de glucagón posprandial y la limitación de la ingesta calórica a través de la supresión del apetito mediada centralmente.
   c. Causa pérdida de peso y disminuye la concentración de glucosa posprandial.
3. *Indicaciones.* Se utiliza en **combinación con insulina para la diabetes tipo 2**.
4. *Efectos adversos.* Pueden incluir náuseas, hipoglucemia y gastroparesia.

**J. Inhibidores del cotransportador de sodio-glucosa tipo 2**

1. *Fármacos específicos.* **Canagliflozina**, **empagliflozina** y **dapagliflozina**.
2. *Mecanismo de acción*
   a. El cotransportador sodio-glucosa tipo 2 (SGLT2, *sodium-glucose linked transporter type 2*) es el responsable principal de la reabsorción de la glucosa filtrada.
   b. Estos fármacos **inhiben el SGLT2 en los túbulos renales proximales**, lo que reduce la reabsorción de la glucosa filtrada de la luz tubular y el umbral renal de glucosa (RTG, *renal threshold for glucose*).
   c. La disminución de la reabsorción de glucosa filtrada y del RTG ocasionan el **aumento de la excreción urinaria de glucosa**, lo que a su vez **disminuye las concentraciones de glucosa en el plasma**.
3. *Indicaciones.* Están aprobados para el tratamiento de la **diabetes tipo 2**.
4. *Ventajas.* Incluyen **pérdida de peso** y una **disminución moderada de la presión arterial**.
5. *Efectos adversos.* Pueden incluirse **infecciones genitourinarias** y **aumento del potasio sérico**.
6. *Contraindicaciones.* Insuficiencia renal grave.

**K. Hiperglucemiantes**

1. **Glucagón**
   a. *Estructura y secreción*
      (1) El glucagón es **producido por las células alfa (α) del páncreas**.
      (2) Es estructuralmente similar a la secretina, el VIP y el péptido inhibidor gástrico.
      (3) Su secreción es inhibida por concentraciones elevadas de glucosa, insulina y somatostatina en plasma. Es estimulada por los aminoácidos y por la estimulación y secreción simpáticas.

**b.** *Mecanismo de acción*

**(1)** El glucagón estimula la adenilato-ciclasa para producir el incremento de cAMP.

**(2) Incrementa la glucosa en sangre al estimular la glucogenólisis y la gluconeogénesis en el hígado.** En general, sus acciones son opuestas a las de la insulina.

**(3)** Las dosis grandes producen una notable relajación del músculo liso en el estómago, los intestinos y el colon.

**c.** *Indicaciones*

**(1)** El glucagón se usa para el tratamiento de la **hipoglucemia grave**. Aumenta rápidamente la glucosa en sangre en la hipoglucemia inducida por insulina si las reservas de glucógeno hepático son adecuadas.

**(2)** Se puede utilizar como auxiliar diagnóstico antes de un examen radiológico porque promueve la relajación intestinal.

**d.** *Efectos adversos.* Incluyen náuseas y vómitos pero con baja incidencia.

**2. Diazóxido**

**a.** *Mecanismo de acción*. Este fármaco **abre los canales de potasio dependientes de ATP** en las células pancreáticas β, lo que ocasiona la **inhibición de la liberación de insulina**.

**b.** *Indicaciones.* Se utiliza en **hipoglucemia hiperinsulinémica**.

**c.** *Efectos adversos.* Incluyen retención de sodio, malestares gastrointestinales y alteraciones en los leucocitos circulantes.

# IX.  SISTEMA HOMEOSTÁTICO DEL CALCIO

**A. Fármacos que afectan la homeostasis del calcio ($Ca^{2+}$)**

**1. Hormona paratiroidea**

**a.** *Secreción*

**(1)** La hormona paratiroidea o paratohormona (**PTH**, *parathormone*) es secretada por las glándulas paratiroides en respuesta a las concentraciones bajas de $Ca^{2+}$ en el suero.

**(2)** Fármacos como los agonistas del receptor adrenérgico β, que aumentan el cAMP en las glándulas paratiroideas, causan un aumento de la secreción de PTH.

**b.** *Efectos fisiológicos*

**(1)** Huesos

**(a)** La PTH puede aumentar tanto la tasa de formación ósea como la resorción ósea; esto se encuentra mediado por citocinas producidas por osteoblastos que regulan el número y la actividad de los osteoclastos.

**(b) La exposición continua a la PTH ocasiona una resorción ósea neta.**

**(c) Si la exposición es pulsátil, se produce formación neta de hueso.**

**(2)** Riñón

**(a) La PTH incrementa la reabsorción de $Ca^{2+}$ y magnesio ($Mg^{2+}$).**

**(b)** También aumenta la producción de calcitriol (1,25-$[OH]_2D_3$) a partir del calcifediol (25-$[OH]D_3$) (etapa 1-hidroxilasa).

**(c)** Disminuye la reabsorción de fosfato, bicarbonato, aminoácidos, sulfato, sodio y cloruro.

**(3)** Tubo digestivo

**(a)** Incrementa la absorción intestinal de $Ca^{2+}$, indirectamente, al aumentar el calcitriol.

**c.** *Fármaco específico.* **Teriparatida** (hormona paratiroidea humana recombinante).

**d.** *Mecanismo de acción*. Similar a los efectos fisiológicos de la PTH, la teriparatida estimula la función de los osteoblastos, incrementa la absorción digestiva del calcio y aumenta la reabsorción tubular renal de este último. La exposición pulsátil produce formación neta de hueso.

**e.** *Indicaciones.* Tratamiento de la **osteoporosis**.

**f.** *Efectos adversos.* Incluye a la **hipercalcemia**.

**g.** *Precauciones.* Su uso continuo solo está aprobado durante 2 años, ya que se ha demostrado que aumenta el riesgo de osteosarcoma.

**h.** La abaloparatida es también un análogo de la PTH que se utiliza para tratar la osteoporosis.

**2. Calcitonina**
   **a. *Secreción***
      **(1)** La calcitonina es secretada por las células parafoliculares de la glándula tiroides en respuesta al aumento del $Ca^{2+}$ en el plasma.
      **(2)** La gastrina, el glucagón, la colecistocinina y la epinefrina también pueden incrementar la secreción de calcitonina.
   **b. *Acciones fisiológicas*.** La calcitonina **antagoniza la actividad de la PTH**.
      **(1)** Interactúa con receptores específicos en los osteoclastos para **disminuir la reabsorción neta de $Ca^{2+}$**. La calcitonina también puede estimular la formación de hueso.
      **(2) Aumenta la excreción renal de $Ca^{2+}$**, $Na^+$ y fosfato.
   **c. *Fármacos específicos*.** Calcitonina sintética (calcitonina de salmón).
   **d. *Indicaciones***
      **(1)** Se puede usar para disminuir la **hipercalcemia** debida a la **enfermedad de Paget**, el hiperparatiroidismo, la hipercalcemia juvenil idiopática, la intoxicación por vitamina D, las alteraciones óseas osteolíticas y la osteoporosis.
         **(a)** La calcitonina puede reducir el calcio sérico (1-2 mg/dL durante 1-2 h); por lo tanto, es una buena opción de tratamiento para la hipercalcemia sintomática.
         **(b)** La **taquifilaxia** (una disminución repentina de la respuesta a la calcitonina después de su administración) puede ocurrir dentro de las primeras 48 h después de su administración; por este motivo solo se utiliza como terapia a corto plazo.
      **(2)** También se puede usar para la **osteoporosis posmenopáusica**.
   **e. *Administración*.** Se puede administrar por vía intranasal, así como por inyección subcutánea o intramuscular. La aplicación nasal no es eficaz para el tratamiento de la hipercalcemia.
   **f. *Efectos adversos*.** Pueden incluir eritema, rinitis (aplicación nasal), hipocalcemia y reacciones de hipersensibilidad (debido al componente de salmón).
**3. Vitamina D y sus metabolitos** (tabla 10-3)
   **a.** El calciferol incluye la **vitamina $D_3$ (colecalciferol)** y la **vitamina $D_2$ (ergocalciferol)**.
      **(1)** La **vitamina $D_3$ se produce en la piel** a partir del colesterol; su síntesis requiere de la exposición a **luz ultravioleta**.
      **(2)** Calcifediol (25-[OH]$D_3$)
         **(a) Se produce en el hígado por hidroxilación de la vitamina $D_3$.**
         **(b)** Es el metabolito del calciferol más abundante en el plasma.
      **(3)** Calcitriol (1,25-[OH]$_2D_3$)
         **(a) El calcitriol se produce en el riñón debido a una hidroxilación adicional del 25-(OH)$D_3$ por medio de la enzima hidroxilasa $1\alpha$**; la regulación de la actividad de esta última determina la concentración sérica del **calcitriol**. La actividad enzimática aumenta con la PTH, los estrógenos, la prolactina y otros fármacos; disminuye con calcitriol, factor de crecimiento fibroblástico 23 (FGF-23, *fibroblast growth factor 23*) y fosfato (efecto directo).
         **(b) Es el metabolito más activo de la vitamina D.**
      **(4)** Vitamina $D_2$ (ergocalciferol)
         **(a)** La vitamina $D_2$ se deriva del metabolismo vegetal del ergosterol. Tiene una cadena lateral ligeramente diferente que no altera sus efectos biológicos en los humanos.

| T a b l a  **10-3** | Farmacología de las preparaciones de vitamina D | | |
|---|---|---|---|
| **Fármaco** | **Ruta metabólica** | **Inicio de acción** | **Vida media** |
| Ergocalciferol ($D_2$) | Hepática, renal | 10-14 días | 30 días |
| Colecalciferol ($D_3$) | Hepática, renal | 10-14 días | 30 días |
| Calcifediol | Renal | 8-10 días | 20 días |
| Calcitriol | Ninguna | 10 h | 15 h |
| Calcipotriol (calcipotrieno) | Hepática, renal | 10 días | 30 días |
| Doxercalciferol | Hepática | 5-8 h | 36 h |
| Paricalcitol | Ninguna | Minutos (i.v.) | 15 h |

**(b)** En humanos, esta vitamina $D_2$ se metaboliza de la misma manera que la vitamina $D_3$ y parece ser bioequivalente.

**(5)** El **paricalcitol** ($1,25$-$(OH)_2$-$19$ norvitamina $D_2$) es un derivado $1,25$-hidroxilado de la vitamina $D_2$ que disminuye la concentración sérica de la PTH sin afectar la concentración sérica de $Ca^{2+}$ o $PO_4^{2-}$. Está aprobado como tratamiento para el **hiperparatiroidismo en los pacientes con insuficiencia renal** bajo terapia con diálisis.

**(6)** El **doxercalciferol** ($1\alpha$-[OH] vitamina $D_2$) se utiliza en el hiperparatiroidismo secundario a insuficiencia renal. No aumenta la absorción del $Ca^{2+}$ intestinal y no causa hipercalcemia.

**(7)** Calcipotriol (calcipotrieno)

**(a)** Es un derivado de la $1,24$-$(OH)_2D_3$ que se administra por vía tópica para el tratamiento de los padecimientos de la piel como la psoriasis.

**(b)** Tiene efectos reducidos sobre la homeostasis del calcio.

**b.** *Mecanismo de acción*

**(1)** El calcitriol **aumenta las concentraciones plasmáticas de $Ca^{2+}$ y fosfato** al actuar sobre varios órganos:

**(a) Intestino. Incrementa la absorción del $Ca^{2+}$** en el tubo digestivo.

**(b) Huesos. Moviliza el $Ca^{2+}$ y el fosfato**, probablemente por estimulación del flujo de calcio fuera de los osteoblastos.

**(c) Riñón. Aumenta la reabsorción del $Ca^{2+}$ y del fosfato.**

**(2)** Todos los metabolitos de la vitamina D se unen a la proteína de unión de la vitamina D.

**c.** *Indicaciones*

**(1)** Se usan para **elevar el $Ca^{2+}$ sérico**.

**(a)** La vitamina D y sus metabolitos se utilizan para tratar la hipocalcemia causada por varias enfermedades, incluida la deficiencia de vitamina D (raquitismo nutricional), hipoparatiroidismo, enfermedad renal, malabsorción y osteoporosis.

**(2)** Disminuye la proliferación celular.

**(a)** El **calcipotriol tópico** se utiliza para el tratamiento de la **psoriasis**; disminuye la proliferación de fibroblastos e induce la diferenciación de los queratinocitos epidérmicos.

**4. Bisfosfonatos**

**a.** *Fármacos específicos*

**(1)** Bisfosfonato que no contiene nitrógeno: etidronato.

**(2)** Los bisfosfonatos que contienen nitrógeno incluyen **alendronato, ibandronato, risedronato, ácido zoledrónico** y **pamidronato**.

**b.** *Mecanismo de acción*

**(1)** Son análogos del pirofosfato que **se unen directamente a los cristales de hidroxiapatita en el hueso y afectan la reabsorción**.

**(2)** Los bisfosfonatos no nitrogenados son absorbidos por los osteoclastos y convertidos en un análogo del ATP que no puede hidrolizarse. Este metabolito deteriora varias funciones e induce la apoptosis de los osteoclastos.

**(3)** Por otra parte, los bisfosfonatos nitrogenados tienen un mecanismo diferente. Funcionan mediante la **inhibición de la farnesil-bisfosfato-sintasa**, parte de la vía biosintética del colesterol. Esto **perjudica la modificación postraduccional de varias proteínas reguladoras importantes para la función osteoclástica**, incluyendo Ras, Rho y Rac. También pueden inducir un análogo único de ATP que promueve la apoptosis de los osteoclastos.

**c.** *Indicaciones.* Incluyen **osteoporosis**, enfermedad de Paget e hipercalcemia.

**d.** *Administración*

**(1)** Después de la administración oral, los bisfosfonatos tienen una **absorción muy baja ($< 10\%$)** que disminuye con los alimentos.

**(a)** Se administran en ayuno, con suficiente agua.

**(b)** El paciente debe permanecer sentado vertical durante los 30 min posteriores a la ingesta del fármaco para prevenir la irritación esofágica y gástrica.

**(2)** La administración intravenosa permite que una mayor cantidad del medicamento entre al organismo, lo que permite una disminución notable en la frecuencia de administración.

**e.** *Efectos adversos.* Pueden incluir **irritación esofágica** o **gástrica**.

**f.** *Precauciones.* Es posible que causen **osteonecrosis mandibular** y fracturas atípicas del fémur.

**5. Denosumab**

**a.** *Mecanismo de acción*

**(1)** Los osteoblastos secretan el ligando del receptor activador para el factor nuclear kappa-B (RANKL, *receptor activator of nuclear factor kappa-B ligand*), que activa a los precursores de osteoclastos y, subsecuentemente, la osteólisis.

**(2)** El denosumab es un **anticuerpo monoclonal** que se une a RANKL y **bloquea la interacción entre RANKL** y **RANK** (un receptor ubicado en las superficies de los osteoclastos); esto **evita la formación de osteoclastos**.

**(3)** El efecto final es la **disminución de la resorción ósea** y el **aumento de la masa ósea**.

**b.** *Indicaciones*

**(1)** Está aprobado para el tratamiento de la **osteoporosis** y para **disminuir el riesgo de pérdida ósea** y metástasis óseas en pacientes con **cáncer**.

**c.** *Efectos adversos.* Puede ocurrir hipocalcemia.

**d.** *Precauciones.* Similar a los bisfosfonatos, el denosumab puede causar osteonecrosis mandibular.

**6. Calcimiméticos**

**a.** *Fármaco específico.* **Cinacalcet.**

**b.** *Mecanismo de acción*

**(1)** Las paratiroides detectan $Ca^{2+}$ mediante el receptor-sensor de calcio (**CaSR**, *calcium-sensing receptor*); la activación del CaSR **disminuye la cantidad de PTH sintetizada y liberada por la glándula**.

**(2)** El cinacalcet aumenta la sensibilidad del CaSR y disminuye la PTH y las concentraciones séricas de calcio y fósforo.

**c.** *Indicaciones.* Se utiliza como tratamiento del **hiperparatiroidismo** y del carcinoma paratiroideo.

**d.** *Efectos adversos.* Malestares gastrointestinales, parestesias y artralgias.

**e.** *Contraindicaciones.* Incluye la hipocalcemia.

**7. Suplementos de calcio**

**a.** Están disponibles en diversas concentraciones y en formulaciones parenterales y orales.

**b.** *Indicaciones.* Son útiles como suplementos dietéticos para el tratamiento o prevención de la osteoporosis y para el tratamiento inmediato de la hipocalcemia aguda y la tetania hipocalcémica.

**c.** *Efectos adversos.* El uso a largo plazo puede producir hipercalcemia.

# X. ÁCIDO RETINOICO Y SUS DERIVADOS

**A. Tretinoína tópica (ácido transretinoico)**

**1.** La tretinoína es un metabolito natural de la **vitamina A**.

**2.** *Mecanismo de acción*

**a.** Puede modificar el crecimiento y la diferenciación epiteliales.

**b.** Puede disminuir la cohesión de las células epiteliales foliculares.

**c.** Puede estimular la actividad mitótica y aumentar el recambio de las células epiteliales foliculares.

**3.** *Indicaciones.* Como preparación tópica, se utiliza para el tratamiento del **acné** y de la **piel fotoenvejecida**, incluyendo paliación de arrugas finas, hiperpigmentación irregular y aspereza de la piel facial.

**4.** *Efectos adversos.* Incluyen sensibilidad, eritema y ardor. Podría incrementar el riesgo de **quemaduras solares**.

**5.** *Precauciones.* No debe utilizarse en mujeres embarazadas o en aquellas que intentan concebir, debido a que incrementa el riesgo de malformaciones congénitas.

**6.** *Se puede obtener más información sobre su uso en la leucemia promielocítica aguda en el capítulo 12 sobre quimioterapia contra el cáncer.*

**B. Isotretinoína**

**1.** *Mecanismo de acción.* La isotretinoína disminuye reversiblemente el tamaño de las glándulas sebáceas y, por lo tanto, la producción de sebo.

**2.** *Indicaciones.* Es un fármaco oral utilizado para el tratamiento del **acné quístico grave** y es útil para la terapia sintomática de las alteraciones de queratinización.

**3.** *Efectos adversos.* Incluyen la inflamación de las membranas mucosas (con mayor frecuencia los labios), exantema y alopecia. Los efectos adversos menos frecuentes incluyen artralgias y mialgias. Los retinoides tienden a inhibir la lipoproteína-lipasa, lo que conduce a un aumento de los triglicéridos séricos.

**4.** *Precauciones.* La isotretinoína es **teratogénica** y no debe usarse en mujeres que están embarazadas o que intentan concebir.

## C. Acitretina

**1.** *Mecanismo de acción.* Este fármaco se une y activa los receptores retinoides X y los receptores de ácido retinoico para inhibir la expresión de citocinas proinflamatorias, incluyendo la IL-6 y el interferón γ. Esto conduce a la actividad antiinflamatoria y antiproliferativa (la diferenciación de queratinocitos está normalizada).

**2.** *Indicaciones.* Es útil para el tratamiento de la **psoriasis grave**.

**3.** *Efectos adversos.* Incluyen las **alteraciones de la piel y las uñas**.

**4.** *Precauciones.* La acitretina es **teratogénica** y no debe utilizarse en mujeres embarazadas o que están intentando concebir.

## D. Otros derivados del ácido retinoico.

Otros derivados del ácido retinoico incluyen la alitretinoína (utilizada para las alteraciones cutáneas asociados con el síndrome de Kaposi), el tazaroteno (utilizado para la psoriasis, el fotoenvejecimiento y el acné) y el adapaleno (utilizado para el acné).

## ▮ LISTA DE FÁRMACOS

**Fármacos hipotalámicos/hipofisarios**
Bromocriptina
Cabergolina
Cetrorelix
Conivaptán
Corticorelina
Desmopresina
Ganirelix
Gel de inyección de corticotropina
Goserelina
Histrelina
Leuprorelina
Nafarelina
Octreotida
Oxitocina
Pegvisomant
Tetracosactida
Tirotropina α
Tolvaptán
Triptorelina
Vasopresina

**Gonadotropinas**
Folitropina α
Folitropina β
Gonadotropina coriónica humana (hCG recombinante)
Menotropinas
Urofolitropina

**Estrógenos y progestágenos**
Acetato de medroxiprogesterona
Caproato de hidroxiprogesterona
Estrógenos equinos (conjugados)
Estradiol
Etinilestradiol
Etinilestradiol y desogestrel
Etinilestradiol y drospirenona
Etinilestradiol y levonorgestrel
Etinilestradiol y norelgestromina
Etinilestradiol y noretindrona
Etinilestradiol y norgestimato
Levonorgestrel

Megestrol
Mestranol y noretindrona
Noretindrona

**Modulador del receptor de progestágeno**
Acetato de ulipristal

**Antiestrogénicos**
Clomifeno (también un SERM)
Danazol
Fulvestrant

**Modulador selectivo del receptor de estrógenos (SERM)**
Raloxifeno
Tamoxifeno
Toremifeno

**Inhibidores de la aromatasa**
Anastrozol
Exemestano
Letrozol

**Antiprogestágenos**
Mifepristona (RU-486)

**Andrógenos**
Cipionato de testosterona
Enantato de testosterona
Fluoximesterona
Metiltestosterona
Oxandrolona
Oximetolona
Propionato de testosterona
Testosterona

**Antiandrógenos**
Bicalutamida
Dutasterida
Espironolactona
Finasterida
Flutamida

Ketoconazol
Nilutamida

**Corticoesteroides**
Acetato de cortisona
Amcinonida
Beclometasona
Betametasona
Clobetasol
Desonida
Dexametasona
Fludrocortisona
Fluocinonida
Fluticasona
Halobetasol
Hidrocortisona
Prednisolona
Prednisona
Triamcinolona

**Insulina de acción ultracorta**
Insulina aspart
Insulina glulisina
Insulina lispro

**Insulina de acción corta**
Insulina regular

**Insulina de acción intermedia**
Insulina NPH

**Insulina de acción prolongada**
Insulina detemir
Insulina glargina

**Insulina de acción ultraprolongada**
Insulina degludec

**Sulfonilureas**
Clorpropamida
Glibenclamida (gliburida)
Glimepirida
Glipizida

Tolazamida
Tolbutamida

**Meglitinidas**
Nateglinida
Repaglinida

**Biguanidas**
Metformina

**Inhibidores de la glucosidasa α**
Acarbosa
Miglitol

**Tiazolidinedionas**
Pioglitazona
Rosiglitazona

**Agonistas del receptor de glucagón y péptido similar al glucagón 1 (GLP-1)**
Albiglutida
Dulaglutida
Exenatida
Glucagón
Liraglutida
Lixisenatida

**Inhibidores de la PDE4**
Linagliptina
Saxagliptina
Sitagliptina

**Inhibidores del cotransportador de sodio-glucosa 2 (SGLT2)**
Canagliflozina
Dapagliflozina
Empagliflozina

**Fármacos que aumentan la glucosa en sangre**
Diazoxida
Glucagón

**Fármacos que afectan la homeostasis del Ca$^{2+}$**
Abaloparatida
Calcifediol
Calcitonina (salmón)
Calcitriol
Calcipotriol
Denosumab
Doxercalciferol
Ergocalciferol (vitamina D$_2$)

Paricalcitol
Teriparatida

**Bisfosfonatos**
Ácido zoledrónico
Alendronato
Etidronato
Ibandronato
Pamidronato
Risedronato

**Calcimiméticos**
Cinacalcet

**Ácido retinoico y sus derivados**
Acitretina
Adapaleno
Alitretinoína
Bexaroteno
Isotretinoína
Tazaroteno
Tretinoína

# Autoevaluación

**Instrucciones:** seleccione la mejor respuesta para cada pregunta.

**1.** Una mujer de 49 años de edad acude con el médico de atención primaria porque padece sudoración nocturna profusa. Tiene antecedentes de histerectomía transvaginal hace 5 años, con ovarios íntegros. Su índice de masa corporal (IMC) es de 22. Tras la exploración física, todos sus signos vitales están dentro de los parámetros normales. ¿Cuál de los siguientes fármacos aliviaría los síntomas?

**(A)** Calcitriol
**(B)** Estrógenos conjugados
**(C)** Levonorgestrel
**(D)** Raloxifeno

**2.** Una mujer de 42 años de edad ingresa en la unidad de cuidados intensivos con alteración del estado mental e hipotermia. A la exploración física, la presión arterial es de 80/55 mm Hg y su frecuencia cardíaca es de 50 latidos por minuto. Se le diagnostica coma mixedematoso y se inicia reposición intravenosa de líquidos. ¿Cuál de los siguientes medicamentos también sería apropiado administrar en este momento?

**(A)** Liotironina
**(B)** Metimazol
**(C)** Yodo radiactivo
**(D)** Teriparatida

**3.** Un hombre de 71 años de edad se presenta con su médico refiriendo lumbalgia, disuria y hematuria. Después de realizarle estudios se hace el diagnóstico de cáncer de próstata y se inicia tratamiento con leuprorelina. Tres días después el paciente regresa por incremento de la disuria y el dolor. ¿Por qué razón empeoraron los síntomas del paciente?

**(A)** Efecto directo que tiene la leuprorelina sobre la próstata
**(B)** Conversión reducida de la testosterona a dihidrotaquisterol
**(C)** Resistencia prostática a la leuprorelina
**(D)** Acción agonista transitoria de la leuprorelina

**4.** Una mujer de 62 años de edad acude a consulta por su tratamiento de la osteoporosis. Comienza con un nuevo medicamento que es un agonista del receptor de estrógenos en el hueso y un antagonista en mama. ¿Cuáles son los posibles efectos adversos de este medicamento?

**(A)** Erupción acneiforme
**(B)** Arritmias
**(C)** Bochornos
**(D)** Rinitis

**5.** Mujer de 36 años con bochornos, debilidad y aumento del apetito. El examen físico revela que la paciente tiene taquicardia y presión de pulso prominente. Las pruebas de laboratorio son positivas para anticuerpos anti-TSH. ¿Cuál de los siguientes medicamentos es el tratamiento más apropiado?

**(A)** Ketoconazol
**(B)** Liotrix
**(C)** Metimazol
**(D)** Tirotropina α

**6.** Una mujer de 45 años de edad se diagnostica con diabetes tipo 2. Se prescribe un nuevo medicamento cuyos efectos secundarios pueden ser hipoglucemia y aumento de peso. ¿De qué medicamento se trata?

**(A)** Canagliflozina
**(B)** Exenatida
**(C)** Glibenclamida
**(D)** Pramlintida

**7.** Una mujer de 55 años de edad acude con su dentista por edema, dolor y eritema en las encías, y dos dientes flojos. La paciente recientemente presentó una extracción dentaria. Tiene antecedente de osteoporosis e hipertensión. ¿Cuál de los siguientes medicamentos pudo haber causado el cuadro clínico de esta paciente?

**(A)** Cinacalcet
**(B)** Ibandronato
**(C)** Raloxifeno
**(D)** Propiltiouracilo

**8.** Un hombre de 55 años de edad, con antecedentes de alcoholismo por 10 años, acude con su médico para revisión anual. En la exploración física, el médico observa ictericia de esclerótica y generalizada. La concentración de bilirrubina sérica del paciente está aumentada y las pruebas de función hepática muestran alteraciones. Además, el calcio sérico se encuentra disminuido. El médico le receta un derivado de vitamina D para corregir la concentración de calcio. ¿Cuál de los siguientes medicamentos es el tratamiento más apropiado para este paciente?

**(A)** Calcitriol
**(B)** Colecalciferol
**(C)** Dihidrotaquisterol
**(D)** Ergosterol

**9.** Una mujer de 59 años de edad se presenta en urgencias con confusión y disnea. A la exploración física se observan taquicardia y taquipnea; se encuentra desorientada. No recuerda el día de la semana. Tiene antecedente de diabetes mellitus tipo 2 y recuerda vagamente haber tomado su "medicamento para el azúcar" durante el día.

¿Cuál de los siguientes medicamentos es el responsable del cuadro?

**(A)** Acarbosa
**(B)** Glipizida
**(C)** Glucagón
**(D)** Metformina

**10.** Un hombre de 60 años de edad con antecedentes de diabetes mellitus tipo 2 se presenta con su endocrinólogo para una cita de seguimiento 3 meses después de iniciar tratamiento con glipizida y metformina. Las pruebas de laboratorio revelan una glucemia en ayuno de 182 mg/dL y un valor de $HbA_1c$ de 7.9%. Dado que su objetivo de $A_1c$ no se logró después de varios meses de terapia dual, el médico receta un medicamento que aumenta la sensibilidad a la insulina en el tejido adiposo y el músculo. ¿Cuál de los siguientes medicamentos pudo haber recetado?

**(A)** Dapagliflozina
**(B)** Miglitol
**(C)** Nateglinida
**(D)** Rosiglitazona

# Respuestas y explicaciones

1. **B.** Los síntomas vasomotores son el motivo de consulta más frecuente de las mujeres perimenopáusicas. Los estrógenos son el tratamiento más eficaz para aliviar estos síntomas. La paciente cuenta con el antecedente de histerectomía, por lo que no tiene riesgo de cáncer de endometrio y no es necesario indicar un progestágeno. El raloxifeno, a pesar de ser un análogo de la vitamina D que podría ayudar a mantener el $Ca^{2+}$, empeora los bochornos y no tendría ningún efecto sobre los síntomas vasomotores.

2. **A.** El coma mixedematoso es una forma grave de hipotiroidismo que puede ocurrir debido a una disminución prolongada en las concentraciones de hormona tiroidea. La liotironina ($T_3$ sintética) es eficaz para la supresión a corto plazo de la TSH y es útil en el tratamiento del coma mixedematoso. El metimazol y el yodo radiactivo se usan para el tratamiento del hipertiroidismo. La teriparatida es un análogo de la hormona paratiroidea utilizada para la osteoporosis grave.

3. **D.** La leuprorelina y los otros agonistas de la GnRH pueden causar un crecimiento tumoral temporal debido al aumento transitorio en la producción de esteroides gonadales, antes de que ocurra una regulación a la baja de los receptores. Durante las primeras 2 semanas de tratamiento, un aumento inicial en la testosterona sérica puede empeorar síntomas como el dolor óseo, la hematuria o la obstrucción de la salida de la vejiga.

4. **C.** La paciente inició con raloxifeno, un agonista del receptor de estrógenos en el hueso y un antagonista en mamas. Los efectos adversos del raloxifeno incluyen bochornos, edema periférico y un mayor riesgo de trombosis. Los otros efectos adversos enumerados no son frecuentes con este medicamento.

5. **C.** Los síntomas de la paciente y los anticuerpos anti-TSH indican con gran probabilidad que se trata de hipertiroidismo. El metimazol bloquea la oxidación inicial de yodo, así como el acoplamiento de monoyodotirosina y diyodotirosina en $T_4$. Liotrix es un preparado de hormona tiroidea y estaría contraindicado. El ketoconazol inhibe varias reacciones catalizadas por P-450, pero no la producción de hormona tiroidea.

6. **C.** Las sulfonilureas como la glibenclamida (gliburida) aumentan la liberación de insulina en el páncreas. Tienen el potencial de causar hipoglucemia y aumento de peso. La exenatida (agonista de GLP-1), la pramlintida (análogo de amilina) y la canagliflozina (inhibidor de SGLT2) pueden causar pérdida de peso.

7. **B.** Lo más probable es que la paciente tenga osteonecrosis de la mandíbula, un efecto adverso poco frecuente pero grave de la terapia con bisfosfonatos como el ibandronato. El riesgo es mayor después de procedimientos dentales como implantes o extracciones. Los otros medicamentos no causan osteonecrosis de la mandíbula.

8. **A.** El calcitriol sería el fármaco más eficaz para la hipocalcemia en un paciente con insuficiencia hepática. El hígado proporciona la 25-hidroxilación de dihidrotaquisterol, colecalciferol o ergosterol requerida.

9. **B.** Las sulfonilureas, como la glipizida, pueden causar hipoglucemia. Los síntomas de hipoglucemia pueden incluir confusión, mareos, sudoración, aumento del ritmo cardíaco y debilidad. Los inhibidores de metformina y glucosidasa α, como la acarbosa, rara vez causan hipoglucemia. El glucagón elevaría la glucosa plasmática.

10. **D.** La rosiglitazona es una tiazolidinediona que funciona aumentando la sensibilidad a la insulina en los tejidos adiposo y esquelético, así como en el hígado. Los inhibidores de la glucosidasa α, como el miglitol, inhiben la hidrólisis intestinal de sacáridos complejos y, por lo tanto, disminuyen la absorción de la glucosa. Los inhibidores de SGLT2, como la dapagliflozina, disminuyen la reabsorción de glucosa, filtrada de la luz tubular, en el riñón, lo que permite una mayor excreción urinaria de glucosa y disminuye las concentraciones de esta en plasma. La nateglinida, una meglitinida, estimula la liberación de insulina al cerrar los canales de potasio en las células β del páncreas.

# Capítulo 11

# Fármacos utilizados para el tratamiento de enfermedades infecciosas

## I. TRATAMIENTO DE LAS ENFERMEDADES INFECCIOSAS

El tratamiento se basa en el principio de *toxicidad selectiva*, en el que la intención es destruir al microorganismo infeccioso sin dañar al hospedero. Esto se puede lograr tomando ventaja de las diferencias bioquímicas y físicas básicas entre el parásito y el hospedero.

### A. Elección del antibiótico apropiado

1. El fármaco de elección suele ser el más eficaz contra el patógeno o el menos tóxico entre las diferentes alternativas farmacológicas.
2. Los antibióticos habitualmente se usan profilácticamente; por ejemplo, se administran antes de la cirugía para evitar infecciones en el sitio quirúrgico.
3. El mecanismo de acción es un factor importante para elegir el fármaco más apropiado. En los antibióticos dicho mecanismo puede consistir en (fig. 11-1):
   a. Inhibir la biosíntesis de la pared celular bacteriana.
   b. Evitar la síntesis e integridad del ADN bacteriano.
   c. Prevenir la síntesis de proteínas (transcripción y traducción).

### B. Bactericidas y bacteriostáticos

1. Los **bactericidas** causan la muerte del **microorganismo**. Erradican la infección en ausencia de mecanismos de defensa del hospedero. Estos fármacos incluyen los siguientes:
   a. Inhibidores de la síntesis de la pared celular
      **(1)** Penicilinas, cefalosporinas, carbapenémicos, aztreonam, vancomicina
   b. Inhibidores de la síntesis e integridad del ADN
      **(1)** Fluoroquinolonas, antifolatos
   c. Aminoglucósidos (producen alteraciones de lectura del código genético)
2. Los **bacteriostáticos inhiben temporalmente el crecimiento** del microorganismo sin eliminarlo; por lo tanto, requieren mecanismos de defensa del hospedero para erradicar la infección. Estos fármacos incluyen los siguientes:
   a. Inhibidores de la síntesis de proteínas
      **(1)** Macrólidos, tetraciclinas, clindamicina y linezolid

### C. Resistencia a antibióticos

1. La **resistencia intrínseca** (**no sensibilidad**) es la **capacidad natural** de las bacterias **para resistir la actividad** de ciertos antibacterianos; esto puede deberse a diferentes características funcionales o estructurales, como la producción de enzimas que metabolizan el fármaco o la incapacidad de este para ingresar en la bacteria.
2. La **resistencia adquirida** ocurre cuando la bacteria **desarrolla la capacidad de resistir la actividad** de ciertos antimicrobianos.
   a. Las **mutaciones cromosómicas espontáneas y aleatorias** se producen debido a un cambio en un receptor de proteína estructural para un antibiótico o en una proteína implicada en el transporte de los fármacos.

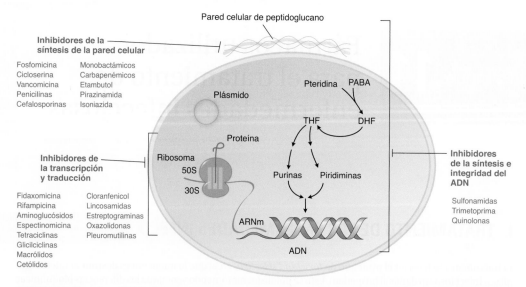

**FIGURA 11-1.** Tipos de antibiótico (reimpreso con autorización de Golan D. Principles of Pharmacology, 4th edition. Philadelphia, PA: Wolters Kluwer Health, 2016, Fig. 33.1). DHF, dihidrofolato; PABA, ácido *para*-aminobenzoico; THF, tetrahidrofolato.

**b.** Transferencia extracromosómica de genes resistentes a fármacos:

**(1) Transformación.** Es la transferencia de ADN desnudo (puro) entre células de la misma especie.

**(2) Transducción de plásmidos de resistencia**. Es la transferencia asexual de plásmidos, mediante un bacteriófago, entre bacterias de la misma especie.

**(3) Conjugación.** Consiste en el **paso de genes de unas bacterias a otras** por contacto directo a través de un pilus sexual o puente. Tiene lugar principalmente en los bacilos gramnegativos y es el principal mecanismo de resistencia adquirida entre las enterobacterias.

**(4) Transposiciones.** Resultan del desplazamiento o "**salto**" de transposones (tramos de ADN que contienen secuencias de inserción en cada extremo) **de un plásmido a otro** o de un plásmido a un cromosoma y viceversa; este proceso es independiente de la recombinación bacteriana.

# II. ANTIBIÓTICOS INHIBIDORES DE LA BIOSÍNTESIS DE LA PARED CELULAR BACTERIANA

## A. Penicilinas

**1. *Estructura y mecanismo de acción*** (fig. 11-2)

**a.** Tienen un anillo **betalactámico** cuya integridad es necesaria para su actividad antibacteriana.

**(1)** Las modificaciones en la cadena lateral del grupo R (unida al anillo betalactámico) alteran las propiedades farmacológicas y la resistencia a la betalactamasa.

**b.** Las penicilinas inactivan a las transpeptidasas bacterianas y **evitan la reticulación de los polímeros de peptidoglucano** que son esenciales para la integridad de la pared celular bacteriana.

**(1)** Esto produce una pérdida de rigidez y la **susceptibilidad a la rotura**.

**(2)** Se unen e inactivan las **proteínas de unión a penicilina** (**PBP**, *penicillin-binding proteins*) involucradas en la síntesis de la pared celular.

**c.** Las penicilinas son **bactericidas** para las células en crecimiento. Las **bacterias grampositivas** con paredes celulares externas gruesas son particularmente susceptibles.

**d.** La causa principal de **resistencia** es la producción de **betalactamasas** (**penicilinasas**).

**(1)** Los genes de las betalactamasas pueden transmitirse durante la conjugación o como pequeños plásmidos (genes de conjugación *minus*) a través de la transducción.

**(2)** Los microorganismos capaces de producir penicilinasa incluyen *Staphylococcus aureus*, *Escherichia coli*, *Pseudomonas aeruginosa*, *Neisseria gonorrhoeae*, *Bacillus*, *Proteus* y especies de *Bacteroides*.

**e.** La resistencia también puede ocurrir porque las bacterias carecen de receptores u otras PBP, son impermeables a las penicilinas, carecen de paredes celulares o son metabólicamente inactivas.

**Núcleo de penicilinas**

**Núcleo de cefalosporinas**

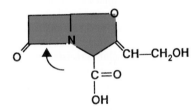

**Núcleo de ác. clavulánico**

**FIGURA 11-2.** Estructura de los núcleos de la penicilina, la cefalosporina y el ácido clavulánico. Las *flechas* indican los enlaces susceptibles de ataque por betalactamasas.

**2. Propiedades farmacológicas**

**a.** Las penicilinas se absorben rápidamente después de su administración oral (aunque de forma errática) y parenteral.

**b.** Se distribuyen a través de los líquidos corporales y penetran el líquido cefalorraquídeo (LCR) y el líquido ocular en un grado significativo solo durante la inflamación.

**c.** La absorción digestiva puede disminuir en presencia de alimentos.

**d.** El probenecid lentifica la secreción de penicilinas.

**3. Fármacos específicos y sus indicaciones** (tabla 11-1)

**a.** La **penicilina G** se usa principalmente para tratar infecciones con los siguientes microorganismos (aunque cada vez se aíslan más cepas de bacterias resistentes):

**(1) Cocos grampositivos** (aerobios). Neumococos, estreptococos y estafilococos no productores de penicilinasa.

**(2) Bacilos grampositivos** (aerobios). Especies de *Bacillus*, también *Clostridium perfringens*, *Corynebacterium diphtheriae* y especies de *Listeria*, aunque el uso de estos fármacos está disminuyendo debido a la disponibilidad de mejores opciones.

**(3) Aerobios gramnegativos**. Gonococos (no productores de penicilinasa) y meningococos.

**(4) Bacilos gramnegativos** (aerobios). Ninguno.

**(5) Anaerobios**. La mayoría, con excepción de *Bacteroides fragilis*; se utilizan oralmente contra microorganismos anaerobios.

**(6) Otros**. *Treponema pallidum* (sífilis) y especies de *Leptospira*. Estos son patógenos comunes contra los que se usan las penicilinas de primera generación en la actualidad.

| T a b l a **11-1** | Espectro de acción de las penicilinas | | | | |
|---|---|---|---|---|---|
| Clasificación y fármacos | Cocos grampositivos | Bacilos grampositivos | Cocos gramnegativos | Bacilos gramnegativos | Anaerobios |
| **Prototipo** | | | | | |
| Penicilina G, penicilina V | **La mayoría** | *Bacillus* | Gonococos y meningococos[a] | Ninguno | La mayoría (excepto *B. fragilis*) |
| **Resistente a la penicilinasa** | | | | | |
| Nafcilina, oxacilina, dicloxacilina | **Estafilococos**[b] | — | — | — | — |
| **Amplio espectro** | | | | | |
| Ampicilina, amoxicilina, ampicilina/sulbactam, amoxicilina/ácido clavulánico | La mayoría de los estafilococos productores de penicilinasa[b] | *Bacillus* | Gonococos y meningococos[c] | *Salmonella, H. influenzae, Proteus* y enterococos | — |
| **Antipseudomonas** | | | | | |
| Ticarcilina/ácido clavulánico, piperacilina | Menos potente que los prototipos | Menos potente que los prototipos | Menos potente que los prototipos | *Proteus, E. coli, Salmonella, Pseudomonas, Enterobacter* y *Klebsiella* | — |

[a] No productores de penicilinasa.
[b] No es eficaz contra las infecciones por estafilococos resistentes a la meticilina.
[c] Productores de penicilinasa.

   **b.** La **penicilina V** es una forma oral de penicilina G con poca biodisponibilidad. Tiene un espectro de actividad más estrecho.

   **c.** La **penicilina G benzatínica** y la **penicilina G procaínica** son suspensiones de penicilina G que prolongan su vida media, lo que permite una frecuencia menor de inyecciones.

   **d.** Las **penicilinas resistentes a la penicilinasa** (**oxacilina, dicloxacilina, meticilina** y **nafcilina**) se usan predominantemente para **infecciones estafilocócicas** que producen penicilinasa.

      **(1)** Su uso está disminuyendo debido a la mayor incidencia de *S. aureus* **resistente a la meticilina** (**SARM**), que también confiere resistencia a las cefalosporinas.

   **e. Penicilinas de amplio espectro**

      **(1)** Las penicilinas de amplio espectro son inactivadas por las betalactamasas.

      **(2)** Estos fármacos tienen una cobertura **gramnegativa** más amplia. Como con muchas otras penicilinas, la resistencia se ha convertido en el problema más frecuente.

         **(a)** La **ampicilina** es útil para las infecciones causadas por *Haemophilus influenzae, Streptococcus pneumoniae, Streptococcus pyogenes, Neisseria meningitidis, Proteus mirabilis* y *Enterococcus faecalis*.

         **(b)** La **amoxicilina** es similar a la ampicilina, pero tiene **mejor absorción oral**. En general se usa para la profilaxis de endocarditis antes de otros procedimientos mayores.

         **(c)** La **piperacilina** tiene buena actividad contra *Pseudomonas* y *Enterobacter*.

   **f.** Los **inhibidores de la betalactamasa** actúan irreversiblemente sobre la **betalactamasa y aumentan la estabilidad de las penicilinas**, lo que produce un amplio espectro de actividad.

      **(1)** Están estructuralmente relacionados con la penicilina, pero no tienen propiedades antimicrobianas por sí mismos (*véase* fig. 11-2).

      **(2)** *Fármacos específicos.* Incluyen **ácido clavulánico, sulbactam** y **tazobactam**.

         **(a)** El ácido clavulánico se usa en combinación con la amoxicilina.

         **(b)** Con frecuencia, el sulbactam se utiliza en combinación con ampicilina contra bacterias gramnegativas, así como para la mayoría de las anaerobias.

         **(c)** El tazobactam se usa en combinación con la piperacilina y es eficaz contra la mayoría de los microorganismos gramnegativos, incluyendo especies de *Pseudomonas*.

**4.** *Efectos adversos*

   **a.** La penicilina puede causar reacciones de **hipersensibilidad** (tipo 1 mediada por IgE). Los síntomas pueden incluir urticaria, prurito grave, fiebre o anafilaxia.

      **(1)** Debe considerarse la sensibilidad cruzada con las cefalosporinas y otros betalactámicos.

   **b.** Pueden ocurrir **malestares gastrointestinales** como náuseas y diarrea.

**T a b l a   11-2**   Propiedades de las cefalosporinas

| Fármacos y vía de administración[a] | Espectro de acción | Entra en SNC[a] | Resistencia a betalactamasa | |
|---|---|---|---|---|
| | | | *Plásmido* | *Cromosoma* |
| **Primera generación** | | | | |
| Cefalexina (O) Cefadroxilo (O) Cefazolina (P) | Microorganismos grampositivos y algunos gramnegativos <br> Uso: ***Escherichia coli***, ***Klebsiella***, ***Proteus mirabilis***, **infecciones de vías urinarias** resistentes a penicilina y sulfonamidas, **profilaxis quirúrgica** | No | Sí | No |
| **Segunda generación** | | | | |
| Cefaclor (O) Cefotetán (P) Cefoxitina (P) Cefuroxima (P, D) | El espectro se extiende a ***Proteus*** indol positivo y **anaerobios** <br> Uso: **infecciones de vías urinarias y respiratorias, profilaxis quirúrgica** | No | Sí | Relativamente |
| **Tercera y cuarta generaciones** | | | | |
| Ceftizoxima (P) Cefotaxima (P) Ceftriaxona (P) Cefdinir (P) Ceftizoxima (P) Cefixima (O) Cefepima (P) | Actividad grampositiva disminuida; ***Pseudomonas*** (solo cefoperazona y ceftazidima), *N. gonorrhoeae, N. meningitidis, H. influenzae, Enterobacter, Salmonella, Proteus* indol positivo, *Serratia, E. coli*; actividad **anaerobia** moderada <br> Uso: **infecciones nosocomiales graves, gonorrea, meningitis** | Sí, especialmente ceftriaxona (pero no cefoperazona) | Sí | Relativamente (la mayoría) |

[a] SNC, sistema nervioso central; O, administración oral; P, administración parenteral.

## B. Cefalosporinas (tabla 11-2)

1. *Estructura y mecanismo de acción*
   a. Las cefalosporinas también tienen un anillo betalactámico (*véase* fig. 11-2).
      (1) Las sustituciones en $R_1$ determinan la actividad antibiótica.
      (2) Las sustituciones en $R_2$ determinan la farmacocinética.
   b. Las cefalosporinas tienen los mismos mecanismos de acción que las penicilinas, inactivan las transpeptidasas bacterianas y **evitan la reticulación de los polímeros de peptidoglucano** esencial para la integridad de la pared celular bacteriana.
      (1) Esto produce una pérdida de rigidez y **susceptibilidad a la rotura**.
      (2) También se unen e inactivan las **PBP** involucradas en la síntesis de la pared celular.

2. *Propiedades farmacológicas*
   a. Las cefalosporinas se distribuyen ampliamente en los líquidos corporales; algunas (**cefuroxima, cefotaxima** y **ceftizoxima**) penetran el LCR.
   b. El probenecid lentifica la secreción de cefalosporinas.
   c. Cada nueva generación de cefalosporinas es más **resistente a las penicilinasas**.
   d. Las cefalosporinas de tercera generación son sensibles a las **cefalosporinasas** (por lo general, los genes se encuentran en los cromosomas y no en los plásmidos).

3. *Fármacos específicos y sus indicaciones*. Las cefalosporinas se clasifican con base en su espectro antibiótico. Ninguna de ellas es eficaz contra los enterococos ni contra los estafilococos resistentes a la meticilina.
   a. **Cefalosporinas de primera generación**
      (1) Las cefalosporinas de primera generación incluyen **cefalexina, cefazolina** y cefadroxilo.
      (2) Estos fármacos tienen buena actividad contra algunos microorganismos grampositivos (estreptococos) y contra algunos gramnegativos.
      (3) Se utilizan principalmente para infecciones por *E. coli* y *Klebsiella*, así como para **infecciones de vías urinarias** resistentes a penicilina y sulfonamida.
      (4) También se usan profilácticamente en diversos procedimientos quirúrgicos.
      (5) Estos fármacos **no penetran en el LCR**.
   b. **Cefalosporinas de segunda generación**
      (1) Incluyen la **cefoxitina**, el cefaclor, la **cefuroxima**, el **cefotetán** y el cefprozilo.
      (2) Estos fármacos tienen un espectro de actividad algo más amplio que sus predecesores de primera generación.

**(3)** Se utilizan en el tratamiento de infecciones por **estreptococo**, así como por *E. coli*, *Klebsiella* y especies de *Proteus*. También es útil para la mayoría de los **anaerobios** (con excepción de *Clostridium difficile*).

**(4)** Las cefalosporinas de segunda generación se usan principalmente en el tratamiento de **infecciones de vías urinarias** y **respiratorias, huesos** y **tejidos blandos**; también como profilaxis en diversos procedimientos quirúrgicos.

**(5)** Con la **excepción de la cefuroxima**, estos fármacos **no penetran en el LCR**.

**c. Cefalosporinas de tercera generación**

**(1)** Incluyen **cefdinir**, cefixima, **cefotaxima**, ceftazidima y **ceftriaxona**.

**(2)** Estos fármacos han **mejorado su actividad contra** los microorganismos **gramnegativos**. Tienen gran potencia contra *H. influenzae*, *N. gonorrhoeae*, *N. meningitidis*, *Enterobacter*, especies de *Salmonella*, *Proteus* indol positivos y especies de *Serratia*, así como *E. coli*. También tienen **actividad moderada contra los agentes anaerobios**.

    **(a)** La **cefoperazona** y la **ceftazidima** tienen excelente actividad contra *P. aeruginosa*.

    **(b)** La **ceftriaxona** se utiliza para dar tratamiento en las infecciones de transmisión sexual causadas por *N. gonorrhoeae*, así como para el tratamiento empírico de la **meningitis** adquirida en la comunidad.

**(3)** Estos fármacos **penetran el LCR** (excepto la cefoperazona).

**(4)** La mayor parte se excreta por el riñón, con excepción de la **cefoperazona** y la **ceftriaxona**, que se excretan a través del sistema biliar.

**d. Cefalosporina de cuarta generación**

**(1)** La **cefepima** tiene una potente acción contra especies de *Pseudomonas*, así como contra **otras bacterias gramnegativas**.

**e. Cefalosporina de quinta generación**

**(1)** La **ceftarolina** es eficaz contra los **estafilococos resistentes a la meticilina** y es utilizada para el tratamiento de las infecciones en la piel y la neumonía adquirida en la comunidad.

    **(a)** Tiene actividad limitada contra bacterias productoras de betalactamasa.

**4. *Efectos adversos e interacciones farmacológicas***

**a.** Las cefalosporinas pueden causar **reacciones de hipersensibilidad** (tipo 1: mediadas por IgE). Los síntomas pueden incluir urticaria, prurito grave, fiebre o anafilaxia.

**(1)** Debe considerarse la sensibilidad cruzada con las penicilinas y otros betalactámicos.

**b.** Puede haber **malestares gastrointestinales** como náuseas y diarrea.

**c.** La intolerancia al alcohol (**tipo disulfiram**) se observa con la **cefotetán** y la **ceftriaxona**.

**d.** Algunos fármacos pueden ocasionar deficiencia de vitamina K.

## C. Carbapenémicos

**1. *Fármacos específicos*.** Incluyen **imipenem-cilastatina, ertapenem, meropenem** y **doripenem**.

**2. *Mecanismo de acción***

**a.** De manera similar a otros fármacos betalactámicos, los carbapenémicos inhiben la síntesis de la pared celular bacteriana al unirse a una o más de las **proteínas de unión a la penicilina**.

**b.** Inhiben el paso final de la transpeptidación de la síntesis de peptidoglucano en las paredes celulares bacterianas.

**c.** La **cilastatina es un inhibidor de la deshidropeptidasa renal I** (que inactiva el imipenem).

**d.** Los carbapenémicos son relativamente **resistentes a las betalactamasas**. En general, no muestran resistencia cruzada con otros antibióticos.

**3. *Propiedades farmacológicas e indicaciones***

**a.** Son útiles en el tratamiento de las infecciones causadas por *S. aureus* **productor de penicilinasa**, *E. coli*, especies de *Klebsiella*, *H. influenzae* y especies de *Enterobacter*, entre otros.

**b.** También se usan para las infecciones por *Pseudomonas* (excepto el ertapenem).

**4. *Efectos adversos***

**a.** Pueden causar malestares gastrointestinales como náuseas y vómitos.

**b.** Existe el potencial de que afecten el sistema nervioso central y causen **crisis convulsivas**. De todos los antibióticos de esta clase, el imipenem es el que cuenta con mayor riesgo de causar dicha alteración.

**c.** Es posible que desencadenen reacciones de **hipersensibilidad** (tipo 1 mediada por IgE). La sintomatología puede incluir urticaria, prurito grave, fiebre o anafilaxia.

**(1)** Debe tenerse en cuenta la posible sensibilidad cruzada con otros betalactámicos.

### D. Monobactámico

1. *Fármaco específico.* **Aztreonam.**
2. *Mecanismo de acción*
   a. Aunque cuenta con un **anillo monobactámico**, su mecanismo de acción es similar al de los betalactámicos. **Inhibe la síntesis de la pared celular bacteriana** al unirse a las **proteínas de unión de la penicilina.**
   b. Evita el paso final de la transpeptidación en la síntesis de peptidoglucanos de las paredes celulares bacterianas.
3. *Propiedades farmacológicas e indicaciones*
   a. Carece del anillo de tiazolidina que es **altamente resistente a las betalactamasas.**
   b. Tiene un **buen efecto contra microorganismos gramnegativos**, incluyendo *P. aeruginosa*, pero **carece de actividad contra microorganismos anaerobios y grampositivos.**
   c. También es útil para varios tipos de infecciones causadas por *E. coli, Klebsiella pneumoniae, H. influenzae, P. aeruginosa*, especies de *Enterobacter*, especies de *Citrobacter* y *P. mirabilis.*
4. *Efectos adversos.* Pueden ser erupción cutánea y aumento sérico de las transaminasas hepáticas.
   a. **No tiene sensibilidad cruzada** con otros betalactámicos.

### E. Glucopéptidos

1. *Fármacos específicos.* Incluyen **vancomicina, telavancina**, dalbavancina y oritavancina.
2. *Mecanismo de acción*
   a. Estos fármacos **se unen al extremo terminal (D-alanil-D-alanina)** del peptidoglucano en formación; evitan un mayor alargamiento y reticulación debido a la **inhibición de la transglucosilasa.**
   b. Esto disminuye la actividad de la membrana celular y aumenta la lisis celular.
   c. La telavancina, la dalbavancina y la oritavancina tienen una cadena lateral lipófila que les otorga mecanismos adicionales; pueden alterar el potencial de membrana y la permeabilidad celular.
3. *Propiedades farmacológicas e indicaciones*
   a. La vancomicina solo penetra en el LCR durante la inflamación.
   b. La vancomicina es activa contra **organismos grampositivos**, incluidas las infecciones por **SARM.**
   c. La vancomicina por vía oral se usa como tratamiento para la colitis por *C. difficile.*
   d. La telavancina, dalbavancina y oritavancina se utilizan para tratar infecciones de la piel y estructuras cutáneas.
4. *Efectos adversos*
   a. La infusión rápida de vancomicina causa **síndrome del hombre rojo**, una reacción relacionada con la infusión causada por la secreción de histamina; no se considera como alergia medicamentosa.
      **(1)** Prolongar la infusión a 1-2 h evitará esta reacción.
   b. Una gran concentración de vancomicina puede ocasionar **nefrotoxicidad.**
   c. La telavancina y la dalbavancina son potencialmente teratogénicas.

### F. Lipopéptido

1. *Fármaco específico.* **Daptomicina.**
2. *Mecanismo de acción*
   a. Se une a la membrana celular mediante la inserción dependiente de calcio de su cola lipídica y así despolariza la membrana celular con expulsión de potasio y muerte celular rápida.
3. *Propiedades farmacológicas e indicaciones*
   a. La daptomicina tiene propiedades antibióticas similares a las de la vancomicina.
   b. **Elimina bacterias grampositivas.** Puede ser **eficaz contra SARM** y cepas resistentes a la vancomicina.
   c. **No puede usarse como tratamiento para la neumonía** por ser inactivado por el surfactante (tensoactivo) pulmonar y no alcanzar las concentraciones suficientes en las vías respiratorias.
4. *Efectos adversos e interacciones farmacológicas*
   a. Puede causar **miopatía (rabdomiólisis)**; por esta razón, se debe tener precaución con los inhibidores de la 3-hidroxi-3-metilglutaril-coenzima A (HMG-CoA) reductasa (estatinas).
   b. Su uso puede provocar neumonía eosinofílica.

### G. Otros inhibidores de la pared celular

1. **Bacitracina**
   a. *Mecanismo de acción*
      **(1)** Impide la transferencia de mucopéptidos hacia la pared celular en crecimiento.
      **(2)** Inhibe la desfosforilación y la reutilización de los fosfolípidos requeridos para la aceptación del pentapéptido de ácido *N*-acetilmurámico, un componente del complejo peptidoglucano.

**b.** *Propiedades farmacológicas e indicaciones*

    **(1)** La bacitracina es más eficaz contra las bacterias **grampositivas**.

    **(2)** Puede **usarse tópicamente** en combinación con **neomicina** o **polimixina** para infecciones menores.

**c.** *Efectos adversos.* Pueden presentarse reacciones alérgicas.

**2. Fosfomicina**

  **a.** *Mecanismo de acción*

    **(1)** La fosfomicina inactiva la piruvil-transferasa, una enzima de gran importancia en la síntesis de las paredes celulares bacterianas.

  **b.** *Propiedades farmacológicas e indicaciones*

    **(1)** Este fármaco es eficaz contra microorganismos grampositivos y gramnegativos.

    **(2)** Se utiliza para el tratamiento de infecciones simples de las **vías urinarias inferiores**.

  **c.** *Efectos adversos.* Pueden incluir cefalea y malestares gastrointestinales.

## III. ANTIBIÓTICOS INHIBIDORES DE LA SÍNTESIS DE PROTEÍNAS BACTERIANAS

**A. Aminoglucósidos**

  **1.** *Estructura y mecanismo de acción*

    **a.** Los aminoglucósidos se difunden pasivamente por los canales de porina a través de la membrana externa de bacterias aerobias gramnegativas.

      **(1)** El traslado a través de la membrana interna requiere una captación activa dependiente del transporte de electrones (**aerobios gramnegativos solamente**).

    **b.** Interactúan con las proteínas receptoras en la **subunidad ribosómica 30S** (fig. 11-3).

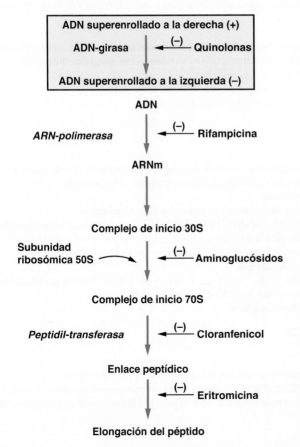

FIGURA 11-3. Acción antimicrobiana sobre la síntesis bacteriana de ácido nucleico y de proteínas.

**(1)** Interfiere con el complejo de iniciación de la formación de péptidos.

**(2)** Causan una lectura errónea del ARNm, lo que provoca la incorporación de aminoácidos incorrectos en el péptido, dando como resultado proteínas no funcionales.

**(3)** Producen la acumulación de monosomas no funcionales.

**c.** Los aminoglucósidos provocan la lectura errónea del código genético y, por este motivo, son bactericidas (otros fármacos que inhiben la síntesis de proteínas son bacteriostáticos).

**d.** La resistencia generalmente resulta de la inactivación de los fármacos por las enzimas bacterianas; la resistencia contenida en los plásmidos se transmite por conjugación.

**2. Propiedades farmacológicas**

**a.** Estos fármacos no penetran en el LCR.

**b.** Los aminoglucósidos tienen un **rango terapéutico estrecho**, por lo que es necesario controlar las concentraciones séricas e individualizar la dosis.

**3. Fármacos específicos e indicaciones**

**a.** La **estreptomicina** se puede utilizar para la **peste** (*Yersinia pestis*), **casos graves de brucelosis** y como complemento en el tratamiento de las **infecciones micobacterianas**.

**b. Gentamicina y tobramicina**

**(1)** Son eficaces contra *Enterobacter*, *Proteus* indol positivo, *Pseudomonas*, *Klebsiella* y especies de *Serratia*, entre otros microorganismos gramnegativos.

**(2)** Con frecuencia se utilizan **sinérgicamente** en combinación con antibióticos betalactámicos o vancomicina para las infecciones graves que requieran de una amplia cobertura.

**c.** La **amikacina** se usa para el tratamiento de las **infecciones gramnegativas graves**, en particular las resistentes a la gentamicina o la tobramicina.

**d.** La **neomicina** se administra por vía tópica para las **infecciones menores de los tejidos blandos** (con frecuencia en combinación con **bacitracina y polimixina**).

**e.** La administración de neomicina vía oral es útil para la encefalopatía hepática.

**(1)** Los subproductos de las bacterias del tubo digestivo producen grandes cantidades de amoníaco, que en condiciones normales se elimina por el hígado. La administración de neomicina inactiva temporalmente a la flora intestinal.

**f.** El uso de los aminoglucósidos ha disminuido sustancialmente debido a su estrecho espectro, potencial de toxicidad y la disponibilidad de otros fármacos.

**4. Efectos adversos**

**a.** Los aminoglucósidos son **ototóxicos** y afectan la función vestibular (estreptomicina, gentamicina y tobramicina) o auditiva coclear (neomicina, amikacina, gentamicina y tobramicina).

**b.** También son **nefrotóxicos** y pueden causar **necrosis tubular aguda**, lo que da lugar a la disminución de la tasa de filtración glomerular, así como al incremento de la creatinina sérica y el nitrógeno ureico en sangre. El daño suele ser reversible.

**c.** A dosis altas, estos fármacos producen **bloqueo neuromuscular** similar al curare con parálisis respiratoria. El gluconato de calcio y la neostigmina son los antídotos.

**d.** Cuando se aplica tópicamente, la neomicina puede causar dermatitis por contacto.

## B. Tetraciclinas

**1. Estructura y mecanismo de acción**

**a.** Las tetraciclinas se unen de forma reversible al *16S ARNr* de la **subunidad 30S** de los ribosomas bacterianos.

**b. Evitan la unión del aminoacilo ARNt al sitio aceptor** en el complejo ARNm-ribosoma y la **adición de aminoácidos** al péptido en crecimiento, inhibiendo así la síntesis de proteínas bacterianas.

**c.** La resistencia está mediada por plásmidos y es resultado de una menor capacidad para acumularse en la bacteria. La producción de un inhibidor del sitio de unión para las tetraciclinas es otra de las causas de resistencia.

**2. Propiedades farmacológicas**

**a.** Las tetraciclinas se distribuyen a través de los líquidos corporales; con la minociclina se pueden alcanzar concentraciones terapéuticas en el cerebro y en el LCR.

**b.** La ruta principal de eliminación para la mayoría de las tetraciclinas es el riñón.

**(1)** La **doxiciclina** es la **más segura** si se administra en pacientes con **función renal alterada**.

**c.** Muchas tetraciclinas experimentan **circulación enterohepática**.

**3. Fármacos específicos e indicaciones**

**a.** Los fármacos específicos incluyen **tetraciclina**, **doxiciclina**, minociclina y demeclociclina.

**b.** Son eficaces contra microorganismos **gramnegativos y grampositivos**; su uso ha disminuido debido a la resistencia y el desarrollo de medicamentos más seguros.

**c.** Las tetraciclinas se usan predominantemente para el tratamiento de las **infecciones por rickettsias**, incluyendo fiebre maculosa de las Montañas Rocosas, **cólera, enfermedad de Lyme** e infecciones causadas por especies de *Chlamydia* y *Mycoplasma pneumoniae*.

**d.** Estos fármacos pueden ser útiles para el tratamiento del **acné inflamatorio vulgar**.

**e.** También se usan en regímenes combinados para la eliminación de infecciones causadas por *Helicobacter pylori*.

**f.** La **demeclociclina** interfiere en la acción de la hormona antidiurética o vasopresina (ADH, *antidiuretic hormone*) en el conducto colector renal y puede utilizarse en casos refractarios del **síndrome de secreción inapropiada de hormona antidiurética** (**SIADH**, *syndrome of inappropriate ADH secretion*).

**4.** *Efectos adversos*

**a.** Las tetraciclinas causan malestares gastrointestinales como náuseas, vómitos y diarrea.

**b.** Pueden producir reacciones leves o intensas de **fotosensibilidad**.

**c.** Tienen la capacidad de formar **complejos con el calcio de dientes y huesos**. Están contraindicadas en niños pequeños y durante el embarazo.

  **(1)** Los niños pueden desarrollar **decoloración dental**.

  **(2)** Pueden disminuir el crecimiento óseo en los recién nacidos.

**d.** A dosis altas causan daño hepático, particularmente en mujeres embarazadas.

**5.** *Interacciones entre alimentos y medicamentos*

**a.** Los lácteos, antiácidos y multivitamínicos que contienen **calcio** pueden afectar su absorción oral.

## C. Glicilciclina

**1.** *Fármaco específico.* Tigeciclina.

**2.** *Mecanismo de acción.* El mecanismo es similar al de las tetraciclinas. La tigeciclina se une a la **subunidad ribosómica 30S** de las bacterias e inhibe la síntesis de proteínas.

**3.** *Propiedades farmacológicas e indicaciones*

**a.** La tigeciclina es un derivado de la minociclina.

**b.** Es eficaz contra una variedad de bacterias grampositivas y gramnegativas, incluyendo **SARM**.

**c.** Las indicaciones comprenden neumonía adquirida en la comunidad, infecciones intraabdominales complicadas e infecciones cutáneas complicadas.

**4.** *Efectos adversos.* Son similares a los efectos de las tetraciclinas e incluyen malestares gastrointestinales y fotosensibilidad.

## D. Macrólidos

**1.** *Estructura y mecanismo de acción* (*véase* fig. 11-3)

**a.** Estos fármacos se unen de forma reversible al *ARNr 23S* de la **subunidad 50S**.

**b.** **Inhiben la translocación de aminoacilo** y la **formación de complejos de iniciación** al bloquear el túnel de salida del que emerge el péptido en crecimiento.

**c.** La resistencia está codificada por plásmidos y es prevalente en la mayoría de las cepas de estafilococos y, en cierta medida, en estreptococos. Se debe principalmente al incremento de **canales de eflujo activos** o **protección ribosómica** por el aumento de la producción de metiltransferasa.

**2.** *Propiedades farmacológicas*

**a.** La eritromicina se distribuye a través de todos los líquidos corporales, excepto el cerebro y el LCR.

**3.** *Fármacos específicos y sus indicaciones*

**a.** Los fármacos específicos incluyen **eritromicina**, claritromicina, **azitromicina** y telitromicina.

**b.** La eritromicina es eficaz contra microorganismos grampositivos. Tiene utilidad en los pacientes con alergia a los betalactámicos. Es el fármaco más eficaz para la **neumonía por legionelas** (*Legionella pneumophila*); también es útil en el tratamiento de la **sífilis**, contra *M. pneumoniae*, infecciones corinebacterianas (p. ej., difteria) y la **enfermedad por *Bordetella pertussis* (tos ferina)**.

**c.** La azitromicina en general se usa para tratar la **neumonía adquirida en la comunidad** y la **sinusitis**.

**d.** En un esquema combinado, la claritromicina y la azitromicina son eficaces para el tratamiento de infecciones diseminadas del complejo intracelular de *Mycobacterium avium* (**MAC**).

**4.** *Efectos adversos.* Incluyen malestares gastrointestinales y **prolongación del intervalo QT**.

**5.** *Interacciones farmacológicas*

**a.** Tanto la eritromicina como la claritromicina inhiben el metabolismo de los sustratos hepáticos del **citocromo P-450 3A4**.

**6.** La fidaxomicina es un antibiótico macrólido utilizado para el tratamiento de las infecciones por *C. difficile*. Tiene menos efectos adversos y menos interacciones farmacológicas.

## E. Lincosamida

**1.** *Fármaco específico.* Clindamicina.

**2.** *Mecanismo de acción.* Tiene un mecanismo similar al de los macrólidos. Se une de manera reversible al *ARNr 23S* de la **subunidad 50S e inhibe la formación de enlaces peptídicos.**

**3.** *Propiedades farmacológicas e indicaciones*

  **a.** Se distribuye bien en todos los líquidos corporales, excepto en el sistema nervioso central (SNC).

  **b.** Tiene **buena cobertura para anaerobios** y puede utilizarse como tratamiento para las infecciones ginecológicas, intraabdominales, cutáneas y óseas.

  **c.** Las preparaciones tópicas del fármaco se usan para el tratamiento del **acné.**

**4.** *Efectos adversos*

  **a.** La **diarrea** es frecuente durante la administración de clindamicina y tiene un riesgo alto de causar infecciones por *C. difficile* (**colitis seudomembranosa**).

## F. Oxazolidinonas

**1.** *Fármaco específico.* Linezolid.

**2.** *Mecanismo de acción.* Este fármaco inhibe la síntesis de proteínas bacterianas al unirse al *ARNr 23S* de la subunidad **50S**; esto **evita la formación del complejo de iniciación 70S funcional**, esencial para la traducción bacteriana.

**3.** *Indicaciones*

  **a.** El linezolid solo se puede usar para **infecciones por grampositivos.**

  **b.** Por lo general se utiliza para el tratamiento de **infecciones por enterococos** resistentes a la vancomicina (VRE, *vancomycin-resistant enterococci*), neumonía e infecciones de la piel.

**4.** *Efectos adversos*

  **a.** Puede causar **trombocitopenia**, cefalea y malestares gastrointestinales.

  **b.** Es preferible no administrarlo por períodos prolongados debido al riesgo grave de toxicidad hematológica y neurológica.

**5.** *Interacciones farmacológicas.* Se debe tener precaución con los fármacos serotoninérgicos, debido a que se incrementa el riesgo de presentar un **síndrome serotoninérgico.**

## G. Diversos inhibidores de la síntesis de proteínas bacterianas

**1. Cloranfenicol**

  **a.** *Estructura y mecanismo de acción* (*véase* fig. 11-3)

  **(1)** El cloranfenicol inhibe la síntesis de proteínas bacterianas al unirse a la **subunidad ribosómica 50S bacteriana** y **bloquear la acción de la peptidil-transferasa**; con ello evita la incorporación de aminoácidos a los péptidos recién formados.

  **(2)** A altas concentraciones inhibe la síntesis de proteínas mitocondriales en eucariotas.

  **(3)** La resistencia se debe a la producción de una acetil-transferasa, codificada por un plásmido, capaz de inactivar el fármaco.

  **b.** *Propiedades farmacológicas*

  **(1)** El cloranfenicol se absorbe rápidamente y se distribuye por medio de los líquidos corporales.

  **(a)** Se pueden obtener concentraciones terapéuticas en el LCR.

  **c.** *Indicaciones*

  **(1)** El cloranfenicol es un antibiótico bacteriostático de amplio espectro eficaz contra la mayoría de los **microorganismos gramnegativos**, **anaerobios**, *Clostridium*, *Chlamydia*, *Mycoplasma* y *Rickettsia*.

  **(2)** Debido al riesgo de presentar **efectos adversos graves y potencialmente mortales**, el uso se limita al tratamiento de infecciones que no se pueden tratar con otros medicamentos, como **fiebre tifoidea** y **meningitis** por *H. influenzae*.

  **d.** *Efectos adversos e interacciones farmacológicas*

  **(1)** El cloranfenicol causa **mielodepresión dependiente de dosis** que produce pancitopenia y que, posteriormente, puede derivar en **anemia aplásica irreversible.**

  **(a)** También puede causar **anemia hemolítica** en los pacientes con concentraciones bajas de **glucosa 6-fosfato-deshidrogenasa.**

  **(2)** En neonatos puede inducir **insuficiencia circulatoria aguda** (**síndrome del bebé gris**) por deficiencia del citocromo P-450 y de los sistemas de conjugación de ácido glucurónico para eliminar el fármaco.

  **(a)** Los síntomas incluyen cianosis, distensión abdominal y colapso vasomotor.

  **(3)** El cloranfenicol puede inhibir las isoenzimas del citocromo P-450 y dar lugar a concentraciones elevadas y tóxicas de otros fármacos.

**2. Quinupristina más dalfopristina**
   **a.** *Mecanismo de acción.* Similar al de la clindamicina y la eritromicina, esta combinación se une a la **subunidad ribosómica 50S** y es bactericida contra la mayoría de los microorganismos.
   **b.** *Indicaciones.* Se usa para el tratamiento de infecciones graves causadas por **VRE**, **SARM** y **estreptococos resistentes a múltiples fármacos**.
   **c.** *Efectos adversos.* Incluyen artralgias y mialgias.

# IV. ANTIBIÓTICOS INHIBIDORES DE LA SÍNTESIS E INTEGRIDAD DEL ADN

**A.  Antifolato**
   **1.** *Fármacos específicos.* Trimetoprima más sulfametoxazol.

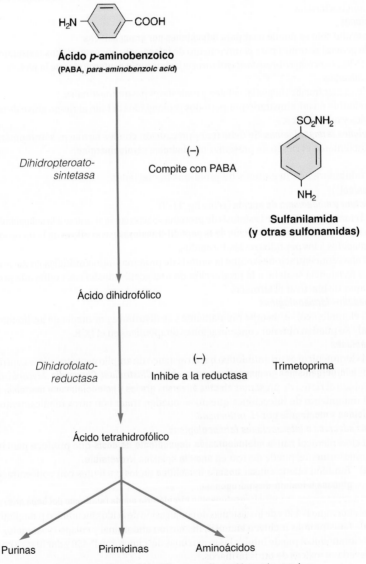

**FIGURA 11-4.** Inhibición de la síntesis de ácido tetrahidrofólico con sulfonamidas y trimetoprima.

**2. *Estructura y mecanismo de acción*** (fig. 11-4)

    **a.** El **sulfametoxazol** es una sulfonamida, un análogo estructural del ácido *para*-aminobenzóico (PABA, *para-aminobenzoic acid*).

        **(1) Inhibe la actividad de la dihidropteroato-sintetasa** por ser un bacteriostático que compite con el PABA bacteriano endógeno.

        **(2)** Evita la síntesis de ácido dihidrofólico.

    **b.** La **trimetoprima inhibe a la dihidrofolato-reductasa**, lo que a su vez impide la síntesis del ácido tetrahidrofólico.

    **c.** Esta combinación tiene **actividad sinérgica** debido a la inhibición secuencial de la síntesis de folato. Inhiben la producción de ácido nucleico (purinas y pirimidinas) y de aminoácidos; por lo tanto, evitan el crecimiento bacteriano.

**3. *Indicaciones***

    **a.** Estos fármacos son eficaces contra microorganismos grampositivos y gramnegativos.

    **b.** La trimetoprima con sulfametoxazol tiene muchas indicaciones que incluyen las **infecciones de las vías urinarias** por *E. coli*, *Klebsiella*, *Enterobacter* y especies de *Proteus*, así como la otitis media aguda, la shigelosis, la diarrea del viajero, así como la profilaxis y el tratamiento de la neumonía por **Pneumocistis** (NP).

    **c.** Las sulfonamidas tópicas, como la sulfadiazina de plata, se usan para el tratamiento de quemaduras.

**4. *Efectos adversos***

    **a.** Sulfametoxazol:

        **(1)** Este fármaco puede causar **reacciones de hipersensibilidad**, incluida la erupción cutánea.

        **(2)** En raras ocasiones causa **síndrome de Stevens-Johnson**, una forma infrecuente pero mortal de eritema multiforme asociado con lesiones de la piel y las membranas mucosas.

        **(3)** Los pacientes que tienen deficiencia de glucosa-6-fosfato-deshidrogenasa tienen más susceptibilidad para presentar efectos adversos, principalmente **reacciones hemolíticas**.

    **b.** La trimetoprima puede causar anemia.

    **c.** Pueden ocurrir malestares gastrointestinales y fotosensibilidad.

**B. Fluoroquinolonas**

**1. *Fármacos específicos.*** Incluyen **ciprofloxacino**, norfloxacino, ofloxacino, **levofloxacino**, **moxifloxacino** y gemifloxacino.

**2. *Mecanismo de acción***

    **a.** Las fluoroquinolonas bloquean la síntesis de ADN bacteriano y son bactericidas.

    **b. Inhiben la ADN-girasa** (topoisomerasa II) y evitan el desdoblamiento del ADN superenrollado hacia la derecha (+) requerido para la transcripción y replicación normales.

    **c.** También **inhiben la topoisomerasa IV** e interfieren con la separación del ADN cromosómico replicado en las células hijas respectivas durante la división celular.

    **d.** La resistencia y la resistencia cruzada se deben a mutaciones puntuales en la enzima diana o por modificaciones en la permeabilidad del microorganismo a los medicamentos.

**3. *Propiedades farmacológicas e indicaciones***

    **a.** El ciprofloxacino, el ofloxacino y el levofloxacino son altamente eficaces contra bacterias gramnegativas y moderadamente efectivos contra bacterias grampositivas.

    **b.** El moxifloxacino y el gemifloxacino tienen una actividad aún mayor contra los microorganismos grampositivos.

    **c.** Las quinolonas son útiles contra las **infecciones en las vías urinarias** y en las **vías respiratorias superiores e inferiores** (**levofloxacino**, **moxifloxacino** y **gemifloxacino**), incluyendo las infecciones debidas a *Mycoplasma*, *Legionella* y *Chlamydia*.

    **d.** El **ofloxacino** se usa para la **otitis media** de forma tópica (gotas óticas).

    **e.** Otra indicación para el **ciprofloxacino** son las infecciones contra *Bacillus anthracis*.

**4. *Efectos adversos***

    **a.** Estos fármacos pueden causar malestar gastrointestinal, **prolongación del intervalo QT** y efectos neurológicos, incluyendo mareos, insomnio y cefalea.

    **b.** Aumentan el **riesgo de rotura del tendón**.

    **c.** El uso de las fluoroquinolonas se ha asociado, con frecuencia, con infecciones por *Clostridium difficile* (*Clostridioides difficile*).

**5. *Interacciones farmacológicas***

    **a.** Los cationes divalentes y trivalentes (**multivitamínicos**, **antiácidos de magnesio** o **aluminio**, suplementos minerales) pueden disminuir la absorción de las fluoroquinolonas.

# V. ANTIBIÓTICOS DIVERSOS

## A. Inhibidores de la síntesis de ácidos nucleicos bacterianos

### 1. Fármaco específico. Nitrofurantoína.

a. **Mecanismo de acción.** Las flavoproteínas bacterianas reducen la nitrofurantoína a metabolitos reactivos, los cuales a su vez inhiben la acción de las proteínas ribosómicas bacterianas, así como la síntesis de proteínas y de la pared celular.

b. **Propiedades farmacológicas e indicaciones**

(1) La nitrofurantoína se concentra en la orina y se usa únicamente para el tratamiento de las **infecciones de las vías urinarias.**

c. **Efectos adversos.** Incluyen náuseas y vómitos, cefalea y **anemia hemolítica** en los pacientes con insuficiencia de glucosa-6-fosfatasa. Puede hacer que la **orina** adquiera una tonalidad **marrón.**

### 2. Fármaco específico. Metronidazol.

a. **Mecanismo de acción**

(1) El metronidazol, un profármaco, es un **bactericida** que actúa contra la mayoría de las **bacterias anaerobias** y otros microorganismos, incluyendo **protozoarios anaerobios**.

(2) Las proteínas de transporte (como la ferredoxina) transfieren electrones al grupo nitro del metronidazol formando un **radical libre** nitroso que interactúa con el ADN intracelular, dando como resultado la **inhibición de la síntesis del ADN y su degradación**, y finalmente la muerte bacteriana.

b. **Indicaciones**

(1) Se usa para infecciones por anaerobios, incluyendo *Trichomonas vaginalis* y la **colitis** por *C. difficile*.

c. **Efectos adversos**

(1) El metronidazol puede causar malestares gastrointestinales, cefalea y **neuropatía periférica**.

(2) Puede desencadenar una reacción similar a la del **disulfiram**; por lo tanto, se debe evitar el consumo de alcohol.

## B. Antibióticos diversos

### 1. Polimixinas

a. Las polimixinas son polipéptidos que actúan como elementos disuasorios al **alterar** las funciones de la **membrana celular** de las bacterias **gramnegativas** (bactericidas).

b. Se caracterizan por su gran **nefrotoxicidad** y **neurotoxicidad**; debido a esto solo están indicadas para uso oftálmico, ótico o tópico.

c. La polimixina B a menudo se aplica combinada con bacitracina o neomicina como ungüento tópico.

### 2. La **mupirocina** se emplea por vía tópica como profilaxis en infecciones por *S. aureus* como el **impétigo**.

# VI. ANTIMICOBACTERIANOS

## A. Fármacos de primera línea para el tratamiento de la tuberculosis

### 1. Isoniazida

a. **Estructura y mecanismo de acción**

(1) La isoniazida (INH, *isonicotinylhydrazide*) es un análogo de la piridoxina (vitamina $B_6$).

(2) Su metabolito activo evita la síntesis de la **pared celular micobacteriana** al inhibir la enzima enoil-[proteína transportadora de acil]-reductasa requerida para la síntesis de ácido micólico (exclusivo de las micobacterias).

b. **Propiedades farmacológicas**

(1) **Penetra la mayoría de los líquidos corporales y se acumula en las lesiones con caseificación.** Entra en las células hospederas y tiene acceso a formas intracelulares de micobacterias.

(2) Es eficaz contra *Mycobacterium tuberculosis*, pero no contra numerosas micobacterias atípicas.

(3) No tiene resistencia cruzada con otros medicamentos de primera línea.

(4) Es acetilada en el hígado.

c. **Indicaciones**

(1) Se administra en combinación con uno o más fármacos de primera línea para contrarrestar el desarrollo de resistencia por mutaciones que llevan a una disminución de la conversión de INH a su metabolito activo.

**(2)** Si se quiere utilizar como **profilaxis**, se administra en monoterapia.

**d. Efectos adversos**

**(1)** La INH puede producir reacciones alérgicas como exantema o fiebre.

**(2)** Sus metabolitos pueden ser **hepatotóxicos**; los pacientes acetiladores rápidos son más susceptibles. Puede ocasionar ictericia.

**(3)** Las altas concentraciones séricas del fármaco pueden desencadenar **neuropatía periférica**; los acetiladores lentos son más susceptibles. Este efecto se puede reducir al mínimo con la administración conjunta de **piridoxina**.

**2. Rifampicina** (y sus análogos: rifapentina y rifabutina)

**a. Mecanismo de acción**

**(1)** La rifampicina **inhibe la síntesis de ARN** al unirse de manera selectiva a la subunidad $\beta$ de la ARN-polimerasa dependiente de ADN bacteriano (*véase* fig. 11-3).

**(a)** La mayoría de las **micobacterias atípicas** son sensibles.

**(2)** La rifapentina y la rifabutina son análogos de la rifampicina. Sus propiedades farmacológicas son similares a las de la rifampicina.

**(3)** La resistencia, un cambio en la afinidad de la polimerasa, se desarrolla rápidamente cuando el medicamento se usa solo.

**b. Propiedades farmacológicas**

**(1)** Se distribuye ampliamente, incluyendo al LCR.

**c. Indicaciones**

**(1)** La rifampicina es eficaz contra la **mayoría de los microorganismos grampositivos, especies de Neisseria** y **micobacterias**, incluyendo *M. tuberculosis* (en combinación con otros fármacos como **isoniazida**).

**(2)** También se combina con otros fármacos para el tratamiento contra las **micobacterias atípicas**, como *Mycobacterium leprae*.

**(3)** Se **usa profilácticamente para la meningitis** por meningococos o por *H. influenzae*.

**d. Efectos adversos**

**(1)** La rifampicina puede causar náuseas y vómitos, fiebre e ictericia. Las excreciones, que incluyen orina, sudor y lágrimas, pueden tornarse color rojo anaranjado.

**e. Interacciones farmacológicas**

**(1)** La rifampicina ingresa a la circulación enterohepática y puede inducir el metabolismo de varios medicamentos, incluidos anticonvulsivos y anticonceptivos.

**3. Etambutol**

**a. Mecanismo de acción**

**(1)** Inhibe las **arabinosil-transferasas** implicadas en la biosíntesis de la pared celular.

**b. Indicaciones**

**(1)** Es eficaz contra *M. tuberculosis* y *Mycobacterium kansasii*.

**(2)** El etambutol se administra por vía oral en **combinación con isoniazida** para limitar el desarrollo de resistencia.

**c. Efectos adversos**

**(1)** Produce **alteraciones visuales** como resultado de una neuritis retrobulbar reversible. Se debe suspender inmediatamente en cualquier paciente con alteraciones en la visión, incluyendo el daltonismo.

**(2)** Disminuye la secreción de urato y puede precipitar la gota.

**(3)** Puede causar malestares gastrointestinales.

**4. Pirazinamida**

**a. Mecanismo de acción**

**(1)** La pirazinamida es un profármaco que se convierte en ácido pirazinoico e inhibe la función celular micobacteriana.

**(2)** Es inactivo a pH neutro, pero **inhibe los bacilos tuberculosos en los fagosomas ácidos (pH 5)** de los macrófagos.

**(3)** Actúa principalmente sobre **bacilos extracelulares del tubérculo**.

**b. Indicaciones.** Tuberculosis (TB).

**c. Efectos adversos**

**(1)** Puede causar malestares gastrointestinales.

**(2)** En ocasiones produce **hepatotoxicidad**, incluyendo ictericia o atrofia hepática.

**5.** La **estreptomicina** puede administrarse en combinación con otros antimicobacterianos, incluso contra cepas de TB resistentes.

**B. Medicamentos de segunda línea para el tratamiento de la tuberculosis**

**1. Ácido *para*-aminosalicílico (aminosalicilato)**

**a.** Este fármaco es un análogo del PABA que funciona de manera similar a las sulfonamidas, pero solo **penetra en las micobacterias**.

**b.** Puede producir alteraciones gastrointestinales.

**2. Etionamida**

**a.** Similar a la isoniazida, este fármaco bloquea la síntesis de **ácido micólico**.

**b.** La resistencia se desarrolla rápidamente, pero no existe resistencia cruzada con la INH.

**c.** *Efectos adversos.* Incluyen malestares gastrointestinales graves, neuropatía periférica (cuando no se administra con piridoxina) y hepatotoxicidad.

**3. Cicloserina**

**a.** La cicloserina es un análogo de la D-alanina que **inhibe la biosíntesis de la pared celular**.

**b.** *Efectos adversos.* Incluyen **toxicidad al SNC** como convulsiones y neuropatía periférica; el consumo de alcohol aumenta la posibilidad de convulsiones. Administrar piridoxina en conjunto con la cicloserina disminuye la incidencia de neuropatías.

**C. Regímenes farmacológicos de uso frecuente para la tuberculosis**

**1.** En general, se utilizan **regímenes de 6 meses** para pacientes con cultivo positivo para TB.

**a.** El régimen consiste en administrar **INH, rifampicina, pirazinamida** y **etambutol**.

**b.** Los cuatro fármacos se usan durante los primeros 2 meses.

**c. La fase de continuación dura 4 meses y consiste en INH y rifampicina.**

**(1)** Se extiende 3 meses adicionales en aquellos pacientes que presentaron lesiones cavitarias durante el cuadro agudo o en una radiografía de tórax de seguimiento, y también cuando los cultivos son positivos en un plazo de 2 meses.

**2.** Los fármacos de segunda línea se pueden usar cuando hay resistencia a los fármacos de primera línea.

**D. Fármacos para el tratamiento de *Mycobacterium leprae* (lepra)**

**1. Dapsona**

**a.** *Mecanismo de acción.* La dapsona está estructuralmente relacionada con las sulfonamidas; de manera competitiva **inhibe la dihidropteroato-sintetasa para prevenir la biosíntesis de ácido fólico**.

**b.** *Indicaciones*

**(1)** Es más eficaz contra ***M. leprae*** que contra *M. tuberculosis*; también se usa como fármaco de **segunda línea** para tratar la neumonía por ***Pneumocystis***.

**(2)** El tratamiento puede requerir varios años.

**(3)** Con frecuencia se usa junto con rifampicina y clofazimina para retrasar el desarrollo de resistencia.

**c.** *Efectos adversos.* Incluyen **hemólisis, metahemoglobinemia**, náuseas, sarpullido y cefalea.

**E. Fármacos utilizados contra micobacterias atípicas**

**1.** Las micobacterias atípicas no transmisibles incluyen *M. kansasii, M. marinum*, complejo *M. avium* (MAC), *M. scrofulaceum* y otros. Estos representan aproximadamente el 10% de las infecciones por micobacterias en los Estados Unidos.

**2.** La combinación de rifampicina, etambutol e isoniazida se usa para tratar *M. kansasii*.

**3.** El MAC se trata con una combinación de fármacos como claritromicina, etambutol y ciprofloxacino para evitar la aparición de resistencia. El tratamiento para esta infección puede durar toda la vida.

# VII. ANTIMICÓTICOS

**A. Fármacos que afectan las membranas micóticas**

**1. Anfotericina B**

**a.** *Estructura y mecanismo de acción*

**(1)** La anfotericina B **se une al ergosterol**, el componente principal de las membranas celulares micóticas. Las bacterias no son susceptibles porque carecen de ergosterol.

**(2)** Forma "poros de anfotericina" que alteran la estabilidad de la membrana y permiten la **filtración de contenido celular**.

**(3)** La anfotericina B se une al colesterol de los mamíferos con una afinidad mucho menor, pero esta acción puede explicar algunos efectos adversos.

**b.** *Propiedades farmacológicas*

**(1)** Tiene poca penetración en el SNC, pero puede administrarse intratecalmente para infecciones del SNC que no responden a otros fármacos.

**c.** *Indicaciones*

**(1)** La anfotericina B tiene un **amplio espectro de actividad**.

**(2)** Se puede usar para el tratamiento de infecciones micóticas sistémicas graves desencadenadas por **Candida albicans, Histoplasma capsulatum, Cryptococcus neoformans, Coccidioides immitis, Blastomyces dermatitidis**, especies de **Aspergillus** y **Sporothrix schenckii**.

**(3)** En algunos casos, la terapia combinada con **flucitosina** es ventajosa para el tratamiento de la meningitis criptocócica.

**d.** *Efectos adversos*

**(1)** La anfotericina B convencional puede causar **reacciones relacionadas con la perfusión** que incluyen náuseas, vómitos, escalofríos y rigidez. Se administran medicamentos previamente, como difenhidramina, paracetamol o hidrocortisona (o ambos), para limitar estos efectos.

**(2)** También puede causar **nefrotoxicidad** y **alteraciones electrolíticas**.

**(3)** Se han desarrollado formulaciones lipídicas para disminuir las toxicidades asociadas con la anfotericina B convencional, incluida la nefrotoxicidad.

**2. Antimicóticos (azoles)**

**a.** *Fármacos específicos.* Incluyen **itraconazol**, ketoconazol, miconazol, **fluconazol**, clotrimazol, **voriconazol**, isavuconazol y posaconazol.

**b.** *Mecanismo de acción*

**(1)** Estos fármacos **inhiben** de manera selectiva la **desmetilación de lanosterol a ergosterol** en las membranas micóticas, mediada por esterol del **citocromo P-450**, al **evitar la actividad de la lanosterol 14-α-desmetilasa**.

**(2)** La afinidad por la enzima de mamíferos dependiente de P-450 es significativamente menor.

**c.** *Indicaciones*

**(1)** Estos fármacos son antimicóticos de **amplio espectro**, pero también inhiben algunos protozoos.

**(2)** Las indicaciones para el **itraconazol** incluyen **aspergilosis, blastomicosis**, candidosis, histoplasmosis y onicomicosis.

**(3)** El voriconazol se usa para el tratamiento de la **aspergilosis invasiva**, infecciones por **cándida** y también aquellas debidas a *Scedosporium apiospermum* y especies de *Fusarium* (incluyendo *Fusarium solani*).

**(4)** En cuanto al **fluconazol**, se usa para las **infecciones por cándida, meningitis criptocócica** y profilaxis antimicótica en pacientes con trasplante alógeno de médula ósea.

**(5)** El **posaconazol** está indicado para la profilaxis de infecciones por *Aspergillus* y *Candida*, así como para el tratamiento de la candidosis bucofaríngea. También se utiliza para el tratamiento de **mucormicosis**.

**(6)** Para el tratamiento de la aspergilosis invasiva y la mucormicosis se puede utilizar el isavuconazol.

**(7)** El miconazol y el clotrimazol (y otros numerosos fármacos) están disponibles para su administración tópica. Son útiles en muchas infecciones por dermatofitos, como en la tiña del pie y cutánea, así como en la candidosis cutánea y vulvovaginal.

**d.** *Efectos adversos*

**(1)** Pueden causar malestares gastrointestinales y **hepatotoxicidad**.

**e.** *Interacciones farmacológicas*

**(1)** Varios de estos fármacos causan la inhibición de la enzima CYP3A4 y pueden disminuir el metabolismo de ciertos medicamentos.

**B. Equinocandinas**

**1.** *Fármacos específicos.* Incluyen **caspofungina, micafungina** y anidulafungina.

**2.** *Mecanismo de acción.* Estos fármacos son inhibidores no competitivos de la **síntesis de β-D-glucano**. Interrumpen la pared celular micótica al agotar la reticulación del glucano de la pared celular, lo que provoca la muerte celular.

**3.** *Indicaciones.* Estos fármacos son eficaces contra **Candida** y contra especies de **Aspergillus**.

**4.** *Efectos adversos.* En general son medicamentos bien tolerados. Los efectos adversos pueden incluir aumento de las enzimas hepáticas y malestares gastrointestinales ocasionales.

**C. Otros antimicóticos**

**1. Griseofulvina**

    **a.** *Mecanismo de acción.* Este fármaco inhibe la mitosis de las células micóticas durante la metafase. Se une a los microtúbulos y **evita la formación del huso mitótico y la mitosis en los hongos.** También tiene la capacidad de unirse a proteínas filamentosas como la queratina.

    **b.** *Propiedades farmacológicas.* Se acumula en la piel, el cabello y las uñas.

    **c.** *Indicaciones.* Incluyen infecciones en el **cabello,** las **uñas** y **dermatofíticas.**

    **d.** *Efectos adversos.* Por lo general se tolera bien, pero puede causar malestares gastrointestinales y exantema. En raras ocasiones se producen efectos en el SNC y hepatotoxicidad.

**2. Flucitosina**

    **a.** *Mecanismo de acción.* La flucitosina se transporta activamente hacia las células micóticas y se convierte en **5-fluorouracilo** y posteriormente en ácido **5-fluorodesoxiuridílico,** que inhibe la síntesis de timidilato-sintetasa, pirimidina y **ácido nucleico.**

        **(1)** Las células humanas carecen de la capacidad para convertir grandes cantidades de flucitosina a la forma uracilo.

    **b.** *Indicaciones*

        **(1)** Con frecuencia se utiliza en combinación con otros fármacos y para el tratamiento de la **meningitis criptocócica** y la candidosis.

        **(2)** La **resistencia se desarrolla rápidamente** y limita su uso.

    **c.** *Efectos adversos.* Incluyen **mielodepresión** y pérdida de cabello.

**3.** La nistatina puede usarse como tratamiento para las infecciones micóticas cutáneas y mucocutáneas, incluyendo la candidosis oral. Actúa al unirse a los esteroles en la membrana celular micótica, lo que provoca cambios en la permeabilidad de la pared celular haciendo que salga el contenido celular.

**4.** Los fármacos tópicos contra dermatofitos incluyen tolnaftato, naftifina, terbinafina y butenafina.

# VIII. ANTIPARASITARIOS

**A. Fármacos eficaces contra infecciones por protozoarios**

**1.** *Fármacos eficaces contra el paludismo*

    **a. Ciclo de vida del parásito del paludismo**

        **(1)** En el estado primario de la infección, el mosquito hembra (o una aguja contaminada) inyecta esporozoítos en el hospedero. En esta fase preeritrocítica, los esporozoítos son resistentes al tratamiento farmacológico.

        **(2)** Los esporozoítos migran al hígado (fase exoeritrocítica primaria) y esporulan.

            **(a)** *Plasmodium vivax* y *Plasmodium ovale* pueden permanecer latentes en el hígado y tardan en madurar hasta 2 años (hipnozoítos).

        **(3)** Los merozoítos que emergen infectan a los eritrocitos (fase eritrocítica), donde la división asexual conduce a lisis celular y causa síntomas clínicos.

        **(4)** En *P. vivax* y *P. ovale* los merozoítos liberados pueden infectar otros eritrocitos (fase eritrocítica secundaria) y el hígado, o diferenciarse en formas sexuales (gametocitos) que puedan reproducirse en el intestino de otro mosquito hembra.

            **(a)** Para que la eliminación de parásitos de los eritrocitos y el hígado tenga éxito, se requiere de un tratamiento con múltiples fármacos.

            **(b)** *Plasmodium malariae* y *Plasmodium falciparum* difieren de los otros plasmodios en que los merozoítos no pueden volver a infectar el hígado para producir una fase exoeritrocítica secundaria. La falta de depósito de tejido hace que el tratamiento sea relativamente más sencillo.

    **b. Tratamiento del paludismo**

        **(1)** La cloroquina se usa para el control de las crisis agudas y recurrentes, pero no es curativa.

            **(a)** Para los plasmodios resistentes a la cloroquina se utiliza el sulfato de quinina.

            **(b)** Pirimetamina/sulfadoxina, doxiciclina, quinidina o clindamicina se pueden usar como tratamiento complementario.

        **(2)** Durante la profilaxis, la cloroquina se utiliza para suprimir las formas eritrocíticas antes o durante la exposición.

**(a)** La primaquina se agrega después de la exposición para tratar las formas exoeritrocíticas.

**(b)** En las regiones con cepas resistentes a la cloroquina se usan mefloquina o atovacuona/proguanil como profilaxis.

**(c)** Las sulfonamidas y las sulfonas también son particularmente importantes en la profilaxis de cepas resistentes a la cloroquina.

**(d)** Las tetraciclinas y la doxiciclina se emplean como profilácticos a corto plazo en áreas con cepas de plasmodios multirresistentes.

## c. Cloroquina

**(1)** *Mecanismo de acción.* La cloroquina se concentra en las vacuolas ácidas de los parásitos, eleva su pH e **inhibe la actividad de la hemo-polimerasa**, que convierte los subproductos tóxicos de la hemoglobina del hospedero en material polimerizado no tóxico.

**(2)** *Indicaciones*

**(a)** La cloroquina se usa para el tratamiento y la profilaxis del paludismo.

**(b)** Se utiliza en el control de las **crisis agudas y recurrentes**, pero no es curativa.

**(c)** Es eficaz contra todos los plasmodios. (*P. falciparum, P. vivax, P. malariae* y *P. ovale*).

**(d)** Muchas especies de *P. falciparum* son resistentes a la cloroquina.

**(e)** Otras indicaciones incluyen amebosis extraintestinal y lupus eritematoso.

**(3)** *Efectos adversos.* En ocasiones, se puede desarrollar **hemólisis** en pacientes con deficiencia de glucosa-6-fosfato-deshidrogenasa. El **prurito** es otro síntoma frecuente.

**(a)** La administración parenteral rápida de una sola dosis alta puede ser mortal.

## d. Primaquina (8-aminoquinolina)

**(1)** *Mecanismo de acción.* Este fármaco altera las mitocondrias y se une al ADN.

**(2)** *Indicaciones*

**(a)** La primaquina se usa en el tratamiento del paludismo. En combinación con la cloroquina, es utilizada específicamente para eliminar los hipnozoítos hepáticos después de la exposición a *P. vivax* o a *P. ovale* como profilaxis terminal y cura (radical) del paludismo.

**(b)** También se puede usar antes de la exposición cuando otros medicamentos sean ineficaces o no estén disponibles (profilaxis casual).

**(3)** *Efectos adversos*

**(a)** **Discrasias sanguíneas o arritmias**, pero son poco frecuentes.

**(b)** La primaquina puede provocar **hemólisis intravascular** o **metahemoglobinemia** en afroamericanos y caucásicos de piel oscura con deficiencia de glucosa-6-fosfato-deshidrogenasa.

**(c)** Debido a la deficiencia relativa de la glucosa-6-fosfato-deshidrogenasa, no se recomienda el uso de este fármaco durante el primer trimestre del **embarazo**.

## e. Quinina

**(1)** *Mecanismo de acción*

**(a)** La quinina **inhibe la síntesis de ácido nucleico y de proteínas**; también disminuye el metabolismo de los hidratos de carbono en caso de infección por *P. falciparum*. Además, se une a la hemozoína en los eritrocitos parasitados.

**(2)** *Indicaciones*

**(a)** Se utiliza en el tratamiento del paludismo y es eficaz en la **fase eritrocítica**. Se utiliza principalmente para tratar al *P. falciparum* resistente a la cloroquina, con frecuencia en combinación con doxiciclina.

**(3)** *Efectos adversos*

**(a)** La quinina tiene un **bajo índice terapéutico**.

**(b)** Produce **efectos tipo curare** en el músculo esquelético y puede causar cefalea, náuseas, alteraciones visuales, mareos y acúfenos (**quininismo**).

**(c)** La **hipoglucemia** puede ser mortal. Puede existir hipotensión, pero es poco frecuente.

**(d)** Se asocia con la **hemoglobinuria palúdica** (*blackwater fever*) en los pacientes previamente sensibilizados; aunque es rara, tiene una tasa de mortalidad del 25% debido a la coagulación intravascular y la insuficiencia renal que produce.

**(4)** La quinidina es un fármaco con propiedades similares y es eficaz contra *P. vivax* y *P. malariae*.

## f. Mefloquina

**(1)** *Mecanismo de acción.* Este fármaco causa la destrucción de las formas asexuales sanguíneas de los patógenos del paludismo.

**(2)** *Indicaciones*

**(a)** Es útil en la profilaxis y el tratamiento del *P. falciparum* resistente a la cloroquina y se administra junto con cloroquina para la profilaxis contra *P. vivax* y *P. ovale.*

**(b)** Actúa específicamente en la **fase eritrocítica** de la infección. Para lograr la erradicación de *P. falciparum* se utiliza en terapia conjunta con artesunato.

**(c)** Para la erradicación de *P. ovale* y *P. vivax* se administra con primaquina.

**(3)** *Efectos adversos.* La mefloquina causa alteraciones gastrointestinales a dosis terapéuticas. También se observan convulsiones y otras manifestaciones del SNC.

**(4)** *Contraindicaciones.* Su uso está contraindicado en pacientes con **epilepsia** o **trastornos psiquiátricos**, así como en pacientes que utilizan medicamentos que alteran la conducción cardíaca.

**g. Atovacuona y atovacuona/proguanil**

**(1)** *Mecanismo de acción*

**(a)** La atovacuona inhibe el transporte de electrones para disminuir el potencial de membrana de las mitocondrias. Desarrolla resistencia rápidamente.

**(b)** El mecanismo de acción antipalúdica del proguanil es incierto. Su metabolito, el cicloguanil, inhibe selectivamente la **dihidrofolato-reductasa/timidilato-sintetasa** de los plasmodios para inhibir la síntesis de ADN.

**(2)** *Indicaciones*

**(a)** La administración conjunta de atovacuona con proguanil es eficaz para la profilaxis y el tratamiento de *P. falciparum.*

**(b)** La atovacuona se utiliza como un tratamiento alternativo en los casos de neumonía por *P. jiroveci.*

**(3)** *Efectos adversos.* Incluyen malestar gastrointestinal, cefalea y exantema.

**h. Pirimetamina**

**(1)** *Mecanismo de acción.* La pirimetamina y su profármaco análogo, el **proguanil, inhiben la dihidrofolato-reductasa** de los plasmodios a concentraciones inferiores a las necesarias para inhibir la enzima del hospedero.

**(2)** *Indicaciones.* La pirimetamina se usa en combinación con sulfadoxina, una sulfonamida con propiedades farmacológicas similares.

**(3)** *Efectos adversos.* Se asocia con **anemia megaloblástica** y **deficiencia de folato** (a dosis altas).

**i. Artemetero y lumefantrina**

**(1)** *Mecanismo de acción.* Estos fármacos inhiben la síntesis de ácidos nucleicos y proteínas para disminuir y eliminar los parásitos.

**(2)** *Indicaciones.* Esta combinación es utilizada para el tratamiento del paludismo no complicado. Se usa como tratamiento de primera línea para tratar la fase eritrocítica de *P. falciparum.*

**(3)** *Efectos adversos.* Puede incluir malestares gastrointestinales, debilidad y mareos.

**2.** *Fármacos eficaces contra la amebosis*

**a.** El principal microorganismo infeccioso en la amebosis es *Entamoeba histolytica,* que se ingiere en forma de quiste, se divide en el colon y puede invadir la pared intestinal causando disentería grave.

**b. Características generales del fármaco**

**(1)** Los **amebicidas tisulares** (**metronidazol** y **tinidazol**) son eficaces contra microorganismos en la pared intestinal, el **hígado** y otros **tejidos extraintestinales**.

**(2)** Los **amebicidas luminales** (**diyodohidroxiquinoleína** [yodoquinol], **paromomicina** y **nitazoxanida**) actúan eficazmente en la **luz intestinal**.

**c. Metronidazol y tinidazol**

**(1)** *Mecanismo de acción.* Estos fármacos forman radicales libres que dañan y evitan la síntesis de nuevo ADN.

**(2)** *Indicaciones*

**(a)** El metronidazol y el tinidazol se usan para la **amebosis intestinal**, así como para **abscesos hepáticos amebianos**, en combinación con un amebicida luminal, ya sea **diyodohidroxiquinoleína** o **paromomicina**, para erradicar la enfermedad en la luz.

**(b)** También son eficaces contra *Giardia intestinalis* (*G. lamblia*) y *Trichomonas vaginalis.*

**(c)** El metronidazol muestra actividad contra muchas **bacterias anaerobias**.

**(3)** *Efectos adversos*

**(a)** El **metronidazol** puede causar una reacción **similar al disulfiram**; por lo tanto, se debe evitar el consumo de alcohol. El tinidazol parece ser mejor tolerado por los pacientes.

   **(b)** No se debe administrar **metronidazol** durante el **primer trimestre del embarazo** por su posible teratogenicidad.
   **d.** La **paromomicina** es un antibiótico de amplio espectro relacionado con la neomicina y la estreptomicina, útil como tratamiento alternativo para **infecciones luminales leves a moderadas** o en **portadores asintomáticos**. También puede causar malestares gastrointestinales.
**3.** *Fármacos eficaces contra la leishmaniosis*
   **a.** **Estibogluconato de sodio**
      **(1)** *Mecanismo de acción.* Es un fármaco antimonial y su mecanismo es desconocido.
      **(2)** *Indicaciones.* Es eficaz contra todos los tipos de **Leishmania** (cutánea, visceral).
      **(3)** *Efectos adversos.* Las alteraciones gastrointestinales son frecuentes y pueden producirse cambios en el electrocardiograma con el tratamiento continuo.
   **b.** **Pentamidina**
      **(1)** *Mecanismo de acción.* Interfiere con el metabolismo nuclear microbiano a través de la inhibición de la síntesis de ADN, ARN, fosfolípidos y proteínas.
      **(2)** *Indicaciones.* Se puede usar para tratar infecciones por **L. donovani** cuando el tratamiento con antimoniales ha sido ineficaz o esté contraindicado. También es útil en el tratamiento de la **NP**.
      **(3)** *Efectos adversos.* Pueden incluir **nefrotoxicidad** e **hipoglucemia**.
   **c.** **Nitazoxanida.** Se utiliza para el tratamiento contra *G. intestinalis* y *Cryptosporidium parvum*. Inhibe la vía metabólica piruvato-ferredoxina. En general, es bien tolerada.
**4.** *Fármacos para el tratamiento de la tripanosomosis*
   **a.** El **nifurtimox** se utiliza para tratar la tripanosomosis sudamericana causada por *Trypanosoma cruzi* (**enfermedad de Chagas**).
   **b.** La **suramina**, cuyo mecanismo es desconocido, es útil para el tratamiento de la fase inicial de la **tripanosomosis africana** o **enfermedad del sueño africana**, causada por *Trypanosoma brucei rhodesiense*. Los efectos adversos incluyen malestares digestivos y en raras ocasiones exantema, entre otros.
   **c.** Respecto a la **eflornitina**, esta es una alternativa para la tripanosomosis de África Occidental en fase tardía, al ser un inhibidor de la ornitina-descarboxilasa.
   **d.** El tratamiento estándar para la enfermedad causada por *T. rhodesiense* es la **pentamidina** y puede usarse como alternativa a la **suramina** en la fase temprana de la enfermedad.
**5.** *Fármacos para el tratamiento de otras infecciones por protozoos*
   **a.** **Giardiosis.** El **metronidazol** y el **tinidazol** son los fármacos de elección. También se usa **nitazoxanida**.
   **b.** **Toxoplasmosis.** Se trata mediante una combinación de **pirimetamina** y **sulfadiazina** (o clindamicina). Es una infección oportunista frecuente en los pacientes inmunocomprometidos.

**B. Fármacos eficaces contra infecciones por metazoos (antihelmínticos)**
   **1.** *Fármacos contra las infestaciones por nematodos*
      **a.** **Albendazol y mebendazol**
         **(1)** *Mecanismo de acción*
            **(a)** Estos fármacos **se unen con alta afinidad a la tubulina** β libre del parásito para inhibir la polimerización y el ensamblaje de los microtúbulos.
            **(b)** También **inhiben** irreversiblemente **la absorción de glucosa por los nematodos**; el agotamiento del glucógeno y la disminución de la producción de trifosfato de adenosina (ATP, *adenosine triphosphate*) **inmovilizan al parásito intestinal**, que posteriormente es eliminado del tubo digestivo.
         **(2)** *Indicaciones*
            **(a)** El albendazol es el fármaco de elección para la **cisticercosis** y la **hidatidosis**.
            **(b)** El mebendazol y el albendazol son utilizados para el tratamiento de las **infestaciones por nematodos** causadas por *Ascaris lumbricoides*, *Capillaria philippinensis*, *Enterobius vermicularis* (oxiuros), *Necator americanus* (anquilostoma) y *Trichuris trichiura* (tricuros).
            **(c)** Se recomiendan para infecciones causadas por los cestodos *Echinococcus granulosus* y *Echinococcus multilocularis*.
         **(3)** *Efectos adversos.* Pueden ocurrir malestares gastrointestinales durante la terapia a corto plazo. Son potencialmente **teratogénicos**.
      **b.** **Pamoato (embonato) de pirantel**
         **(1)** *Mecanismo de acción.* Produce **bloqueo neuromuscular despolarizante** selectivo e **inhibición de la acetilcolinesterasa (AChE)** del gusano, lo que produce **parálisis**; de esta manera, los nematodos intestinales son expulsados del organismo.

**(2)** *Indicaciones.* Incluyen el tratamiento en contra de las infecciones causadas por **áscaris, anquilostoma** y **oxiuros.**

**(3)** *Efectos adversos.* Puede incluir malestar gastrointestinal, cefalea y vértigo.

**c. Dietilcarbamazina**

**(1)** *Mecanismo de acción.* **Disminuye la actividad muscular de las microfilarias** y causa su dislocación. También altera sus membranas, haciéndolas susceptibles a los mecanismos de defensa del hospedero.

**(2)** *Indicaciones.* Es el tratamiento de elección contra la **loasis**, a pesar de la toxicidad inducida debida a la respuesta del hospedero. También es el fármaco de primera línea para el tratamiento de la **filariosis linfática** y la **eosinofilia pulmonar tropical** causada por *Wuchereria bancrofti* y *Brugia malayi.*

**(3)** *Efectos adversos.* La destrucción de los parásitos por parte del hospedero puede ocasionar **reacciones graves reversibles**, incluyendo leucocitosis, hemorragias retinianas y complicaciones oculares. También puede haber taquicardia, exantema, fiebre, encefalitis y agrandamiento de los ganglios linfáticos.

**d. Ivermectina**

**(1)** *Mecanismo de acción.* Causa **parálisis muscular** del organismo por medio de la activación de los **canales de Cl⁻ específicos para invertebrados que se activan por el glutamato.**

**(2)** *Indicaciones.* Es el fármaco aprobado para el tratamiento de la **oncocercosis** y es el de primera línea para tratar la **filariosis linfática** y la **eosinofilia pulmonar tropical** causada por *W. bancrofti* y *B. malayi.*

**(3)** *Efectos adversos.* En la oncocercosis, la destrucción de las microfilarias puede causar broncoespasmo, hipotensión y fiebre alta.

**2.** *Fármacos eficaces contra las infecciones por cestodos (platelmintos) y trematodos (duelas)*

**a. Prazicuantel**

**(1)** *Mecanismo de acción.* El prazicuantel causa **parálisis** del helminto por aumento de la permeabilidad de la membrana celular al calcio.

**(2)** *Indicaciones.* Es el fármaco más eficaz contra todos los tipos de **infecciones por trematodos**, incluyendo las sanguíneas (**esquistosomosis**), las intestinales, las hepáticas y las pulmonares (**paragonimosis**). También es útil para el tratamiento de las infestaciones por **cestodos.**

**(3)** *Efectos adversos.* Incluyen fiebre y exantema. El uso está contraindicado en la cisticercosis ocular debido al **daño ocular irreversible** inducido por la respuesta del hospedero.

**b.** El **bitionol** inhibe la respiración del parásito. Es una alternativa para *Fasciola hepatica* (infestación por trematodo hepático ovino) y como alternativa del prazicuantel para el tratamiento de la paragonimosis pulmonar aguda.

# IX. ANTIVIRALES

**A. Antiherpéticos**

**1. Aciclovir y valaciclovir**

**a.** *Mecanismo de acción*

**(1)** El **aciclovir** es un **análogo de la purina** que necesita convertirse en nucleósido trifosfato para volverse activo.

**(2)** **Requiere timidina-cinasa vírica** para convertirse selectivamente en monofosfato; posteriormente utiliza enzimas celulares para **convertirse en una forma trifosfato** que, competitivamente, **inhibe la actividad de la ADN-polimerasa vírica.**

**(3)** El trifosfato de aciclovir también se incorpora al ADN vírico, donde actúa para competir con el trifosfato de desoxiguanosina por la ADN-polimerasa del virus y como un terminador de cadena.

**(4)** **No erradica el virus latente.**

**(5)** El **valaciclovir** es un **profármaco** que en el intestino y el hígado se convierte en aciclovir de manera rápida y completa.

**(6)** La resistencia generalmente se desarrolla debido a la disminución de la actividad vírica de la timidina-cinasa o una alteración en la ADN-polimerasa.

**b.** *Indicaciones*

**(1)** Estos fármacos son eficaces contra el **virus del herpes simple (VHS)** tipos I y II y, en menor medida, contra el **virus de Epstein-Barr (VEB)**, el **virus de la varicela-zóster (VVZ)** y el **citomegalovirus (CMV)**.

**(2)** La administración oral prolongada proporciona supresión y **acortamiento en la duración de los síntomas** de herpes genital recurrente.

**(3)** Se usa por vía oftálmica para tratar la **queratitis dendrítica por herpes simple** y por vía tópica para las **infecciones herpéticas mucocutáneas** en pacientes inmunocomprometidos.

**(4)** Se pueden utilizar para **evitar la reactivación de infecciones por VHS**.

**c.** *Efectos adversos*

**(1)** Sin la hidratación adecuada del paciente, se puede desarrollar **insuficiencia renal reversible** (nefropatía cristalina) o **neurotoxicidad**, incluyendo temblor, delírium y convulsiones.

**d. Famciclovir.** Es un profármaco que se absorbe bien y luego se convierte, por desacetilación, en **penciclovir**, que tiene una actividad similar a la del aciclovir, excepto que no causa la terminación de la cadena.

**2.** El **penciclovir**, el **docosanol** y la **trifluridina** se utilizan como ungüentos tópicos para tratar las infecciones causadas por el VHS.

**a.** El **docosanol previene la fusión de la envoltura del VHS con las membranas plasmáticas celulares**, y de esta manera bloquea la penetración vírica.

**b.** La trifluridina fosforilada de la célula hospedera **inhibe la ADN-polimerasa vírica**, limitando la síntesis del ADN.

**3. Ganciclovir y valganciclovir**

**a.** *Mecanismo de acción*

**(1)** El ganciclovir es un análogo de la desoxiguanosina que, como el **trifosfato** (o aciclovir), **inhibe la replicación del CMV** (también ocurre con el VHS, pero no con el mismo éxito). La monofosforilación en CMV es catalizada por una fosfotransferasa vírica (en el VHS por una timidina-cinasa vírica).

**(2)** La resistencia es principalmente el resultado de una fosforilación deteriorada debido a una mutación puntual o una deleción en la fosfotransferasa vírica.

**b.** *Indicaciones*

**(1)** El ganciclovir se usa para el tratamiento de la **retinitis por CMV, colitis, esofagitis** y **neumonitis** en pacientes inmunocomprometidos.

**c.** *Efectos adversos.* Incluyen la **neutropenia reversible** y la **trombocitopenia**.

**d. Valganciclovir.** Es un profármaco de éster que las enzimas intestinales y hepáticas convierten en ganciclovir. Sus usos son similares a los de ganciclovir.

**4. Foscarnet**

**a.** *Mecanismo de acción*

**(1)** El foscarnet inhibe a la **polimerasa vírica del ADN y el ARN, y a la transcriptasa inversa del VIH** de manera directa por su unión al sitio de enlace pirofosfato.

**(2)** La resistencia se debe a mutaciones puntuales en la ADN-polimerasa vírica y en la transcriptasa inversa de VIH.

**(a)** El foscarnet **no presenta resistencia cruzada** con la mayoría de los otros antivirales.

**b.** *Indicaciones.* Su uso está aprobado para el tratamiento de las **infecciones por CMV** y para el **VHS resistente al aciclovir**.

**c.** *Efectos adversos.* Tiene una utilidad limitada debido a la **nefrotoxicidad** y a la **pérdida electrolítica**, lo que puede provocar parestesias, arritmias y convulsiones.

**5. Cidofovir**

**a.** *Mecanismo de acción.* Este fármaco es un **análogo de la citosina eficaz contra el CMV**. No requiere enzimas víricas para la fosforilación y la posterior **inhibición de la ADN-polimerasa**, ni para la síntesis de ADN.

**b.** *Indicaciones.* Incluyen infecciones por **CMV**, como la **retinitis** por CMV.

**c.** *Efectos adversos.* Incluyen **nefrotoxicidad** y **neutropenia**.

**B. Fármacos contra la influenza**

**1. Amantadina y rimantadina**

**a.** *Mecanismo de acción.* Ambas interactúan con la proteína M2 del canal de protones del virus para **inhibir el desencapsulamiento y la replicación del ARN vírico en las células infectadas**. Es frecuente la aparición de resistencia por una mutación puntual (fig. 11-5).

**b.** *Indicaciones.* Sirven como tratamiento para las infecciones por el virus de **influenza A** si se **administran durante las primeras 48 h posteriores a la presentación de los síntomas**; también tienen utilidad como **profilaxis en las temporadas con más incidencia de gripe**. Estos fármacos no suprimen la respuesta inmunitaria a la vacuna contra la influenza A.

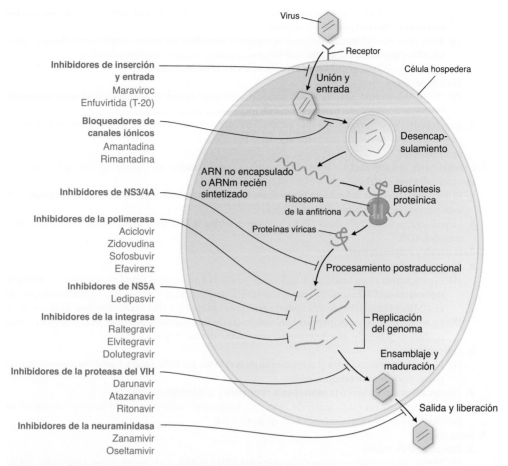

**FIGURA 11-5.** Sitios de acción de diversos antivirales (reimpreso con permiso de Golan D. Principles of Pharmacology. 4th ed. Philadelphia, PA: Wolters Kluwer Health, 2016, Fig. 33.2).

    **c.** *Efectos adversos.* Tienen leves efectos en el **SNC** (**insomnio, nerviosismo**) y causan algunas alteraciones gastrointestinales. Los pacientes con antecedentes de convulsiones requieren estrecha vigilancia. Se han observado efectos **teratogénicos.**

  **2. Zanamivir y oseltamivir**

    **a.** *Mecanismo de acción.* Estos fármacos son **inhibidores de la neuraminidasa** y potencialmente alteran la agregación y liberación de las partículas víricas (*véase* fig. 11-5).

    **b.** *Indicaciones.* Se usan para el tratamiento y la profilaxis de la **infección por influenza aguda no complicada.** Son eficaces contra la **influenza A y B.**

    **c.** *Efectos adversos.* **El dolor y los malestares gastrointestinales** son frecuentes con la administración de **oseltamivir** (fármaco oral). El **zanamivir** (fármaco intravenoso) puede causar **broncoespasmo.**

# X. ANTIRRETROVIRALES

**A. Inhibidores nucleosídicos de la transcriptasa inversa**

  **1.** *Fármacos específicos.* Incluyen **tenofovir**, abacavir, **zidovudina**, emtricitabina, **lamivudina**, didanosina y estavudina.

  **2.** *Mecanismo de acción* (*véase* fig. 11-5)

    **a.** Los inhibidores nucleosídicos de la transcriptasa inversa (INTI) actúan inhibiendo **competitivamente a la ADN-polimerasa dependiente de ARN codificada por el VIH (transcriptasa inversa)** para causar la terminación de la cadena que disminuye la síntesis de ADN vírico y la replicación del virus. Evitan la infección, pero no eliminan las células ya infectadas.

**b.** Los INTI primero deben **experimentar la fosforilación intracelular** para activarse.

**3. *Indicaciones***

**a.** Estos fármacos se usan para el tratamiento del VIH tipos 1 y 2 en combinación con otros antirretrovirales; son la columna vertebral de la terapia antirretroviral.

**(1)** Habitualmente se utiliza la **terapia combinada** como tratamiento y para **disminuir la probabilidad de desarrollar resistencia**.

**(2)** Algunos fármacos, como la **zidovudina**, se emplean como **profilaxis postexposición** y para **prevenir la transmisión perinatal del VIH**.

**4. *Efectos adversos.*** Los INTI pueden causar **leucopenia**, **neuropatías**, **pancreatitis** y esteatosis hepática. Con la administración de estos fármacos, existe el riesgo de que ocurra lactoacidosis.

**B. Inhibidores no nucleosídicos de la transcriptasa inversa (INNTI)**

**1. *Fármacos específicos.*** Incluyen **efavirenz**, nevirapina, rilpivirina, etravirina y delavirdina.

**2. *Mecanismo de acción*** (*véase* fig. 11-5)

**a.** Estos fármacos son **inhibidores no competitivos** de la **ADN-polimerasa dependiente de ARN codificada por VIH** (**transcriptasa inversa**). Al igual que los INTI, provocan la terminación de la cadena que disminuye la síntesis de ADN vírico y la replicación del virus. Evitan la infección, pero no eliminan las células ya infectadas.

**b. No requieren fosforilación**, porque actúan directamente.

**3. *Indicaciones.*** Se usan para el tratamiento del VIH-1.

**4. *Efectos adversos.*** Pueden incluir **disfunción gastrointestinal**, hepatitis y **reacciones cutáneas**, que incluyen el síndrome de Stevens-Johnson.

**a.** El efavirenz y la rilpivirina pueden causar efectos secundarios neurológicos y psiquiátricos.

**C. Inhibidores de la proteasa del VIH-1**

**1. *Fármacos específicos.*** Incluyen **ritonavir, darunavir, atazanavir** y **lopinavir**. Entre los que son menos utilizados están indinavir, nelfinavir, saquinavir, fosamprenavir y tipranavir.

**2. *Mecanismo de acción*** (*véase* fig. 11-5)

**a.** Estos fármacos son **inhibidores de la proteasa del VIH-1** (IP) que inhiben competitivamente la **escisión vírica de la poliproteína Gag-Pol, por la proteasa del VIH-1**, un paso necesario para la maduración del virión; esto conduce a la eliminación del virión inmaduro.

**3. *Indicaciones***

**a.** Se usan para el tratamiento del VIH de los tipos 1 y 2 en **combinación con análogos de nucleósidos**.

**4. *Propiedades farmacológicas***

**a.** La biodisponibilidad de la mayoría de los IP aumenta con una **comida rica en grasas**.

**b.** Puede producirse resistencia debido a modificaciones en el gen de la proteasa.

**5. *Efectos adversos***

**a.** Estos medicamentos pueden generar muchos **efectos metabólicos**, incluyendo **hiperglucemia**, **hiperlipidemia**, **lipodistrofia** y hepatotoxicidad. Algunos de estos fármacos pueden producir arritmias cardíacas.

**6.** Se han observado **interacciones medicamentosas** significativas atribuidas a la inhibición o inducción de isoformas del citocromo P-450 (CYP).

**a.** El ritonavir **inhibe ampliamente muchas enzimas hepáticas del CYP**; puede usarse como un refuerzo farmacocinético en combinación con otros inhibidores de la proteasa.

**D. Inhibidores de transferencia de la cadena de integrasa (INSTI)**

**1. *Fármacos específicos.*** Incluyen **raltegravir**, elvitegravir, dolutegravir y bictegravir.

**2. *Mecanismo de acción*** (*véase* fig. 11-5)

**a.** La integrasa del VIH es esencial para su replicación. Es una enzima que cataliza el proceso donde el ADN vírico se integra en el genoma de la célula hospedera.

**b.** Estos fármacos **se unen a la integrasa vírica para evitar la replicación del VIH y la integración del virus en la célula hospedera**.

**c.** Tienen como objetivo intervenir en la transferencia de la cadena de integración del ADN vírico y así evitar la unión del complejo de preintegración con el ADN de la célula hospedera.

**3.** *Indicaciones.* Estos fármacos se usan para el tratamiento del VIH de los tipos 1 y 2.

**4.** *Efectos adversos.* En general, son bien tolerados. Pueden causar **cefalea**, insomnio o vértigo. También pueden presentarse **depresión** e ideación suicida.

## E. Inhibidores de entrada

### 1. Inhibidor de la fusión

**a.** *Fármaco específico.* Enfuvirtida.

**b.** *Mecanismo de acción* (*véase* fig. 11-5)

**(1)** La **enfuvirtida se une a la subunidad gp41** del complejo de la glucoproteína gp160 ubicado en la envoltura vírica del VIH-1 (gp41 y gp120), para **bloquear el cambio conformacional** de la glucoproteína **necesaria para la interacción con los receptores CD4** y para la fusión de la membrana del virus con la membrana de la célula hospedera.

**c.** *Indicaciones.* Se utiliza para el tratamiento de infecciones por VIH-1.

**d.** *Efectos adversos.* Pueden ser malestares digestivos, fatiga y reacciones en los sitios de infección.

### 2. Antagonista de CCR5

**a.** *Fármaco específico.* Maraviroc.

**b.** *Mecanismo de acción.* Se une con alta selectividad con aquellas células hospederas que tienen receptores **quimiocina CCR5**, para **evitar el cambio conformacional** en la **subunidad gp120** de la envoltura del virus, necesaria para la entrada del VIH (*véase* fig. 11-5).

**c.** *Indicación.* Se utiliza para tratar la infección por VIH R5 que ha mostrado resistencia a otros medicamentos antirretrovirales.

**d.** *Efectos adversos.* Incluyen alergias, artralgias, mialgias y malestares gastrointestinales.

**e.** *Interacciones farmacológicas.* Son numerosas debido al metabolismo del CYP3A.

## F. Antivirales de acción directa (AAD) para el virus de la hepatitis C (VHC)

### 1. Inhibidores de la proteasa NS3/4A

**a.** *Fármacos específicos.* Incluyen **glecaprevir**, grazoprevir, paritaprevir y **simeprevir**.

**b.** *Mecanismo de acción.* Estos fármacos son inhibidores de la proteasa NS3/4A, una enzima implicada en el **procesamiento postraduccional** y en la replicación del VHC (*véase* fig. 11-5).

**c.** *Efectos adversos.* Puede incluir exantema y fotosensibilidad.

**d.** *Interacciones farmacológicas.* Los inductores e inhibidores del CYP pueden afectar la concentración de otros fármacos.

### 2. Inhibidores de la proteína NS5A

**a.** *Fármacos específicos.* Incluyen **daclatasvir**, elbasvir, **ledipasvir**, ombitasvir, pibrentasvir y velpatasvir.

**b.** *Mecanismo de acción.* Interfieren con la replicación del virus y el ensamblaje del VHC al unirse al extremo N de la proteína 5A (NS5A) no estructural (*véase* fig.11-5).

**c.** *Efectos adversos.* Pueden incluir malestares gastrointestinales, cefalea y fatiga.

**d.** *Interacciones farmacológicas.* Varían según el fármaco; los inductores e inhibidores de la glucoproteína P y del CYP pueden afectar la concentración del fármaco.

### 3. Inhibidores de la polimerasa NS5B

**a.** *Fármacos específicos*

**(1)** Inhibidor de la polimerasa nucleosídica o nucleotídica (IPN): **sofosbuvir.**

**(2)** Inhibidor de la polimerasa no nucleosídica (IPNN): **dasabuvir.**

**b.** *Mecanismo de acción*

**(1)** NS5B es una ARN-polimerasa dependiente de ARN; tiene actividad en el **procesamiento postraduccional** necesario para la replicación del VHC.

**(a)** El sofosbuvir (IPN) se une al sitio catalítico de NS5B, lo que lleva a la terminación de la cadena.

**(b)** El dasabuvir (IPNN) es un inhibidor alostérico de NS5B.

**c.** *Efectos adversos.* Puede incluir cefalea, fatiga y malestares gastrointestinales.

## G. Medicamentos para la hepatitis B

**1.** La **lamivudina** es un INTI utilizado para las infecciones por el virus de la hepatitis B (**VHB**) que proporciona una respuesta eficaz y rápida en la mayoría de los pacientes. Es un análogo de la citosina que compite con el trifosfato de desoxicitidina para posteriormente **inhibir la ADN-polimerasa del VHB**. Este fármaco **lentifica la progresión a fibrosis hepática**. Tiene efectos adversos menores cuando se administra en dosis terapéuticas para las infecciones por el VHB.

**2. Adefovir**

**a.** *Mecanismo de acción.* Es un análogo de nucleótido que se fosforila a su metabolito activo. Interfiere con la ADN-polimerasa dependiente de ARN vírico del VHB para inhibir la replicación del virus.

**b.** *Indicaciones.* Se utiliza en el tratamiento contra el **VHB**.

**c.** *Efectos adversos.* Puede ocurrir **nefrotoxicidad** relacionada con la dosis.

**3. Interferón α**

**a.** *Mecanismo de acción.* Este fármaco se une a los receptores de la membrana celular para iniciar una serie de reacciones que conducen a la inhibición de la actividad del virus, incluida la replicación.

**b.** *Indicaciones.* Se puede usar para el tratamiento de infecciones por el **VHB** y el **VHC**.

**(1)** La combinación con **ribavirina** tiene efectos sinérgicos.

**c.** *Efectos adversos.* Incluyen un **síndrome similar a la influenza**, **trombocitopenia** y **granulocitopenia**, así como **efectos neuropsiquiátricos**.

**4. Entecavir**

**a.** *Mecanismo de acción.* Este fármaco **inhibe la ADN-polimerasa del VHB**. Es un análogo de nucleósido que se fosforila a su metabolito activo.

**b.** *Indicaciones.* Se utiliza para el tratamiento de las infecciones por VHB.

**c.** *Efectos adversos.* Generalmente se tolera bien con cefalea y fatiga como los efectos más frecuentes.

**5. Tenofovir.** También se usa para tratar infecciones por VHB.

**H. Otros antivirales**

**1. Ribavirina**

**a.** *Mecanismo de acción.* El mecanismo no está claro. Es un análogo de la guanosina que altera la síntesis del trifosfato de guanosina; al parecer inhibe el encapsulamiento del ARN mensajero vírico y a las ARN-polimerasas del virus.

**b.** *Indicaciones.* Se administra a manera de aerosol para tratar el virus sincitial respiratorio (**VSR**).

**c.** *Efectos adversos.* Puede causar **anemia hemolítica** y es potencialmente teratogénico.

**2. Palivizumab.** Es un **anticuerpo monoclonal** humanizado dirigido contra la glucoproteína F en la superficie del VSR. Se utiliza para la prevención de este virus en niños, recién nacidos y prematuros. Los efectos adversos incluyen infección respiratoria, exantema y disfunción gastrointestinal.

**3. Imiquimod.** Es una crema tópica utilizada para **verrugas anales** y **genitales** causadas por el virus del papiloma humano. El mecanismo exacto de acción no se ha esclarecido. Las reacciones cutáneas son un efecto frecuente.

---

## LISTA DE FÁRMACOS

**Penicilinas**
Amoxicilina
Amoxicilina/clavulanato
Ampicilina
Ampicilina/sulbactam
Dicloxacilina
Nafcilina
Oxacilina
Penicilina G
Penicilina G benzatínica
Penicilina G procaínica
Penicilina V
Piperacilina/tazobactam

**Cefalosporinas**
*Primera generación*
Cefadroxilo
Cefalexina
Cefazolina
*Segunda generación*
Cefaclor
Cefotetán
Cefoxitina
Cefprozilo
Cefuroxima
*Tercera generación*
Cefdinir
Cefditoreno
Cefixima

Cefotaxima
Cefpodoxima
Ceftibuteno
Ceftizoxima
Ceftriaxona
*Cuarta generación*
Cefepima
*Quinta generación*
Ceftarolina
*Combinaciones de cefalosporinas*
Ceftazidima/avibactam
Ceftolozano/tazobactam

**Carbapenémicos**
Doripenem
Ertapenem
Imipenem-cilastatina
Meropenem
Meropenem y vaborbactam

**Monobactámico**
Aztreonam

**Glucopéptidos**
Dalbavancina
Oritavancina
Telavancina
Vancomicina

**Lipopéptido**
Daptomicina

**Inhibidores misceláneos de la pared celular**
Bacitracina
Fosfomicina

**Aminoglucósidos**
Amikacina
Estreptomicina
Gentamicina
Neomicina
Tobramicina

**Tetraciclinas**
Demeclociclina
Doxiciclina
Minociclina
Tetraciclina

**Glicilciclina**
Tigeciclina

**Macrólidos**
Azitromicina
Claritromicina
Eritromicina
Fidaxomicina
Telitromicina

*(continúa)*

## LISTA DE FÁRMACOS *(CONTINUACIÓN)*

**Oxazolidinonas**
Linezolid
Tedizolid

**Estreptograminas**
Quinupristina/dalfopristina

**Lincosamida**
Clindamicina

**Otros antimicrobianos**
Cloranfenicol
Metronidazol
Mupirocina
Nitrofurantoína
Polimixina B

**Antifolatos**
Mafenida
Sulfacetamida
Sulfadiazina de plata
Sulfasalazina
Trimetoprima
Trimetoprima/sulfametoxazol

**Pirimetamina**
Pirimetamina

**Fluoroquinolonas**
Ciprofloxacino
Delafloxacino
Gemifloxacino
Levofloxacino
Moxifloxacino
Norfloxacino
Ofloxacino

**Antivirales**
*Antiherpéticos*
Aciclovir
Cidofovir
Docosanol
Famciclovir
Foscarnet
Ganciclovir
Penciclovir
Trifluridina
Valaciclovir
Valganciclovir
*Fármacos antiinfluenza*
Amantadina
Oseltamivir
Peramivir
Rimantadina
Zanamivir
*Antirretrovirales*
Abacavir
Atazanavir
Darunavir
Delavirdina
Didanosina
Efavirenz
Emtricitabina
Enfuvirtida
Estavudina
Etravirina
Fosamprenavir

Indinavir
Lamivudina
Lopinavir/ritonavir
Maraviroc
Nelfinavir
Nevirapina
Raltegravir
Rilpivirina
Ritonavir
Saquinavir
Tenofovir
Tipranavir
Zidovudina
*Combinación de antirretrovirales*
Abacavir y lamivudina
Abacavir, lamivudina y zidovudina
Alafenamida de tenofovir y emtricitabina
Atazanavir y cobicistat
Bictegravir, emtricitabina y alafenamida
   de tenofovir
Darunavir y cobicistat
Darunavir, cobicistat, emtricitabina y ala-
   fenamida de tenofovir
Dolutegravir, abacavir y lamivudina
Dolutegravir y rilpivirina
Efavirenz, emtricitabina y fumarato
   de disoproxilo de tenofovir
Efavirenz, lamivudina y fumarato de diso-
   proxilo de tenofovir
Elvitegravir, cobicistat, emtricitabina
   y alafenamida de tenofovir
Elvitegravir, cobicistat, emtricitabina y
   fumarato de disoproxilo de tenofovir
Fumarato de disoproxilo de tenofovir
   y emtricitabina
Lamivudina y fumarato de disoproxilo
   de tenofovir
Lopinavir y ritonavir
Zidovudina y lamivudina
*Medicamentos contra la hepatitis*
Adefovir
Daclatasvir
Elbasvir y grazoprevir
Entecavir
Fumarato de disoproxilo de tenofovir
Glecaprevir y pibrentasvir
Interferón α-2b
Interferón pegilado α-2b
Lamivudina
Ledipasvir y sofosbuvir
Ombitasvir, paritaprevir, ritonavir más
   dasabuvir
Simeprevir
Sofosbuvir
Sofosbuvir y velpatasvir
Velpatasvir
*Antivirales misceláneos*
Imiquimod
Palivizumab
Ribavirina

**Antimicóticos**
Anfotericina B complejo lipídico
Anfotericina B convencional
Anfotericina B liposómica
Butenafina
Butoconazol

Caspofungina
Clotrimazol
Econazol
Flucitosina
Fluconazol
Griseofulvina
Isavuconazol
Itraconazol
Ketoconazol
Miconazol
Micafungina
Naftifina
Nistatina
Oxiconazol
Posaconazol
Sertaconazol
Sulconazol
Terbinafina
Terconazol
Tioconazol
Tolnaftato
Voriconazol

**Antimicobacterianos**
Capreomicina
Cicloserina
Etambutol
Etionamida
Isoniazida
Pirazinamida
Rifabutina
Rifampicina
Rifapentina
Rifaximina

**Fármacos para *Mycobacterium leprae***
Clofazimina[a]
Dapsona

**Antiparasitarios**
Albendazol
Artemetero/lumefantrina
Artesunato[a]
Atovacuona
Atovacuona/proguanil
Cloroquina
Dietilcarbamazina[a]
Eflornitina[a]
Estibogluconato de sodio[a]
Ivermectina
Mebendazol
Mefloquina
Nitazoxanida
Pamoato (embonato) de pirantel
Paromomicina
Pentamidina
Praziquantel
Primaquina
Quinina
Tinidazol

---

[a]Disponible en los CDC, la OMS u otros programas de distribución.

# Autoevaluación

**Instrucciones:** seleccione la mejor respuesta para cada pregunta.

**1.** Un hombre de 27 años de edad se presenta con su médico de atención primaria por una úlcera indolora en su pene. El paciente admite haber tenido relaciones sexuales sin protección 2 semanas antes. La visualización de la lesión por microscopía de campo oscuro demuestra espiroquetas y se le diagnostica sífilis. El paciente no tiene alergias conocidas a medicamentos. ¿Cuál de los siguientes medicamentos puede ser más apropiado para tratar a este paciente?

**(A)** Bacitracina
**(B)** Doxiciclina
**(C)** Eritromicina
**(D)** Penicilina G

**2.** Un hombre de 19 años de edad se presenta en la sala de urgencias con cefalea intensa, fotofobia y rigidez en el cuello. Después de una punción lumbar, el paciente es diagnosticado con meningitis bacteriana. ¿Cuál de las siguientes cefalosporinas es la más adecuada para el tratamiento empírico?

**(A)** Cefazolina
**(B)** Cefepima
**(C)** Ceftriaxona
**(D)** Cefuroxima

**3.** Una mujer de 27 años de edad con antecedentes de abuso de drogas por vía intravenosa ingresa en el hospital por fiebre y disnea. Múltiples hemocultivos son positivos para *S. aureus* con resistencia a la meticilina. El ecocardiograma transesofágico reveló vegetaciones tricuspídeas compatibles con endocarditis. ¿Cuál de los siguientes es un antibiótico apropiado para tratar esta afección?

**(A)** Aztreonam
**(B)** Ceftriaxona
**(C)** Gentamicina
**(D)** Imipenem
**(E)** Vancomicina

**4.** Un joven de 16 años de edad se presenta con su pediatra por exantema en las palmas y las plantas de los pies, así como fiebre y cefalea. Su madre refiere que una garrapata lo mordió mientras acampaba la semana anterior. Su prueba Weil-Felix es positiva, lo que sugiere fiebre maculosa de las Montañas Rocosas. ¿Qué fármaco se debe administrar para tratar esta afección?

**(A)** Bacitracina
**(B)** Ciprofloxacino
**(C)** Doxiciclina
**(D)** Eritromicina
**(E)** Estreptomicina

**5.** Una mujer de 27 años de edad se presenta en la sala de urgencias por polaquiuria, urgencia y disuria. El examen general de orina revela presencia de bacterias y leucocitos; por lo tanto, se inicia tratamiento empírico con trimetoprima/sulfametoxazol. Tres días después regresa con fiebre y ampollas alrededor y adentro de la boca y la nariz. ¿Cuál es el diagnóstico diferencial?

**(A)** Anemia aplásica
**(B)** Deficiencia de glucosa-6-fosfato-deshidrogenasa
**(C)** Síndrome del hombre rojo
**(D)** Síndrome de Stevens-Johnson

**6.** Una mujer de 43 años de edad con antecedente de VIH se presenta en la sala de urgencias por presentar disnea. Los resultados de laboratorio revelan un recuento de $CD4^+$ de 150 y la gasometría arterial indica hipoxia. La radiografía de tórax muestra infiltrados intersticiales bilaterales. El médico sospecha de neumonía por *Pneumocystis jiroveci*, que se confirma con broncoscopia y tinción con plata de los lavados bronquiales. ¿Cuál de los siguientes medicamentos debe indicarse?

**(A)** Azitromicina
**(B)** Clindamicina
**(C)** Isoniazida
**(D)** Miconazol
**(E)** Trimetoprima más sulfametoxazol

**7.** Una mujer de 35 años de edad con anteceden-tes de diabetes mellitus tipo 2 se presenta a con-sulta con fiebre y disuria. Se le receta un fármaco que tiene el potencial de causar rotura del tendón. ¿Cuál es el mecanismo de acción de este?

**(A)** Inhibe la biosíntesis de la pared celular bacteriana
**(B)** Bloquea la ADN-girasa
**(C)** Evita la síntesis de ARN
**(D)** Inhibe a la 30s del ribosoma
**(E)** Bloquea a la 50s del ribosoma

**8.** Un hombre de 35 años de edad se presenta con su médico familiar para revisión médica después de que su madre fue diagnosticada con tubercu-losis. Aunque el derivado proteínico purificado (DPP) es negativo, el médico recomienda profi-laxis contra tuberculosis. ¿Cuál de los siguientes medicamentos puede ser más apropiado para la profilaxis de la tuberculosis en este paciente?

**(A)** Etambutol
**(B)** Isoniazida
**(C)** Pirazinamida
**(D)** Rifampicina
**(E)** Estreptomicina

**9.** Una niña de 12 años de edad con antecedentes de leucemia linfoblástica aguda es ingresada en el hospital para un trasplante de médula ósea. Siete días después de su trasplante desarrolla fiebre. Los hemocultivos revelan una cepa resistente de *Candida albicans* y se le inicia tratamiento. Después de su primera infusión, la paciente desarrolla hipotensión, fiebre y rigidez. Al día siguiente los laboratorios revelan incremento en la creatinina sérica. ¿Qué medicamento es más probable que se le prescriba?

**(A)** Anfotericina B
**(B)** Fluconazol
**(C)** Griseofulvina
**(D)** Micafungina
**(E)** Nistatina

**10.** Un hombre de 23 años de edad con antece-dentes de sida se presenta en la sala de urgencias con fiebre, dolor de cuello y fotofobia. Se realiza una punción lumbar y el líquido cefalorraquí-deo es positivo para *Cryptococcus neoformans* en tinción de tinta china. ¿Cuál de los siguientes medicamentos debe usarse para el tratamiento?

**(A)** Cicloserina
**(B)** Flucitosina
**(C)** Fluconazol
**(D)** Griseofulvina
**(E)** Tolnaftato

**11.** Un hombre de 23 años de edad planea pasar un año en África para trabajar en el Cuerpo de Paz. Para la quimioprofilaxis se recomienda prevención contra el paludismo y se le receta un medicamento que se concentra en las vacuolas ácidas de parásitos e inhibe la actividad de la hemo-polimerasa. ¿Qué medicamento se prescri-bió para la quimioprofilaxis?

**(A)** Atovacuona
**(B)** Cloroquina
**(C)** Doxiciclina
**(D)** Pirimetamina
**(E)** Quinina

**12.** Un chico de 14 años de edad regresa de un viaje de "boy scouts" con diarrea acuosa fétida. Al interrogatorio, admite que bebió agua de un arroyo de montaña sin hervirla primero. Las heces se envían para estudio de huevos y parásitos. Finalmente se le diagnostica una infección por *Giardia lamblia*. ¿Cuál de los siguientes medi-camentos es el tratamiento más apropiado en este caso?

**(A)** Mebendazol
**(B)** Metronidazol
**(C)** Nifurtimox
**(D)** Suramina
**(E)** Tiabendazol

**13.** Un hombre de 42 años de edad con antece-dentes de síndrome mielodisplásico se presenta en la sala de urgencias con cambios en el estado mental y cefalea. Se ordena una tomografía computarizada, la cual revela una lesión con realce en anillo. Se inicia tratamiento empí-rico para abscesos causados por *Toxoplasmosis gondii*. ¿Qué fármaco debe incluirse en su tratamiento?

**(A)** Ivermectina
**(B)** Niclosamida
**(C)** Prazicuantel
**(D)** Pirimetamina
**(E)** Pamoato (embonato) de pirantel

**14.** Una mujer de 23 años de edad con antecedentes de linfoma no hodgkiniano se presenta en el
hospital para su próximo ciclo de quimioterapia.
Una semana después del tratamiento regresa a
consulta con dolor abdominal, diarrea con sangre
y fiebre leve. Los cultivos son positivos para el
CMV y el equipo de enfermedades infecciosas
inicia tratamiento empírico para la colitis por
CMV. Dos días después, requiere reposición de
electrólitos, incluyendo el potasio. ¿Qué medicamento es más probable que se haya iniciado para
el tratamiento de la colitis por CMV?

**(A)** Amantadina
**(B)** Docosanol
**(C)** Foscarnet
**(D)** Ganciclovir
**(E)** Trifluridina

**15.** Una mujer de 23 años de edad se presenta
con su obstetra después de descubrir que tiene
6 semanas de embarazo. La paciente tiene diagnóstico de VIH y está preocupada por las posibles
consecuencias. El médico le recomienda un medicamento que puede usar y así disminuir el riesgo
de transmisión al feto. ¿Cuál es el mecanismo de
acción de este fármaco?

**(A)** Antagonista CCR5
**(B)** Inhibidor de la fusión
**(C)** Inhibidor de transferencia de la cadena de
integrasa
**(D)** Inhibidor nucleosídico de la transcriptasa
inversa
**(E)** Inhibidor de la proteasa

# Respuestas y explicaciones

1. **D**. Los pacientes con sífilis primaria requieren una dosis intramuscular única de penicilina G benzatínica. Las preparaciones orales de penicilina G o penicilina V son insuficientes. La doxiciclina durante 14 días es un tratamiento alternativo en los pacientes alérgicos a la penicilina. La bacitracina solo está indicada para uso tópico y es insuficiente para la sífilis. La eritromicina no está indicada para la sífilis.

2. **C**. La ceftriaxona es una cefalosporina de tercera generación que tiene una excelente penetración en el SNC. La mayoría de las cefalosporinas de tercera generación ingresan en el SNC. Las de primera y segunda generación, la cefazolina y la cefuroxima, respectivamente, no ingresan en el SNC. Hay datos limitados sobre la eficacia de la cefepima en la meningitis.

3. **E**. La vancomicina es el fármaco de elección para infecciones graves debido a la resistencia a la meticilina de *S. aureus* (SARM). En el caso de la endocarditis, el tratamiento suele ser de 6 semanas. La resistencia de SARM a menudo se debe a proteínas de unión a la penicilina alteradas, no a betalactamasas. Aztreonam, imipenem y ceftriaxona no tratan el SARM. La gentamicina con frecuencia se usa junto con penicilinas en un entorno sin SARM.

4. **C**. La doxiciclina, una tetraciclina (inhibidora de la 30S del ribosoma), es el antibiótico de elección para tratar la fiebre maculosa de las Montañas Rocosas, una enfermedad por rickettsias. La estreptomicina se puede usar para tratar la peste y la brucelosis. La bacitracina solo se usa por vía tópica. El ciprofloxacino se puede usar para tratar el carbunco y la eritromicina es el medicamento más eficaz para el tratamiento de la neumonía legionelósica.

5. **D**. El síndrome de Stevens-Johnson es una forma de eritema multiforme rara vez asociado con el uso de sulfonamida. Los signos y síntomas pueden incluir fiebre y exantema o púrpura que se propaga. La erupción suele ser dolorosa y puede causar ampollas en membranas mucosas como la boca, la nariz y las áreas genitales. En raras ocasiones se puede desarrollar hemólisis en pacientes con deficiencia de glucosa-6-fosfato-deshidrogenasa. El síndrome del hombre rojo está asociado con la vancomicina.

6. **E**. Trimetoprima más sulfametoxazol no es solo el tratamiento para la neumonía por *Pneumocystis jirovecii*, también debe considerarse para la profilaxis en los pacientes tratados con terapia de inmunosupresión o con VIH. La azitromicina puede usarse en caso de *Mycobacterium avium* intracelular (complejo MAC). La isoniazida se usa para el tratamiento de la tuberculosis. El miconazol es un antimicótico utilizado para la candidosis vulvovaginal.

7. **B**. Lo más probable es que se trate de una fluoroquinolona, como el ciprofloxacino, un grupo de antibióticos que inhiben la topoisomerasa bacteriana II (ADN-girasa). Las fluoroquinolonas causan un mayor riesgo de rotura del tendón. La clase de antibióticos que inhiben la unidad 30s del ribosoma son los aminoglucósidos y la tetraciclina. Los inhibidores de la unidad 50s del ribosoma incluyen cloranfenicol, eritromicina y clindamicina. Por otra parte, los inhibidores de la pared celular bacteriana son las penicilinas, las cefalosporinas y la vancomicina. La rifampicina inhibe la ARN-polimerasa dependiente de ADN (síntesis de ARN).

8. **B**. La isoniazida puede usarse sola como profilaxis de la tuberculosis en caso de exposición. Todos los demás fármacos son importantes en el tratamiento de una infección de tuberculosis conocida y a menudo se usan en combinación con isoniazida. Por lo general, la rifampicina, el etambutol, la estreptomicina, la isoniazida y la pirazinamida se usan juntos durante meses, ya que muchas cepas son resistentes a múltiples fármacos.

9. **A**. La anfotericina B se usa para el tratamiento de la candidosis diseminada grave. Con frecuencia tiene efectos adversos importantes, por lo que su uso está reservado para las infecciones más resistentes. Entre las reacciones adversas se pueden incluir fiebre y escalofríos (durante la infusión del fármaco) y nefrotoxicidad. La toxicidad ha disminuido con las preparaciones liposómicas. La nistatina se emplea como tratamiento colutorio para la candidosis oral. La micafungina y el fluconazol se usan para el tratamiento de la candidosis, pero no causan nefrotoxicidad ni reacciones relacionadas con la perfusión. La griseofulvina es un producto tópico utilizado en infecciones dermatofíticas.

**10. C.** El fluconazol es el fármaco de elección para tratar la meningitis criptocócica, pues tiene una buena penetración en el sistema nervioso central (SNC). La flucitosina penetra en el SNC y a menudo se usa con otros antimicóticos debido a que habitualmente se desarrolla resistencia a la flucitosina. El tolnaftato y la griseofulvina son productos tópicos utilizados en las infecciones dermatofíticas. La cicloserina es un medicamento alternativo utilizado para las infecciones por micobacterias y es a la vez nefrotóxico y provoca convulsiones.

**11. B.** Lo más probable es que se prescriba cloroquina, que se concentra en las vacuolas ácidas de los parásitos, lo que aumenta su pH. También inhibe la actividad de la hemo-polimerasa, que convierte los subproductos tóxicos de la hemoglobina del hospedero en material polimerizado no tóxico. Para la profilaxis del paludismo se utiliza semanalmente.

**12. B.** El metronidazol se usa para tratar infecciones por protozoos debidas a especies de *Giardia*, *Entamoeba* y especies de *Trichomonas*. El nifurtimox se utiliza para tratar la enfermedad de Chagas (debida a *Trypanosoma cruzi*). La suramina es útil para el tratamiento de la tripanosomosis africana. El mebendazol se usa para tratar las infestaciones por áscaris y el tiabendazol para tratar la estrongiloidosis.

**13. D.** La toxoplasmosis se trata con una combinación de pirimetamina y sulfadiazina. La ivermectina se utiliza para tratar la filariosis, mientras que el prazicuantel tiene utilidad en el tratamiento de la esquistosomosis. La niclosamida se puede usar para tratar infestaciones por platelmintos y el pamoato (embonato) de pirantel para las helmintiosis.

**14. C.** El foscarnet está indicado para el tratamiento de las infecciones por CMV. Los efectos adversos incluyen la pérdida electrolítica y la nefrotoxicidad. En la mayoría de los casos, los electrólitos deben reponerse durante el tratamiento con foscarnet. El ganciclovir se usa para el tratamiento del CMV, pero no tiene el mismo perfil de efectos adversos; causa neutropenia. Los otros fármacos no se utilizan en el tratamiento del CMV.

**15. D.** La zidovudina es el único medicamento aprobado para prevenir la transmisión fetal del VIH cuando atraviesa la placenta. Es un inhibidor no nucleosídico de la transcriptasa inversa que causa la terminación de la cadena, disminuyendo así la síntesis de ADN vírico y la replicación del virus.

# Capítulo 12 — Quimioterapia del cáncer

## I. PRINCIPIOS DE LA QUIMIOTERAPIA DEL CÁNCER

### A. Principios generales para el cáncer y tratamiento antineoplásico

1. Los tumores cancerosos **surgen de una sola célula mutada**. A medida que el tumor crece, se desarrollan más mutaciones y se vuelve más **heterogéneo**, lo que dificulta el tratamiento.
   a. El tratamiento temprano es importante porque si existe mayor carga tumoral, habrá mayor dificultad para tratar el tumor.

2. Las **metástasis** se producen cuando las células cancerosas **se separan de la ubicación del diagnóstico primario de cáncer** y viajan a través de la sangre o el sistema linfático para formar nuevos tumores en otras partes del cuerpo.
   a. El cáncer metastásico tiene el mismo nombre y tipo de células cancerosas que el cáncer inicial o primario. Por ejemplo, el cáncer de mama que se propaga a pulmón no se considera cáncer de pulmón (se considera cáncer de mama).

3. La *fracción de crecimiento* se refiere a la **porción** de células de una población tumoral que **se divide activamente**.
   a. Los tumores de crecimiento lento, con una pequeña fracción de crecimiento, responden menos a los fármacos específicos del ciclo celular.

4. El **modelo logarítmico de muerte celular** establece que la destrucción de células causada por la quimioterapia es un **proceso de primer orden** en el que cada dosis de quimioterapia **mata una fracción constante de células** en lugar de un número constante.

5. Existen diversos sitios de acción para las quimioterapias (fig. 12-1).

### B. Ciclo celular

1. Muchos quimioterápicos solo actúan sobre las células que se reproducen activamente y no destruyen a las células que están en la fase latente ($G_0$) (fig. 12-2).

2. Los medicamentos contra el cáncer se pueden dividir en dos clases generales:
   a. **Fármacos específicos del ciclo celular (ECC)**
      (1) Estos fármacos son tóxicos para la porción de células que está en una parte del ciclo celular en la que el fármaco es activo.
      (2) **Dependen del esquema de dosificación** y por lo general son más eficaces cuando se administran por infusión prolongada o continua.
      (3) Alguno ejemplos son **antimetabolitos, taxanos** y **alcaloides de la *Vinca rosea* (*Catharanthus roseus*)**.
   b. **Fármacos no específicos del ciclo celular (NECC)**
      (1) Estos fármacos ejercen su efecto citotóxico **a lo largo de todo el ciclo celular**.
      (2) Son **dependientes de la dosis**.
      (3) Los ejemplos incluyen los **alquilantes** y las **antraciclinas**.
   c. Ambos tipos de fármaco son particularmente eficaces cuando una gran porción de las células tumorales proliferan (la fracción de crecimiento es grande).
      (1) **Los fármacos NECC son más eficaces que los ECC en $G_0$ (fase latente).**

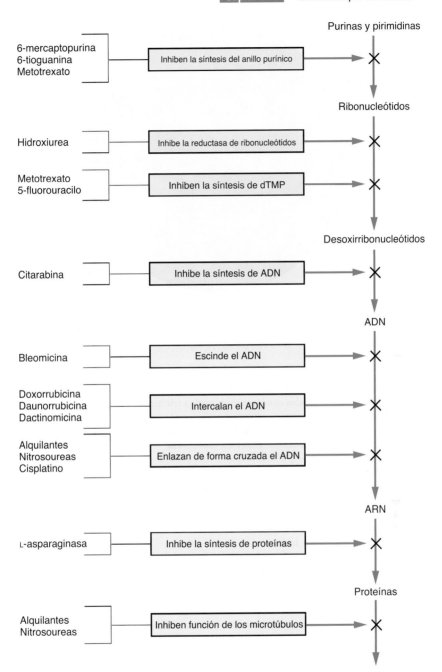

**FIGURA 12-1.** Sitios de acción para los fármacos quimioterápicos contra el cáncer. dTMP, timidilato.

## C. Principios para la quimioterapia combinada

1. Existen diversos motivos por lo que se administran quimioterápicos de manera simultánea.

   a. La combinación de fármacos con mecanismos diferentes puede **dividir asincrónicamente** a las células tumorales para maximizar la tasa de muerte celular.

   b. **Incidir en diferentes vías** puede dificultar el desarrollo de resistencia.

   c. Los regímenes combinados pueden permitir el uso de **dosis más bajas de medicamento**, lo que puede ayudar a reducir los efectos adversos y las toxicidades limitantes de la dosis.

2. En la tabla 12-1 se muestran algunos ejemplos de esquemas de combinación.

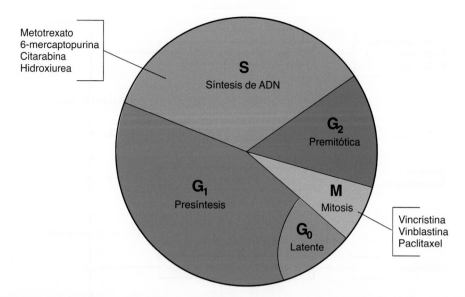

**FIGURA 12-2.** Especificidad en el ciclo celular de algunos medicamentos antitumorales. $G_0$ es una fase latente en la que las células pueden ingresar cuando no se dividen; $G_1$ es la fase para la formación de componentes esenciales para la síntesis de ADN; $G_2$ es la fase premitótica para la síntesis de componentes esenciales para la mitosis; $M$ es la fase de la mitosis, en la que se produce la división celular; $S$ es la fase de síntesis de ADN.

### D. Resistencia

1. La resistencia puede deberse a la incapacidad de los quimioterápicos para alcanzar las concentraciones necesarias para "matar" células cancerosas en ciertos tejidos (p. ej., cerebro, ovarios, testículos).

2. **Resistencia primaria**
   a. Se observa en las células tumorales que **no responden al tratamiento inicial**.
   b. Está relacionada con la frecuencia de **mutación espontánea**.
   c. Hay menos probabilidades de que una pequeña carga tumoral tenga células resistentes.

3. **Resistencia adquirida**
   a. La resistencia adquirida **se desarrolla o aparece durante el tratamiento**.
   b. La resistencia adquirida puede ser resultado de la **amplificación de los genes diana**.
   c. La amplificación genética también tiene lugar en el fenotipo de resistencia a múltiples fármacos (*MDR1, multidrug resistance phenotype 1*).

4. Mecanismos de resistencia a los fármacos
   a. La **disminución de un fármaco en la concentración intracelular** puede ocurrir por diversos mecanismos y, al volverse insuficiente, no alcanza su objetivo. Puede deberse a lo siguiente:
      **(1) Impedimento de la absorción de un fármaco**. Por ejemplo, la disminución de la entrada de metotrexato puede deberse a una menor expresión del portador de folato reducido.

### Tabla 12-1 Esquemas frecuentes de quimioterapia combinada

| Esquema | Fármacos que lo componen | Cáncer que trata |
|---|---|---|
| **ABVD** | Adriamicina (doxorrubicina), bleomicina, vinblastina, dacarbazina | Linfoma de Hodgkin |
| **BEP** | Bleomicina, etopósido, platino (cisplatino) | Testicular |
| **CHOP** | Ciclofosfamida, hidroxidaunorrubicina (doxorrubicina), vincristina, prednisona | Linfoma no hodgkiniano |
| **CAF** | Ciclofosfamida, adriamicina (doxorrubicina), 5-FU | Mama |
| **CMF** | Ciclofosfamida, metotrexato, 5-FU | Mama |
| **FOLFOX** | 5-FU, oxaliplatino, leucovorina | Colorrectal |
| **MOPP** | Mecloretamina, vincristina, prednisona, procarbazina | Linfoma de Hodgkin |
| **MVAC** | Metotrexato, vinblastina, adriamicina, cisplatino | Vejiga |
| **R-CHOP** | Rituximab, ciclofosfamida, hidroxidaunorrubicina (doxorrubicina), vincristina, prednisona | Linfoma no hodgkiniano |
| **PVB** | Platino (cisplatino), vinblastina, bleomicina | Testicular |
| **VAD** | Vincristina, adriamicina (doxorrubicina), dexametasona | Mieloma múltiple |

| T a b l a   **12-2** Gen *MDR*: especificidad de fármacos y distribución en los tejidos | |
|---|---|
| **Fármacos afectados por *MDR*** | **Fármacos no afectados por *MDR*** |
| Adriamicina | Metotrexato |
| Daunomicina | 6-tioguanina |
| Dactinomicina | Citarabina |
| Plicamicina | Ciclofosfamida |
| Etopósido | Carmustina |
| Vinblastina | Bleomicina |
| Vincristina | Cisplatino |
| VP-16 | |
| **Tejidos con alta expresión de *MDR*** | **Tejidos con baja expresión de *MDR*** |
| Colon | Médula osea |
| Hígado | Mama |
| Páncreas | Ovario |
| Riñón | Piel |
| Suprarrenal | Sistema nervioso central |

MDR, resistencia a múltiples fármacos.

**(2) Promoción de la expulsión de fármacos.** La clásica **resistencia a múltiples fármacos** (**MDR,** *multidrug resistance*) es consecuencia del aumento en la expresión de las bombas de expulsión de fármacos como la glucoproteína P o las proteínas asociadas con la MDR. Esto causa resistencia a muchos fármacos, incluyendo **taxanos, antraciclinas** y **alcaloides de la vinca** (*Catharanthus roseus*) (tabla 12-2).

**(3)** Los fármacos también pueden ser inactivados (o los profármacos pueden no ser activados).

**b.** **Los mecanismos basados en la diana** pueden causar resistencia a través del **transporte alterado del fármaco** o **evitando los requerimientos metabólicos** para que este alcance su objetivo.

**(1)** Un ejemplo es la expresión de una dihidrofolato-reductasa mutante (DHFR, *dihydrofolate reductase*) que altera la diana del metotrexato y evita que se unan.

**c.** Algunas mutaciones en las proteínas causan **insensibilidad a la apoptosis**.

**(1)** Por ejemplo, las mutaciones en proteínas clave, asociadas con el control de la apoptosis, como **p53** y **Bcl-2**, pueden provocar que no se induzca la respuesta apoptótica al daño del ADN y, por lo tanto, reducir la sensibilidad de las células tumorales a los quimioterápicos.

**(2)** La proteína p53 es crucial en los organismos pluricelulares, porque regula el ciclo celular y funciona como un supresor tumoral. La pérdida de actividad de p53 se da habitualmente en los cánceres de páncreas, pulmón y colon.

**d.** La **reparación celular del efecto del fármaco** es otro mecanismo para la resistencia.

## II. ALQUILANTES

**A. Características generales**

**1.** *Mecanismo de acción*

**a.** La citotoxicidad de los alquilantes afecta directamente el ADN, incluida la inhibición de la replicación y transcripción, la alteración del emparejamiento y la rotura de la cadena.

**(1)** Tienen un **centro electrofílico** que se une covalentemente a los centros nucleófilos de las moléculas diana.

**(2)** La mayoría de los fármacos tienen como diana a los **nitrógenos** y **oxígenos de las purinas y pirimidinas** en el ADN. Esto puede producir alteración en los enlaces cruzados de la cadena de ADN.

**(3)** **Dañan directamente el ADN** para evitar que las células cancerosas se reproduzcan.

**(4)** Son fármacos NECC, por lo que **funcionan en todas las fases** del ciclo celular.

**2.** *Efectos adversos*

**a.** La **mielosupresión** es un efecto secundario que limita la dosis.

**b.** Dado que dañan el ADN, pueden causar estragos a largo plazo en la médula ósea y producir **leucemia secundaria**.

**c.** Las **náuseas** y **vómitos** son efectos adversos frecuentes de los fármacos alquilantes.

**d.** También son altamente tóxicos al dividir las células de la mucosa, causando **úlceras** bucales y **gastrointestinales**.

**e.** Pueden causar **infertilidad** y **alopecia**.

## B. Mostazas nitrogenadas

**1.** *Fármacos específicos.* Incluyen **ciclofosfamida** e **ifosfamida**.

**2.** *Mecanismo de acción.* Son **profármacos** y requieren activación por parte de las **enzimas** hepáticas del citocromo **P-450** antes de ser metabolizados a sus respectivas especies citotóxicas, las mostazas fosforamida e ifosfamida.

**3.** *Indicaciones*

    **a.** La ciclofosfamida es un componente de muchos tratamientos combinados para una variedad de cánceres, como el linfoma no hodgkiniano, el carcinoma de mama y el carcinoma de ovario. También se usa en ciertas afecciones autoinmunitarias como la nefritis lúpica.

    **b.** La ifosfamida también se utiliza para el tratamiento de varios tipos de cáncer, incluyendo el linfoma no hodgkiniano, el cáncer testicular y el sarcoma.

**4.** *Efectos adversos*

    **a.** La mielosupresión es frecuente.

    **b.** Puede producirse **cistitis hemorrágica** debido a la **acroleína**, un subproducto de la activación de ciclofosfamida o ifosfamida.

        **(1)** Esto se caracteriza por **inflamación difusa de la mucosa vesical con hemorragia** que afecta a toda la vejiga. Se pueden presentar síntomas como dolor vesical, hematuria y síntomas de irritación vesical.

        **(2)** Puede **evitarse** mediante la administración conjunta de mercaptoetanosulfato de sodio (**mesna**, *2-mercaptoethane sulfonate Na*), que forma un complejo con la acroleína para generar un producto no tóxico que se elimina a través de la orina. La hidratación abundante también es muy importante.

    **c.** La ifosfamida puede causar encefalopatía, síntomas de confusión, alucinaciones o visión borrosa.

## C. Alquilsulfonatos

**1.** *Fármaco específico.* **Busulfano**.

**2.** *Indicaciones.* Se usa en el régimen de acondicionamiento (en combinación con ciclofosfamida) antes del alotrasplante de células madre hematopoyéticas para la leucemia mieloide crónica (LMC).

**3.** *Efectos adversos*

    **a.** El busulfano causa mielosupresión intensa.

    **b.** En dosis altas produce una **fibrosis pulmonar** rara que en ocasiones es mortal.

    **c.** Se ha asociado con **hiperpigmentación** de la piel.

## D. Nitrosoureas

**1.** *Fármacos específicos.* Incluyen **carmustina** y **lomustina**.

**2.** *Mecanismo de acción.* Estos fármacos son altamente lipófilos y **cruzan la barrera hematoencefálica**. Requieren biotransformación que se produce por **descomposición no enzimática** a metabolitos con actividades tanto alquilantes como carbamilantes.

**3.** *Indicaciones.* Dado que **cruzan la barrera hematoencefálica**, son útiles para el tratamiento de los tumores cerebrales.

**4.** *Efectos adversos*

    **a.** Estos fármacos son marcadamente **mielosupresores**, pero tienen **efecto retardado**, posiblemente hasta las 6 semanas.

    **b.** También pueden causar **toxicidad pulmonar** y en el sistema nervioso central (SNC), incluyendo ataxia y mareos.

## E. Análogos de platino

**1.** *Fármacos específicos.* Incluyen **cisplatino**, **carboplatino** y **oxaliplatino**.

**2.** *Indicaciones*

    **a.** El cisplatino y el carboplatino se usan para tratar varios tipos de cáncer, incluidos los de pulmón, ovario, vejiga y testículos.

    **b.** El oxaliplatino se usa para tratar el cáncer colorrectal.

**3. Efectos adversos**

**a.** El **cisplatino** puede causar **nefrotoxicidad** y **neuropatía periférica** limitantes de dosis.

**(1)** La **amifostina** puede ayudar a reducir la toxicidad renal acumulativa asociada con la administración repetida de cisplatino en pacientes con cáncer avanzado de ovario.

**(a)** Su metabolito activo desintoxica de los metabolitos reactivos del cisplatino.

**(b)** También puede actuar como un eliminador de radicales libres que pueden generarse (por cisplatino o radioterapia) en los tejidos; por lo tanto, también está indicado para reducir la xerostomía en pacientes con cáncer de cabeza y cuello.

**b.** El **carboplatino** causa **mielosupresión** limitante de la dosis.

**c.** Tanto el **cisplatino** como el **carboplatino** pueden causar **ototoxicidad** y manifestarse con acúfenos o pérdida auditiva en un rango de frecuencias altas.

**d.** El **oxaliplatino** puede causar dos tipos de **neuropatía sensitiva periférica** limitante de la dosis.

**(1)** El primer tipo es una presentación aguda reversible. Los síntomas periféricos habitualmente se ven exacerbados por el resfriado; por lo tanto, se deben evitar la exposición a bajas temperaturas y el consumo de alimentos y bebidas fríos.

**(2)** El segundo tipo depende de la dosis y con mucha frecuencia interfiere con actividades cotidianas, como abotonarse la camisa, escribir e incluso tragar.

# III. ANTIMETABOLITOS

## A. Características generales

**1.** Los antimetabolitos con frecuencia se **relacionan estructuralmente con compuestos naturales** que se encuentran en el cuerpo (aminoácidos, ADN, ARN).

**2.** En general, causan daño en el ADN porque compiten por los sitios de unión en las enzimas o se incorporan directamente en el ARN o el ADN. El efecto neto es la inhibición del crecimiento celular y la proliferación.

**3.** Estos fármacos inducen la muerte celular en la **fase S** del ciclo celular.

**4.** Para la mayoría de estos fármacos, la **mielosupresión** es la toxicidad limitante de la dosis.

## B. Metotrexato

**1. Mecanismo de acción.** El metotrexato (MTX) es un **análogo del ácido fólico** que se une irreversiblemente e **inhibe la dihidrofolato-reductasa** (**DHFR**) para así frenar la formación de folatos reducidos y de la timidilato-sintetasa (fig. 12-3).

**a.** Reduce el tetrahidrofolato requerido para la conversión de ácido desoxiuridílico (dUMP, *deoxyuridine monophosphate*) en ácido desoxitimidílico (dTMP, *deoxythymine monophosphate*) y, en consecuencia, no se forma el $N^5,N^{10}$-metilenetetrahidrofolato.

**b.** El resultado neto es la **inhibición indirecta de la síntesis de ADN**.

**2. Indicaciones.** El MTX tiene muchas indicaciones diferentes. Se utiliza para el tratamiento de **leucemia linfoblástica aguda** (**LLA**) en niños. También es útil para el tratamiento de diferentes tipos de leucemia y linfoma en adultos, así como para el manejo de una variedad de **afecciones inmunitarias**, incluyendo **artritis reumatoide refractaria** y la enfermedad de Crohn.

**3. Efectos adversos**

**a.** Incluyen **mielosupresión** y toxicidad gastrointestinal, incluida la **mucositis**.

**b.** La **nefrotoxicidad** puede producirse a dosis altas debido a la precipitación (cristaluria) del metabolito 7-OH del MTX.

**c.** La administración a largo plazo puede provocar hepatotoxicidad y toxicidad pulmonar.

**4. Rescate de leucovorina** con dosis altas de MTX (*véase* fig. 12-3).

**a.** La leucovorina (ácido folínico) es una forma reducida del ácido fólico. **Suministra el cofactor necesario bloqueado por MTX** y **restaura las reservas activas de folato** necesarias para la síntesis de ADN o ARN.

**b.** Se utiliza para reducir los efectos tóxicos del MTX en dosis altas.

**5. Precauciones**

**a.** La eliminación del MTX se retrasa en presencia de **líquidos del tercer espacio**, como **derrames pleurales** o **ascitis**.

**6. Interacciones farmacológicas**

**a.** Algunos antiinflamatorios no esteroideos (AINE) pueden disminuir la excreción renal del MTX.

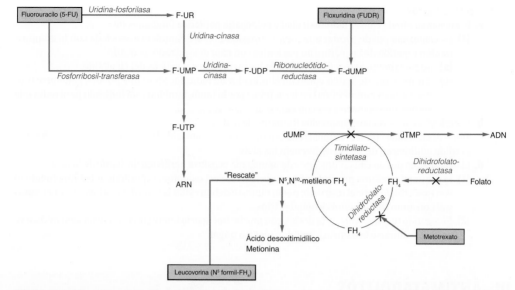

**FIGURA 12-3.** Mecanismo de acción de fluorouracilo, floxuridina, metotrexato y leucovorina. dTMP, timidilato; dUMP, monofosfato de desoxiuridina; F-dUMP, monofosfato de fluorodesoxiuridina; $FH_2$, dihidrofolato; $FH_4$, tetrahidrofolato; F-UDP, difosfato de fluorouridina; F-UMP, monofosfato de fluorouridina; F-UR, fluorouridina; F-UTP, trifosfato de fluorouridina.

## C. Pemetrexed

1. **Mecanismo de acción.** La acción principal de pemetrexed es la **inhibición de la timidilato-sintetasa**, aunque también inhibe otras enzimas involucradas en el metabolismo del folato y la síntesis del ADN. Estas acciones evitan la síntesis de purina, timidina y proteínas.
2. **Indicaciones.** Está indicado para el tratamiento del **mesotelioma** y de **carcinomas broncopulmonares no microcíticos (CBPNM)**.
3. **Efectos adversos**
   a. El efecto secundario limitante de la dosis es la **mielosupresión**.
   b. Tiene el riesgo de causar mucositis y **reacciones cutáneas graves**. El pretratamiento con dexametasona es necesario para evitar la toxicidad dermatológica.
   c. La complementación con ácido fólico y vitamina $B_{12}$ puede reducir la gravedad de las toxicidades.

## D. 5-fluorouracilo y capecitabina

1. **Mecanismo de acción.** El 5-fluorouracilo (5-FU) es un **antagonista de la pirimidina** que necesita convertirse en un metabolito activo. El 5-fluoro-2′-desoxiuridina-5′-monofosfato (F-dUMP, *fluorodeoxyuridine monophosphate*) inhibe la **timidilato-sintetasa** y, por lo tanto, la producción de timidilato (dTMP, *deoxythymidine monophosphate*) y ADN. El monofosfato de fluorouridina (F-UMP, *fluorouridine monophosphate*) se incorpora al ARN para reemplazar el uracilo e inhibir el crecimiento celular. La capecitabina es el profármaco oral de fluorouracilo que se somete a hidrólisis en el hígado y los tejidos para formar fluorouracilo (*véase* fig. 12-3).
2. **Indicaciones**
   a. Estos fármacos se usan para el tratamiento de los cánceres colorrectal y de mama.
   b. También se utilizan para el tratamiento de los cánceres de páncreas y de estómago.
   c. El 5-FU tópico es útil para tratar la queratosis premaligna así como los carcinomas basocelulares superficiales.
3. **Efectos adversos**
   a. Ambos fármacos causan **mielosupresión** y toxicidad gastrointestinal.
   b. Tienen el riesgo de causar **síndrome de mano-pie**, que se caracteriza por **entumecimiento, parestesias** y **eritema**. También puede provocar ampollas y dolor intenso.
   c. Es posible que el 5-FU ocasione neurotoxicidad.
   d. La capecitabina puede desencadenar hiperbilirrubinemia.

### E. Citarabina

1. *Mecanismo de acción.* Análogo estructural del nucleósido de pirimidina, la citidina. Debe convertirse en el nucleótido trifosfato (Ara-CTP, *arabinofuranosylcytosine triphosphate*), que actuará como inhibidor competitivo de la ADN-polimerasa y causará disminución en la síntesis y reparación del ADN.
2. *Indicaciones.* Se utiliza para el tratamiento de varios tipos de leucemia, incluida la **leucemia mieloide aguda** (LMA).
3. *Efectos adversos*
   a. Es altamente **mielosupresora** y puede producir leucopenia, trombocitopenia y anemia graves.
   b. También puede provocar malestares gastrointestinales graves.
   c. En dosis altas, la citarabina puede causar **toxicidad cerebelosa**.

### F. Gemcitabina

1. *Mecanismo de acción.* La gemcitabina es un **antagonista de pirimidina** que inhibe la síntesis de ADN a través de la terminación de la cadena y otros mecanismos.
2. *Indicaciones.* Se utiliza para el tratamiento del cáncer de páncreas, CBPNM, cáncer de mama y cáncer de ovario.
3. *Efectos adversos.* La **mielosupresión** es el principal efecto y es limitante de la dosis.

### G. 6-mercaptopurina y 6-tioguanina

1. *Mecanismo de acción*
   a. La 6-mercaptopurina (6-MP) y la 6-tioguanina son **antagonistas de la purina** (análogos de hipoxantina y guanina, respectivamente). Actúan como metabolitos falsos y se incorporan al ADN y al ARN para inhibir, eventualmente, su síntesis.
2. *Propiedades farmacológicas*
   a. La **6-mercaptopurina** es metabolizado a un **metabolito inactivo** por la **xantina-oxidasa**.
      (1) En presencia de un inhibidor de la xantina-oxidasa, como el alopurinol, la dosis debe reducirse significativamente para evitar la toxicidad del fármaco.
3. *Indicaciones*
   a. La 6-mercaptopurina es útil para el tratamiento de la LLA.
   b. La 6-tioguanina se usa para tratar la LLA y la LMA.
4. *Efectos adversos*
   a. La **mielosupresión** es el efecto más frecuente y es limitante de la dosis.
   b. También se pueden presentar hepatotoxicidad y malestar gastrointestinal.

### H. Cladribina

1. *Mecanismo de acción.* **Antagonista de la purina**. La forma activa, derivada de la 5'-trifosfato (2-CaAMP), se incorpora al ADN, provoca la rotura de la cadena y evita su síntesis y reparación. También causa agotamiento del dinucleótido de nicotinamida y adenina (NAD, *nicotinamide-adenine dinucleotide*) y del trifosfato de adenosina (ATP, *adenosine triphosphate*). Es un fármaco NECC.
2. *Indicaciones.* Se usa para la **tricoleucemia** (leucemia de células pilosas).
3. *Efectos adversos.* La cladribina es transitoriamente mielosupresora. También puede causar neurotoxicidad y nefrotoxicidad.

## IV. FÁRMACOS QUE DAÑAN LOS MICROTÚBULOS

### A. Alcaloides de la vinca (*Catharanthus roseus*)

1. *Fármacos específicos.* Incluyen **vinblastina**, **vincristina** y vinorelbina.
2. *Mecanismo de acción*
   a. Los alcaloides de la vinca interfieren con el ensamblaje de los microtúbulos y bloquean las células en la mitosis al **inhibir la polimerización de los microtúbulos**.
   b. Se unen a la tubulina para inhibir la formación de microtúbulos e interrumpir la formación del huso mitótico.
   c. Estos fármacos son más activos durante la mitosis en la **metafase** (**fase M**), bloqueando la migración cromosómica y la división celular.

3. *Indicaciones*
   a. La vincristina y la vinblastina se usan para varios tipos de cáncer, incluido el linfoma.
   b. Para el cáncer de pulmón no microcítico, tiene utilidad la vinorelbina.
4. *Efectos adversos*
   a. La **vinblastina** y la **vinorelbina** causan mielosupresión **limitante de la dosis**.
   b. La **vincristina** también puede causar **neuropatía periférica** limitante de la dosis, que se manifiesta con parestesias e incluso provoca caída bilateral del pie. Es posible que cause **estreñimiento** o íleo paralítico.
   c. Son potentes **vesicantes**, por lo que una fuga de estos fármacos fuera de una vena hacia otros tejidos puede provocar ampollas o necrosis tisular.

B. Taxanos
   1. *Fármacos específicos.* Incluyen **paclitaxel**, **docetaxel** y cabazitaxel.
   2. *Mecanismo de acción.* Se unen y **estabilizan los microtúbulos mejorando la polimerización de la tubulina** (inhiben la despolimerización de los microtúbulos); esto detiene a las células en mitosis y finalmente conduce a apoptosis. Interfieren con la $G_2$ tardía y con la fase mitótica del ciclo celular.
   3. *Indicaciones*
      a. El paclitaxel se utiliza en cánceres de mama, de ovario y CBPNM.
      b. Para los cánceres de mama, de próstata y CBPNM se usa el docetaxel.
      c. En presencia de cáncer de próstata, el cabazitaxel es útil para el tratamiento.
   4. *Efectos adversos*
      a. La **mielosupresión** es la toxicidad limitante de la dosis. También causan **neuropatía periférica**.
      b. El **paclitaxel** provoca reacciones de **hipersensibilidad** debido al vehículo en el que es solubilizado; se requiere medicación previa.
      c. El **docetaxel** causa **retención de líquidos** y edema periférico; se requiere medicación previa.

# V. INHIBIDORES DE LA TOPOISOMERASA

A. Características generales
   1. *Acciones de la topoisomerasa*
      a. La regulación del superenrollamiento del ADN es esencial para su transcripción y replicación.
      b. La topoisomerasa es una enzima que altera el superenrollamiento del ADN bicatenario. Corta una o ambas cadenas del ADN para aflojar la espiral y extender la molécula de ADN.
   2. *Mecanismo de acción*
      a. Los inhibidores de la topoisomerasa **se unen a las topoisomerasas I o II**.
      b. Estabilizan el complejo escindible para que la cadena separada de ADN no vuelva a unirse, lo cual ocasiona una acumulación de dichos complejos y **roturas de ADN monocatenario o bicatenario que nunca se reparan**. Esto causa la muerte celular.
         (1) Los inhibidores de la topoisomerasa I producen roturas en el ADN monocatenario.
         (2) Los inhibidores de la topoisomerasa II causan roturas en el ADN bicatenario.

B. Camptotecinas: inhibidores de la topoisomerasa I
   1. *Fármacos específicos.* Incluyen **topotecán** e **irinotecán**.
   2. *Indicaciones.* El topotecán es útil en el cáncer de ovario; el irinotecán se usa para el cáncer colorrectal.
   3. *Efectos adversos*
      a. Ambos pueden causar **leucemia secundaria**.
      b. El **topotecán** puede producir **mielosupresión** limitante de la dosis.
      c. El **irinotecán** puede ocasionar **diarreas temprana y tardía**.
         (1) La **diarrea temprana** se observa dentro de las **primeras 24 h** de tratamiento. Se cree que es un **efecto colinérgico** y puede tratarse con **atropina**.
         (2) La **diarrea tardía** se debe a la liberación de un metabolito activo, SN-38, que induce daño directo a la mucosa con malabsorción de agua y electrólitos, así como hipersecreción mucosa. Puede ser mortal y debe tratarse con **loperamida**.
   4. *Precauciones*
      a. Para formar un metabolito inactivo, el SN-38 es metabolizado por la UDP-glucuronosiltransferasa 1A1 (UGT1A1, *UDP-glucurorosyltransferase 1A1*). Los pacientes con alteraciones en esta enzima (síndrome de Gilbert) son altamente susceptibles a la toxicidad por irinotecán.

C. **Epipodofilotoxinas: inhibidores de la topoisomerasa II**
   1. *Fármaco específico.* **Etopósido (VP-16).**
   2. *Indicaciones.* Incluyen cáncer de pulmón microcítico, cáncer de testículo y linfoma.
   3. *Efectos adversos.* Puede presentarse **mielosupresión** limitante de la dosis (principalmente leucopenia). También es posible que cause hipotensión con la administración rápida, por lo que debe infundirse lentamente.

# VI. ANTIBIÓTICOS ANTITUMORALES

A. **Características generales**
   1. Estos fármacos son aislados de diversas cepas de microorganismos que se encuentran en el suelo, los *Streptomyces*.

B. **Antraciclinas**
   1. *Fármacos específicos.* Incluyen **doxorrubicina**, **daunorrubicina**, idarrubicina y epirrubicina.
   2. *Mecanismo de acción*
      a. **Inhiben la topoisomerasa II** y evitan que las cadenas del ADN se vuelvan a unir durante la replicación, ocasionando así la rotura del ADN.
      b. También forman **intercalaciones entre los pares de bases** que causan roturas adicionales del ADN.
      c. Se metabolizan en el hígado para formar **radicales libres de oxígeno**, lo que aumenta la citotoxicidad (y los efectos adversos).
   3. *Indicaciones.* Estos fármacos se utilizan para varios tipos de cáncer, incluyendo leucemia, linfoma y cáncer de mama y ovario.
   4. *Efectos adversos*
      a. Las antraciclinas pueden causar **mielosupresión** limitante de la dosis (principalmente leucopenia).
      b. Pueden causar **cardiotoxicidad** limitante de la dosis.
         (1) La forma aguda puede producirse inmediatamente después de una dosis única. Es transitoria y poco frecuente. También puede causar arritmias o, con menor frecuencia, pericarditis.
         (2) La **forma crónica** es **dependiente de la dosis** y es más frecuente.
            (a) Por lo general su inicio tiene lugar en el lapso de un año posterior a recibir tratamiento con antraciclina, aunque puede producirse varios años después.
            (b) Puede ser mortal y provocar **miocardiopatía dilatada asociada con insuficiencia cardíaca**.
            (c) Se desconoce el mecanismo exacto, pero puede ser resultado de una mayor producción de radicales libres dentro del miocardio.
         (3) El **dexrazoxano** es un cardioprotector y un potente quelante intracelular. Interfiere con la generación de radicales libres de oxígeno mediada por hierro.
   5. *Precaución*
      a. Estos fármacos pueden causar pigmentación roja o anaranjada de la orina.

C. **Dactinomicina**
   1. *Mecanismo de acción.* La dactinomicina se une a la porción de guanina del ADN que se intercala entre pares de bases. Inhibe la síntesis de ADN y ARN.
   2. *Indicaciones.* A menudo se usa en **cánceres pediátricos** como el tumor de Wilms, el sarcoma de Ewing o el rabdomiosarcoma.
   3. *Efectos adversos.* Pueden incluir náuseas y vómitos, mielosupresión y hepatotoxicidad.
   4. *Precauciones.* Es un potente **vesicante** y puede conducir a la extravasación si no se coloca correctamente el catéter.

D. **Bleomicina**
   1. *Mecanismo de acción.* La bleomicina se une al ADN, lo que produce roturas de cadena sencilla y doble, así como la generación de **radicales libres de oxígeno**.
   2. *Indicaciones.* Incluyen **cáncer de testículo** y linfoma de Hodgkin.
   3. *Efectos adversos.* La **toxicidad pulmonar**, como la fibrosis, es la toxicidad limitante de la dosis. También puede causar **hiperpigmentación** de la piel.
   4. *Precauciones.* Aunque es poco frecuente, puede causar una reacción idiosincrática grave que puede provocar hipotensión, fiebre, escalofríos, sibilancias y confusión.

# VII. ANTINEOPLÁSICOS DIVERSOS

## A. Hidroxiurea

1. *Mecanismo de acción.* La hidroxiurea (hidroxicarbamida) inhibe la **ribonucleótido difosfato-reductasa** (durante la fase S del ciclo celular) que cataliza la conversión de ribonucleótidos en desoxirribonucleótidos y es crucial para la **síntesis del ADN**.

2. *Indicaciones.* Se usa principalmente para el tratamiento de la **leucemia mielógena crónica** y otros padecimientos mieloproliferativos. También es útil para el tratamiento de la **anemia de células falciformes**.

3. *Efectos adversos.* Incluyen **mielosupresión** y **malestares gastrointestinales**.

## B. L-asparaginasa

1. *Mecanismo de acción.* La L-asparaginasa es una enzima que cataliza la desamidación de la asparagina en ácido aspártico y amoníaco. Ayuda a disminuir las concentraciones circulantes de asparagina. Las células leucémicas no pueden sintetizar asparagina; este fármaco produce citotoxicidad al **disminuir la fuente de asparagina exógena** para esas células.

2. *Indicación.* Se utiliza para el tratamiento de la **LLA**.

3. *Efectos adversos*
   a. Puede ser tóxica para el hígado y el páncreas.
   b. Se puede desarrollar **hipersensibilidad** y choque anafiláctico a la proteína.
   c. La hemorragia puede producirse debido a la inhibición de la síntesis de factores de la coagulación.

## C. Bortezomib

1. *Mecanismo de acción.* El bortezomib **inhibe el proteasoma 26S y regula negativamente la vía de señalización del factor nuclear kappa B** (**NF-κB**); esto conduce a la detención del ciclo celular y a la apoptosis.

2. *Indicación.* Está aprobado para el tratamiento del **mieloma múltiple**.

3. *Efectos adversos.* Incluyen malestar gastrointestinal y **neuropatía periférica**.

## D. Tretinoína

1. *Mecanismo de acción.* La tretinoína (ácido holo-*trans*-retinoico) se une a uno o más receptores nucleares. Disminuye la proliferación e **induce la diferenciación de las células de leucemia promielocítica aguda** (LPA). Inicialmente produce maduración de promielocitos primitivos y repuebla la médula y la sangre periférica con células hematopoyéticas normales para lograr la remisión completa.

2. *Indicación.* Se usa para el tratamiento de la LPA.

3. *Efectos adversos.* Incluyen **síndrome de diferenciación** (antes nombrado síndrome de ácido retinoico-LPA), signos y síntomas como fiebre, disnea, edema y el riesgo de presentar insuficiencia orgánica múltiple. El tratamiento incluye la administración de glucocorticoides (dexametasona). También puede causar **leucocitosis** debido a una maduración rápida de una gran masa de células leucémicas; otra posibilidad es la **leucostasis**.

# VIII. TERAPIA DIRIGIDA

## A. Sitios de acción para fármacos específicos

1. Los objetivos para compuestos de molécula pequeña, como los inhibidores de la tirosina-cinasa, por lo general se encuentran dentro de la célula. Estos fármacos ingresan en las células con relativa facilidad.

2. Dado que los anticuerpos monoclonales son relativamente grandes y no pueden ingresar en las células, sus dianas se localizan fuera de las células o en la superficie celular.

## B. Anticuerpos monoclonales

1. **Rituximab**
   a. *Mecanismo de acción.* El rituximab es un **anticuerpo** quimérico (humano/ratón) **para IgG** dirigido contra el antígeno **CD20 en los linfocitos B**. Esto causa lisis celular, posiblemente secundaria a citotoxicidad dependiente de anticuerpos o de complemento.

**b.** *Indicaciones.* Se utiliza para el tratamiento del **linfoma no hodgkiniano positivo para CD20** y **leucemia linfocítica crónica positiva para CD20**. También es empleado para el tratamiento de la artritis reumatoide.

**c.** *Efectos adversos*
   **(1)** El rituximab puede causar malestares gastrointestinales y neutropenia.
   **(2)** También puede desencadenar **reacciones relacionadas con la perfusión**, como fiebre, escalofríos e hipotensión. Se requiere de premedicaciones.

**d.** *Precauciones*
   **(1)** Puede causar **reacciones mucocutáneas** como el síndrome de Stevens-Johnson o la necrólisis epidérmica tóxica.
   **(2)** Puede provocar la **reactivación de la hepatitis B**.
   **(3)** Se ha informado de leucoencefalopatía multifocal progresiva (LMP) debido a una infección por el virus John Cunningham (VJC).

2. **Brentuximab vedotina**
   **a.** *Mecanismo de acción.* Es un fármaco conjugado de anticuerpos **dirigido a CD30** que contiene un **fármaco que altera la red de microtúbulos** (monometil auristatina E [MMAE]). Este fármaco se une a las células que expresan CD30 y forma un complejo que se interna. Se libera el MMAE y se une a los túbulos para inducir el bloqueo del ciclo celular y la apoptosis.
   **b.** *Indicaciones.* Incluyen el **linfoma de Hodgkin** y el linfoma anaplásico de células grandes.
   **c.** *Efectos adversos.* Pueden incluir **neuropatía periférica**, neutropenia y reacciones relacionadas con la perfusión.
   **d.** *Precauciones.* Se han informado LMP y síndrome de Stevens-Johnson.

3. **Trastuzumab**
   **a.** *Mecanismo de acción.* Es un anticuerpo IgG humanizado contra la **proteína del receptor 2 del factor de crecimiento epidérmico humano** (**HER2**). Media la citotoxicidad celular dependiente de anticuerpos al inhibir la proliferación de células que sobreexpresan la proteína HER-2.
   **b.** *Indicaciones.* Se utiliza para el tratamiento del **cáncer de mama HER2 positivo** y el **cáncer de estómago HER2 positivo**.
   **c.** *Efectos adversos*
      **(1)** Se pueden presentar diarrea, exantema, mielosupresión y reacciones relacionadas con la perfusión.
      **(2)** La **miocardiopatía** es una reacción limitante de la dosis. El trastuzumab puede estar asociado con las reducciones en la fracción de expulsión del ventrículo izquierdo y con insuficiencia cardíaca.

4. **Cetuximab**
   **a.** *Mecanismo de acción.* Es un anticuerpo IgG quimérico que se une al **receptor del factor de crecimiento epidérmico** (**EGFR**, *epidermal growth factor receptor*). Inhibe competitivamente la unión del factor de crecimiento epidérmico y otros ligandos, bloqueando la activación. Esto causa la inhibición del crecimiento de células cancerosas y la inducción de apoptosis.
   **b.** *Indicaciones.* El cetuximab se usa para el tratamiento del **KRAS** (*Kirsten RAs sarcoma*) **en su forma natural** en **cáncer colorrectal metastásico que expresa el EGFR** (determinado mediante pruebas idóneas). También se usa en el tratamiento del cáncer de células escamosas de la cabeza y el cuello.
   **c.** *Efectos adversos.* Puede causar malestares gastrointestinales y **exantema** que puede ser intenso.

5. **Bevacizumab**
   **a.** *Mecanismo de acción.* El factor de crecimiento del endotelio vascular (VEGF, *vascular endothelial growth factor*) normalmente inicia la angiogénesis. El bevacizumab es un anticuerpo monoclonal humanizado recombinante que **previene la unión de VEGF-A** a los receptores diana del VEGF. Esto causa **inhibición del crecimiento microvascular**, lo que se cree que retarda el crecimiento de todos los tejidos, incluido el tejido metastásico.
   **b.** *Indicaciones.* Se usa en el tratamiento del cáncer colorrectal, el cáncer de pulmón no microcítico y en el cáncer de células renales.
   **c.** *Efectos adversos*
      **(1)** La **hipertensión** es una toxicidad limitante de la dosis.
      **(2)** Su uso se ha asociado con **episodios trombóticos**, incluyendo infarto de miocardio (IM), embolia pulmonar (EP) y trombosis venosa profunda (TVP).
   **d.** *Precauciones*
      **(1)** El bevacizumab se ha asociado con **perforación gastrointestinal, complicaciones de cicatrización de heridas** y **hemorragia**.

**6. Ipilimumab**

   **a. *Mecanismo de acción.*** El antígeno asociado a los linfocitos T citotóxicos tipo 4 (CTLA-4, *cytotoxic T-lymphocyte–associated antigen 4*) es un regulador descendente de las vías de activación de los linfocitos T. El ipilimumab es un anticuerpo monoclonal recombinante IgG1 humano que **se une a CTLA-4**, lo que permite una mayor **activación y proliferación de linfocitos T**. Puede potenciar y mediar indirectamente las respuestas inmunitarias de estos contra los tumores.

   **b. *Indicaciones.*** Se utiliza para el tratamiento del **melanoma** y el carcinoma de células renales.

   **c. *Efectos adversos.*** Incluyen malestares gastrointestinales y exantema.

   **d. *Precauciones.*** Puede causar **reacciones inmunomediadas** graves y **mortales**: enterocolitis, hepatitis, dermatitis (incluida la necrólisis epidérmica tóxica), neuropatía y endocrinopatía. Cualquier sistema de órganos puede estar involucrado. Es muy importante mantener una vigilancia estrecha.

## C. Inhibidores de la tirosina-cinasa

**1. Imatinib, dasatinib, nilotinib y ponatinib**

   **a. *Mecanismo de acción.*** Estos fármacos **inhiben la BCR-ABL tirosina-cinasa**. Esta inhibición bloquea la proliferación y promueve la apoptosis en líneas celulares positivas para BCR-ABL y también inhiben el factor de crecimiento derivado de plaquetas (PDGF, *platelet-derived growth factor*) y c-Kit.

   **b. *Indicaciones.*** Se utilizan para el tratamiento de LLA y LMC **positivas para cromosoma Filadelfia (Ph+)** y para tumores estrómicos gastrointestinales positivos para c-Kit.

   **(1)** El cromosoma Ph+ [**t(9;22)(q34;q11)**] da como resultado la formación de un producto genético único (BCR-ABL), que es una tirosina-cinasa constitutivamente activa.

   **c. *Efectos adversos.*** Pueden incluir **edema periférico**, náuseas, vómitos y **aumento de las transaminasas**. También pueden causar mielosupresión limitante de la dosis.

   **d. *Interacciones farmacológicas.*** Imatinib, dasatinib y nilotinib son los sustratos principales de CYP3A4; por lo tanto, los inhibidores o inductores de CYP3A4 deben usarse con precaución.

**2. Gefitinib y erlotinib**

   **a. *Mecanismo de acción.*** Se trata de inhibidores del **receptor del factor de crecimiento epidérmico tirosina-cinasa** que se sobreexpresa en muchos tipos de cáncer.

   **b. *Indicaciones.*** Están aprobados para su uso en el CBPNM metastásico positivo para EGFR. El erlotinib también se utiliza para el cáncer de páncreas.

   **c. *Efectos adversos.*** Incluyen malestar gastrointestinal, **acné** y exantema.

   **d. *Interacciones farmacológicas.*** Estos fármacos son los sustratos principales de CYP3A4; por lo tanto, los inhibidores o inductores de CYP3A4 deben utilizarse con precaución.

**3. Vemurafenib**

   **a. *Mecanismo de acción.*** El vemurafenib es un **inhibidor de la B-RAF-cinasa**. Bloquea el crecimiento tumoral en los melanomas, al inhibir la actividad cinasa de ciertas formas mutadas de B-RAF (mutación V600E).

   **b. *Indicación.*** Se usa para el tratamiento del **melanoma** irresecable o metastásico en los pacientes con una mutación **BRAFV600E**.

   **c. *Efectos adversos.*** Pueden incluir exantema, artralgias y prolongación del intervalo QT.

   **d. *Precauciones.*** Puede causar **fotosensibilidad** y **carcinoma de células escamosas**.

## D. Inmunomoduladores

**1. Talidomida y lenalidomida**

   **a. *Mecanismo de acción.*** Estos fármacos ejercen sus efectos inmunomoduladores, antiangiogénicos y antineoplásicos a través de diversos mecanismos.

   **(1)** Ambas **inhiben la secreción de citocinas proinflamatorias** como el factor de necrosis tumoral α.

   **(2) Mejoran la inmunidad mediada por células** al aumentar la secreción de interleucina 2 e interferón γ.

   **(3)** Causan modulación inmunitaria (aumentan los linfocitos T cooperadores).

   **b. *Indicaciones.*** Ambas están aprobadas para el tratamiento del **mieloma múltiple**. La lenalidomida también se usa en el tratamiento de linfoma de células del manto y el síndrome mielodisplásico.

   **c. *Efectos adversos.*** Incluyen **toxicidad hemática** (neutropenia y trombocitopenia). La talidomida puede causar estreñimiento y **neuropatía periférica**.

   **d. *Precauciones***

   **(1)** Ambos fármacos están asociados con un mayor riesgo de **episodios tromboembólicos** arteriales y venosos, incluyendo IM, TVP y EP.

   **(2) No deben administrarse durante el embarazo**, es posible que causen **defectos congénitos** graves o **muerte embriofetal**.

## IX. CORTICOESTEROIDES

*El mecanismo, los efectos adversos y otras propiedades de los corticoesteroides se tratan en el capítulo 10. Aquí se aborda su uso en casos de cáncer.*

1. **Fármacos específicos.** Incluyen la **prednisona** y la **dexametasona**.
2. Son fármacos **linfocíticos** y **antimitóticos**.
3. Tienen utilidad para el tratamiento de la leucemia aguda en niños, el linfoma maligno y los linfomas de Hodgkin y no hodgkiniano.
4. Los corticoesteroides tienen efectos sistémicos importantes y no se recomienda su uso a largo plazo.

## X. TERAPIA HORMONAL

A. **Moduladores selectivos del receptor de estrógenos**
1. **Fármacos específicos.** Incluyen **tamoxifeno**, toremifeno y **raloxifeno**.
2. **Mecanismo de acción**
   a. Los moduladores selectivos del receptor de estrógenos (SERM, *selective estrogen receptor modulators*) tienen propiedades agonistas o antagonistas del receptor de estrógenos según el tejido diana.
   b. En la **mama**, los tres fármacos tienen **actividad antiestrogénica**.
      (1) Inhiben la proliferación celular dependiente de estrógenos y pueden aumentar la producción del inhibidor del crecimiento tumoral, el factor de crecimiento transformante β (TGF-β, *transforming growth factor β*).
3. **Indicaciones**
   a. El tamoxifeno y el toremifeno se usan para el **cáncer de mama positivo para el receptor hormonal**.
   b. El tamoxifeno y el raloxifeno son útiles para **disminuir el riesgo** de padecer cáncer de mama en las mujeres que con alto riesgo.
   c. El **raloxifeno** también se puede usar para el tratamiento de la **osteoporosis** debido a su actividad estrogénica en el hueso.
4. **Efectos adversos.** Pueden presentarse **bochornos** (sofocos) y una prolongación en el intervalo QT.
5. **Precauciones**
   a. El **tamoxifeno** tiene actividad estrogénica en el endometrio y puede incrementar el riesgo de **cáncer endometrial**.
   b. Estos fármacos también conllevan el riesgo de **tromboembolias**.

B. **Antagonista del receptor de estrógenos**
1. **Fármaco específico.** Fulvestrant.
2. **Mecanismo de acción.** El fulvestrant **se une competitivamente al receptor estrogénico** (RE) en los tumores. El complejo nuclear causa una disminución de los RE relacionada con la dosis y **bloquea la acción de los estrógenos** para inhibir el crecimiento tumoral.
3. **Indicaciones.** Está aprobado para el tratamiento del **cáncer de mama con hormonas positivas** en mujeres posmenopáusicas que han progresado con el tamoxifeno.
4. **Efectos adversos.** Pueden incluir **bochornos** y aumento de las enzimas hepáticas.

C. **Inhibidores de la aromatasa**
1. **Fármacos específicos**
   a. Inhibidores competitivos: **anastrozol**, letrozol.
      Inhibidor no competitivo: exemestano.
2. **Mecanismo de acción**
   a. La aromatasa es la enzima que cataliza el paso final en la producción de estrógenos a partir de precursores androgénicos dentro del ovario o en los tejidos periféricos.
   b. La aromatasa es responsable de la conversión de andrógenos suprarrenales, androstenodiona gonadal y testosterona en estrógenos, estrona y estradiol, respectivamente.
   c. Estos fármacos **inhiben la aromatasa y evitan la conversión de androstenodiona en estrona y testosterona en estradiol**.
   d. Disminuyen la masa tumoral y retrasan su progresión.
3. **Indicaciones.** Tratamiento del **cáncer de mama** en mujeres posmenopáusicas.

**4. *Efectos adversos.*** Pueden incluir **disminución de la densidad mineral ósea**, bochornos y náuseas. El anastrozol y el letrozol pueden causar **hipercolesterolemia**.

**5. *Precauciones***

**a.** Es posible que el anastrozol incremente el riesgo de eventos cardiovasculares isquémicos en pacientes con enfermedad cardíaca isquémica preexistente.

**b.** Estos fármacos **no benefician a las mujeres premenopáusicas**.

**D. Agonistas de la hormona liberadora de gonadotropina**

**1. *Fármacos específicos.*** Incluyen **leuprorelina**, triptorelina, **goserelina** e histrelina.

**2. *Mecanismo de acción***

**a.** Estos fármacos son potentes inhibidores de la secreción de gonadotropina.

**b.** La administración a largo plazo produce la **supresión de la secreción hipofisaria de la hormona luteinizante o lutropina** (**LH**, *luteinizing hormone*), así como de la **hormona foliculoestimulante o folitropina** (**FSH**, *follicle-stimulating hormone*).

**c.** Esto da lugar a una **disminución posterior en la concentración de testosterona, dihidrotestosterona y estrógenos**.

**d.** El uso de estos fármacos produce **concentraciones de testosterona equivalentes a castración** en hombres y **concentraciones de estrógeno equivalentes a posmenopausia** en mujeres.

**3. *Indicaciones***

**a.** Todos los fármacos se usan en el tratamiento del **cáncer de próstata avanzado**.

**b.** La goserelina se puede utilizar para el tratamiento de cáncer de mama avanzado.

**c.** La leuprorelina, triptorelina, nafarelina e histrelina pueden ser útiles para tratar la pubertad precoz central.

**d.** La leuprorelina, nafarelina y goserelina están indicadas para la endometriosis. La leuprorelina también está indicada para el tratamiento de los miomas uterinos.

**4. *Efectos adversos.*** Pueden presentarse **bochornos**, **ginecomastia**, **disfunción sexual** y disminución de la densidad mineral ósea.

**5. *Precauciones***

**a. Exacerbación del tumor.** La **administración inicial** de estos fármacos, antes de la desensibilización del receptor hipofisario, puede producir **incremento de la secreción de LH y FSH**, con un **aumento transitorio de la testosterona** y una **exacerbación de la enfermedad**.

**(1)** Con frecuencia se administran con los antiandrógenos (**flutamida, bicalutamida** o **nilutamida**), que **bloquean la translocación de los receptores de andrógenos al núcleo** y evitan así la acción de la testosterona.

**(2)** La exacerbación del tumor también puede presentarse en pacientes con cáncer de mama, debido a un aumento en los estrógenos.

**b.** La terapia de privación de andrógenos (TPA) puede incrementar el riesgo de enfermedades cardiovasculares, incluyendo IM, muerte súbita cardíaca e ictus.

**E. Antagonista de la hormona liberadora de gonadotropina**

**1. *Fármaco específico.*** Degarelix.

**2. *Mecanismo de acción.*** **Bloquea los receptores de la hormona liberadora de gonadotropinas** (**GnRH**, *gonadotropin-releasing hormone*) para disminuir la secreción de **LH** y **FSH**. Esto tiene como resultado la **privación rápida de andrógenos** al disminuir la producción de testosterona. Actúa más rápido que los agonistas de GnRH.

**3. *Indicación.*** Se utiliza para el tratamiento del **cáncer de próstata avanzado**.

**4. *Efectos adversos.*** Pueden incluir **bochornos**, aumento de peso, incremento en las enzimas hepáticas y disminución de la densidad mineral ósea.

**5. *Precauciones.*** La TPA puede aumentar el riesgo de enfermedad cardiovascular, incluyendo el IM, la muerte súbita cardíaca y el ictus. No causa exacerbación del tumor.

**F. Inhibidores de la síntesis de andrógenos**

**1. *Fármacos específicos.*** Incluyen la **abiraterona** y el ketoconazol.

**2. *Mecanismo de acción***

**a.** Se requiere CYP17 (17α-hidroxilasa y 17,20-liasa) para la biosíntesis de andrógenos. **La inhibición del CYP17 evitará a su vez la formación de los precursores de la testosterona.**

**b.** La abiraterona inhibe selectiva e irreversiblemente el CYP17.

**c.** El ketoconazol también inhibe el CYP17, pero es menos específico.

**3. *Indicaciones.*** Estos fármacos pueden usarse para el tratamiento del **cáncer de próstata metastásico resistente a la castración**. El ketoconazol es un antimicótico que se usa con este fin sin indicación oficial.

**4. Efectos adversos**
- **a.** La abiraterona puede causar edema y fatiga.
- **b.** El ketoconazol puede causar náuseas, vómitos y exantema.

**5. Precauciones**
- **a.** Ambos fármacos conllevan el riesgo de **hepatotoxicidad** e insuficiencia corticosuprarrenal.

**G. Antiandrógenos de primera generación**
1. **Fármacos específicos.** Incluyen **flutamida**, bicalutamida y nilutamida.
2. **Mecanismo de acción.** Estos fármacos **inhiben la unión de los andrógenos a su receptor. Bloquean los efectos de la testosterona** en el receptor de andrógenos y evitan la estimulación del crecimiento celular, por parte de la testosterona, en el cáncer de próstata.
3. **Indicaciones.** Se utilizan para el tratamiento del **cáncer de próstata avanzado** en combinación con un agonista de GnRH o castración quirúrgica.
4. **Efectos adversos.** Se deben a la disminución de la actividad androgénica e incluyen fatiga, ginecomastia, **pérdida de la libido** e **impotencia**.
5. **Precauciones**
   - **a.** Es posible que la flutamida cause insuficiencia hepática.
   - **b.** La nilutamida puede causar neumonitis intersticial.
   - **c.** La TPA puede incrementar el riesgo de enfermedades cardiovasculares, incluyendo el IM, la muerte súbita cardíaca y el ictus.

**H. Fármacos de segunda generación**
1. **Fármaco específico. Enzalutamida.**
2. **Mecanismo de acción.** Es un **inhibidor de la señalización del receptor de andrógenos puro** que evita la translocación nuclear del receptor de andrógenos, la unión del ADN y la movilización del coactivador, lo que conduce a la apoptosis celular y a la disminución del volumen del tumor de próstata.
3. **Indicación.** Se utiliza en el **cáncer de próstata metastásico resistente a la castración**.
4. **Efectos adversos.** Pueden incluir fatiga, bochornos, lumbalgia y **convulsiones**.
5. **Precauciones**
   - **a.** La enzalutamida puede causar **alteraciones en la fertilidad masculina**.
   - **b.** Es posible que la TPA incremente el riesgo de enfermedades cardiovasculares, incluido el IM, la muerte súbita cardíaca y el ictus.

---

## ▧ LISTA DE FÁRMACOS

**Alquilantes**
Busulfano
Carboplatino
Carmustina
Ciclofosfamida
Cisplatino
Clorambucilo
Dacarbazina
Estreptozocina
Ifosfamida
Lomustina
Mecloretamina
Melfalán
Oxaliplatino
Procarbazina
Temozolomida
Tiotepa

**Antimetabolitos**
Capecitabina
Citarabina
Cladribina
Floxuridina
Fludarabina
5-Fluorouracilo
Gemcitabina

6-Mercaptopurina
Metotrexato
Pemetrexed
6-Tioguanina

**Fármacos que dañan los microtúbulos**
**Alcaloides de la vinca (Catharanthus roseus)**
Vinblastina
Vincristina
Vinorelbina
**Taxanos**
Cabazitaxel
Docetaxel
Nab-paclitaxel
Paclitaxel

**Inhibidores de la topoisomerasa**
Etopósido
Irinotecán
Topotecán

**Antibióticos antitumorales**
Bleomicina
Dactinomicina

Daunorrubicina
Doxorrubicina
Epirrubicina
Idarrubicina
Mitomicina
Mitoxantrona
Valrubicina

**Anticuerpos monoclonales**
Bevacizumab
Brentuximab vedotina
Cetuximab
Ipilimumab
Panitumumab
Rituximab
Trastuzumab

**Inhibidores de la tirosina-cinasa**
Dasatinib
Erlotinib
Gefitinib
Imatinib
Nilotinib
Pazopanib
Sorafenib
Vemurafenib

*(continúa)*

LISTA DE FÁRMACOS *(CONTINUACIÓN)*

**Inmunomoduladores**
Interferón α-2b
Lenalidomida
Talidomida

**Antineoplásicos diversos**
Aldesleucina
Asparaginasa
Bortezomib
Hidroxiurea
Megestrol
Mitotano
Tretinoína

**Moduladores selectivos del receptor
de estrógenos**
Raloxifeno
Tamoxifeno
Toremifeno

**Antagonista del receptor de estrógenos**
Fulvestrant

**Inhibidores de la aromatasa**
Anastrozol
Exemestano
Letrozol

**Antagonista de la hormona liberadora
de gonadotropina (GnRH)**
Degarelix

**Agonistas de la hormona liberadora
de gonadotropina**
Goserelina
Histrelina
Leuprorelina
Triptorelina

**Antiandrógenos**
Bicalutamida
Enzalutamida
Flutamida
Nilutamida

**Fármacos adyuvantes**
Alopurinol
Amifostina
Darbepoetina α
Dexrazoxano
Epoetina α
Filgrastim
Leucovorina
Mesna
Pegfilgrastim
Sargramostim

# Autoevaluación

**Instrucciones:** seleccione la mejor respuesta para cada pregunta.

**1.** Un hombre de 64 años de edad ingresa en el hospital para tratamiento de linfoma no hodgkiniano. No respondió con la primera ronda de tratamiento y se inició con el esquema de quimioterapia RICE, que incluye rituximab, ifosfamida, carboplatino y etopósido. Al día siguiente, el paciente refiere inicio repentino de hematuria y dolor en la vejiga. ¿Cuál de los siguientes fármacos puede prevenir este cuadro clínico?

**(A)** Amifostina
**(B)** Dexrazoxano
**(C)** Filgrastim
**(D)** Leucovorina
**(E)** Mesna

**2.** Un hombre de 21 años de edad comienza el esquema VIP (etopósido, ifosfamida, cisplatino, mesna) para el tratamiento de su cáncer testicular metastásico. El esquema también incluye ondansetrón para la prevención de náuseas y vómitos. Tres días después del primer ciclo, el paciente presenta acúfenos e hipoacusia. Al oncólogo le preocupa que el paciente pueda estar experimentando un efecto adverso debido a uno de los fármacos. ¿Cuál de los siguientes fármacos pudo haber causado los síntomas de este paciente?

**(A)** Cisplatino
**(B)** Etopósido
**(C)** Ifosfamida
**(D)** Mesna
**(E)** Ondansetrón

**3.** Se inicia a una mujer de 53 años de edad con el esquema de hiper-CVAD (ciclofosfamida, vincristina, doxorrubicina, dexametasona, metotrexato, citarabina) para el tratamiento de leucemia linfoblástica aguda. Se requiere que la enfermera administre leucovorina para reducir el riesgo de efectos adversos graves por uno de los fármacos de la quimioterapia. ¿Cuál es el mecanismo de acción del fármaco que requiere la administración de leucovorina?

**(A)** Bloquea la migración cromosómica y la diferenciación celular
**(B)** Macromoléculas intracelulares de carbamilato
**(C)** Complejo con ADN para formar enlaces cruzados

**(D)** Inhibe indirectamente la síntesis de ADN
**(E)** Bloquea la topoisomerasa

**4.** Un hombre de 53 años de edad presenta cambios en la frecuencia intestinal y heces delgadas como un lápiz, ocasionalmente con sangre roja. Una evaluación adicional revela el diagnóstico de cáncer de colon con metástasis en el hígado. Su oncólogo le inicia un inhibidor de topoisomerasa I que tiene riesgo de causar diarrea grave. ¿Cuál de los siguientes fármacos fue recetado?

**(A)** 5-fluorouracilo
**(B)** Carmustina
**(C)** Epirrubicina
**(D)** Irinotecán
**(E)** Vincristina

**5.** Se interviene a una mujer de 53 años de edad con cáncer de mama mediante una mastectomía conservadora de mama y biopsia de los ganglios linfáticos. Después de la radioterapia se inicia un esquema de quimioterapia que incluye paclitaxel. ¿Qué efecto adverso puede experimentar la paciente debido a este fármaco?

**(A)** Arritmias
**(B)** Hematuria
**(C)** Bochornos
**(D)** Neuropatía periférica
**(E)** Disnea

**6.** Se evalúa la hemoptisis de un hombre de 74 años de edad con antecedentes de tabaquismo de 100 cajetillas/año. Una tomografía computarizada (TC) de tórax muestra numerosos nódulos pulmonares. Se realiza una biopsia guiada por TC que es positiva para carcinoma de pulmón microcítico. Se le inicia un esquema de quimioterapia que incluye un inhibidor de la topoisomerasa II. ¿Cuál de los siguientes fármacos tiene este mecanismo de acción?

**(A)** Busulfano
**(B)** Capecitabina
**(C)** Etopósido
**(D)** Topotecán
**(E)** Vinorelbina

**7.** Una mujer de 56 años de edad es diagnosticada con cáncer de mama metastásico en estadio IV.

Su oncólogo le inicia un esquema de quimioterapia que incluye un fármaco que puede causar
miocardiopatía dependiente de dosis asociada
con insuficiencia cardíaca. ¿Cuál es el mecanismo
de acción de este fármaco?

**(A)** Activa la citotoxicidad dependiente del
complemento
**(B)** Inhibe la dihidrofolato-reductasa
**(C)** Inhibe la timidilato-sintetasa
**(D)** Inhibe la topoisomerasa II
**(E)** Promueve el ensamblaje de los microtúbulos

**8.** Un hombre de 32 años de edad es diagnosticado con cáncer testicular metastásico con
lesiones tanto en pulmón como en cerebro. Es un
ciclista profesional y rechaza el tratamiento estándar después de enterarse que puede comprometer
su función pulmonar. ¿Cuál de los siguientes
fármacos puede causar esta complicación?

**(A)** Bleomicina
**(B)** Cisplatino
**(C)** Ciclofosfamida
**(D)** Topotecán
**(E)** Vinorelbina

**9.** Un hombre de 35 años de edad se presenta con
su médico refiriendo pesadez en la región inguinal. Una TC muestra diversos ganglios linfáticos
agrandados confluentes. En la biopsia se observan
linfocitos B CD20 positivos malignos. Se diagnostica un linfoma difuso de linfocitos B grandes.
¿Cuál de los siguientes fármacos podría ser eficaz
para el tratamiento de su cáncer?

**(A)** Bevacizumab
**(B)** Brentuximab
**(C)** Ipilimumab
**(D)** Rituximab
**(E)** Trastuzumab

**10.** Una joven de 17 años de edad visita a su
médico después de detectar ganglios linfáticos
inflamados en la región supraclavicular. Una biopsia central revela células de Reed-Sternberg y
bandas fibróticas, hallazgo característico de la
enfermedad de Hodgkin con esclerosis nodular.
Se inicia un fármaco que se dirige a las células
cancerosas CD30 positivas e inhibe la polimerización de los microtúbulos. ¿Cuál es un efecto
adverso posible de este tratamiento?

**(A)** Arritmias
**(B)** Perforación gastrointestinal

**(C)** Neuropatía periférica
**(D)** Fotosensibilidad
**(E)** Tromboembolia

**11.** Una mujer posmenopáusica de 63 años
de edad es diagnosticada con cáncer de mama
positivo para el receptor de estrógenos en
etapa temprana. Inicialmente se le trata con
mastectomía parcial y radioterapia. Su oncólogo
también le prescribe un tratamiento para evitar
la recaída. ¿Cuál de los siguientes fármacos
fue recetado?

**(A)** Anastrozol
**(B)** Carboplatino
**(C)** Goserelina
**(D)** Hidroxiurea (hidroxicarbamida)
**(E)** Leuprorelina

**12.** Un hombre de 56 años de edad acude a
consulta por fatiga y malestar general. En la
exploración física se observa una esplenome-
galia significativa. Su recuento de leucocitos
es dramáticamente elevado y el médico sospecha de leucemia. Los estudios cromosómicos
indican una translocación (9:22), el cromosoma
Filadelfia, que confirma el diagnóstico de leucemia mielocítica crónica. ¿Cuál de los siguientes fármacos es probable que se utilice para
su tratamiento?

**(A)** Amifostina
**(B)** Anastrozol
**(C)** Gefitinib
**(D)** Imatinib
**(E)** Rituximab

**13.** Un hombre de 37 años de edad presenta
cambios en los hábitos intestinales durante los
últimos meses. Informa de heces estrechas junto
con sangre ocasional. Después de una evaluación
adicional, incluyendo una colonoscopia, se le
diagnostica cáncer de colon en estadio IV con
lesiones metastásicas en el hígado. El oncólogo
recomienda un fármaco que bloquea la señalización por el factor de crecimiento endotelial
vascular. ¿Cuál es un efecto adverso frecuente de
este fármaco?

**(A)** Miocardiopatía
**(B)** Hipertensión
**(C)** Hepatitis
**(D)** Neuropatía
**(E)** Fotosensibilidad

**14.** Una mujer de 54 años de edad es diagnosticada con leucemia mieloide crónica. Tiene antecedentes de gota, por lo que toma alopurinol. A su hematólogo le gustaría iniciar la quimioterapia en los próximos días. Se requiere una reducción significativa de la dosis de uno de los fármacos de la quimioterapia, porque puede ocasionar una interacción farmacológica que impida su metabolismo. ¿Cuál de los siguientes fármacos requerirá una gran reducción de dosis?

**(A)** Capecitabina
**(B)** Cisplatino
**(C)** Fluorouracilo
**(D)** Mercaptopurina
**(E)** Talidomida

**15.** Un hombre de 63 años de edad con antecedentes de cáncer de próstata se presenta con su oncólogo refiriendo lumbalgia. Las pruebas de laboratorio revelan aumento en el antígeno prostático específico y la tomografía revela ganglios linfáticos paraaórticos agrandados y lesiones osteoblásticas en su columna lumbar. ¿Cuál es el fármaco indicado para iniciar el tratamiento?

**(A)** Anastrozol
**(B)** Leuprorelina
**(C)** Mitotano
**(D)** Prednisona
**(E)** Tamoxifeno

**16.** Una mujer de 56 años de edad con antecedentes de cáncer de páncreas se presenta con su oncólogo por dolor, edema y parestesias en los pies. Le comenta al médico que inició poco después de dar un largo paseo. Su exploración física revela eritema plantar parecido a una quemadura de sol. ¿Qué fármaco de la quimioterapia es probable que haya causado estos síntomas?

**(A)** 5-fluorouracilo
**(B)** Etopósido
**(C)** Irinotecán
**(D)** Talidomida
**(E)** Vinorelbina

**17.** Una mujer premenopáusica de 42 años de edad es intervenida con una mastectomía parcial y radioterapia por cáncer de mama en estadio II con receptor de estrógenos positivo. Después de completar el tratamiento, su oncólogo le explica que existen pocas ventajas en agregar quimioterapia sistémica para cáncer en una etapa temprana y le recomienda el tratamiento con tamoxifeno. ¿Cuál de los siguientes es el efecto secundario alarmante de este fármaco?

**(A)** Anemia aplásica
**(B)** Perforación intestinal
**(C)** Hipotensión
**(D)** Mielosupresión
**(E)** Tromboembolia

# Respuestas y explicaciones

1. **E.** Es probable que el paciente padezca cistitis hemorrágica debido al tratamiento con ifosfamida. Los síntomas de la cistitis hemorrágica por lo general tienen lugar dentro de las 48 h posteriores al tratamiento y pueden incluir hematuria, dolor y problemas para evacuar. Se debe a la acroleína, un subproducto de la activación de la ifosfamida. El fármaco 2-mercaptoetano sulfonato de sodio (mesna) se ha utilizado para evitar la cistitis hemorrágica. El mesna forma un complejo con el grupo metilo terminal de la acroleína, un tioéter no tóxico, que se elimina rápidamente en las vías urinarias. Los otros medicamentos no evitan la incidencia de cistitis hemorrágica.

2. **A.** Es muy probable que el paciente experimente ototoxicidad debido al tratamiento con cisplatino. Los síntomas de ototoxicidad pueden incluir acúfenos o hipoacusia a altas frecuencias y, ocasionalmente, sordera. Los otros medicamentos no causan ototoxicidad.

3. **D.** El metotrexato requiere la administración de leucovorina cuando se administra a dosis altas. Inhibe la enzima dihidrofolato-reductasa, que finalmente disminuye la disponibilidad del timidilato para producir ADN. Las nitrosoureas pueden carbamilar moléculas intracelulares. Los alcaloides de la vinca (*Catharanthus roseus*), como la vinblastina, bloquean la migración cromosómica y la diferenciación celular. El cisplatino funciona principalmente formando complejos con el ADN para crear enlaces cruzados. Los fármacos como el etopósido pueden inhibir la topoisomerasa.

4. **D.** El irinotecán es un inhibidor de la topoisomerasa I indicado para el tratamiento del cáncer colorrectal. Tiene el potencial de causar diarrea eventualmente mortal. La diarrea se presenta en una fase temprana (dentro de las primeras 24 h posteriores a la quimioterapia) que puede tratarse con atropina o en una fase tardía (más de 24 h después de la quimioterapia) y puede tratarse con loperamida. Los otros fármacos no son inhibidores de la topoisomerasa. Si bien la diarrea es un efecto secundario frecuente de muchos quimioterápicos, llega a ser mucho más grave con el irinotecán.

5. **D.** Los efectos adversos frecuentes del paclitaxel incluyen mielosupresión y neuropatía periférica. La neuropatía generalmente se manifiesta como entumecimiento y parestesias en las extremidades distales. La hematuria puede indicar cistitis hemorrágica, una complicación del uso de la ciclofosfamida. Las arritmias pueden presentarse con toxicidad cardíaca aguda debido al tratamiento con antraciclina. Los bochornos son un síntoma frecuente en pacientes que usan tamoxifeno. La disnea puede ser resultado de la fibrosis pulmonar secundaria al uso de busulfano o bleomicina.

6. **C.** El etopósido se usa para el tratamiento de carcinomas de pulmón microcíticos y de tumores testiculares. Su mecanismo de acción está relacionado con su capacidad para inhibir la topoisomerasa II. El busulfano es un fármaco alquilante. La capecitabina es un antimetabolito. El topotecán es un inhibidor de la topoisomerasa I. La vinorelbina es un alcaloide de la vinca que inhibe la polimerización de los microtúbulos.

7. **D.** Las antraciclinas, como la doxorrubicina, están asociadas con miocardiopatía limitante de la dosis. Antes de usar este fármaco se requiere una evaluación cardíaca exhaustiva que incluya un ecocardiograma o una prueba diagnóstica de medicina nuclear del corazón. Las antraciclinas tienen varios mecanismos diferentes. Inhiben la topoisomerasa II y evitan que las cadenas del ADN se vuelvan a unir durante la replicación. Además, también forman intercalaciones entre pares de bases y causan citotoxicidad a través de la formación de radicales libres de oxígeno.

8. **A.** La bleomicina se incluye en el tratamiento de las neoplasias testiculares metastásicas y puede causar fibrosis pulmonar. Los otros fármacos no causan disfunción pulmonar.

9. **D.** El rituximab es un anticuerpo monoclonal dirigido contra el antígeno CD20 en los linfocitos B. Se usa para el tratamiento del linfoma no hodgkiniano positivo para CD20 o para la leucemia linfocítica crónica positiva para CD20. El bevacizumab es un anticuerpo monoclonal que evita que el factor de crecimiento del endotelio vascular (VEGF-A) interactúe con los receptores diana. El brentuximab vedotina es un anticuerpo monoclonal dirigido a CD30. El ipilimumab es un anticuerpo monoclonal que causa la inhibición de CTLA-4, permitiendo la proliferación de linfocitos T. El trastuzumab es un anticuerpo monoclonal que se une a la proteína del receptor 2 del factor de crecimiento epidérmico humano (HER-2).

**10. C.** El brentuximab vedotina es un anticuerpo monoclonal dirigido a CD30. Se utiliza para el tratamiento del linfoma de Hodgkin y el linfoma anaplásico de células grandes. Los efectos adversos más frecuentes pueden incluir neuropatía periférica, neutropenia y reacciones relacionadas con la perfusión. Normalmente no causa los otros efectos adversos enumerados.

**11. A.** El anastrozol es un inhibidor de la aromatasa que se usa para inhibir la síntesis de estrógenos en las glándulas suprarrenales, la fuente principal en las mujeres posmenopáusicas. Se utiliza para el tratamiento del cáncer de mama. La hidroxiurea es útil en el tratamiento de algunas leucemias, así como en problemas mieloproliferativos. La leuprorelina y la goserelina son antagonistas de la GnRH que se usan para tratar el cáncer de próstata. El carboplatino se utiliza en el tratamiento del cáncer de ovario.

**12. D.** El imatinib es un inhibidor de molécula pequeña de la cinasa oncogénica BCR-ABL activo por vía oral, que se produce como resultado del cromosoma Filadelfia. Se utiliza para tratar la LPA. El anastrozol se usa en el tratamiento del cáncer de mama. El rituximab es un anticuerpo monoclonal útil en el tratamiento del linfoma no hodgkiniano. El gefitinib es un inhibidor de molécula pequeña del EGFR, activo por vía oral, que se utiliza en el tratamiento del cáncer de pulmón. La amifostina se usa como radioprotector, con o sin cisplatino.

**13. B.** El bevacizumab es un anticuerpo monoclonal que evita que el VEGF interactúe con los receptores diana. Los efectos adversos pueden incluir hipertensión, tromboembolia, disminución de la cicatrización de heridas y perforación gastrointestinal. Los otros efectos adversos enumerados no son frecuentes con el bevacizumab.

**14. D.** La 6-mercaptopurina (6-MP) es un análogo estructural de la guanina que se incorpora al ADN para evitar la síntesis de purinas. Se metaboliza a un metabolito inactivo por la xantina-oxidasa. El alopurinol es un inhibidor de la xantina-oxidasa y previene el metabolismo de 6-MP a su metabolito activo. Se requieren reducciones significativas de la dosis (hasta 75%) para la 6-MP cuando se administra en combinación con inhibidores de la xantina-oxidasa como el alopurinol.

**15. B.** La leuprorelina se usa para tratar el cáncer de próstata metastásico al disminuir la secreción de la hormona luteinizante (LH) y de la hormona foliculoestimulante (FSH) de la hipófisis, lo que conduce a una disminución de la testosterona (que las células tumorales usan para crecer). El anastrozol se utiliza en el cáncer de mama en las mujeres posmenopáusicas para disminuir las concentraciones de estrógenos. El tamoxifeno también se usa en el tratamiento del cáncer de mama para bloquear la transcripción génica mediada por estrógenos. El mitotano es útil en el tratamiento de carcinomas corticosuprarrenales inoperables. La prednisona se usa para tratar leucemias y linfomas.

**16. A.** Lo más probable es que el paciente tenga síndrome mano-pie (eritrodisestesia palmoplantar), una toxicidad limitante de la dosis del 5-fluorouracilo (5-FU). Este síndrome se caracteriza por parestesias en las extremidades. Se produce cuando pequeñas cantidades del fármaco se fugan de los capilares en las palmas de las manos y las plantas de los pies. La exposición al calor y la fricción aumenta la cantidad de fármaco en los capilares e incrementa la cantidad de fuga del fármaco. Los signos y síntomas pueden incluir eritema, entumecimiento, sensibilidad y posiblemente descamación de las palmas y las plantas. Los otros fármacos enumerados no causan el síndrome de mano-pie.

**17. E.** Los pacientes que tienen tumores con receptores estrogénicos se benefician del tratamiento complementario con tamoxifeno. Conlleva un riesgo de tromboembolia, así como el riesgo para desarrollar cáncer de endometrio. El bevacizumab se ha asociado con el riesgo de perforación intestinal. Los fármacos alquilantes y los inhibidores de la topoisomerasa I pueden causar leucemia secundaria y mielosupresión. Muchos de los anticuerpos monoclonales terapéuticos pueden inducir hipotensión debido a reacciones relacionadas con la perfusión.

# Capítulo 13

Toxicología

# I. PRINCIPIOS Y TERMINOLOGÍA

**A. Toxicología.** La toxicología estudia los efectos nocivos de los agentes físicos y químicos (incluidos los fármacos) en los seres humanos (tabla 13-1).

**1.** La **toxicología ocupacional** investiga los agentes químicos encontrados en el lugar de trabajo.

**a.** Para muchos de estos agentes (contaminantes del aire y solventes), los **valores de umbral límite** (VUL) se definen en partes por millón (ppm) o miligramos por metro cúbico (mg/m$^3$) (tabla 13-2).

**b.** Estos límites se describen a continuación.

**(1) Media ponderada en el tiempo** (**VUL-MPT**): refleja las concentraciones de un día laboral o de una semana laboral.

**(2) Límites de exposición a corto plazo** (**VUL-LECP**): concentraciones máximas que no deben superarse en un intervalo de 15 min.

**(3) Techos** (**VUL-T**): concentraciones a las que un trabajador nunca debe exponerse.

**2.** La **toxicología ambiental** se refiere a las sustancias que se encuentran en los alimentos, el aire, el agua y el suelo.

**a.** Algunos agentes químicos que forman parte de la cadena alimentaria se definen en términos de su **ingesta diaria aceptable** (IDA), la concentración en la que se consideran seguros, incluso si se consumen a diario.

**b.** La **ecotoxicología** se ocupa de los efectos tóxicos de los productos físicos y químicos en poblaciones y organismos de un ecosistema definido.

**B. Relación dosis-respuesta**

**1.** La relación dosis-respuesta implica que dosis más altas de un fármaco o tóxico en un individuo pueden dar como resultado una respuesta gradual.

**a.** Dosis más altas en una población tienen como resultado un mayor porcentaje de individuos respondiendo al tóxico (dosis-respuesta cuantal).

**2.** El índice de toxicidad que se usa con mayor frecuencia para los fármacos utilizados terapéuticamente es el **índice terapéutico** (IT). Este se define como el cociente de la dosis del fármaco que produce un efecto tóxico (DT$_{50}$) o un efecto letal (DL$_{50}$), entre la dosis que produce un efecto terapéutico (DE$_{50}$) en el 50% de la población.

**C. Riesgo y peligro**

**1.** El **riesgo** se define como la **frecuencia esperada de efectos no deseados** de un agente físico o químico.

**a.** La relación riesgo/beneficio influye en la aceptabilidad de los compuestos.

**2.** El **peligro** se define como **la capacidad de un tóxico para causar daño en un entorno específico**.

**a.** Se relaciona con la cantidad de un agente físico o químico al que estará expuesto un individuo.

**3.** El **nivel de efecto no observable** (NOEL, *no observed effect level*) se define como la **dosis más alta de un químico que no produce un efecto observable en los seres humanos**.

**a.** Este valor, basado en estudios en animales, se utiliza en los productos químicos para los que se desconoce o no se puede obtener la curva dosis-respuesta completa de toxicidad en seres humanos.

**Tabla 13-1   Cambios agudos y evidentes en el paciente intoxicado y sus posibles causas**

| Cambios | Causas |
|---|---|
| **Anomalías cardiorrespiratorias** | |
| Hipertensión, taquicardia | Anfetaminas, cocaína, fenciclidina (PCP, *phencyclidine*), nicotina, fármacos antimuscarínicos |
| Hipotensión, bradicardia | Opiáceos, clonidina, bloqueadores de receptores β, sedantes-hipnóticos |
| Hipotensión, taquicardia | Antidepresivos tricíclicos, fenotiazinas, teofilina |
| Respiración rápida | Simpaticomiméticos (incluidas las anfetaminas) salicilatos, monóxido de carbono y toxinas que producen acidosis metabólica (incluido el alcohol) |
| Hipertermia | Simpaticomiméticos, salicilatos, antimuscarínicos, la mayoría de los fármacos que inducen convulsiones o rigidez |
| Hipotermia | Alcohol, fenotiazinas, sedantes |
| **Efectos en el sistema nervioso central** | |
| Nistagmo, disartria, ataxia | Fenitoína, alcohol, sedantes |
| Rigidez, tensión muscular excesiva | Fenciclidina, haloperidol, adrenérgicos |
| Convulsiones | Antidepresivos tricíclicos, teofilina, isoniazida, fenotiazinas |
| Coma flácido | Opiáceos y sedantes o hipnóticos |
| Alucinaciones | Dietilamida del ácido lisérgico (LSD), plantas venenosas (belladona, estramonio) |
| **Cambios gastrointestinales** | |
| Íleo | Antimuscarínicos, opiáceos, sedantes |
| Cólicos, diarrea, aumento de los ruidos intestinales | Organofosfatos, arsénico, hierro, teofilina, *Amanita phalloides* |
| Náuseas, vómitos | *Amanita phalloides* |
| **Afecciones visuales** | |
| Miosis (constricción de la pupila) | Clonidina, opiáceos, fenotiazinas, inhibidores de la colinesterasa (incluyendo organofosfatos insecticidas) |
| Midriasis (dilatación de la pupila) | Anfetaminas, cocaína, LSD, antimuscarínicos (incluida la atropina) |
| Nistagmo | Fenitoína, alcohol, sedantes (incluidos los barbitúricos), fenciclidina |
| Ptosis, oftalmoplejía | Botulismo |
| **Cambios cutáneos** | |
| Piel, caliente, seca, sonrosada | Antimuscarínicos (incluida la atropina) |
| Sudoración excesiva | Nicotina, simpaticomiméticos, organofosfatos |
| Cianosis | Fármacos que inducen hipoxemia o metahemoglobinemia |
| Ictericia | Daño hepático por paracetamol o *Amanita phalloides* |
| **Alteraciones bucales y del gusto** | Sustancias cáusticas |
| Pirosis | Arsénico, organofosfatos |
| Aliento | Aliento a ajo: arsénico, organofosfatos |
| | Aliento de almendras amargas: cianuro |
| | Olor a huevos podridos: sulfuro de hidrógeno |
| | Olor similar al de la pera: hidrato de cloral |
| | Olor químico: alcohol, hidrocarburos solventes, paraldehído, gasolina, amoníaco |
| Lengua verde | Vanadio |
| Sabor metálico | Plomo, cadmio |

4. Según la Organización Mundial de la Salud, la IDA de un producto químico es la "ingesta diaria de un producto químico, que durante toda la vida parece no tener un riesgo apreciable con base en todos los hechos conocidos en ese momento".

   a. Los valores de IDA se calculan a partir del NOEL y otros factores de "incertidumbre", incluidas las diferencias estimadas de sensibilidad, entre humanos y animales, ante un agente tóxico.

D. Clasificación de la respuesta tóxica

   1. La **duración de la exposición** se utiliza para **clasificar la respuesta tóxica**.

| Tabla 13-2 | Valores de umbral límite para algunos solventes y contaminantes del aire | | |
|---|---|---|---|
| | | **Valores de umbral límite (VUL)** | |
| | | **MPT** | **LECP** |
| **Contaminantes del aire** | | | |
| Monóxido de carbono | | 25 | — |
| Dióxido de nitrógeno | | 3 | 5 |
| Ozono | | 0.05 | — |
| Dióxido de azufre | | 2 | 5 |
| **Solventes** | | | |
| Benceno | | 0.5 | 2.5 |
| Tetracloruro de carbono | | 5 | 10 |
| Cloroformo | | 10 | — |
| Tolueno | | 50 | — |

LECP, límites de exposición a corto plazo; MPT, media ponderada en el tiempo.

a. **Exposición aguda.** Es la reacción tóxica producida por una exposición única o por exposiciones múltiples durante 1-2 días.

b. **Exposición crónica.** Es la reacción tóxica debida a múltiples exposiciones durante períodos más prolongados.

c. **Toxicidad tardía.** Representa la aparición de una reacción tóxica posterior a un intervalo diferido después de la exposición.

E. **Vía de exposición**

1. La tasa de exposición puede determinar el alcance de la toxicidad y los resultados.

2. La mayoría de los agentes (p. ej., **metales pesados**) causan efectos tóxicos de manera directa, incluyendo la unión a grupos funcionales en proteínas que contienen átomos de oxígeno (O), azufre (S) y nitrógeno (N).

3. En otras ocasiones, en el proceso denominado ***intoxicación*** (o bioactivación), una sustancia se puede transformar, en el organismo, en otra forma química directamente tóxica, o participar en reacciones que generan otras sustancias tóxicas altamente reactivas.

a. Por ejemplo, el **anión superóxido ($O_2^-$)**, **los radicales libres hidroxilo (OH)** y el **peróxido de hidrógeno ($H_2O_2$)**, que pueden causar daño del ADN, proteínas y membranas celulares, así como pérdida de la función.

b. El **glutatión** endógeno desempeña un papel central en la desintoxicación de estas especies reactivas, ya sea directamente o acoplado a la **superóxido-dismutasa** y a la **glutatión-peroxidasa**.

c. La superóxido-dismutasa acoplada a **catalasa** también está implicada en las vías de desintoxicación.

d. La metalotioneína endógena ofrece una protección limitada contra la toxicidad del metal.

## II. CONTAMINANTES DEL AIRE

A. **Características generales**

1. Los contaminantes del aire ingresan en el cuerpo principalmente a través de la **inhalación** y son absorbidos por la sangre (p. ej., gases) o eliminados por los pulmones (p. ej., partículas).

a. El ozono también es una preocupación especial en ciertas zonas geográficas.

2. Los contaminantes del aire se caracterizan como **tipo reductores** (óxidos de azufre) o **tipo oxidantes** (óxidos de nitrógeno, hidrocarburos y oxidantes fotoquímicos).

B. **Monóxido de carbono**

1. ***Propiedades y mecanismo de acción***

a. El monóxido de carbono (CO) es un gas incoloro, inodoro y no irritante producido a partir de la combustión incompleta de materia orgánica.

**b.** Compite por y **se combina con el sitio de unión a oxígeno de la hemoglobina para formar carboxihemoglobina**, lo que conduce a una **anemia funcional**.

　　**(1)** La afinidad de unión del CO por la hemoglobina es 220 veces mayor que la del oxígeno mismo.

　　**(2)** La carboxihemoglobina también interfiere con la disociación de la oxihemoglobina restante en los tejidos.

**c.** El CO también se une a los citocromos respiratorios celulares.

**d.** Las concentraciones de CO de 0.1% (1000 ppm) en el aire pueden provocar una carboxihemoglobinemia del 50%.

　　**(1)** Los fumadores pueden superar los grados normales de carboxihemoglobina del 1% hasta por más de 10 veces.

**2.** *Intoxicación y tratamiento*

**a.** Es la **causa más frecuente de muerte por intoxicación** (*véanse* los VUL en la tabla 13-2).

**b.** La intoxicación por CO (> 15% de carboxihemoglobina) produce **hipoxia progresiva**.

　　**(1)** Los síntomas incluyen **cefalea**, **mareos**, náuseas, **vómitos**, síncope y convulsiones.

　　**(2)** Una coloración rojo cereza y coma pueden observarse con concentraciones de carboxihemoglobina superiores al 40%.

**c.** La exposición crónica de bajo nivel puede ser dañina para el sistema cardiovascular.

　　**(1)** Las poblaciones con riesgo especial incluyen los fumadores con cardiopatía isquémica o anemia, los ancianos y el feto en desarrollo.

**d.** El tratamiento incluye la eliminación de la fuente de CO, el mantenimiento de la respiración y la administración de oxígeno. Se puede requerir oxígeno hiperbárico en la intoxicación grave.

## C. Dióxido de azufre

**1.** *Propiedades y mecanismo de acción*

**a.** El dióxido de azufre ($SO_2$) es un gas incoloro e irritante producido por la ignición de combustibles que contienen azufre (*véanse* los VUL en la tabla 13-2).

**b.** En la atmósfera se puede convertir en **ácido sulfúrico** ($H_2SO_4$), que tiene efectos irritantes similares a los del $SO_2$.

**2.** *Intoxicación y tratamiento*

**a.** A concentraciones bajas (5 ppm), el $SO_2$ tiene **efectos irritantes en las membranas expuestas** (ojos, mucosas, piel y vías respiratorias superiores con broncoconstricción).

　　**(1)** Los asmáticos son más susceptibles: se puede observar **edema pulmonar tardío** después de una exposición intensa.

**b.** La intoxicación por $SO_2$ se trata mediante intervenciones terapéuticas que disminuyen la irritación en las vías respiratorias.

## D. Dióxido de nitrógeno

**1.** *Propiedades y mecanismo de acción*

**a.** El dióxido de nitrógeno ($NO_2$) es un gas pardo irritante producido en los **incendios** y por la **descomposición de forrajes**. También se produce por una reacción del óxido de nitrógeno (de los **escapes de los automóviles**) con el $O_2$ (*véanse* los VUL en la tabla 13-2).

**b.** Causa la degeneración de las células alveolares de tipo I con **rotura del endotelio capilar alveolar**.

**2.** *Intoxicación y tratamiento*

**a.** Los síntomas agudos incluyen **irritación de ojos y nariz**, tos, disnea y dolor torácico.

**b.** La exposición intensa durante 1-2 h puede causar **edema pulmonar** con posibilidad de que desaparezca y recidive pasadas más de 2 semanas.

**c.** También puede causar edema pulmonar con la exposición crónica a concentraciones bajas.

**d.** La intoxicación por $NO_2$ se trata mediante intervenciones terapéuticas que disminuyen la irritación pulmonar y el edema.

## E. Ozono

**1.** *Propiedades y mecanismo de acción*

**a.** El ozono ($O_3$) es un gas irritante natural, azulado, que se encuentra en concentraciones elevadas en el **aire contaminado** y cerca de equipos de alto voltaje (*véanse* los VUL en la tabla 13-2).

**b.** Se forma por una compleja serie de reacciones que involucran la absorción de luz ultravioleta por el $NO_2$ con generación de oxígeno libre.

**c.** El $O_3$ causa **cambios funcionales pulmonares** similares a los del $NO_2$.

**d.** Puede producir toxicidad por **formación de radicales libres**.

**2. *Intoxicación y tratamiento***

  **a.** El $O_3$ **irrita las mucosas** y puede causar **disminución de la distensibilidad pulmonar** y edema, así como aumento de la sensibilidad a los broncoconstrictores.

  **b.** La exposición crónica puede inducir disminución de la reserva respiratoria y bronquitis, así como fibrosis pulmonar.

  **c.** El tratamiento es similar al utilizado para la intoxicación por $NO_2$.

## F. Hidrocarburos

  **1.** Los hidrocarburos son oxidados por la luz solar y por la combustión incompleta de aldehídos de vida corta, como el **formaldehído** y la **acroleína**; los aldehídos también se pueden encontrar en algunos materiales de la construcción y a partir de ahí liberarse.

  **2.** Los hidrocarburos **irritan las mucosas del sistema respiratorio y los ojos**, ocasionando una respuesta similar a la observada con la exposición al $SO_2$.

## G. Partículas

  **1.** La inhalación de partículas puede causar **neumoconiosis**, con frecuencia debido a **silicatos** (**silicosis**) o **asbestos** (**asbestosis**).

  **a.** El **cáncer de pulmón** y el **mesotelioma** se relacionan con la exposición al asbesto y, particularmente, con el hábito tabáquico.

  **2.** Las partículas **absorben otras toxinas**, como los hidrocarburos aromáticos policíclicos, y las **transportan al sistema respiratorio**.

  **3.** También aumentan la susceptibilidad a la disfunción y a las enfermedad pulmonares. Pueden causar **masas fibrosas en los pulmones**, que se desarrollan durante años de exposición.

# III. SOLVENTES

## A. Hidrocarburos alifáticos simples y halogenados

  **1.** Incluyen combustibles y disolventes industriales como ***n*-hexano, gasolina, queroseno, tetracloruro de carbono, cloroformo** y **tetracloroetileno** (*véanse* los VUL en la tabla 13-2).

  **2.** Estas sustancias son depresoras del **sistema nervioso central** (**SNC**) y causan daño neurológico, hepático y renal. También es posible que ocurra cardiotoxicidad. Todos estos efectos pueden estar mediados por la **interacción de radicales libres** con lípidos y proteínas celulares.

  **a.** La **polineuropatía** por alteración del citoesqueleto predomina en la intoxicación por ***n*-hexano**.

  **b.** Los **efectos neurológicos**, como pérdida de la memoria y neuropatía periférica, predominan con la exposición al **cloroformo** y al **tetracloruro de etileno**.

  **c.** El **cloroformo** también causa **nefrotoxicidad** y puede sensibilizar al corazón para presentar **arritmias**.

  **d.** La **hepatotoxicidad** (tardía) y la **toxicidad renal** son frecuentes en la intoxicación por el **tetracloruro de carbono**.

  **e.** La **carcinogenicidad** se ha relacionado con **cloroformo, tetracloruro de carbono** y **tetracloroetileno**.

  **3.** La aspiración es frecuente con **neumonitis química** y **edema pulmonar**.

  **4.** ***Tratamiento.*** Es sobre todo de sostén y orientado a los aparatos, órganos y sistemas implicados.

## B. Hidrocarburos aromáticos

  **1.** La intoxicación por **benceno** es la **más frecuente**.

  **a.** La **depresión del SNC** es su principal efecto agudo.

  **b.** La exposición crónica puede causar **depresión grave de la médula ósea**, que provoca anemia aplásica y otras discrasias sanguíneas.

  **c.** La exposición a cantidades bajas de benceno se ha relacionado con leucemia.

  **d.** No existe tratamiento específico para la intoxicación por benceno.

  **2.** El **tolueno** y el **xileno** pueden deprimir el SNC.

  **a.** Pueden causar **fatiga** y **ataxia** en concentraciones relativamente bajas y pérdida del estado de vigilia en concentraciones altas (10 000 ppm).

## C. Bifenilos policlorados

  **1.** Son productos estables y altamente lipófilos; no se usan desde 1977, pero aún persisten en el ambiente.

**2.** Las **afecciones cutáneas** constituyen su efecto adverso más frecuente.

**3.** Los posibles efectos de disfunción reproductiva y carcinógenos asociados con los bifenilos policlorados pueden deberse en gran parte a otros productos policlorados contaminantes, como la dioxina, 2,3,7,8-tetraclorodibenzo-*p*-dioxina (TCDD).

# IV. INSECTICIDAS Y HERBICIDAS

**A. Insecticidas organofosforados (*véase* cap. 2)**

  **1. *Propiedades y mecanismo de acción***
   **a.** Entre estos se incluyen **paratión**, **malatión** y **diazinón**.
    **(1)** Estos han sustituido a los **pesticidas organoclorados** (a excepción del uso restringido en los Estados Unidos del diclorodifeniltricloroetano, es decir, **DDT**), que se mantienen en el ambiente y se han asociado con mayor riesgo de cáncer.
    **(2)** Los insecticidas organofosforados no persisten en el ambiente; sin embargo, su potencial de toxicidad aguda es mayor.
   **b.** Los insecticidas organofosfatos se caracterizan por su capacidad de **fosforilar el sitio estérico activo de la acetilcolinesterasa** (**AChE**).
    **(1)** Los efectos tóxicos se deben a la **acumulación de acetilcolina** (**ACh**).
   **c.** Estos agentes se absorben bien a través de la piel, las vías respiratorias y el tubo digestivo.
   **d.** Algunos otros organofosfatos insecticidas (p. ej., **triortocresilfosfato**) también fosforilan a una "esterasa diana de neuropatía" y dan como resultado una **neurotoxicidad diferida** con alteraciones sensitivas y motoras de las extremidades.

  **2. *Tratamiento de la intoxicación***
   **a.** Se requiere ventilación asistida y descontaminación tan pronto como sea posible para **evitar la inhibición irreversible** ("**envejecimiento**") **de la AChE**, que implica un reforzamiento del enlace fósforo-enzima.
   **b.** Para ayudar a revertir los efectos muscarínicos se utiliza la **atropina**, aunque no revierte la activación neuromuscular o la parálisis.
   **c.** La **pralidoxima** (2-PAM) **reactiva a la AChE**, en particular en la unión neuromuscular. A menudo se usa como **adyuvante de la atropina** (puede revertir algunos efectos tóxicos); es muy eficaz para tratar la intoxicación por paratión.

**B. Insecticidas de tipo carbamato (*véase* cap. 2)**

  **1.** Los insecticidas de tipo carbamato incluyen **carbaril**, **carbofurán**, **isolán** y **piramat**.
  **2.** Estos productos se caracterizan por su capacidad para **inhibir a la AChE por carbamilación**.
  **3.** Los insecticidas de tipo carbamato producen efectos tóxicos similares a los de aquellos que contienen fósforo.
   **a.** En general, los efectos tóxicos de los compuestos de tipo carbamato son **menos intensos** que los de los productos organofosforados, porque la carbamilación es **rápidamente reversible**.
  **4.** El tratamiento de la intoxicación por carbamatos es similar al que se utiliza para los organofosfatos, teniendo como excepción que la terapia con pralidoxima no es un antídoto eficaz porque no interactúa con la AChE carbamilada.

**C. Insecticidas botánicos**

  **1.** En el caso de la **nicotina**, esta estimula a los receptores nicotínicos y desencadena la despolarización de la membrana.
   **a.** La intoxicación se caracteriza por la aparición de **salivación**, **vómitos**, debilidad muscular, **convulsiones** y paro respiratorio; se puede tratar con anticonvulsivos y medicamentos para el alivio sintomático.
  **2.** La **piretrina**, un insecticida casero común, es tóxico únicamente a altas concentraciones.
   **a.** Los efectos adversos más frecuentes son manifestaciones alérgicas e **irritación de la piel y del sistema respiratorio**, que se tratan de manera sintomática.
  **3.** Es poco frecuente que ocurra una intoxicación por **rotenona** en los seres humanos y, en general, causa **alteraciones gastrointestinales** que requieren tratamiento sintomático.

## D. Herbicidas

1. El **glifosato**, ampliamente utilizado en el mundo, es un herbicida relativamente seguro porque no persiste en el ambiente. Sus principales efectos adversos son la **irritación de piel y ojos**.

2. El **paraquat** causa irritación gastrointestinal aguda y heces sanguinolentas; posterior a esto se presenta insuficiencia respiratoria tardía y la aparición de **edema pulmonar hemorrágico congestivo**, que se cree es causado por la formación de radicales superóxido y la rotura subsiguiente de la membrana celular.

   a. Puede causar la muerte en las semanas posteriores a la ingesta.

   b. El tratamiento consta de lavado gástrico. La administración de catárticos y adsorbentes beneficia a algunos pacientes.

3. El **ácido 2,4-diclorofenoxiacético** (2,4-D) causa **parálisis neuromuscular** y coma. Es poco frecuente que cause efectos tóxicos a largo plazo.

## E. Fumigantes y raticidas: cianuro

1. El **cianuro** posee una elevada afinidad por el hierro en estado férrico; **reacciona con el hierro y la oxidasa de citocromos** en las mitocondrias para **inhibir la respiración celular** y así bloquear el uso del oxígeno.

2. Se absorbe por todas las vías (excepto de sales alcalinas, que son tóxicas solo cuando son ingeridas).

3. La intoxicación se manifiesta con **sangre venosa rojo brillante** y con un **olor característico de almendras amargas**.

4. Causa estimulación transitoria del SNC seguida por **convulsiones hipóxicas** y la muerte.

5. El tratamiento debe ser inmediato con administración de oxígeno al 100%.

   a. También se puede administrar **nitrito de amilo** o **sodio**, que oxida a la hemoglobina y produce metahemoglobina, que compite eficazmente por el ion cianuro.

   b. Se administra **tiosulfato de sodio** para acelerar la conversión del cianuro en tiocianato no tóxico por la rodanasa mitocondrial (transferasa de azufre).

   c. También se puede utilizar carbón activado.

   d. La hidroxicobalamina, que se une con el cianuro, se encuentra disponible también como antídoto.

# V. INTOXICACIÓN POR METALES PESADOS Y SU TRATAMIENTO

## A. Intoxicación por plomo inorgánico

1. Esta intoxicación cada vez es menos frecuente debido a la eliminación gradual del tetraetilo y del tetrametilo de plomo (componentes antidetonantes en la gasolina).

   a. Históricamente, las pinturas y la gasolina han sido las principales fuentes de exposición al plomo que aún puede encontrarse en el ambiente.

   b. Otras fuentes de plomo inorgánico incluyen algunas artesanías como la cerámica y las joyas.

2. Los óxidos y las sales inorgánicos de plomo se absorben lentamente a través de todas las vías, excepto la piel, en contraste con los compuestos orgánicos que sí pueden absorberse a través de ella.

   a. La **vía digestiva** es la que se expone con **mayor frecuencia** en contextos **no industriales** (los niños absorben una fracción mayor que los adultos).

   b. En el caso de la exposición **industrial**, la **vía respiratoria** es expuesta con mayor frecuencia.

3. El plomo inorgánico **se une a la hemoglobina de los eritrocitos** y el resto se distribuye en tejidos blandos como el cerebro y el riñón. Por medio de la redistribución, posteriormente se acumula en el hueso, donde su semivida de eliminación es de 20-30 años.

4. Los **efectos en el SNC (encefalopatía por plomo)** son frecuentes después de la exposición crónica al plomo, particularmente en los niños, para quienes no se ha establecido una concentración umbral.

   a. Los signos tempranos de intoxicación incluyen vértigo, ataxia, cefalea, inquietud e irritabilidad; la **parálisis del nervio radial** es un signo frecuente de **neuropatía periférica**.

   b. Se pueden presentar vómitos en proyectil, delírium y convulsiones con la progresión de la encefalopatía ante concentraciones de 100 μg/dL.

   c. **El deterioro mental con disminución del coeficiente intelectual (IQ, *intelligence quotient*) y anomalías conductuales** puede ser consecuencia de la **exposición infantil**.

5. En los adultos se observa malestar gastrointestinal, incluyendo el epigástrico.

6. El estreñimiento y el sabor metálico son signos tempranos de exposición al plomo. El espasmo intestinal con dolor intenso (cólico por plomo) puede ocurrir en las etapas avanzadas de la intoxicación.

7. También es posible que ocurra fibrosis renal con la exposición crónica.

8. Además, el plomo puede incrementar la tasa de abortos espontáneos y se relaciona con alteraciones en la producción de espermatozoides.

## B. Arsénico inorgánico

1. *Propiedades y mecanismo de acción*
   a. Es posible encontrar arsénico inorgánico en las minas de carbón y en los minerales metálicos, los herbicidas, los mariscos y el agua para beber. Se absorbe a través del sistema digestivo y los pulmones.
   b. Las formas trivalentes (arsenitos) del arsénico inorgánico, por lo general, suelen ser más tóxicas que las pentavalentes (arseniatos). Los metabolitos metilados pueden contribuir con los efectos adversos.
      (1) Los **arsenitos inhiben las enzimas sulfhidrilo** (la deshidrogenasa de piruvato o la glucólisis es especialmente sensible), lo que ocasiona daño en el revestimiento epitelial del sistema respiratorio, del tubo digestivo y de los tejidos del sistema nervioso central, el hígado, la médula ósea y la piel.
      (2) Los **arseniatos desacoplan la fosforilación oxidativa mitocondrial** por "sustitución" del fosfato inorgánico.

2. Los síntomas de la **intoxicación aguda** incluyen:
   a. **Náuseas intensas**, vómitos, dolor abdominal, laringitis y bronquitis.
   b. Es posible que se presente daño capilar con deshidratación y choque.
   c. La **diarrea** se caracteriza por "**heces como agua de arroz**".
   d. Con frecuencia existe **aliento con olor a ajo**.
   e. Los episodios iniciales de la intoxicación por arsénico pueden ser mortales; si el individuo sobrevive, puede padecer depresión de la médula ósea, neuropatía grave y encefalopatía.

3. Los síntomas de **intoxicación crónica** incluyen:
   a. **Disminución de peso** por irritación gastrointestinal, perforación del tabique nasal, **pérdida de cabello**, neuropatía sensitiva, **depresión de la función de la médula ósea**, así como daño renal y hepático.
   b. La **piel suele tener un aspecto pálido y lechoso** (**cutis de "leche y rosas"**) debido a la anemia y a la vasodilatación.
      (1) Se pueden observar pigmentación cutánea, hiperqueratosis de palmas y plantas, así como líneas blancas sobre las uñas después de la exposición prolongada.
   c. Se le ha señalado como partícipe en los cánceres del sistema respiratorio.

4. Posterior a la intoxicación aguda, el tratamiento es principalmente de sostén e implica suspender la exposición, la emesis, el lavado gástrico, la rehidratación y el restablecimiento del equilibrio electrolítico.
   a. El tratamiento por quelación con **dimercaprol** o con el ácido 2,3-dimercapto-1-propanosulfónico (DMPS), su análogo, también llamado *unitiol*, está indicado en casos graves.
   b. Puede usarse también el **succímero**, otro derivado del dimercaprol.

5. El tratamiento de la intoxicación crónica es de sostén e incluye la terminación de la exposición.

6. Los productos orgánicos del arsénico se excretan con mayor facilidad y son menos tóxicos que las formas inorgánicas; la intoxicación es poco frecuente.

7. En contextos industriales puede ocurrir la intoxicación por el gas **arsina** (hidruro de arsénico, $AsH_3$).
   a. Sus efectos pueden causar una **hemólisis grave** con insuficiencia renal subsecuente; los síntomas incluyen ictericia, coluria y dolor abdominal intenso.
   b. El tratamiento incluye **transfusión** y **hemodiálisis** en presencia de insuficiencia renal. El tratamiento con quelación es ineficaz.

## C. Mercurio

1. **Mercurio inorgánico**
   a. *Propiedades y mecanismo de acción*
      (1) El **mercurio inorgánico** constituye un riesgo potencial debido a la exposición ocupacional o industrial. La principal fuente de intoxicación es por **consumo de alimentos contaminados**.
      (2) El mercurio elemental (Hg) se absorbe poco en el tubo digestivo pero es volátil y es posible que se absorba a través de los pulmones.
         (a) Causa efectos en el SNC. La forma ionizada **$Hg^{2+}$** se acumula en los riñones y causa **daño en los túbulos proximales** al combinarse con las enzimas sulfhidrilo.
      (3) El cloruro mercúrico ($HgCl_2$) se absorbe bien el tubo digestivo y es tóxico.
      (4) De igual manera, el cloruro mercurioso (HgCl) también se absorbe en el sistema digestivo, pero es menos tóxico que el $HgCl_2$.
   b. *Intoxicación aguda y tratamiento*
      (1) La intoxicación por **vapores de mercurio** produce dolor en el tórax, disnea, náuseas, vómitos y un sabor metálico. También pueden presentarse neumonitis y gingivoestomatitis químicas, temblores musculares y alteraciones psicopatológicas.

**(2) Sales inorgánicas de mercurio**

**(a)** Las sales inorgánicas de mercurio causan gastroenteritis hemorrágica con dolor intenso y vómitos. También se puede presentar choque hipovolémico.

**(b)** La **necrosis tubular renal** conlleva máxima prevalencia y toxicidad sistémica grave.

**(3)** El tratamiento implica la eliminación de la exposición, terapia de sostén y tratamiento de quelación con **dimercaprol**, DMPS o **succímero**. Puede requerirse hemodiálisis.

**c. *Intoxicación crónica***

**(1)** La intoxicación por **vapores de mercurio** puede causar **temblor fino** de las extremidades, con posible progresión a movimientos coreiformes y **síntomas neuropsiquiátricos** que pueden incluir insomnio, fatiga, anorexia, pérdida de la memoria y cambios en el humor y afecto. También es frecuente la presencia de **gingivoestomatitis**. En ocasiones puede ocurrir eretismo (combinación de transpiración y rubor excesivos).

**(2)** **Sales inorgánicas de mercurio.** Predominan las **lesiones renales**. El eritema en las extremidades (**acrodinia**) a menudo aparece en combinación con anorexia, taquicardia y malestares gastrointestinales.

**(3)** El DMPS o el succímero podrían ser útiles para el tratamiento. Debe evitarse el uso de dimercaprol, ya que redistribuye el mercurio al SNC.

**2. *Mercuriales orgánicos (metilmercurio)***

**a.** Los mercuriales orgánicos se encuentran en los abonos para semilla y en los fungicidas.

**b.** Estos se pueden absorber del tubo digestivo y con frecuencia se distribuyen al SNC, donde ejercen sus efectos tóxicos que incluyen parestesias, ataxia y alteraciones en la audición. No es poco frecuente que produzcan **alteraciones visuales**.

**c.** Si existe exposición a metilmercurio durante el embarazo, puede causar retraso mental y un síndrome parecido a la parálisis cerebral en el feto.

**d.** El tratamiento es principalmente de sostén. Pueden ser útiles el DMPS o el succímero.

**D. Hierro (*véase* cap. 7)**

**E. Fármacos quelantes de metales**

**1. *Propiedades generales***

**a.** Los quelantes de metales suelen contener dos o más grupos electronegativos que **forman complejos coordinados-covalentes estables con metales catiónicos** y pueden ser excretados del cuerpo.

**(1)** Cuanto mayor es el número de enlaces metal-ligando, más estable es el complejo y mayor es la eficacia del quelante.

**b.** Estos fármacos contienen grupos funcionales como -OH, -SH y -NH, que compiten por la unión a los metales con grupos similares en las proteínas celulares.

**c.** Sus efectos en general son mayores cuando se administran poco después de la exposición.

**2. *Edetato disódico y de calcio y ácido etilendiaminotetraacético (EDTA)***

**a.** El EDTA es un quelante eficaz de muchos metales de transición. Debido a que también puede quelar el calcio corporal, el EDTA se administra en solución como sal disódica de calcio por vía intramuscular o intravenosa (i.v.).

**b.** Se usa sobre todo en el tratamiento de la **intoxicación por plomo**.

**c.** El EDTA se excreta rápidamente por filtración glomerular.

**d.** Es nefrotóxico en los túbulos renales, particularmente a dosis alta. El mantenimiento del flujo de la orina y el tratamiento de corto plazo pueden hacer mínimo este efecto.

**3. *Dimercaprol***

**a.** Es un líquido oleoso y maloliente administrado por vía intramuscular como solución al 10% en aceite de maní.

**b.** El dimercaprol interactúa con metales, para así reactivar o **evitar la inactivación de las enzimas celulares que contienen grupos sulfhidrilo**. Tiene eficacia máxima cuando se administra inmediatamente después de la exposición.

**c.** Este fármaco es útil para las intoxicaciones por **arsénico, mercurio inorgánico** y **plomo** (con EDTA).

**d.** Los efectos adversos incluyen taquicardia, hipertensión, pirosis y dolor en el sitio de inyección.

**e.** El **succímero** es un derivado del dimercaprol que se administra por vía oral y está aprobado para tratar la **intoxicación por plomo** en niños. También se utiliza para tratar la intoxicación por **arsénico** y **mercurio**. En general, los efectos adversos son menores e incluyen náuseas, vómitos y anorexia. La presencia de exantema indica hipersensibilidad y puede requerir la suspensión del tratamiento.

**f.** El **DMPS** es otro análogo del dimercaprol utilizado para tratar la intoxicación aguda por **arsénico** y **mercurio inorgánico**. Las reacciones cutáneas son su efecto adverso más frecuente.

**4.** *Penicilamina*

**a.** Es un derivado de la penicilina y por lo general se usa para quelar el cobre excesivo en los individuos con **enfermedad de Wilson**.

**b.** Los principales efectos adversos son las reacciones alérgicas y la **toxicidad renal** y en **médula ósea**.

**5.** *Deferoxamina, deferasirox*

**a.** La deferoxamina es un **quelante** específico **del hierro que** se une a iones férricos para formar ferrioxamina; **también se une a iones ferrosos**.

**(1)** También puede retirar el hierro de la ferritina y de la hemosiderina fuera de la médula ósea, pero no captura el hierro de la hemoglobina, los citocromos o la mioglobina.

**b.** Se metaboliza por las enzimas plasmáticas y se excreta por el riñón, lo que provoca un cambio a rojo en la coloración de la orina.

**c.** La infusión rápida intravenosa (i.v.) de deferoxamina puede causar hipotensión súbita y choque debido a la secreción de histamina.

**d.** Es posible que la deferoxamina provoque reacciones alérgicas y, en raras ocasiones, **neurotoxicidad** o **toxicidad renal**. Está contraindicada en los pacientes con enfermedad renal o insuficiencia renal.

**e.** El deferasirox es un quelante oral del hierro aprobado para el tratamiento de la sobrecarga de este metal.

# VI. INTOXICACIÓN POR MEDICAMENTOS

**A. Tratamiento general del paciente intoxicado**

**1.** Tomar los signos vitales.

**2.** Realizar un interrogatorio completo.

**3.** Llevar a cabo una exploración física orientada a toxicologías.

**B. Síntomas**

**1.** Los síntomas en la mayoría de las intoxicaciones químicas y por fármacos son extensiones de sus propiedades farmacológicas.

**2.** Las causas de muerte más frecuentes incluyen depresión del SNC con paro respiratorio, convulsiones, anomalías cardiovasculares con hipotensión grave y arritmias, hipoxia celular e hipotermia.

**C. Tratamiento**

**1.** Las medidas para el sostén de las funciones vitales, la lentificación de la absorción del fármaco y la promoción de su excreción suelen ser suficientes para el tratamiento. Si se dispone de ellos, pueden usarse también los antídotos específicos.

**2. Apoyo vital**

**a.** En presencia de depresión grave del SNC, es importante despejar las **vías respiratorias** y mantener la **ventilación** y la **circulación adecuadas** (**ABC**, *adequate breathing and circulation*). Los pacientes en coma pueden morir como resultado de la obstrucción de las vías respiratorias, por el paro respiratorio o por la aspiración del contenido gástrico hacia el árbol traqueobronquial.

**b.** Otras medidas importantes de mantenimiento vital incluyen **mantener el equilibrio de electrólitos** y **el volumen de líquido intravascular** con la infusión i.v. de dextrosa.

**3. Absorción de fármacos**

**a.** La absorción de los fármacos se puede hacer más lenta o evitarse por descontaminación de la piel.

**b. La emesis está contraindicada en caso de ingestión de corrosivos** (el reflujo puede perforar el estómago o el esófago), destilados de petróleo (que pueden inducir neumonía química si se aspiran), si el paciente está comatoso o delira y existe el riesgo de que aspire contenido gástrico, o si se ingirieron estimulantes del SNC (puede inducirse actividad convulsiva por la estimulación de la emesis).

**c.** Se realiza **lavado gástrico** solo cuando la vía respiratoria está protegida por una sonda endotraqueal.

**d. Adsorción química con carbón activado**

**(1)** El carbón activado se unirá a muchas toxinas y fármacos, incluidos **salicilatos, paracetamol** y **antidepresivos**.

**(2)** Este procedimiento se puede usar en combinación con el lavado gástrico.

**e.** Se usan de manera ocasional los **laxantes**, como una **solución electrolítica de polietilenglicol**, para acelerar el retiro de las toxinas del tubo digestivo.

4. Se puede **promover la eliminación** por medio de los siguientes mecanismos:
   a. **Intensificación de la excreción urinaria.** Se incrementa la excreción urinaria por medio de la administración de sustancias como el **bicarbonato de sodio**, que eleva el pH urinario y disminuye la reabsorción renal de ciertos ácidos orgánicos, como el acetilsalicílico y el fenobarbital.
   b. **Hemodiálisis.** Es eficaz para retirar ciertas toxinas hidrosolubles de bajo peso molecular y así restablecer el equilibrio electrolítico.
      (1) Las intoxicaciones por salicilatos, metanol, etanol, etilenglicol, paraquat y litio se tratan con eficacia de esta manera.
      (2) La hemoperfusión puede aumentar la depuración corporal total de algunos fármacos (carbamazepina, fenobarbital y fenitoína).
      (3) Los fármacos y las sustancias tóxicas con grandes volúmenes de distribución no se retiran eficazmente por medio de diálisis.
5. Existen **antídotos** para algunas intoxicaciones y deberían ser utilizados cuando se identifique alguna toxina específica.
   a. Algunos ejemplos incluyen:
      (1) Acetilcisteína (intoxicación por paracetamol)
      (2) Atropina (revierte los efectos colinérgicos; para los organofosfatos insecticidas o carbamato, intoxicación por agentes que intervienen en el sistema nervioso)
      (3) Etanol (sobredosis por metanol o etilenglicol)
      (4) Flumazenil (sobredosis por benzodiazepinas)
      (5) Fomepizol (sobredosis por metanol o etilenglicol)
      (6) Quelantes de metales
      (7) Naloxona (sobredosis por opiáceos)
      (8) Pralidoxima (sobredosis por anticolinesterasa; para intoxicación por organofosfatos)
      (9) Fisostigmina (revierte los efectos anticolinérgicos)

## ▮ LISTA DE FÁRMACOS

| | | |
|---|---|---|
| Atropina | Edetato disódico y de calcio | Tiosulfato de sodio |
| Ácido etilendiaminotetraacético (EDTA) | Nitrito de amilo | Unitiol (ácido 2,3-dimercapto-1-propano- |
| Deferasirox | Penicilamina | sulfónico, DMPS) |
| Deferoxamina | Pralidoxima | |
| Dimercaprol | Succímero (ácido dimercaptosuccínico) | |

# Autoevaluación

**Instrucciones:** seleccione la mejor respuesta para cada pregunta.

**1.** ¿Qué tratamiento sería apropiado para un niño de 3 años de edad con evidente aumento de la concentración de plomo en la sangre?

**(A)** Deferoxamina
**(B)** Anticuerpos antidigoxina (Digibind®)
**(C)** Edetato disódico y de calcio
**(D)** Glucagón
**(E)** Piridoxina

**2.** Un hombre con alcoholismo crónico, de 56 años de edad, asiste al servicio de urgencias con alteración del estado mental y problemas en la visión. Durante la exploración y el interrogatorio el paciente manifiesta pérdida de la visión. También refiere que se quedó sin whisky e ingirió metanol. Sus resultados de laboratorio muestran una brecha aniónica grave e insuficiencia renal aguda. ¿Cuál de los siguientes fármacos sería el tratamiento apropiado?

**(A)** Etilenglicol
**(B)** Fomepizol
**(C)** Oxígeno hiperbárico
**(D)** Lidocaína
**(E)** Azul de metileno

**3.** Un hombre de 18 años de edad es llevado al servicio de urgencias por sus amigos porque "tuvo un pasón". Le comentan al médico que estaban en una fiesta y el paciente bebió un par de cervezas y tomó varios comprimidos de diazepam. A la exploración no presenta respuesta, con frecuencia respiratoria disminuida (8 rpm). ¿Cuál es el tratamiento apropiado?

**(A)** Tetracloruro de carbono
**(B)** Dextrosa
**(C)** Alcohol etílico
**(D)** Flumazenil
**(E)** Estricnina

**4.** Una mujer de 23 años de edad llega al servicio de urgencias sin respuesta. Según su novio, dejó de responder poco después de tomar varias píldoras para aliviar su dolor de espalda. En la exploración física tiene pupilas puntiformes y depresión respiratoria. Se hace una lectura con un glucómetro y tiene un valor normal. ¿Cuál es el fármaco más apropiado para administrar en ese momento?

**(A)** Atropina
**(B)** Dimercaprol
**(C)** Insulina
**(D)** Naloxona
**(E)** Penicilamina

**5.** Una niña de 2 años de edad es llevada al servicio de urgencias después de ingerir numerosas tabletas de sulfato ferroso que su madre estaba tomando para la anemia. Tiene dolor abdominal intenso, diarrea sanguinolenta, náuseas y vómitos. El hierro sérico está notoriamente aumentado. ¿Qué debería dársele para tratar la toxicidad?

**(A)** Carbón activado
**(B)** Deferoxamina
**(C)** Vapor mercurial
**(D)** Succímero

**6.** ¿Cuál de los siguientes es un índice sensible de toxicidad por plomo?

**(A)** Cutis de "leche y rosas"
**(B)** Olor a almendras amargas
**(C)** Heces como "agua de arroz"
**(D)** Parálisis del nervio radial

**7.** Las afecciones del sistema nervioso central y la depresión son efectos tóxicos mayores del:

**(A)** Mercurio elemental
**(B)** Mercurio iónico
**(C)** Arsénico pentavalente
**(D)** Arsénico trivalente

**8.** ¿Cuál de los siguientes productos tóxicos conlleva una alteración sistémica con la exposición cutánea?

**(A)** Cadmio
**(B)** Arsénico inorgánico
**(C)** Plomo inorgánico
**(D)** Organofosfatos insecticidas

**9.** ¿Cuál de los siguientes efectos adversos es el más frecuente en la intoxicación por benceno?

**(A)** Cardiotoxicidad
**(B)** Depresión del sistema nervioso central
**(C)** Hepatotoxicidad tardía
**(D)** Estimulación de la producción de eritrocitos

**10.** ¿La atropina se puede utilizar eficazmente como antídoto de la intoxicación con qué producto tóxico?

**(A)** Carbarilo
**(B)** Clorofenotano
**(C)** Metanol
**(D)** Paratión

# Respuestas y explicaciones

1. **C.** El edetato disódico y de calcio es un quelante utilizado en el tratamiento de la intoxicación por plomo inorgánico. El fármaco se administra por vía intravenosa durante varios días junto con dimercaprol. La deferoxamina se usa en casos de toxicidad por hierro. La piridoxina se emplea en un contexto de toxicología para revertir las convulsiones por una sobredosis de isoniazida. El Digibind® es un anticuerpo contra el fragmento Fab usado en casos de toxicidad por digoxina. El glucagón se usa para tratar la toxicidad de los bloqueadores β.

2. **B.** El fomepizol es un inhibidor de la deshidrogenasa alcohólica, enzima que convierte el metanol en ácido fórmico. Este ácido causa diversos efectos adversos como ceguera o acidosis con brecha aniónica elevada. El etilenglicol (anticongelante) puede causar toxicidad similar y también se trata con fomepizol. El oxígeno hiperbárico se usa en el tratamiento de la intoxicación por monóxido de carbono. La lidocaína se puede utilizar para el tratamiento de las arritmias en caso de toxicidad por digoxina. El azul de metileno se usa en el tratamiento de la metahemoglobinemia.

3. **D.** El flumazenil es un antagonista de las benzodiazepinas, por lo que se utiliza como tratamiento para esta sobredosis. Es posible emplear alcohol etílico para tratar la ingesta tanto de metanol como de etilenglicol; sin embargo, en ocasiones causa intoxicación por etanol, por lo que se prefiere el fomepizol. La glucosa constituye un tratamiento eficaz para la alteración del estado mental por hipoglucemia en un paciente con diabetes. La estricnina es un veneno para ratas que puede causar convulsiones cuando se ingiere y se trata con la administración de diazepam. El tetracloruro de carbono es un solvente industrial que puede causar daño renal e hígado graso.

4. **D.** Lo más probable es que la paciente experimente una sobredosis por opiáceos. El fármaco de elección para el tratamiento es la naloxona, un antagonista del receptor de opioides. La insulina se usa para tratar la hiperglucemia, que es menos probable que cause un estado mental alterado como en el caso de la hipoglucemia. El dimercaprol es un quelante utilizado en muchos casos de toxicidad por metales pesados (plomo). La penicilamina es útil en el tratamiento de la toxicidad por cobre, como en la enfermedad de Wilson. La atropina se usa para tratar la toxicidad colinérgica, que puede causar miosis, aunque es una causa poco probable en esta presentación clínica.

5. **B.** La deferoxamina es un quelante del hierro que se administra sistémicamente para unir el hierro y promover su excreción. Aunque el carbón activado es bueno para la absorción de numerosas ingestas tóxicas, no se une al hierro. El succímero es una sustancia disponible por vía oral relacionada con dimercaprol y se usa para tratar la toxicidad por plomo. El vapor de mercurio es tóxico y su ingesta se trata con dimercaprol o penicilamina.

6. **D.** La manifestación neurológica más frecuente de la intoxicación por plomo es la neuropatía periférica, en la que puede provocar la caída de la muñeca. La intoxicación por plomo también afecta el sistema hematopoyético. En niños, esta intoxicación se puede manifestar como encefalopatía.

7. **A.** El sistema nervioso central es el principal sitio diana del mercurio elemental. El $Hg^{2+}$ iónico afecta al sistema renal de manera predominante.

8. **D.** En contraste con los insecticidas organofosfatos, las formas inorgánicas de arsénico, plomo y cadmio se absorben mal a través de la piel.

9. **B.** El principal efecto agudo de la intoxicación por benceno es la depresión del sistema nervioso central (SNC). La exposición crónica puede llevar a la depresión de la médula ósea.

10. **D.** Si se administra tempranamente ante una intoxicación, la atropina revierte los efectos muscarínicos en los receptores de colina de los organofosfatos insecticidas, como el paratión, que inhibe a la acetilcolinesterasa (AChE). La pralidoxima (2-PAM) se usa con frecuencia como adyuvante de la atropina. La inhibición de la AChE por insecticidas de carbamato, como el carbarilo, se revierte de forma espontánea. La toxicidad del metanol y el clorofenotano (DDT) no tiene relación con la acción de la acetilcolina.

# Autoevaluación general

**Instrucciones:** seleccione la mejor respuesta para cada pregunta.

**1.** Una mujer de 28 años de edad tiene convulsiones de etiología desconocida y su neurólogo le prescribe carbamazepina. Tres meses después, la paciente se da cuenta de que está embarazada a pesar de tomar anticonceptivos orales. ¿Qué mecanismo de interacción farmacológica dio lugar al embarazo de la paciente?

**(A)** Disminución del fosfato de dinucleótido de nicotinamida y adenina

**(B)** Insuficiencia de la excreción renal del medicamento anticonvulsivo

**(C)** Aumento de la actividad hepática de la glucuronil-transferasa

**(D)** Inducción del sistema de monooxigenasa citocromo P-450

**2.** Un hombre de 47 años de edad es hospitalizado por bacteriemia grampositiva. El cultivo es positivo para *Enterococcus faecalis* resistente a la vancomicina; por lo tanto, se trata con daptomicina. El paciente también toma simvastatina, fármaco que el médico decide mantener junto con el tratamiento antibiótico. ¿Qué riesgo implica el uso conjunto de estos dos fármacos?

**(A)** Arritmias

**(B)** Malestares gastrointestinales

**(C)** Disfunción hepática

**(D)** Infarto de miocardio

**(E)** Rabdomiólisis

**3.** Un hombre de 65 años de edad inicia tratamiento empírico con vancomicina como tratamiento para la bacteriemia grampositiva. El médico le receta una dosis única, seguida de una dosis de mantenimiento. ¿Cómo se debe calcular la dosis?

**(A)** 0.693 × [volumen de distribución/ aclaramiento]

**(B)** Cantidad de fármaco administrado/concentración plasmática inicial

**(C)** Aclaramiento × (concentración plasmática del fármaco)

**(D)** Concentración plasmática deseada de fármaco × aclaramiento

**(E)** Concentración plasmática deseada de fármaco × volumen de distribución

**4.** Un hombre de 32 años de edad con VIH acude a la clínica de infectología para seguimiento y tratamiento de su enfermedad. Sus laboratorios recientes sugieren que el virus se ha vuelto resistente a diversos inhibidores de la transcriptasa inversa análogos de los nucleósidos; por lo tanto, el infectólogo prescribe nevirapina. ¿Qué actividad tiene este fármaco contra el virus del VIH?

**(A)** Agonista completo

**(B)** Antagonista competitivo irreversible

**(C)** Antagonista no competitivo

**(D)** Agonista parcial

**(E)** Antagonista competitivo reversible

**5.** Una mujer de 34 años de edad se presenta en urgencias refiriendo congestión y presión en el área sinusal. El médico prescribe amoxicilina para el tratamiento de la sinusitis y recomienda fenilefrina para el control de los síntomas. ¿Cuál es el mecanismo de acción de la fenilefrina en el tratamiento de la congestión nasal?

**(A)** Agonista adrenérgico $\alpha_1$

**(B)** Antagonista adrenérgico $\alpha_1$

**(C)** Agonista adrenérgico $\alpha_2$

**(D)** Antagonista adrenérgico $\alpha_2$

**6.** Un hombre de 65 años de edad acude con su oftalmólogo refiriendo pérdida de la visión. Posterior a una evaluación más detallada, se hace el diagnóstico de glaucoma y se le inicia con pilocarpina. ¿Cuál es el mecanismo de acción de este fármaco en el tratamiento de esta enfermedad?

**(A)** Agonista adrenérgico $\alpha_2$

**(B)** Antagonista adrenérgico $\beta$

**(C)** Inhibidor de la anhidrasa carbónica (carbonato-deshidratasa)

**(D)** Agonista muscarínico de acción directa

**(E)** Agonista muscarínico de acción indirecta

**7.** Un hombre de 21 años de edad se presenta en la sala de urgencias con crisis aguda grave posterior a la exposición a una sustancia química debido a que trabaja en una granja industrial. Sus síntomas incluyen diarrea, emesis, disnea y alteraciones en el estado mental. Además, tiene incontinencia urinaria. La exploración física muestra bradicardia y pupilas puntiformes. El médico intuba de inmediato al paciente. ¿Cuál de los siguientes medicamentos debe usarse para el tratamiento?

**(A)** Bicarbonato
**(B)** Ciproheptadina
**(C)** Dantroleno
**(D)** Deferoxamina
**(E)** Pralidoxima

**8.** Una mujer de 45 años de edad experimenta rigidez muscular poco después de la administración de isoflurano. La evaluación revela que presenta hipercapnia y taquicardia. Sus resultados de laboratorio muestran acidosis metabólica y respiratoria mixta con aumento de la concentración sanguínea del potasio. ¿Cuál de los siguientes fármacos puede ayudar en el tratamiento de esta paciente?

**(A)** Dantroleno
**(B)** Fomepizol
**(C)** *N*-acetilcisteína
**(D)** Naloxona
**(E)** Protamina

**9.** Un hombre de 63 años de edad con antecedentes de infarto de miocardio ingresa en el hospital con disnea grave y edema periférico. La evaluación conduce al diagnóstico de insuficiencia cardíaca congestiva. El cardiólogo prescribe un fármaco con efecto inotrópico positivo para ayudar a mantener la perfusión en los riñones. ¿Cuál de los siguientes fármacos sería apropiado para este paciente?

**(A)** Albuterol
**(B)** Dopamina
**(C)** Epinefrina
**(D)** Isoproterenol
**(E)** Terbutalina

**10.** Un hombre de 72 años de edad ingresa en el hospital con presión arterial elevada. Tiene antecedentes de enfermedad renal en estadio 3 y fibrilación auricular. Actualmente está en tratamiento con metoprolol y amlodipino. El médico no prescribe lisinopril porque le inquieta el aumento del potasio; por lo tanto, prescribe clonidina en parche. ¿Cuál es el mecanismo de acción de la clonidina en el tratamiento de la hipertensión arterial?

**(A)** Activa los receptores adrenérgicos $\alpha_1$
**(B)** Activa los receptores adrenérgicos $\alpha_2$
**(C)** Activa los receptores adrenérgicos $\beta_1$
**(D)** Activa los receptores adrenérgicos $\beta_2$

**11.** Una mujer de 23 años de edad se presenta en la sala de urgencias con hipertensión, ansiedad y palpitaciones. La exploración física revela que las concentraciones de la hormona estimulante de la tiroides son normales, pero hay aumento de las catecolaminas urinarias. La tomografía computarizada revela un feocromocitoma unilateral y la paciente es derivada con un cirujano endocrino. ¿Cuál de los siguientes medicamentos debe emplear el cirujano antes de extirpar la lesión?

**(A)** Dopamina
**(B)** Isoproterenol
**(C)** Pancuronio
**(D)** Fenoxibenzamina
**(E)** Seudoefedrina

**12.** Un hombre de 45 años de edad ingresa en el hospital para el tratamiento de un infarto agudo de miocardio. Tiene antecedentes de hipertensión, hipercolesterolemia y asma. Poco después de la administración de un fármaco nuevo, el paciente refiere disnea. La exploración revela incremento de la obstrucción bronquial y de la reactividad de las vías respiratorias. Además, el neumólogo nota resistencia a los efectos del albuterol inhalado. ¿Cuál de los siguientes medicamentos pudo haber causado los síntomas en este paciente?

**(A)** Amlodipino
**(B)** Clopidogrel
**(C)** Diltiazem
**(D)** Nitroglicerina
**(E)** Propranolol

**13.** Una mujer de 63 años de edad ingresa en el hospital para el tratamiento de una exacerbación de insuficiencia cardíaca congestiva. Se inicia tratamiento farmacológico apropiado que incluye un diurético. Tres días después, la paciente refiere hipoacusia y una sensación de plenitud en sus oídos. Al médico le inquieta que esté relacionado con un efecto adverso del fármaco. ¿Cuál es el mecanismo de acción del diurético para explicar la sintomatología de esta paciente?

**(A)** Bloqueo del receptor de mineralocorticoides en el túbulo

**(B)** Aumento del cAMP con el objetivo de incrementar la permeabilidad al agua en el túbulo renal

**(C)** Incremento de la osmolaridad del filtrado glomerular para bloquear la reabsorción tubular de agua

**(D)** Inhibición de la actividad de $Na^+/K^+/2Cl^-$ en la rama ascendente gruesa del asa de Henle

**(E)** Inhibición de la anhidrasa carbónica para amortiguar la reabsorción de $NaHCO_3$ en el túbulo contorneado proximal

**14.** Un hombre de 52 años de edad ingresa en la unidad de cuidados intensivos con edema pulmonar agudo. Tiene antecedentes de alergia grave a las "sulfas", la cual al presentarse le causa urticaria y disnea. ¿Cuál de los siguientes diuréticos sería mejor para controlar los síntomas del paciente?

**(A)** Acetazolamida

**(B)** Ácido etacrínico

**(C)** Furosemida

**(D)** Hidroclorotiazida

**(E)** Indapamida

**15.** Un hombre de 36 años de edad ingresa en el hospital para la extirpación de un tumor cerca de la glándula hipófisis. Unos días después, el paciente se presenta en la sala de urgencias con poliuria, nicturia y polidipsia. Después de la evaluación se le diagnostica diabetes insípida central y se le inicia con desmopresina. ¿Cuál es el mecanismo de acción de este fármaco?

**(A)** Aumenta la permeabilidad al $Na^+$ del conducto colector

**(B)** Inserta acuaporinas en la membrana plasmática de las células del conducto colector

**(C)** Incrementa la difusión del sodio

**(D)** Reduce las concentraciones de la hormona antidiurética

**(E)** Disminuye la producción de prostaglandinas

**16.** Un hombre de 45 años de edad con tabaquismo positivo de 60 cajetillas/año acude con el médico por pérdida de apetito, náuseas, vómitos y debilidad muscular. La tomografía de tórax revela ganglios linfáticos hiliares agrandados y una masa sospechosa en la región hiliar izquierda. Se sospecha cáncer de pulmón. Además, los resultados de laboratorio revelan disminución del sodio. El paciente es diagnosticado con el síndrome de secreción inadecuada de hormona antidiurética debida a cáncer de pulmón. ¿Qué medicamento podría ayudar a controlar los síntomas?

**(A)** Alopurinol

**(B)** Acetazolamida

**(C)** Clofibrato

**(D)** Conivaptán

**(E)** Furosemida

**17.** Un hombre de 62 años de edad se presenta con su médico de atención primaria por dolor en el dedo gordo del pie derecho. Se inicia tratamiento para inhibir la xantina-oxidasa y la producción de ácido úrico. ¿Cuál es un efecto adverso más frecuente de este fármaco?

**(A)** Reacción de infusión

**(B)** Ototoxicidad

**(C)** Fotosensibilidad

**(D)** Insuficiencia renal

**(E)** Erupción cutánea

**18.** Una mujer de 54 años de edad inicia un nuevo fármaco para el tratamiento de la fibrilación auricular paroxística. La paciente comenta al cardiólogo su preocupación por los posibles efectos adversos, ya que anteriormente tomó este fármaco para el tratamiento de la malaria. ¿Cuál es un efecto adverso potencialmente grave del fármaco prescrito?

**(A)** Quininismo

**(B)** Epilepsia

**(C)** Síndrome similar al lupus

**(D)** Fibrosis pulmonar

**(E)** Síndrome de Stevens-Johnson

**19.** Un hombre de 71 años de edad se presenta en la sala de urgencias con dolor de tórax y entumecimiento del brazo izquierdo. El electrocardiograma revela un infarto de miocardio sin elevación del segmento ST. Se inicia tratamiento farmacológico que incluye metoprolol. ¿Cómo ayuda este fármaco en el tratamiento del infarto de miocardio?

**(A)** Activación del sistema simpático

**(B)** Vasodilatación arteriolar

**(C)** Aumento de la frecuencia cardíaca

**(D)** Prolongación de la conducción auriculoventricular

**(E)** Promoción del automatismo

**20.** Un hombre de 32 años de edad se presenta con su médico de atención primaria refiriendo palpitaciones leves. También comenta que experimentó dos episodios de desmayo en el último mes. Después de una evaluación adicional, el paciente es diagnosticado con el síndrome de Wolff-Parkinson-White. Dos días después se presenta en urgencias con molestias en el pecho y palpitaciones fuertes. Un electrocardiograma muestra taquicardia supraventricular paroxística. ¿Qué fármaco debe administrarse para restaurar el ritmo sinusal?

**(A)** Adenosina
**(B)** Amiodarona
**(C)** Atropina
**(D)** Digoxina
**(E)** Lidocaína

**21.** Una mujer de 67 años de edad se presenta con su médico de atención primaria para revisión anual. Su historial médico muestra antecedentes importantes de hiperlipidemia primaria, para la cual toma pravastatina. Dado que la cantidad de LDL todavía está por encima del rango objetivo, el médico agrega un fármaco que se une a la proteína Niemann-Pick C1-L1 y la inhibe. ¿Dónde está el sitio principal de acción de este fármaco?

**(A)** Adipocitos
**(B)** Condrocitos
**(C)** Hepatocitos
**(D)** Células epiteliales intestinales
**(E)** Macrófagos

**22.** Una mujer de 37 años de edad acude a su médico de atención primaria refiriendo dificultad para dormir. Comenta que las recomendaciones de higiene del sueño no le han resultado. ¿Cuál de los siguientes medicamentos puede ayudar a controlar su insomnio?

**(A)** Buspirona
**(B)** Clordiazepóxido
**(C)** Flumazenil
**(D)** Secobarbital
**(E)** Zolpidem

**23.** Un hombre de 42 años de edad se presenta con su médico de atención primaria refiriendo incapacidad para relajarse y dejar de lado sus preocupaciones. Su esposa comenta que él siempre está ansioso e imagina los peores escenarios posibles. Después de la exploración, el paciente es diagnosticado con trastorno de ansiedad generalizada. Al hablar sobre el tratamiento adecuado, el paciente manifiesta preocupación sobre los efectos de sedación y disfunción cognitiva de los fármacos, dado que es conductor de camiones. ¿Cuál de los siguientes fármacos puede ser más apropiado para ayudar a controlar los síntomas de este paciente?

**(A)** Alprazolam
**(B)** Buspirona
**(C)** Tiopental
**(D)** Trazodona
**(E)** Triazolam

**24.** Un hombre de 57 años de edad acude a su neurólogo refiriendo un ligero temblor. Le preocupan sus antecedentes familiares de enfermedad de Parkinson. En la exploración, el neurólogo observa un ligero temblor de rodamiento de píldora y sutiles anomalías en la marcha. Prescribe al paciente una combinación de levodopa y carbidopa. ¿Cuál es el mecanismo de acción de la carbidopa que puede auxiliar en el tratamiento de este paciente?

**(A)** Acción agonista de los receptores de dopamina
**(B)** Inhibición de la catecol-*O*-metiltransferasa
**(C)** Inhibición del metabolismo de la levodopa fuera del sistema nervioso central
**(D)** Inhibición de la monoamino-oxidasa
**(E)** Restauración de las concentraciones de dopamina en la sustancia negra

**25.** Un hombre de 57 años de edad con antecedentes de enfermedad de Parkinson asiste al neurólogo por agravamiento de sus síntomas. Durante la exploración se observa fuerte bradicinesia y notoria marcha con arrastre. Con la intención de evitar un mayor deterioro, el neurólogo prescribe un inhibidor de la catecol-*O*-metiltransferasa, además de levodopa y carbidopa. ¿Cuál de los siguientes fármacos se agregó?

**(A)** Amantadina
**(B)** Benzatropina
**(C)** Entacapona
**(D)** Ropinirol
**(E)** Selegilina

**26.** Una mujer de 82 años de edad acude a su médico de atención primaria acompañada de su hija, quien está preocupada por el estado de la memoria de su madre. Ella comenta que su madre está más irritable y apática con relación a sus actividades habituales. La evaluación revela que la paciente tiene deterioro cognitivo. ¿Cuál de los siguientes fármacos puede ayudar a controlar la sintomatología?

**(A)** Felbamato
**(B)** Memantina
**(C)** Metohexital
**(D)** Pramipexol
**(E)** Tolcapona

**27.** Una mujer de 43 años de edad se presenta con su médico de atención primaria para revisión anual. Tiene antecedentes de alcoholismo. Además de tener que asistir a reuniones de Alcohólicos Anónimos, se le prescribe un fármaco que le causa enrojecimiento facial, náuseas, vómitos y mareos después de consumir alcohol. ¿Cuál es el mecanismo de acción de dicho fármaco?

**(A)** Inhibe la alcohol-deshidrogenasa
**(B)** Inhibe la aldehído-deshidrogenasa
**(C)** Estimula los receptores de $GABA_A$
**(D)** Estimula los receptores de NMDA

**28.** Un joven de 16 años de edad es derivado a psiquiatría para tratamiento del trastorno por déficit de atención con hiperactividad (TDAH). El paciente tiene antecedentes de abuso de heroína durante el año anterior. ¿Cuál de los siguientes fármacos puede ser más apropiado para ayudar a controlar el TDAH?

**(A)** Atomoxetina
**(B)** Cafeína
**(C)** Dextroanfetamina
**(D)** Metilfenidato
**(E)** Modafinilo

**29.** Los amigos de un hombre de 22 años de edad lo llevan a la sala de urgencias después de que salta desde lo alto de su casa y afirma estar recibiendo señales de un dispositivo electrónico implantado en su cerebro. Durante la exploración, el paciente presenta un discurso desorganizado con descarrilamiento frecuente e incoherencia. La evaluación revela que los síntomas del paciente no se deben al abuso de drogas. Los amigos del paciente también afirman que ha experimentado síntomas similares por intervalos durante los últimos 6 meses. ¿Cuál de los siguientes fármacos puede ayudar a controlar el cuadro?

**(A)** Donepezilo
**(B)** Imipramina
**(C)** Fenobarbital
**(D)** Quetiapina
**(E)** Trazodona

**30.** Una mujer de 24 años de edad ingresa en el hospital con alucinaciones y agitación. Se le administra haloperidol para tratar un episodio agudo de esquizofrenia. Aproximadamente 12 h después de la administración del fármaco, la paciente comienza a experimentar contracciones en su cuello, lo que hace que lo doble hacia su lado izquierdo. Además, el médico observa una desviación de sus ojos hacia arriba. ¿Cuál de los siguientes fármacos puede ayudar a controlar estos síntomas?

**(A)** Benzatropina
**(B)** Bromocriptina
**(C)** Dantroleno
**(D)** Flufenazina
**(E)** Prolactina

**31.** Una mujer de 31 años de edad inicia un nuevo fármaco para el tratamiento de la esquizofrenia. Tres semanas después se presenta en la sala de urgencias con fiebre alta y escalofríos. Su hemograma completo muestra un recuento absoluto de neutrófilos de $300/mm^3$ (rango normal: $1500\text{-}8\,000/mm^3$). Su hemocultivo es positivo para bacterias gramnegativas. ¿Cuál de los siguientes fármacos probablemente dio lugar a este cuadro en la paciente?

**(A)** Aripiprazol
**(B)** Clozapina
**(C)** Haloperidol
**(D)** Risperidona
**(E)** Ziprasidona

**32.** Un hombre de 33 años de edad se presenta con su neurólogo por ginecomastia. Comenzó a notar los cambios aproximadamente 2-3 semanas después de iniciar un nuevo fármaco aparte del litio que se le administra para el tratamiento de trastorno bipolar. Al médico le inquieta que esté relacionado con un efecto adverso del nuevo tratamiento. ¿Cuál es el mecanismo de acción del fármaco prescrito recientemente?

**(A)** Agonista de dopamina ($D_2$)
**(B)** Antagonista de histamina ($H_1$)
**(C)** Antagonista muscarínico ($M_2$)
**(D)** Agonista de noradrenalina ($\beta_1$)
**(E)** Antagonista de serotonina ($5\text{-}HT_2$)

**33.** Un niño de 7 años de edad es derivado con el neurólogo después de que su maestro comentara que ocasionalmente tiene la mirada ausente y chasquea los labios durante la clase. En su cita, el niño tiene un episodio durante un electroencefalograma (EEG), en el que se observan puntas y ondas de 3 por segundo. ¿Qué medicamento puede ser más apropiado para controlar esta afección?

**(A)** Carbamazepina
**(B)** Etosuximida
**(C)** Lorazepam
**(D)** Fenitoína
**(E)** Prednisona

**34.** Una mujer de 44 años de edad inicia un nuevo fármaco para el control de convulsiones tónico-clónicas generalizadas. Varias semanas después, la paciente se presenta con su dentista refiriendo sangrado de encías. En la exploración, el dentista nota un agrandamiento gingival en la mucosa gingival labial y entre sus dientes. Se atribuye el problema a una mala higiene bucal en combinación con un efecto adverso de uno de sus fármacos. ¿Cuál de los siguientes fármacos probablemente dio lugar a esta presentación de la paciente?

**(A)** Carbamazepina
**(B)** Clonazepam
**(C)** Etosuximida
**(D)** Fenitoína
**(E)** Ácido valproico

**35.** Una mujer de 43 años de edad inicia con ácido valproico para el tratamiento de epilepsia de ausencia sin convulsiones motoras. Después de leer la caja del fármaco, le preocupan los posibles efectos adversos y comenta con su neurólogo sobre los parámetros específicos de seguimiento. ¿Cuál de los siguientes valores de laboratorio debe vigilarse en sus citas de seguimiento?

**(A)** Alanina-aminotransferasa
**(B)** Creatina-cinasa
**(C)** Creatinina
**(D)** Hormona estimulante de la tiroides
**(E)** Ácido úrico

**36.** Una mujer de 61 años de edad se presenta con su endocrinólogo para el tratamiento de su diabetes mellitus tipo 2. Durante su cita, refiere sensación de ardor y hormigueo en ambos pies. Sus síntomas son peores por la noche. ¿Cuál de los siguientes fármacos puede ser más apropiado para ayudar a controlar sus síntomas?

**(A)** Acetazolamida
**(B)** Clonidina
**(C)** Lamotrigina
**(D)** Pregabalina
**(E)** Sertralina

**37.** Un niño de 5 años de edad es encontrado con un frasco de ácido acetilsalicílico vacío y es llevado a la sala de urgencias en ambulancia. En la exploración, el niño está hiperpneico y letárgico. Se inicia el tratamiento adecuado y se realizan análisis de laboratorio, incluyendo una gasometría arterial. ¿Qué patrón es más probable que indiquen los valores de la gasometría arterial?

**(A)** Alteración mixta de acidosis y alcalosis metabólicas
**(B)** Alteración mixta de alcalosis metabólica y alcalosis respiratoria
**(C)** Alteración mixta de acidosis respiratoria y metabólica
**(D)** Alteración mixta de acidosis respiratoria y alcalosis metabólica
**(E)** Alteración mixta de alcalosis respiratoria y acidosis metabólica

**38.** Un hombre de 62 años de edad se presenta en el hospital para su próximo ciclo de quimioterapia como tratamiento de cáncer colorrectal metastásico. Ocho horas después de la terapia, el paciente experimenta diarrea significativa asociada con rinitis, diaforesis y calambres abdominales. Su oncólogo le receta atropina para controlar estos síntomas. ¿Cuál es el mecanismo de acción del fármaco antineoplásico que se le administró?

**(A)** Entrecruzamiento de cadenas de ADN
**(B)** Incorporación al ARN para reemplazar el uracilo
**(C)** Inhibición de la tirosina-cinasa BCR-ABL
**(D)** Inhibición de la dihidrofolato-reductasa
**(E)** Inhibición de la topoisomerasa I

**39.** Una mujer de 21 años de edad acude al gastroenterólogo refiriendo calambres abdominales, dolor y heces con sangre. La colonoscopia es positiva para ulceraciones locales adyacentes a áreas de mucosa de aspecto normal. La biopsia intestinal es positiva para úlceras locales e inflamación. ¿Cuál de los siguientes fármacos puede ayudar a controlar el cuadro?

**(A)** Bevacizumab
**(B)** Infliximab
**(C)** Ipilimumab
**(D)** Rituximab
**(E)** Vemurafenib

**40.** Una mujer de 59 años de edad se dirige a su médico de atención primaria refiriendo dolor intenso, enrojecimiento e hinchazón en el dedo gordo del pie derecho. El análisis de sangre revela concentraciones elevadas de ácido úrico. ¿Cuál de los siguientes fármacos puede ser más apropiado para controlar los síntomas de esta paciente?

**(A)** Alopurinol
**(B)** Celecoxib
**(C)** Colchicina
**(D)** Probenecid
**(E)** Sulfinpirazona

**41.** Un hombre de 32 años de edad ingresó en un hospital para trasplante de riñón. Se inicia un nuevo fármaco para evitar el rechazo. El médico le advierte sobre los posibles efectos adversos, que incluyen hipertensión, temblor y cefalea si la concentración es demasiado alta. ¿Cuál es el mecanismo de acción del fármaco para prevenir el rechazo?

**(A)** Disminuye la actividad de la calcineurina
**(B)** Inhibe mTOR, que a su vez retrasa la transición $G_1$-S
**(C)** Inhibe la proliferación de promielocitos
**(D)** Inhibe el transporte al núcleo del factor de transcripción NF-AT
**(E)** Estimula la apoptosis de ciertos linajes linfoides

**42.** Un hombre de 32 años de edad se presenta en el hospital para su primer ciclo de quimioterapia. El paciente recibe un régimen combinado para el tratamiento de su leucemia linfoblástica aguda. Aproximadamente 24 h después de la administración, el paciente experimenta urgencia urinaria, así como hematuria macroscópica con coágulos. ¿Cuál de los siguientes fármacos pudo haber causado los síntomas de este paciente?

**(A)** Azatioprina
**(B)** Busulfano
**(C)** Ciclofosfamida
**(D)** Fluorouracilo
**(E)** Metotrexato

**43.** Una mujer de 68 años de edad es llevada a la sala de urgencias en ambulancia después de que comienza a arrastrar el habla durante una conversación con su esposo. La paciente también refiere debilidad del lado derecho y pérdida de la visión. Después de una evaluación adicional, se le diagnostica ictus isquémico agudo y se administra alteplasa. ¿Mediante qué mecanismo este fármaco restablece el flujo sanguíneo y reduce la discapacidad relacionada con el ictus?

**(A)** Activa el plasminógeno unido a fibrina
**(B)** Bloquea GPIIa/IIIb
**(C)** El deterioro inhibe la polimerización de fibrina
**(D)** Aumenta la actividad antitrombina
**(E)** Inhibe la agregación plaquetaria

**44.** Un niño de 10 años de edad con diagnóstico de talasemia β dependiente de transfusiones es llevado con el hematólogo para una cita de seguimiento. El médico está preocupado por las complicaciones debidas a la sobrecarga de hierro, incluyendo el daño al corazón y al hígado. ¿Cuál de los siguientes fármacos puede usarse para prevenir la sobrecarga crónica de hierro en este paciente?

**(A)** Carbón vegetal
**(B)** Deferoxamina
**(C)** Plasma fresco congelado
**(D)** Protamina
**(E)** Vitamina K

**45.** Una mujer de 43 años de edad se presenta en el hospital para el segundo ciclo de quimioterapia durante el tratamiento de su cáncer cervicouterino metastásico. La paciente recibe un régimen altamente emético que incluye cisplatino y bevacizumab. ¿Cuál de los siguientes fármacos puede disminuir las náuseas y los vómitos asociados con la quimioterapia?

**(A)** Diazepam
**(B)** Furosemida
**(C)** Ondansetrón
**(D)** Fentermina
**(E)** Escopolamina

**46.** Una mujer de 33 años de edad con artritis reumatoide grave se presenta con su reumatólogo para una cita de seguimiento. Al médico le inquieta el alto riesgo de úlceras gástricas debido al uso frecuente de naproxeno para aliviar el dolor. Le receta a la paciente un nuevo fármaco para ayudar a prevenir la aparición de úlceras gástricas. Debido a sus propiedades abortivas, se requiere que la paciente use métodos anticonceptivos apropiados y que tenga dos pruebas de embarazo negativas en suero antes de surtir la receta. ¿Cuál de los siguientes fármacos fue prescrito?

**(A)** Metronidazol
**(B)** Misoprostol
**(C)** Omeprazol
**(D)** Ranitidina
**(E)** Sucralfato

**47.** Una mujer de 67 años de edad está hospitalizada para tratamiento de sangrado gastrointestinal. La endoscopia superior es positiva para úlceras duodenales benignas y se inicia un tratamiento antisecretor. Una semana después del ingreso al hospital desarrolla diarrea positiva para *Clostridium difficile*. ¿Cuál es el mecanismo de acción del fármaco antisecretor que incrementó su riesgo de adquirir esta infección?

**(A)** Bloquea la bomba $H^+/K^+$-ATP en la célula parietal
**(B)** Forma un gel viscoso que protege la superficie del estómago
**(C)** Inhibe los receptores de histamina ($H_2$) para suprimir la secreción de ácido gástrico
**(D)** Reacciona con el ácido clorhídrico gástrico para formar sal y agua
**(E)** Reemplaza a las prostaglandinas que poseen efectos protectores de la mucosa

**48.** Un hombre de 56 años de edad ingresó en un hospital en estado de confusión. Tiene antecedentes de hepatitis crónica y al médico le inquieta una posible encefalopatía hepática. Además, el paciente tiene antecedentes de estreñimiento crónico. Se le inicia un fármaco que puede ayudar a controlar ambas afecciones. ¿Cuál de los siguientes fármacos fue recetado?

**(A)** Bisacodilo
**(B)** Docusato
**(C)** Lactulosa
**(D)** Aceite mineral
**(E)** Polietilenglicol

**49.** Una mujer de 35 años de edad se presenta con su gastroenterólogo para el tratamiento de su síndrome del intestino irritable. Ella refiere dolor abdominal y calambres. Su médico le receta un nuevo fármaco para ayudar a controlar los espasmos intestinales. Los efectos adversos de este incluyen xerostomía y xeroftalmía. ¿Cuál de los siguientes fármacos fue recetado?

**(A)** Alosetrón
**(B)** Diciclomina
**(C)** Difenoxilato y atropina
**(D)** Loperamida
**(E)** Lubiprostona

**50.** Un hombre de 23 años de edad con antecedentes de cáncer testicular acudió con su oncólogo refiriendo diarrea después de su último ciclo de quimioterapia. El médico le inicia difenoxilato y atropina para ayudar a controlar sus síntomas. ¿Sobre cuál de los siguientes receptores actúa este fármaco para inhibir el peristaltismo en el intestino?

**(A)** Serotoninérgicos 5-$HT_3$
**(B)** Adrenérgico $\alpha_1$
**(C)** Dopaminérgico $D_2$
**(D)** Histamina $H_1$
**(E)** Opiáceo $\mu$

**51.** Una mujer de 35 años de edad se presenta con su reumatóloga para un ajuste de tratamiento de la artritis reumatoide. Se inicia con un fármaco que funciona como antagonista en el receptor de interleucina 1 (IL-1). ¿Cuál de los siguientes fármacos modificadores de la enfermedad fue recetado?

**(A)** Abatacept
**(B)** Anakinra
**(C)** Etanercept
**(D)** Infliximab
**(E)** Tocilizumab

**52.** Un hombre de 59 años de edad se presenta en la sala de urgencias con náuseas, vómitos y temblor. El electrocardiograma muestra taquicardia sinusal. Las pruebas de laboratorio revelan que las concentraciones de un fármaco que utiliza para el asma están por encima del rango terapéutico. ¿Cuál es el mecanismo de acción del fármaco que causó este cuadro en el paciente?

**(A)** Inhibición de la 5-lipooxigenasa
**(B)** Agonista $\beta_2$
**(C)** Antagonista del receptor de leucotrienos
**(D)** Estabilizador de mastocitos
**(E)** Inhibidor de la fosfodiesterasa

**53.** Una mujer de 41 años de edad se presenta con su médico familiar refiriendo sed excesiva y poliuria. Comenta que la orina es inodora e incolora. El médico atribuye sus síntomas a un efecto tóxico de uno de los fármacos que toma para el tratamiento del trastorno bipolar. ¿Cuál de los siguientes fármacos puede ayudar a controlar estos síntomas?

**(A)** Lamotrigina
**(B)** Litio
**(C)** Risperidona
**(D)** Quetiapina
**(E)** Ácido valproico

**54.** Una mujer de 56 años de edad se presenta con su médico refiriendo fatiga y aumento de peso. Las pruebas de laboratorio muestran una concentración aumentada de la hormona estimulante de la tiroides (TSH) y disminuida de la tiroxina ($T_4$) libre en suero. ¿Cuál de los siguientes fármacos puede ayudar a controlar el problema?

**(A)** Estrógenos
**(B)** Levotiroxina
**(C)** Metimazol
**(D)** Prednisona
**(E)** Propranolol

**55.** Una mujer de 32 años de edad acude con su cardiólogo para el tratamiento de la hipertensión. Durante su cita refiere fiebre frecuente, exantema, mialgias y artralgias. Los laboratorios son positivos para anticuerpos antinucleares y anticuerpos antihistona. El médico cree que sus síntomas se deben a un efecto adverso de sus fármacos para la presión arterial. ¿Cuál de los siguientes fármacos pudo haber causado los síntomas de esta paciente?

**(A)** Amlodipino
**(B)** Carvedilol
**(C)** Diltiazem
**(D)** Hidralazina
**(E)** Lisinopril

**56.** Un hombre de 41 años de edad es hospitalizado para el tratamiento de una bacteriemia por *Staphylococcus aureus*. Durante la infusión, el fármaco se administra demasiado rápido y el paciente desarrolla una reacción de infusión idiopática con enrojecimiento de la parte superior del cuerpo. ¿Cuál es el mecanismo de acción del fármaco administrado?

**(A)** Incorporación de aminoácidos incorrectos en el péptido
**(B)** Inhibición de la dihidrofolato-reductasa
**(C)** Inhibición de la ADN-girasa
**(D)** Inhibición de la transglucosilación
**(E)** Interferencia con el complejo de iniciación de la formación de péptidos

**57.** Una mujer de 30 años de edad ingresa en el hospital después de desarrollar fiebre y escalofríos durante su tratamiento de quimioterapia para linfoma de Hodgkin. Comenzó con un antibiótico empírico de amplio espectro para el tratamiento de la neutropenia febril. El antibiótico es un análogo estructural del sustrato natural D-Ala-D-Ala y tiene el potencial de causar efectos en el sistema nervioso central, incluyendo convulsiones. ¿Cuál de los siguientes fármacos debe coadministrarse para prevenir el metabolismo renal?

**(A)** Ácido clavulánico
**(B)** Cilastatina
**(C)** Cicloserina
**(D)** Probenecid
**(E)** Sulbactam

**58.** Un joven de 17 años de edad acude al hospital refiriendo dolor en el cuadrante inferior derecho con defensa y rebote. Una TC revela apendicitis aguda y se programa para cirugía laparoscópica. ¿Cuál de los siguientes fármacos sería apropiado para administrar profilácticamente previo a la cirugía?

**(A)** Aztreonam
**(B)** Cefazolina
**(C)** Cefoxitina
**(D)** Ceftriaxona
**(E)** Oxacilina

**59.** Una mujer embarazada de 23 años de edad se presenta con su obstetra refiriendo dolor suprapúbico, disuria y polaquiuria. El urocultivo es positivo para *Pseudomonas*. La paciente presentó una alergia grave a la amoxicilina, en la que experimentó una reacción anafiláctica que requirió hospitalización. ¿Cuál de los siguientes fármacos puede ser más apropiado para ayudar a controlar su infección de vías urinarias?

**(A)** Aztreonam
**(B)** Cefoxitina
**(C)** Daptomicina
**(D)** Imipenem
**(E)** Piperacilina

**60.** Un hombre de 37 años de edad inicia con un antibiótico intravenoso con buena cobertura anaeróbica para el tratamiento de una infección intraabdominal. El paciente es enviado a casa con una dosis oral del mismo antibiótico. Dos días después se presenta en la sala de urgencias con síntomas de náuseas, vómitos y enrojecimiento después de beber una cerveza. ¿Cuál es el mecanismo de acción del fármaco prescrito?

**(A)** Incorporación de los aminoácidos incorrectos en el péptido
**(B)** Inhibición de la dihidrofolato-reductasa
**(C)** Inhibición de la ADN-girasa
**(D)** Interacción de radicales libres con ADN intracelular
**(E)** Interferencia con el complejo de iniciación de la formación de péptidos

**61.** Un hombre de 24 años de edad ingresa en el hospital para el tratamiento de una meningitis multirresistente a fármacos. El paciente comienza con ceftriaxona y cloranfenicol. Al médico le inquieta el efecto adverso potencialmente peligroso del cloranfenicol, que requiere una estrecha vigilancia. ¿Cuál de los siguientes efectos adversos puede presentarse con este fármaco?

**(A)** Supresión de la médula ósea
**(B)** Lupus inducido por medicamentos
**(C)** Hepatotoxicidad
**(D)** Nefrotoxicidad
**(E)** Ototoxicidad

**62.** Un hombre de 32 años de edad con VIH se presenta en el hospital refiriendo tos seca y persistente durante varios días y fiebre leve con fatiga. Una evaluación adicional orienta a un diagnóstico de neumonía debida al complejo *Mycobacterium avium*. ¿Cuál de los siguientes antibióticos sería más eficaz para tratar la afección de este paciente?

**(A)** Amoxicilina
**(B)** Azitromicina
**(C)** Ceftriaxona
**(D)** Cloranfenicol
**(E)** Vancomicina

**63.** Una mujer de 23 años de edad se presenta con su ginecóloga refiriendo mal olor vaginal y ardor al orinar. Comenzó con clindamicina como tratamiento empírico para la vaginosis bacteriana. ¿Cuál de los siguientes efectos adversos probablemente experimentará la paciente con este fármaco?

**(A)** Hematomas
**(B)** Diarrea
**(C)** Dificultad auditiva
**(D)** Vértigo
**(E)** Dolor de tendón

**64.** Una mujer de 18 años de edad con antecedente de deficiencia de glucosa-6-fosfato-deshidrogenasa se encuentra en Somalia para su servicio activo en el ejército. Durante su turno, desarrolla fiebre cíclica, malestar general y debilidad. Un frotis de sangre muestra organismos palúdicos dentro de los eritrocitos. ¿Qué antipalúdico puede exacerbar la hemólisis, dada su deficiencia enzimática?

**(A)** Cloroquina
**(B)** Doxiciclina
**(C)** Primaquina
**(D)** Pirimetamina
**(E)** Sulfasalazina

**65.** Una mujer de 54 años de edad se presenta en la sala de urgencias con diarrea intensa. Tres semanas antes la paciente refirió ante el médico edema, calor y dolor en su pie izquierdo, en el que le diagnosticaron celulitis y la enviaron a su casa con un tratamiento antibiótico de 10 días. Se sospecha *Clostridium difficile*. ¿Cuál es un tratamiento de primera línea apropiado para esta afección?

**(A)** Ciprofloxacino
**(B)** Clindamicina
**(C)** Metronidazol
**(D)** Neomicina
**(E)** Sulfadiazina de plata

**66.** Una mujer de 37 años de edad ingresa en el hospital para tratamiento de sarcoma de tejidos blandos. Durante su estadía en el hospital, la oncóloga prescribe radioterapia y quimioterapia con ciclofosamida en dosis altas. ¿Qué fármaco debe administrarse junto con su tratamiento?

**(A)** Alopurinol
**(B)** Amifostina
**(C)** Cilastatina
**(D)** Leucovorina
**(E)** Mesna

**67.** Una mujer de 54 años de edad ingresa en el hospital para tratamiento de cáncer de mama. Se le administra un régimen de dosis altas que es particularmente mielosupresor. ¿Cuál de los siguientes fármacos se puede administrar para disminuir la duración de la neutropenia grave?

**(A)** Amifostina
**(B)** Epoetina α
**(C)** Filgrastim
**(D)** Interferón α-2b
**(E)** Oprelvekina

**68.** Una mujer de 65 años de edad se presenta con su médico refiriendo una pequeña masa en su mama derecha. La exploración orientó al diagnóstico de cáncer de mama y la paciente fue derivada a oncología para recibir tratamiento. La semana posterior se le inicia tratamiento con trastuzumab. ¿Cuál es el mecanismo de acción de este fármaco?

**(A)** Bloquea la transcripción de genes mediada por estrógenos
**(B)** Inhibe las células de proliferación que expresan BCR-ABL
**(C)** Inhibe la proliferación de células que sobreexpresan la proteína HER-2
**(D)** Reduce las concentraciones circulantes del factor de necrosis tumoral
**(E)** Su diana son las células positivas para el factor de crecimiento endotelial vascular

**69.** Un hombre de 34 años de edad llega a sala de urgencias con debilidad, fatiga y sangrado gingival. Su hemograma completo muestra pancitopenia. Después de la evaluación, el paciente es diagnosticado con leucemia promielocítica aguda y comienza el tratamiento de inmediato. ¿Cuál de los siguientes fármacos debe administrarse?

**(A)** Cisplatino
**(B)** Fluorouracilo
**(C)** Lomustina
**(D)** Tretinoína
**(E)** Estreptozocina

**70.** Un hombre de 56 años de edad acude con su oncólogo para una cita de seguimiento. Los estudios cromosómicos indican una translocación (9:22), el cromosoma Filadelfia, que confirma el diagnóstico de leucemia mielocítica crónica. ¿Cuál de los siguientes fármacos es probable que se utilice para su tratamiento?

**(A)** Amifostina
**(B)** Anastrozol
**(C)** Gefitinib
**(D)** Imatinib
**(E)** Rituximab

**71.** Un hombre de 52 años de edad es diagnosticado con cáncer avanzado de vejiga. Comienza con quimioterapia de dosis alta cada 4 semanas. Después de su segundo ciclo, el paciente refiere dificultad auditiva. Además, sus estudios de laboratorio revelan una creatinina sérica aumentada. Al médico le inquieta que estos síntomas se deban a la quimioterapia. ¿Cuál de las siguientes opciones describe mejor el mecanismo de acción del fármaco que causó estos síntomas?

**(A)** Entrecruzamiento de ADN bicatenario
**(B)** Interferencia con la actividad de topoisomerasa II
**(C)** Inhibición de la dihidrofolato-reductasa
**(D)** Inhibición de la polimerización de los microtúbulos
**(E)** Inhibición de la timidilato-sintetasa

**72.** Una mujer de 63 años de edad desarrolla cáncer de colon metastásico. La muestra de biopsia recuperada de una colonoscopia reciente demuestra que el tumor sobreexpresa el receptor del factor de crecimiento epidérmico (EGFR). ¿Cuál de los siguientes fármacos se debe agregar al tratamiento de la paciente?

**(A)** Cetuximab
**(B)** Imatinib
**(C)** Rituximab
**(D)** Trastuzumab
**(E)** Vemurafenib

**73.** Una joven de 17 años de edad ingresa en el hospital con náuseas, vómitos, dolor abdominal y confusión. Sus padres la encontraron 1 h antes con un frasco de paracetamol vacío. ¿Cuál de los siguientes medicamentos debe usarse para el tratamiento?

**(A)** Diazepam
**(B)** Jarabe de ipecacuana
**(C)** *N*-acetilcisteína
**(D)** Sorbitol
**(E)** Trientina

**74.** Un hombre de 25 años de edad recibe un fármaco que reactiva la colinesterasa después de estar expuesto a pesticidas organofosfatos. ¿Cuál de los siguientes fármacos debe usarse en conjunto con la colinesterasa para el control de los síntomas?

**(A)** Nitrato de amilo
**(B)** Atropina
**(C)** Betanecol
**(D)** Nicotina
**(E)** Paratión

**75.** Un hombre de 73 años de edad se presenta con su médico familiar refiriendo hematuria.

Tiene antecedentes de trombosis venosa profunda tratada con un anticoagulante oral. Una evaluación adicional revela que ha experimentado sangrado de encías durante los últimos días mientras se cepilla los dientes. El análisis de sangre muestra un INR de 6.4 (rango normal: 2-3). ¿Cuál de los siguientes fármacos debe administrarse para corregir esta coagulopatía?

**(A)** Ácido aminocaproico
**(B)** Heparina
**(C)** Oprelvekina
**(D)** Vitamina D
**(E)** Vitamina K

**76.** Un hombre de 60 años de edad se presenta con su médico de atención primaria para tratamiento de gota crónica. Hasta hace poco, el paciente era tratado eficazmente con alopurinol, pero más recientemente sufrió una serie de ataques debilitantes. ¿Cuál de los siguientes fármacos sería razonable añadir en el tratamiento de la gota de este paciente?

**(A)** Celecoxib
**(B)** Febuxostat
**(C)** Furosemida
**(D)** Indometacina
**(E)** Pegloticasa

**77.** Una mujer de 47 años de edad se presenta con su médico de atención primaria refiriendo tos persistente molesta. Aproximadamente 2 meses antes comenzó a tomar un nuevo fármaco para el tratamiento de la hipertensión. Al médico le inquieta que su tos pueda deberse a un efecto adverso de su fármaco. ¿Cuál de los siguientes fármacos puede haber causado los síntomas de esta paciente?

**(A)** Enalapril
**(B)** Furosemida
**(C)** Hidroclorotiazida
**(D)** Metoprolol
**(E)** Nifedipino

**78.** Una mujer de 52 años de edad se presenta con su cardiólogo refiriendo tos seca después de iniciar losartán para tratar su hipertensión. El médico prescribe un fármaco que disminuye la actividad de la renina plasmática e inhibe la conversión de angiotensinógeno en angiotensina I. Además, es menor el riesgo de producir tos. ¿Cuál de los siguientes fármacos fue recetado?

**(A)** Aliskireno
**(B)** Captopril
**(C)** Enalapril
**(D)** Eplerenona
**(E)** Espironolactona

**79.** Un hombre de 44 años de edad acude a una cita para evaluar la hipertensión que actualmente se está tratando en combinación con dos fármacos diuréticos. La exploración física revela que su presión arterial está bien controlada, pero el paciente refiere sensibilidad y depósitos grasos en su área pectoral. ¿Cuál de los siguientes medicamentos probablemente causó este efecto adverso?

**(A)** Amilorida
**(B)** Clortalidona
**(C)** Hidroclorotiazida
**(D)** Indapamida
**(E)** Espironolactona

**80.** Un hombre de 53 años de edad comienza tratamiento con un antagonista de los receptores de mineralocorticoides para manejo de insuficiencia cardíaca después de un infarto de miocardio. Tres días después que inició el nuevo fármaco, el potasio del paciente está elevado. ¿Cuál de los siguientes fármacos es probable que se haya prescrito?

**(A)** Aliskireno
**(B)** Amilorida
**(C)** Enalapril
**(D)** Eplerenona
**(E)** Metolazona

# Respuestas y explicaciones

1. **D** [Capítulo 5, VII G 1]. La carbamazepina es un inductor conocido del sistema citocromo P-450. La mayoría de los anticonceptivos orales son metabolizados por el sistema citocromo P-450; por lo tanto, es probable que las concentraciones terapéuticas originales de anticoncepción oral se redujeran a concentraciones no terapéuticas cuando su metabolismo se incrementó con la adición de la carbamazepina.

2. **E** [Capítulo 11, II F 4]. La rabdomiólisis puede deberse a la descomposición del músculo esquelético, lo que lleva a un aumento de la proteína mioglobina muscular. Los síntomas pueden incluir mialgias y debilidad. Tanto la simvastatina como la daptomicina pueden incrementar el riesgo de rabdomiólisis; por lo tanto, no deben usarse simultáneamente.

3. **D** [Capítulo 1, VII D 4]. Dosis = concentración plasmática deseada de fármaco × volumen de distribución. Una vez que se administra la dosis inicial, la fórmula para la dosis de mantenimiento es la concentración plasmática deseada de fármaco × aclaramiento.

4. **C** [Capítulo 11, X B 2]. La nevirapina es un inhibidor no nucleósido de la transcriptasa inversa. Por definición, los medicamentos que no se unen al sitio activo, como los inhibidores no nucleósidos de la transcriptasa inversa, son antagonistas no competitivos. Funcionan produciendo cambios en el sitio activo para que no pueda unirse a su sustrato nativo. Los agonistas son fármacos que provocan la misma actividad que el sustrato endógeno, mientras que los agonistas parciales solo inducen algunas de las actividades del sustrato endógeno. Los inhibidores competitivos, como los inhibidores nucleósidos de la transcriptasa inversa, pueden ser reversibles o irreversibles.

5. **A** [Capítulo 9, III B 2]. La fenilefrina es un agonista selectivo del receptor adrenérgico $\alpha_1$ que causa vasoconstricción nasal, lo que produce una disminución de las secreciones nasales.

6. **D** [Capítulo 2, III A 3]. La pilocarpina es un agonista muscarínico de acción directa utilizado para el tratamiento del glaucoma agudo de ángulo cerrado, a menudo con un agonista muscarínico de acción indirecta como la fisostigmina. Los inhibidores de la anhidrasa carbónica (p. ej., acetazolamida), los agonistas de los receptores adrenérgicos β e incluso los agonistas de los receptores adrenérgicos $\alpha_2$ se pueden usar para el tratamiento del glaucoma.

7. **E** [Capítulo 2, III B 2]. Es muy probable que este paciente experimente intoxicación por organofosfatos. Los organofosfatos son inhibidores potentes de la colinesterasa que pueden usarse como insecticidas. Los síntomas del paciente se deben a la toxicidad colinérgica, que puede causar diarrea, micción, miosis, bradicardia, broncoespasmo/broncorrea, lagrimeo y salivación (DUMBBELS). El tratamiento incluye intubación y administración de oxígeno. La atropina se administra para competir con la acetilcolina en los receptores muscarínicos, evitando la activación colinérgica. Dado que la atropina no se une a los receptores nicotínicos, es ineficaz en el tratamiento de la disfunción neuromuscular. La pralidoxima (2-PAM) es un fármaco reactivador de la colinesterasa que puede tratar los síntomas muscarínicos y nicotínicos. Debe administrarse antes del "envejecimiento". La deferoxamina se utiliza para la intoxicación por hierro. El dantroleno es útil para la hipertermia maligna. La ciproheptadina se usa para el síndrome de la serotonina. El bicarbonato tiene utilidad para la alcalinización urinaria y para la toxicidad de los bloqueadores de los canales de sodio.

8. **A** [Capítulo 5, VIII C 5]. Lo más probable es que el paciente tenga hipertermia maligna, que se caracteriza por rigidez muscular, hipercapnia y taquicardia sinusal. Cuando se sospecha hipertermia maligna, es frecuente que ya se encuentre presente, aunque en ocasiones se produce más adelante. Esta afección puede presentarse cuando un paciente está expuesto a un anestésico volátil, como el isoflurano. El dantroleno se utiliza para el tratamiento de la hipertermia maligna y actúa inhibiendo la liberación de calcio desde el retículo sarcoplasmático. El fomepizol es el antídoto recomendado cuando hay intoxicación por etilenglicol o metanol. Se usa la *N*-acetilcisteína en la intoxicación por paracetamol. La naloxona se administra después de una sobredosis de opiáceos. La protamina es útil para revertir los efectos de la heparina.

9. **B** [Capítulo 2, V C 2]. La dopamina en ocasiones se usa en el tratamiento de la insuficiencia cardíaca congestiva. Se utiliza para el apoyo inotrópico en la insuficiencia cardíaca avanzada, incluido

el tratamiento a corto plazo de pacientes con disfunción sistólica grave y bajo gasto cardíaco. La dopamina tiene efectos inotrópicos positivos en el corazón y preserva el flujo sanguíneo a los riñones. La epinefrina y el isoproterenol aumentan la contractilidad cardíaca mientras disminuyen la resistencia periférica. El albuterol es un agonista $\beta_2$ utilizado para el tratamiento del asma y la terbutalina es otro agonista $\beta_2$ útil en el asma y para suprimir el trabajo de parto prematuro.

10. **B** [Capítulo 4, I K 2]. La clonidina activa los receptores adrenérgicos $\alpha_2$ presinápticos en el sistema nervioso central para reducir el tono simpático, disminuyendo así la presión arterial. La activación de los receptores adrenérgicos $\alpha_1$ aumenta la presión arterial, lo cual es útil para el tratamiento de la hipotensión. Los agonistas de los receptores adrenérgicos $\beta_1$ se usan principalmente para incrementar la frecuencia cardíaca y la contractilidad. Los agonistas adrenérgicos $\beta_2$ se usan para dilatar las vías respiratorias en el tratamiento del asma.

11. **D** [Capítulo 2, VI A 2]. Un antagonista del receptor adrenérgico $\alpha$ como la fenoxibenzamina está indicado para el tratamiento del feocromocitoma en el estado preoperatorio, así como cuando el tumor no puede extirparse. Los bloqueadores $\beta$, como el isoproterenol, se usan sistémicamente siguiendo el bloqueo $\alpha$ eficaz, para prevenir los efectos cardíacos del exceso de catecolaminas. La seudoefedrina es un agonista de los receptores adrenérgicos $\alpha$, disponible sin receta médica, para aliviar la secreción nasal. Los agonistas de los receptores adrenérgicos o los relajantes musculares no despolarizantes no desempeñan función alguna.

12. **E** [Capítulo 4, I H 2]. El paciente probablemente recibió propranolol, un bloqueador $\beta$ no selectivo. Los bloqueadores $\beta$ se utilizan para el tratamiento de los infartos agudos de miocardio para reducir el tamaño del infarto y la mortalidad temprana. En pacientes con asma, los bloqueadores $\beta$ no selectivos pueden aumentar el riesgo de obstrucción bronquial y reactividad de las vías respiratorias. También pueden ocasionar resistencia a los efectos de los agonistas de los receptores $\beta$ inhalados, como el albuterol. Se prefiere un bloqueador $\beta$ cardioselectivo (mayor afinidad por el receptor $\beta_1$), como metoprolol o atenolol, en el contexto de un infarto agudo de miocardio.

13. **D** [Capítulo 3, I C 2, C 4]. Los diuréticos de asa se usan para el tratamiento del edema asociado con la insuficiencia cardíaca. Inhiben la actividad del simportador $Na^+/K^+/2Cl^-$ en la rama ascendente gruesa del asa de Henle. Un posible efecto adverso de los diuréticos de asa es la ototoxicidad, en la cual los pacientes pueden experimentar dificultad auditiva o sordera. El riesgo aumenta con la administración intravenosa rápida, insuficiencia renal grave, dosis altas y el uso concurrente de otros ototóxicos.

14. **B** [Capítulo 3, I C 4]. Los diuréticos de asa, como la furosemida, son los mejores para las afecciones edematosas, ya que son los más eficaces. Todos los diuréticos de asa, excepto el ácido etacrínico, tienen el potencial para causar alergia a las "sulfas", especialmente en los pacientes con antecedentes de reacción anafiláctica. Por esta razón, el ácido etacrínico debe usarse en los pacientes con antecedentes de alergia grave a las "sulfas".

15. **B** [Capítulo 3, II, A 1, A 2]. El problema principal en la diabetes insípida central es la secreción deficiente de hormona antidiurética (ADH, *antidiuretic hormone*). La desmopresina es un análogo de la ADH utilizado para el tratamiento de la diabetes insípida central, que ayuda a controlar la poliuria. La desmopresina se une a los receptores de vasopresina (V2) en el conducto colector renal para aumentar la translocación de los canales de acuaporina a la membrana apical. Incrementa la permeabilidad del agua, lo que da lugar a una disminución del volumen y un aumento de la osmolalidad de la orina.

16. **D** [Capítulo 3, II, A 3]. El cáncer de pulmón es una causa frecuente del síndrome de secreción inadecuada de hormona antidiurética (SIADH). Los síntomas del SIADH son los mismos que los de la hiponatremia; pueden incluir náuseas y vómitos, dolor de cabeza, confusión, debilidad o fatiga. El conivaptán es un antagonista de la ADH no peptídico que se usa en el tratamiento del SIADH. El clofibrato aumenta centralmente la secreción de la ADH. El alopurinol, la acetazolamida y la furosemida no afectan las acciones de la ADH en un grado apreciable.

17. **E** [Capítulo 6, VI D 3]. El alopurinol es un inhibidor de la xantina-oxidasa y se usa con frecuencia en el tratamiento de la gota. No se utiliza para las crisis agudas, sino para la prevención de episodios recurrentes. El febuxostat también es un inhibidor de la xantina-oxidasa. Los efectos adversos frecuentes incluyen exantema, malestares gastrointestinales y aumento de las enzimas hepáticas. El febuxostat también tiene mayor riesgo de muerte relacionada con el corazón en comparación con el alopurinol.

18. **A** [Capítulo 4, IV D 4]. Lo más probable es que al paciente se le recete quinidina, que puede usarse para el tratamiento de la fibrilación auricular y para el tratamiento de la malaria debido a *Plasmodium*

*falciparum*. La quinidina puede causar quininismo, que es un grupo de efectos adversos relacionados con la dosis y pueden incluir acúfenos, pérdida de audición, vértigo, visión borrosa, dolor de cabeza y confusión.

**19.** **D** [Capítulo 4, I H 1, H 2]. Los bloqueadores β como el metoprolol prolongan la conducción auriculo-ventricular (AV). También reducen la estimulación simpática, deprimen el automatismo y disminuyen la frecuencia cardíaca.

**20.** **A** [Capítulo 4 IV J 1]. La adenosina se usa para el tratamiento de las taquicardias supraventriculares paroxísticas, incluidas las debidas al síndrome de Wolff-Parkinson-White. Restaura el ritmo sinusal interrumpiendo la taquicardia reentrante atrioventricular y bloqueando la conducción en el nodo AV. La digoxina y la amiodarona pueden usarse para el tratamiento de la fibrilación auricular. La lidocaína es útil para el tratamiento de diversas arritmias. La atropina es utilizada para el tratamiento de las bradiarritmias.

**21.** **D** [Capítulo 4 V B 4]. El paciente comenzó a tomar ezetimiba, que actúa dentro del intestino para reducir la absorción de colesterol. El colesterol se absorbe en el intestino delgado mediante un proceso que incluye transportadores específicos como la proteína Niemann-Pick C1-L1 (NPC1L1). La ezetimiba se une e inhibe la función de NPC1L1, reduciendo así la absorción de colesterol.

**22.** **E** [Capítulo 5, I D 2]. El zolpidem es un fármaco hipnótico que aumenta la actividad del ácido γ-aminobutírico (GABA, *γ-aminobutyric acid*). Aunque estructuralmente no está relacionado con las benzodiazepinas, es un agonista selectivo en el receptor de benzodiazepinas 1 ($BZ_1$). Dado que es selectivo para el sitio del receptor $BZ_1$, tiene propiedades ansiolíticas, miorrelajantes y anticonvulsivas mínimas, que generalmente están asociadas con el sitio del receptor $BZ_2$. El zolpidem a menudo se usa para el tratamiento del insomnio, incluida la dificultad para conciliar el sueño y para mantenerlo. Los barbitúricos como el secobarbital rara vez se usan debido a su letalidad por sobredosis. El clordiazepóxido es una benzodiazepina de acción prolongada, mientras que la mayoría de los hipnóticos son benzodiazepinas de acción corta. El flumazenil es un antagonista del receptor de benzodiazepinas. La buspirona no se utiliza como hipnótico y tiene poco efecto sedante.

**23.** **B** [Capítulo 5, I E 1]. La buspirona es un agonista parcial de los receptores de serotonina $5-HT_{1A}$. Tiene una eficacia comparable a la de las benzodiazepinas para el tratamiento de la ansiedad, pero es significativamente menos sedante. El alprazolam es una benzodiazepina de acción intermedia que se utiliza para el tratamiento del trastorno de ansiedad generalizada (TAG), pero aún tiene algo de sedación que puede ser indeseable en esta situación. El triazolam es una benzodiazepina de acción corta y la trazodona es un antidepresivo heterocíclico, ambos utilizados para inducir el sueño. El tiopental es un barbitúrico que en ocasiones es empleado para inducir anestesia.

**24.** **C** [Capítulo 5, V C 1]. La carbidopa, a diferencia de la levodopa, no penetra en el sistema nervioso central (SNC); inhibe el metabolismo de la levodopa en el tubo digestivo, lo que permite dosis más bajas de levodopa y disminución de los efectos secundarios. La levodopa es un precursor de la dopamina y puede ayudar a restaurar la concentración de dopamina en la sustancia negra. Los inhibidores de la monoaminooxidasa deben utilizarse con precaución junto con la levodopa, ya que esto puede conducir a una crisis hipertensiva. La bromocriptina es un agonista de la dopamina utilizado para el tratamiento de la enfermedad de Parkinson. Los inhibidores de catecol-*O*-metiltransferasa son otra clase de fármacos empleados en el tratamiento de la enfermedad de Parkinson.

**25.** **C** [Capítulo 5, V G 1, G 2]. La levodopa se metaboliza, en parte, por la catecol-*O*-metiltransferasa; por lo tanto, un inhibidor como la entacapona es un tratamiento complementario para pacientes con levodopa. Desafortunadamente, esto incrementará los efectos secundarios como diarrea, hipotensión postural, náuseas y alucinaciones. La selegilina es un inhibidor de la monoamino-oxidasa utilizado para el tratamiento de la enfermedad de Parkinson. El ropinirol es un agonista de la dopamina no heterogéneo utilizado en la enfermedad de Parkinson temprana que puede disminuir la necesidad de utilizar levodopa en etapas posteriores de la enfermedad. La amantadina tiene un efecto en la rigidez de la enfermedad y en la bradicinesia, aunque no tiene ningún efecto para el temblor. La benzatropina es un antagonista del receptor colinérgico muscarínico utilizado como fármaco complementario en la enfermedad de Parkinson.

**26.** **B** [Capítulo 5, VI C 3]. Lo más probable es que el paciente tenga enfermedad de Alzheimer, en la cual los síntomas cardinales incluyen deterioro de la memoria, mayor dificultad con la función ejecutiva y la resolución de problemas, así como síntomas de comportamiento que incluyen apatía, desconexión social e irritabilidad. La memantina es un antagonista del receptor de *N*-metil-D-aspartato (NMDA), aprobado para el tratamiento de la enfermedad de Alzheimer de moderada a grave. El felbamato es un anticonvulsivo aprobado para crisis parciales. El metohexital es un anestésico general. El pramipexol es útil como un agonista del receptor de dopamina en el tratamiento de la enfermedad de Parkinson. La tolcapona es un inhibidor de la catecol-*O*-metiltransferasa rara vez utilizado en la enfermedad de Parkinson.

**27. B** [Capítulo 5, XI B 1]. Lo más probable es que la paciente esté tomando disulfiram, un inhibidor de la aldehído-deshidrogenasa que bloquea la descomposición del acetaldehído en acetato durante el metabolismo del alcohol. La acumulación de acetaldehído provoca enrojecimiento, taquicardia y náuseas para invocar una respuesta condicionada y evitar la ingesta de alcohol.

**28. A** [Capítulo 5, XI C 2]. La atomoxetina es un medicamento no estimulante utilizado para el tratamiento del trastorno por déficit de atención con hiperactividad (TDAH). Funciona inhibiendo la recaptación de noradrenalina. Como no es un estimulante, se recomienda para pacientes con antecedentes de abuso de sustancias. Además, se puede usar cuando existe preocupación acerca de otros miembros de la familia con problemas de abuso de sustancias o inquietudes sobre un uso indebido. Los estimulantes utilizados para el tratamiento del TDAH incluyen metilfenidato y dextroanfetamina, que funcionan inhibiendo la recaptación de noradrenalina y dopamina. La cafeína es un estimulante que puede servir en el tratamiento de la cefalea. El modafinilo se usa en el tratamiento de la narcolepsia.

**29. D** [Capítulo 5, II, A 1, D 2, E 1]. Lo más probable es que el paciente tenga esquizofrenia, en la cual los síntomas característicos incluyen delirios, alucinaciones y habla o comportamiento desorganizado. La quetiapina es un antipsicótico de segunda generación (atípico) que puede usarse para el tratamiento de la esquizofrenia. Su actividad antipsicótica está mediada por una combinación de antagonismo en los receptores de dopamina tipo 2 (D2) y serotonina tipo 2 (5-HT$_2$). La trazodona es un antidepresivo (inhibidor/antagonista de la recaptación de serotonina) utilizado para el tratamiento de la depresión, el insomnio y el comportamiento agresivo o agitado asociado con la demencia. El donepezilo es un inhibidor central de la acetilcolinesterasa empleado para el tratamiento de la enfermedad de Alzheimer. El fenobarbital es un barbitúrico utilizado para tratar las convulsiones y como anestésico. La imipramina es un antidepresivo tricíclico y no se usa en la esquizofrenia.

**30. A** [Capítulo 5, II F 1]. El paciente experimenta distonía aguda, que es un posible efecto adverso de los antipsicóticos. Los antipsicóticos típicos, como el haloperidol, funcionan principalmente a través del bloqueo del receptor de dopamina D$_2$ y tienen una mayor incidencia de efectos extrapiramidales. Estas reacciones se manejan mejor con un anticolinérgico como la benzatropina. Otra complicación del haloperidol es el síndrome neuroléptico maligno, que puede tratarse con dantroleno. La hiperprolactinemia con galactorrea es frecuente con fármacos que bloquean las acciones de la dopamina, ya que esta usualmente reprime la secreción de prolactina.

**31. B** [Capítulo 5, II F 10]. Lo más probable es que el paciente tenga agranulocitosis inducida por clozapina; el riesgo es mayor dentro de las primeras 18 semanas de tratamiento. La clozapina puede causar neutropenia grave (recuento absoluto de neutrófilos [RAN] de < 500/mm$^3$), que puede provocar infecciones graves o la muerte. Por esta razón, el RAN debe ser vigilado y se debe aconsejar a los pacientes que informen cualquier síntoma de una infección, incluyendo fiebre y dolor de garganta.

**32. E** [Capítulo 5, II F 4]. Lo más probable es que el paciente experimente ginecomastia, que es un efecto adverso frecuente causado por la risperidona, un antipsicótico atípico que actúa bloqueando el receptor de la serotonina 5-HT$_{2A}$. Se puede usar como medicamento complementario para el tratamiento del trastorno bipolar, así como en el tratamiento de la esquizofrenia.

**33. B** [Capítulo 5, VII C 2]. Es probable que el niño experimente crisis de ausencia. La etosuximida es el fármaco de elección para las crisis de ausencia en los niños. Dado que el ácido valproico tiene más efectos secundarios, se le considera un medicamento de segunda línea. La prednisona se utiliza en espasmos infantiles. La fenitoína y la carbamazepina se usan para convulsiones parciales o convulsiones tónico-clónicas. El lorazepam con frecuencia es útil para el tratamiento del estado epiléptico.

**34. D** [Capítulo 5, VII F 2]. La hiperplasia gingival, o sobrecrecimiento gingival inducido por fármacos, es un efecto secundario único de la fenitoína que puede evitarse parcialmente mediante una higiene oral meticulosa. Otros medicamentos que causan hiperplasia gingival incluyen ciclosporina y ciertos bloqueadores de los canales de calcio.

**35. A** [Capítulo 5, VII F 5]. El ácido valproico tiene el riesgo de causar hepatotoxicidad, generalmente se presenta dentro de los primeros 6 meses de tratamiento. Los pacientes deben ser vigilados por malestar, anorexia, ictericia u otros signos de insuficiencia hepática. Las pruebas de función hepática, incluidas la alanina-transaminasa (ALT) y la aspartato-transaminasa (AST), deben realizarse al inicio del tratamiento, así como de forma regular después de iniciar el fármaco. Si se sospecha hepatotoxicidad, se debe suspender inmediatamente.

**36. D** [Capítulo 5, VII D 4]. Lo más probable es que el paciente tenga neuropatía periférica debido a la diabetes. Los síntomas pueden incluir entumecimiento, ardor, dolor o parestesias en las piernas, pies o manos. También puede causar pérdida de equilibrio o coordinación, así como otras complicaciones graves como úlceras e infecciones. Además del control glucémico y el cuidado de los pies, ciertos fármacos también pueden ayudar a controlar el dolor. La pregabalina está aprobada para el tratamiento de la neuropatía diabética.

**37. E** [Capítulo 6, V E 1, E 2]. La toxicidad del salicilato inicialmente aumenta la respuesta medular al dióxido de carbono, con la consiguiente hiperventilación y alcalosis respiratoria. El incremento del ácido láctico y la formación de cetonas en el cuerpo provocan acidosis metabólica. Todas las demás opciones son incorrectas. El tratamiento incluye la corrección de alteraciones acidobásicas, reemplazo de electrólitos y líquidos, enfriamiento, alcalinización de la orina y diuresis forzada.

**38. E** [Capítulo 12, V B 3]. Lo más probable es que se haya prescrito irinotecán al paciente, un inhibidor de la topoisomerasa I que tiene el riesgo de causar diarrea tanto en fases tempranas como tardías. La forma temprana por lo general se produce dentro de las primeras 24 h de tratamiento y se acompaña de síntomas colinérgicos como salivación, enrojecimiento, rinitis, miosis y calambres abdominales. La atropina es un anticolinérgico útil para prevenir o tratar estos síntomas. La fase tardía de la diarrea es potencialmente mortal y debe tratarse de inmediato con loperamida.

**39. B** [Capítulo 8, VII E 1, E 3; Capítulo 6, VII C 2]. Lo más probable es que el paciente tenga enfermedad de Crohn, en la cual los pacientes pueden experimentar diarrea, sangrado rectal y calambres abdominales, entre otros síntomas. La enfermedad de Crohn puede afectar a ciertos segmentos del intestino y dejar zonas intactas entre las áreas afectadas. El infliximab es un anticuerpo recombinante contra el factor de necrosis tumoral α (TNF-α, *tumor necrosis factor α*); se ha utilizado con éxito en el tratamiento de la enfermedad de Crohn, la artritis reumatoide y algunas otras enfermedades autoinmunitarias. Los otros fármacos no se usan para el tratamiento de la enfermedad de Crohn.

**40. C** [Capítulo 6, VI B 2]. Lo más probable es que el paciente experimente una crisis aguda de gota. La colchicina se usa con frecuencia para tratar las crisis agudas. El probenecid y la sulfinpirazona reducen las concentraciones de urato al prevenir la reabsorción de ácido úrico. Estos medicamentos se usan para el tratamiento crónico de la gota. El alopurinol es un inhibidor de la xantina-oxidasa y se usa con frecuencia en el tratamiento crónico de la enfermedad. El celecoxib es un inhibidor de la COX-2.

**41. A** [Capítulo 6, VII B 3]. Es probable que el paciente haya iniciado con tacrólimus, que es un inmunosupresor de uso frecuente para la profilaxis del rechazo de trasplante renal. Este fármaco es un inhibidor de la calcineurina. Tiene el riesgo de causar hipertensión y temblores, especialmente cuando las concentraciones son demasiado altas. También puede desencadenar cefalea. Las otras opciones son mecanismos para otros medicamentos inmunosupresores. La ciclosporina es un inhibidor de la calcineurina con efectos adversos similares.

**42. C** [Capítulo 12, II B 4]. Lo más probable es que el paciente tenga cistitis hemorrágica debido a la ciclofosfamida (o ifosfamida). Los síntomas pueden variar desde hematuria leve e irritación de la vejiga hasta hematuria macroscópica con coágulos. Los pacientes también pueden experimentar síntomas de las vías urinarias inferiores, que incluyen urgencia urinaria y polaquiuria. Se produce debido a un metabolito tóxico, la acroleína, que se produce durante el metabolismo hepático. El mesna se puede administrar con ifosfamida y ciclofosfamida para inactivar la acroleína en la orina y reducir el riesgo de esta afección.

**43. A** [Capítulo 7, III E 1]. La alteplasa (también conocida como *activador de plasminógeno tisular recombinante* o t-PA) es importante en el tratamiento del ictus isquémico agudo. Debe administrarse dentro de las 4.5 h posteriores al inicio de los síntomas. Es un fármaco trombolítico que inicia la fibrinólisis local al unirse a la fibrina en un trombo y convertir el plasminógeno atrapado en plasmina. La plasmina luego rompe el trombo en productos de degradación de fibrina.

**44. B** [Capítulo 7, I A 5]. La deferoxamina es un quelante de hierro que se puede administrar para la toxicidad aguda del hierro o la sobrecarga crónica de este. La protamina es un antídoto para el uso de la heparina. La vitamina K y el plasma fresco congelado se administran para la reversión de la warfarina. El carbón activado es un fármaco que en ocasiones se usa para el lavado gástrico.

**45. C** [Capítulo 8, I B 4]. El ondansetrón es un antagonista selectivo del receptor 5-HT$_3$; es un antiemético altamente eficaz que se utiliza para la prevención y el tratamiento de las náuseas y los vómitos inducidos por la quimioterapia. El diazepam es una benzodiazepina y no está indicado para el tratamiento de náuseas y vómitos. La furosemida es un diurético de asa. La fentermina es un derivado de la anfetamina que se ha utilizado para bajar de peso. La escopolamina es un anticolinérgico, aunque se usa como antiemético; es más eficaz para las náuseas y los vómitos asociados con la cinetosis o la anestesia.

**46. B** [Capítulo 8, IV C 2]. El naproxeno es un antiinflamatorio no esteroideo (AINE) que inhibe las ciclooxigenasas 1 y 2, lo que conduce a una disminución de la formación de precursores de prostaglandinas. Los AINE pueden causar úlceras al disminuir las prostaglandinas protectoras en el tubo digestivo. El misoprostol está aprobado para la prevención de úlceras gástricas inducidas por AINE, es un análogo sintético de prostaglandina E1 que reemplaza a las prostaglandinas protectoras para aumentar la producción de moco gástrico y bicarbonato, así como disminuir la secreción de ácido. Puede causar defectos de nacimiento, aborto o rotura uterina en mujeres embarazadas.

**47. A** [Capítulo 8, IV B 2]. Los inhibidores de la bomba de protones se usan para el tratamiento de las úlceras duodenales; disminuyen el ácido gástrico inhibiendo la bomba ATP H H$^+$/K$^+$ (bomba de protones) en la célula parietal. El uso de estos fármacos se asocia con un mayor riesgo de diarrea causada por *Clostridium difficile*, especialmente en pacientes hospitalizados.

**48. C** [Capítulo 8, VII A 3]. La lactulosa es un medicamento que se puede usar para el tratamiento del estreñimiento y la encefalopatía hepática. Es un laxante osmótico que causa retención osmótica de líquido para promover la evacuación intestinal. Además, la degradación bacteriana de la lactulosa produce un pH ácido. Esto hace que el NH$_3$ se convierta en NH$_4^+$, que queda atrapado en el colon para su eliminación, reduciendo así las concentraciones de amoníaco en la sangre.

**49. B** [Capítulo 8, VII D 1]. La diciclomina es un anticolinérgico que se usa para el tratamiento del síndrome del intestino irritable y otras alteraciones de la motilidad gástrica. Alivia el espasmo del músculo liso del tubo digestivo. Los efectos adversos de los anticolinérgicos incluyen xerostomía y xeroftalmía.

**50. E** [Capítulo 8, VII B 2]. El difenoxilato es un análogo de la meperidina (petidina), un opiáceo. Inhibe la motilidad digestiva a través de la estimulación de los receptores *mu* en el intestino. Se agregan pequeñas dosis de atropina al difenoxilato para reducir el riesgo de abuso.

**51. B** [Capítulo 6, VII C 3]. La anakinra es un inhibidor de IL-1 aprobado para el tratamiento de la artritis reumatoide. El tocilizumab es un antagonista de IL-6. El abatacept es un bloqueador selectivo de la coestimulación de las células T. El etanercept y el infliximab son fármacos bloqueadores del TNF-α.

**52. E** [Capítulo 9, II C 2, C 5]. Lo más probable es que el paciente tomara teofilina para el tratamiento del asma. Este medicamento tiene un espectro terapéutico estrecho. La intoxicación leve puede provocar náuseas, vómitos, cefalea, taquicardia y temblores. La toxicidad más grave se asocia con arritmias y convulsiones. Este fármaco inhibe las enzimas fosfodiesterasas, lo que evita la degradación de cAMP y causa relajación del músculo liso bronquial.

**53. B** [Capítulo 5, IV D 2]. Es probable que el paciente tenga diabetes insípida nefrogénica debido a la ingesta crónica de litio. El uso crónico de litio puede provocar resistencia a la hormona antidiurética (ADH), lo que causa poliuria y polidipsia.

**54. B** [Capítulo 10, VII A 2]. Lo más probable es que el paciente tenga hipotiroidismo primario, en el cual los síntomas con frecuencia incluyen intolerancia al frío, aumento de peso, fatiga y estreñimiento. Los pacientes con hipotiroidismo primario tienen una concentración elevada de hormona estimulante de la tiroides (TSH) y una concentración baja de tiroxina libre en suero (T$_4$). El tratamiento incluye la administración de levotiroxina, una preparación sintética de tiroxina (T$_4$).

**55. D** [Capítulo 4, I L 2]. Es probable que el paciente tenga lupus inducido por fármacos. Los síntomas más frecuentes incluyen fiebre, exantema, artralgias y mialgias. En muchas ocasiones, los pacientes tienen aumento de anticuerpos antinucleares y de anticuerpos antihistona. La hidralazina, un antihipertensivo, puede causar lupus inducido por fármacos. Otros medicamentos que pueden causar esta alteración incluyen la procainamida y la minociclina.

**56. D** [Capítulo 11, II E 2, E 4]. Lo más probable es que el paciente experimente el síndrome del hombre rojo debido a una infusión rápida de vancomicina. El síndrome del hombre rojo es una reacción de infusión idiopática frecuente que se caracteriza por enrojecimiento, prurito y eritema en la parte superior del cuerpo, incluidos el cuello y la cara. No se considera una alergia a medicamentos y se puede prevenir administrando la infusión durante al menos 1 h (o más, dependiendo de la dosis). Inhibe la síntesis de la pared celular al unirse a D-Ala-D-Ala del peptidoglucano e inhibir la transglucosilación.

**57. B** [Capítulo 11, II C 2, C 4]. El imipenem es un carbapenémico de amplio espectro que tiene el riesgo de causar crisis. La cilastatina se debe administrar con el imipenem; es un inhibidor de la deshidropeptidasa renal que habitualmente degradaría el imipenem. El probenecid aumenta las concentraciones de penicilina al bloquear su excreción por el riñón. Tanto el ácido clavulánico como el sulbactam son inhibidores de la penicilinasa utilizados para aumentar el espectro contra las especies productoras de penicilinasa. La cicloserina es un medicamento de segunda línea para los organismos gramnegativos y la tuberculosis.

**58. B** [Capítulo 11, II B 3]. La cefazolina, una cefalosporina de primera generación, con frecuencia se usa para la profilaxis quirúrgica porque tiene actividad contra la mayoría de los microorganismos grampositivos y algunos gramnegativos. Los fármacos de segunda generación (cefoxitina) y los de tercera (ceftriaxona) no se usan porque tienen menos cobertura grampositiva. El aztreonam carece de actividad contra anaerobios y microorganismos grampositivos. La oxacilina es principalmente activa contra los estafilococos.

**59. A** [Capítulo 11, II D 3, D 4]. El aztreonam es activo contra especies de *Pseudomonas*, parece ser seguro durante el embarazo y no muestra hipersensibilidad cruzada con otros betalactámicos. La piperacilina, la cefoxitina y el imipenem tienen cierta sensibilidad cruzada con otros betalactámicos, incluida la amoxicilina. Por esta razón, no deben usarse en pacientes con alergia a la penicilina, especialmente en aquellos con alergias más graves. La daptomicina no tiene utilidad para infecciones gramnegativas.

**60. D** [Capítulo 11, V B 1, B 3]. Al paciente se le prescribió metronidazol, que es un bactericida que actúa contra la mayoría de las bacterias anaerobias. Las proteínas de transporte transfieren electrones al grupo nitro del metronidazol, formando un radical libre nitroso que interactúa con el ADN intracelular; esto ocasiona la inhibición de la síntesis del ADN, su degradación y, finalmente, la muerte bacteriana. Este fármaco puede causar una reacción similar al disulfiram; por lo tanto, debe evitarse el consumo de alcohol.

**61. A** [Capítulo 11, III G 1]. El cloranfenicol puede causar supresión de la médula ósea relacionada con la dosis, lo que provoca pancitopenia que puede conducir a anemia aplásica irreversible.

**62. B** [Capítulo 11, III D 3]. Los macrólidos, como la azitromicina o la claritromicina, son los fármacos de elección para el tratamiento de enfermedades micoplasmáticas. Como los micoplasmas no tienen pared celular, medicamentos como las penicilinas, las cefalosporinas o la vancomicina son ineficaces. El cloranfenicol es relativamente tóxico y está reservado para ciertas infecciones.

**63. B** [Capítulo 11, III E 4]. La diarrea debida a colitis seudomembranosa con sobrecrecimiento de *Clostridium difficile* es frecuente con muchos antibióticos de amplio espectro, especialmente con la clindamicina. Se pueden presentar hematomas con algunas cefalosporinas. El mareo es frecuente con las tetraciclinas, como la minociclina. Los aminoglucósidos pueden provocar ototoxicidad con pérdida de audición. El dolor tendinoso ocurre debido a la toxicidad del cartílago asociada con las fluoroquinolonas.

**64. C** [Capítulo 11, VIII A 1]. La primaquina se asocia con hemólisis intravascular o metahemoglobinemia en los pacientes con deficiencia de glucosa-6-fosfato deshidrogenasa (G-6-PDH, *glucose-6-phosphate dehydrogenase*), ya que causa daño oxidativo a la hemoglobina. La cloroquina y la pirimetamina no causan hemólisis, aunque es frecuente su uso con sulfamidas que pueden causar hemólisis en esos pacientes. La cloroquina rara vez causa hemólisis; por otra parte, no se sabe si la doxiciclina causa problemas en la deficiencia de G-6-PDH.

**65. C** [Capítulo 11, V B 2]. El metronidazol es el tratamiento preferido para la colitis por *Clostridium difficile*, que probablemente ha sido producida por el uso de un antibiótico de amplio espectro para la infección inicial. La vancomicina oral se considera para el tratamiento de la colitis por *C. difficile* en casos refractarios. El uso de clindamicina con frecuencia se asocia con colitis por esta bacteria.

El ciprofloxacino puede utilizarse para el tratamiento de la diverticulitis, pero no para la colitis. La neomicina se usa para esterilizar el intestino, lo cual no es el objetivo en este caso. La sulfadiazina de plata se emplea para tratar infecciones de la piel en pacientes con quemaduras.

**66. E** [Capítulo 12, III B 4]. El mesna con frecuencia se administra con las dosis altas de ciclofosfamida e ifosfamida para ayudar a desintoxicar productos metabólicos que pueden causar cistitis hemorrágica. La amifostina se usa para prevenir la toxicidad renal por cisplatino y para prevenir la xerostomía debido a la radioterapia en el cáncer de cabeza y cuello. El alopurinol se administra con fármacos de quimioterapia para reducir la precipitación renal de uratos. La leucovorina (ácido folínico) es útil para prevenir la toxicidad del metotrexato. La cilastatina es un inhibidor de la degradación de imipenem.

**67. C** [Capítulo 7, II A 1]. El filgrastim es una forma recombinante de factor estimulante de colonias de granulocitos administrado para prevenir la neutropenia inducida por quimioterapia. La epoetina α se usa con frecuencia para prevenir la anemia durante la quimioterapia. La oprelvekina es un fármaco utilizado para tratar la trombocitopenia inducida por quimioterapia. El interferón α-2b se usa en el tratamiento de leucemias y linfomas específicos. Se administra amifostina a pacientes que reciben radiación en la cabeza y el cuello para preservar la función salival.

**68. C** [Capítulo 12, VIII B 3]. El trastuzumab es un anticuerpo contra el dominio extracelular del receptor tirosina-cinasa HER2/neu. En algunos cánceres de mama, HER2U/neu se expresa en concentraciones altas que causan autofosforilación en ausencia de unión al ligando. El trastuzumab bloquea dicha señalización. El imatinib se utiliza para el tratamiento de la leucemia mieloide crónica e inhibe BCR-ABL. El tamoxifeno funciona inhibiendo la transcripción génica mediada por estrógenos. La talidomida inhibe parcialmente la producción de TNF. El bevacizumab es un inhibidor del factor de crecimiento endotelial vascular.

**69. D** [Capítulo 12, VII D 2]. La tretinoína, ácido holo-*trans*-retinoico, produce remisión al inducir la diferenciación en la leucemia promielocítica aguda, la variante M3 de la leucemia mieloide aguda, que se caracteriza por la expresión aberrante de un gen del receptor retinoico α. El cisplatino se usa con frecuencia en el tratamiento de los cánceres de pulmón, cabeza y cuello. La lomustina tiene buena penetración en el SNC y se usa para tratar tumores cerebrales. El fluorouracilo también se usa en el tratamiento de múltiples tumores, incluidos los de mama y colon. Por último, la estreptozocina se usa para el tratamiento de los insulinomas.

**70. D** [Capítulo 12, VIII C 1]. El imatinib es un inhibidor de molécula pequeña, activo por vía oral, de la cinasa oncogénica BCR-ABL producida como resultado del cromosoma Filadelfia. Se usa para tratar la leucemia mieloide crónica. También inhibe el receptor c-Kit y puede usarse en el tratamiento de tumores del estroma gastrointestinal. El anastrozol se usa en el tratamiento del cáncer de mama. El rituximab es un anticuerpo monoclonal utilizado para el tratamiento del linfoma de Hodgkin. El gefitinib es un inhibidor de la molécula pequeña activo por vía oral del receptor del factor de crecimiento epidérmico, utilizado para el tratamiento del cáncer de pulmón. La amifostina se usa como radioprotector, con o sin cisplatino.

**71. A** [Capítulo 12, II E 3]. Lo más probable es que el paciente tomara cisplatino para el tratamiento del cáncer de vejiga. Este tiene el riesgo de causar ototoxicidad y nefrotoxicidad. Es un fármaco alquilante que causa citotoxicidad a través de la reticulación del ADN bicatenario.

**72. A** [Capítulo 12, VIII B 4]. El cetuximab inhibe al receptor del factor de crecimiento epidérmico (EGFR) al unirse al dominio extracelular del receptor. Los otros medicamentos no se usan en el tratamiento de cánceres EGFR-positivos.

**73. C** [Capítulo 6, V H 4]. La *N*-acetilcisteína se usa en el tratamiento de la toxicidad del paracetamol. Proporciona grupos sulfhidrilo para la regeneración de las reservas de glutatión en el cuerpo. La trientina es un quelante de cobre que a veces se usa en la enfermedad de Wilson. El sorbitol se usa como catártico para ayudar a eliminar toxinas del tubo digestivo. El jarabe de ipecacuana se ha utilizado para inducir la emesis en casos de ingestas tóxicas. El diazepam se puede usar para prevenir las convulsiones cuando se ingiere estricnina.

**74. B** [Capítulo 2, III B 2]. La pralidoxima es el fármaco que se administró, ya que reactiva la acetilcolinesterasa para revertir los efectos de la exposición a los organofosfatos. La atropina, un anticolinérgico, debe administrarse con pralidoxima en la intoxicación por organofosfatos. Compite con la acetilcolina en los receptores muscarínicos para prevenir la activación colinérgica. El nitrato de amilo se puede usar en casos de ingesta del inhibidor de la citocromo-oxidasa, el cianuro. El betanecol es un agonista de colinoceptor muscarínico de acción directa que se usa para tratar la retención urinaria y la sobredosis; puede provocar síntomas similares a la intoxicación por organofosfatos. La nicotina en ocasiones se encuentra en los insecticidas y puede causar vómitos, debilidad, convulsiones y paro respiratorio.

**75. E** [Capítulo 7, III B 3]. La sangre en la orina y las encías sangrantes son más probables debido al INR elevado por una dosis de warfarina demasiado alta. La warfarina es un inhibidor oralmente activo de la carboxilación dependiente de la vitamina K de varios factores de coagulación. En el caso de dosis supraterapéuticas de warfarina, los efectos pueden revertirse con vitamina K. La heparina es un fármaco anticoagulante intravenoso. El ácido aminocaproico inhibe la activación del plasminógeno y se usa en el tratamiento de la hemofilia. La vitamina D se usa en casos de deficiencia o en el tratamiento de la osteoporosis. La oprelvekina es una forma recombinante de interleucina 11 que estimula la producción de plaquetas y no afecta a los factores de coagulación.

**76. E** [Capítulo 6, VI E 2]. La pegloticasa es una urato-oxidasa recombinante, una enzima mutada y no funcional en humanos. La urato-oxidasa metaboliza el ácido úrico en alantoína soluble en agua. La pegloticasa está aprobada para casos de gota refractaria. Es altamente eficaz pero debe administrarse por infusión.

**77. A** [Capítulo 4, I E 4]. Los inhibidores de la enzima convertidora de angiotensina (ECA), como el enalapril, pueden causar tos; en general, es un efecto de clase. Aunque el mecanismo para la tos inducida por el inhibidor de la ECA no está del todo claro, puede deberse a un aumento de la bradicinina, que habitualmente es degradada por la ECA. La tos se resolverá después de suspender los inhibidores de la ECA.

**78. A** [Capítulo 4, I G 1, G 2, G 4]. El aliskireno es un inhibidor de renina de bajo peso molecular. Disminuye la actividad de la renina plasmática e inhibe la conversión de angiotensinógeno en angiotensina I. Produce tos con menos frecuencia, en comparación con los inhibidores de la enzima convertidora de angiotensina y los antagonistas de los receptores de angiotensina II.

**79. E** [Capítulo 3, I E 4]. La espironolactona es un diurético ahorrador de potasio que bloquea los receptores de andrógenos y glucocorticoides, así como los receptores de mineralocorticoides. Se asocia con ginecomastia, lo que puede causar proliferación y sensibilidad del tejido mamario.

**80. D** [Capítulo 3, I E 3, E 4]. La eplerenona es un antagonista del receptor de mineralocorticoides mucho más específico que la espironolactona y no está asociada con la ginecomastia. Es un diurético ahorrador de potasio y puede causar hipercalemia. La amilorida es otro diurético ahorrador de potasio, pero actúa bloqueando los canales renales epiteliales de $Na^+$ (ENaC, *epithelial sodium channel*).

# ÍNDICE ALFABÉTICO DE MATERIAS

*Nota*: un número de página seguido de una "*f*" indica figura, seguido de una "*t*" indica tabla, seguido de una "*l*" indica lista de fármacos y seguido de una "*R*" significa respuesta.